全国高职高专护理类专业规划教材（第三轮）

健康评估

第 3 版

（供护理及助产类专业用）

主　编　杜庆伟　刘亚莉
副主编　刘　平　马　莹　欧应华　吴晓华
编　者　（以姓氏笔画为序）

马　莹（长春医学高等专科学校）
王凤瑾（山东中医药高等专科学校）
朱　娟（江苏医药职业学院）
乔英艳（深圳市龙岗区第三人民医院）
刘　平（长沙卫生职业学院）
刘亚莉（辽宁医药职业学院）
刘金霞（首都医科大学护理学院）
刘海军（山东医学高等专科学校）
杜庆伟（山东医学高等专科学校）
杨兴益（山西医科大学汾阳学院）
吴晓华（沧州医学高等专科学校）
邱吉刚（临沂市妇幼保健院）
邵小娇（南京医科大学康达学院）
欧应华（四川中医药高等专科学校）
查娟娟（喀什职业技术学院）
黄雪玲（重庆三峡医药高等专科学校）

中国健康传媒集团
中国医药科技出版社

内 容 提 要

本教材是"全国高职高专护理类专业规划教材（第三轮）"之一，是根据《健康评估》教学大纲的基本要求和课程特点编写而成，共10章，内容涵盖了《健康评估》的基础知识和临床基本技能，如健康评估的方法、常见症状问诊、身体评估、实验室检查、心电图检查、影像学与内镜检查、护理诊断、护理病历书写等。通过本课程学习，可使学生能够全面、系统掌握健康评估的基础理论、专业知识和基本操作技能。本教材为书网融合教材，即纸质教材有机融合电子教材，教学配套资源（PPT、微课、视频等）、题库系统、数字化数学服务（在线教学、在线作业、在线考试），使教材内容立体化、生动化，便教易学。

本教材主要供高等职业院校护理、助产类专业师生教学使用，也可作为临床护理人员继续教育参考用书。

图书在版编目（CIP）数据

健康评估／杜庆伟，刘亚莉主编. -- 3版. -- 北京：中国医药科技出版社，2024.12. --（全国高职高专护理类专业规划教材）. -- ISBN 978-7-5214-5084-2

Ⅰ. R471

中国国家版本馆CIP数据核字第2024TC5273号

美术编辑　陈君杞

版式设计　友全图文

出版　**中国健康传媒集团**｜中国医药科技出版社

地址　北京市海淀区文慧园北路甲22号

邮编　100082

电话　发行：010 - 62227427　邮购：010 - 62236938

网址　www.cmstp.com

规格　889mm×1194mm $^1/_{16}$

印张　20 $^1/_4$

字数　623千字

初版　2015年8月第1版

版次　2025年1月第3版

印次　2025年1月第1次印刷

印刷　河北环京美印刷有限公司

经销　全国各地新华书店

书号　ISBN 978 - 7 - 5214 - 5084 - 2

定价　**69.00元**

获取新书信息、投稿、为图书纠错，请扫码联系我们。

数字化教材编委会

主　编　杜庆伟　刘亚莉

副主编　刘　平　马　莹　欧应华　吴晓华

编　者　（以姓氏笔画为序）

马　莹（长春医学高等专科学校）

马跃荧（日照市人民医院）

王凤瑾（山东中医药高等专科学校）

朱　娟（江苏医药职业学院）

乔英艳（深圳市龙岗区第三人民医院）

刘　平（长沙卫生职业学院）

刘亚莉（辽宁医药职业学院）

刘金霞（首都医科大学护理学院）

刘海军（山东医学高等专科学校）

杜庆伟（山东医学高等专科学校）

杨兴益（山西医科大学汾阳学院）

李　静（临沂市妇幼保健院）

吴晓华（沧州医学高等专科学校）

邱吉刚（临沂市妇幼保健院）

邵小娇（南京医科大学康达学院）

欧应华（四川中医药高等专科学校）

查娟娟（喀什职业技术学院）

黄雪玲（重庆三峡医药高等专科学校）

滕　越（山东医学高等专科学校）

全国高职高专护理类专业规划教材，第一轮于 2015 年出版，第二轮于 2019年出版，自出版以来受到各院校师生的欢迎和好评。为深入学习贯彻党的二十大精神，落实《国务院关于印发国家职业教育改革实施方案的通知》《关于深化现代职业教育体系建设改革的意见》《关于推动现代职业教育高质量发展的意见》等有关文件精神，适应学科发展和高等职业教育教学改革等新要求，对标国家健康战略、对接医药市场需求、服务健康产业转型升级，进一步提升教材质量、优化教材品种，支撑高质量现代职业教育体系发展的需要，使教材更好地服务于院校教学，中国健康传媒集团中国医药科技出版社在教育部、国家药品监督管理局的领导下，组织和规划了"全国高职高专护理类专业规划教材（第三轮）"的修订和编写工作。本轮教材共包含 24 门，其中 21 门为修订教材，3 门为新增教材。本套教材定位清晰、特色鲜明，主要体现在以下方面。

1. 强化课程思政，辅助三全育人

贯彻党的教育方针，坚决把立德树人贯穿、落实到教材建设全过程的各方面、各环节。教材编写将价值塑造、知识传授和能力培养三者融为一体。深度挖掘提炼专业知识体系中所蕴含的思想价值和精神内涵，科学合理拓展课程的广度、深度和温度，多角度增加课程的知识性、人文性，提升引领性、时代性和开放性，辅助实现"三全育人"（全员育人、全程育人、全方位育人），培养新时代技能型创新人才。

2. 推进产教融合，体现职教精神

围绕"教随产出、产教同行"，引入行业人员参与到教材编写的各环节，为教材内容适应行业发展献言献策。教材内容体现行业最新、成熟的技术和标准，充分体现新技术、新工艺、新规范。

3. 创新教材模式，岗课赛证融通

教材紧密结合当前实际要求，教材内容与技术发展衔接、与生产过程对接、人才培养与现代产业需求融合。教材内容对标岗位职业能力，以学生为中心、成果为导向，持续改进，确立"真懂（知识目标）、真用（能力目标）、真爱（素质目标）"的教学目标，从知识、能力、素养三个方面培养学生的理想信念，提升学生的创新思维和意识；梳理技能竞赛、职业技能等级考证中的理论知识、实操技能、职业素养等内容，将其对应的知识点、技能点、竞赛点与教学内容深度衔接；调整和重构教材内容，推进与技能竞赛考核、职业技能等级证书考核的有机结合。

4. 建新型态教材，适应转型需求

适应职业教育数字化转型趋势和变革要求，依托"医药大学堂"在线学习平台，搭建与教材配套的数字化课程教学资源（数字教材、教学课件、视频及练习题等），丰富多样化、立体化教学资源，并提升教学手段，促进师生互动，满足教学管理需要，为提高教育教学水平和质量提供支撑。

前言 PREFACE

　　健康评估作为护理类专业的主干核心课程之一，是从基础医学课程过渡到临床护理课程的桥梁课。本教材自第一版出版后，受到广大师生的肯定，也收到了许多建设性的意见。为适应新时代高等卫生职业院校教育改革和发展需要，培养面向医疗卫生事业一线的高素质技术技能型人才，我们在上一版的基础上对本教材进行了修订。

　　本次修订参考了最新版护士执业资格考试大纲等资料，在坚持"三基、五性、三特定"的基础上，紧紧围绕高职高专护理类专业人才培养目标，采纳了院校师生的反馈意见，进行全面系统修改。教材内容的取舍、知识点及教学要求尽可能与护士执业资格考试大纲和护理岗位需求相衔接，并适当反映学科的新进展，主要修订内容如下。

　　1. 身体评估部分　完善身体评估具体项目，删除了章节后实训项目，增加长颅、变形颅等内容，根据最新《中国高血压防治指南》更新了高血压诊断标准，并统一规范学术用语。

　　2. 实验室检查　对部分基本概念进行了修订，使其更加规范、准确；由于本教材主要供高职高专院校护理及助产类专业的师生使用，因此章节安排上增加水电解质、内分泌激素以及肿瘤标记物实验室检查等内容，更好地与临床实际接轨。同时对于一些不准确的内容及表达不规范的用词进行了修订，例如贫血的分级等。

　　3. 辅助检查　心电图检查新增了单个心肌细胞电位变化过程及检测描记波形图片，删除心电监护有关内容，新增关于心电图判读试题，进一步提升了判图能力。

　　4. 其他章节　症状学评估新增"血尿、尿频尿急尿痛、眩晕、晕厥"等症状，修订和增补一系列最新临床护理诊断，部分章节增加了目标检测试题内容等。

　　5. 出版形式　在纸质教材的基础上，新增网络增值服务内容，使教材更加情景化、形象化。实现了书网融合，线上线下有机结合，有助于提高学生学习效率，即增加了电子教材配套教学资源（PPT、微课、视频等）、数字化数学服务（在线教学、在线作业、在线考试），使教材内容立体化、生动化，便教易学。

　　本教材由杜庆伟、刘亚莉担任主编，具体编写分工如下：第一章由杜庆伟编写；第二章由王凤瑾编写；第三章由马莹、吴晓华、邵小娇、欧应华、黄雪玲、刘海军编写；第四章由刘亚莉、欧应华、朱娟、刘平、马莹、王凤瑾、刘海军、杜庆伟编写；第五章由查娟娟编写；第六章由刘平、邱吉刚、邵小娇编写；第七章由吴晓华、马莹、刘海军编写；第八章由杨兴益、乔英艳、邵小娇编写；第九章及第十章由刘金霞编写。全书由杜庆伟、刘海军整理统稿。

　　在编写过程中，我们得到了各参编单位的大力支持与帮助，全体编写人员精诚合作，以高度负责的态度投入编写任务，在此一并致以衷心的感谢！由于编者水平与经验有限，书中难免有疏漏和不足之处，恳请使用教材的师生和读者惠予指正。

编　者
2024 年 10 月

CONTENTS 目录

第一章 绪 论 e 微课

PPT

学习目标

知识目标：通过本章的学习，掌握健康评估及体征的概念；熟悉健康评估的内容与方法；了解实验室检查、心电图和影像学检查的内容。

能力目标：能正确掌握健康评估的学习内容与方法，达到基本的学习要求。

素质目标：通过本章的学习，培养主动学习的态度、良好的职业精神和社会责任感；具有严谨求实的科学态度，乐于思考、求真务实的科学精神。

情境导入

情境：患者，女，60 岁。1 小时前晨练时突发心前区闷痛，呼吸急促，舌下含服硝酸甘油后症状无缓解来院诊治。

思考：1. 该患者最可能的护理诊断是什么？

2. 住院责任护士应从哪些方面收集资料进行评估？

健康评估（health assessment）是护士通过系统地收集和分析护理对象的健康资料，以明确其健康状况、所存在的健康问题及其可能的原因，确定其护理需要，进而作出护理诊断的过程。

健康评估是实施整体护理的基础和保证，是护士执行护理程序所必备的基本能力要求。健康评估作为护理学专业的核心课程，也是将医学基础知识、护理学基础知识过渡到临床护理学桥梁课程。旨在培养学生以整体护理理念为指导，全面、系统、准确、动态地对护理对象的健康相关资料进行收集、分析和整理，确定其现存或潜在的护理问题/护理诊断的能力，为今后成为一名优秀的护理人员奠定坚实的基础。

一、健康评估的目的与任务

健康评估是实施整体护理基本程序中的第一步，全面而准确的评估是高效护理的可靠前提，也是确定健康问题的首要环节，更是制订、实施护理计划的有力依据，能充分提高护理质量和护理对象（狭义来讲指患者，下同）的生命质量，减轻其痛苦，缩短甚至中断自然病程，促进早日康复。

健康评估的目的：①了解患者现在的和过去的健康状态，包括健康、疾病和康复情况；②寻找促进健康的有利因素；③评估患者所有的健康需求，依主次提出护理问题和护理诊断，选择恰当、合理的护理干预方案；④评价治疗和护理效果。健康评估的任务是以整体护理理念、医学基础知识、护理基础理论及护理程序基本思维为基础，掌握以患者为中心的健康评估的原理和方法，学会收集、整理评估资料，综合分析、评估患者的健康状态，概括护理依据、提出护理问题，作出正确的护理诊断，为确定护理目标、制订护理措施提供依据。

二、健康评估的内容

健康评估的内容包括健康史采集、常见症状评估、身体评估、心理与社会评估、常用实验室检查、心电图检查、影像学与内镜检查、护理诊断、护理病历书写等。

本教材根据高职护理职业教育对技能型应用人才培养的要求，精选、优化适合护理专业的内容，针对性地介绍各部分必需的、重要的基本理论、基本知识和基本技能。

1. 病史采集 是护士通过与患者或知情人之间的会谈，有计划、系统地收集健康资料，并对资料进行分析、整理，确定其价值并正确录入电子病历的全过程。病史内容主要包括一般资料、主诉、现病史、既往健康史、目前用药史、生长发展史及家族健康史等。

2. 常见症状评估 症状是患者对疾病状态的主观体验或感受，如发热、疼痛、恶心等。由于症状是患者的切身感受，是护士认识健康问题的重要主观资料，也是发现护理问题的主要依据，因此，症状是护士与患者会谈时应重点评估的内容。通过对各种常见症状的概念、病因、发病机制、临床表现、护理评估要点及相关护理问题的学习，可以帮助护士从疾病现象入手，培养其临床思维评判能力和发现护理问题的能力。

3. 身体评估 是护士应用自己的感官（如眼、耳、鼻、手）或借助简单的工具（如体温计、血压计、听诊器等），对患者进行详细的全面观察和局部重点的系统检查，判断正常或异常征象的一种评估方法。在评估中发现的异常体表征象称为体征，如二尖瓣面容、短绌脉、肝大以及心脏杂音等，是发现健康问题的重要客观依据。必须细致检查，绝不能疏忽遗漏。身体评估是一种技巧性很强的技能，是其他任何先进检查都无法替代的一种简便、实用的基本评估手段，也是护士必须掌握的最基础的技能。其评估方法包括视诊、触诊、叩诊、听诊和嗅诊，要善于识别和发现异常症状和体征，确保患者安全。

4. 心理与社会评估 是通过常用心理学测试量表对个体的心理特征与心理活动进行客观量化评价，同时对其置身的社会支持系统状况进行调查评估，借以了解患者的心理健康水平及社会因素对健康的影响，为制订心理护理目标，实施心理护理措施，促进和维护心理健康提供依据。

5. 常用实验室检查 主要是通过化学、生物、免疫学和遗传学等实验技术与方法，对患者的血液、体液、分泌物、排泄物、组织等标本进行检查，以获得反映机体功能状态和病理变化或病因等方面的资料，对辅助疾病的诊断、观察病情与疗效，制订护理措施及判断预后等均有十分重要的意义。护士必须学会正确采集各类标本的方法，熟悉常用实验室检查的目的及临床意义。

6. 心电图检查 将患者实时心肌电活动用心电图机描记下来的曲线图称为心电图，是临床上广泛运用的无创性检查和诊断技术，对各种心律失常有十分肯定的诊断价值，对心肌梗死的诊断也非常可靠且实用。心电图检查不仅用于诊查、排除各类心血管疾病，而且还广泛用于急危重症、手术麻醉过程的心电监护、洋地黄类等药物和血钾、血钙等电解质的观察等领域。因此，护士必须熟练掌握心电图的操作技能，熟悉正常心电图与常见异常心电图的图形及其临床意义，为临床病情评估、心电监护和人工心肺复苏等紧急救护打下坚实的基础。

7. 影像学与内镜检查 影像学检查是利用各种成像技术显示人体内部结构的影像，借以了解机体结构、功能状态及其病理变化，并对其他检查结果进行验证与补充，包括放射检查、超声检查。内镜检查是将内窥镜（包括胃镜、肠镜、支气管镜、腹腔镜等）通过人体的自然腔道或者有创孔径直接插入人体，进行诊断检测和治疗的现代光学诊疗技术。影像学与内镜检查为健康评估提供直接有效的依据，内镜手术为患者带来了精准、微创、高效的诊疗结果。护士应初步了解影像学与内镜检查的基本原理，熟悉常见的正常、异常图像及其临床意义，掌握常用检查与治疗的术前准备、术中配合及术后护理。

8. 护理诊断 是关于个人、家庭或社区对现存的或潜在的健康问题以及生命过程的反应的一种临床判断，是护士为达到预期结果选择护理措施的基础，是护理程序的第二步。护士通过对前面评估资料的收集与分析，在这一步即要运用评判性思维的方式确定患者的健康问题，也就是找出和确定护理诊断。护理程序与护理诊断学最早在 20 世纪 50 年代由美国率先提出，1990 年北美护理诊断协会第 9 次会议正式确认并通过护理诊断的定义。我国从 20 世纪 80 年代初引进，通过责任制护理到 1994 年进一步发展为整体护理，至今已被护理界广泛应用。护理诊断完整的陈述包括三部分，即健康问题（problem）、病因（etiology）、症状和体征（symptoms or signs），故又称 PES 公式。国内常将护理诊断简化为两部分，即问题加原因（PE）或症状加原因（SE），对于健康的护理诊断，则只有问题（P）

一部分陈述。

9. 护理病历书写 护理病历是护士对所收集到的患者的健康资料，经过整理、分析，按照规范化格式书写的护理文件，是反映护理全过程的记录。护理信息管理是利用信息技术将护理病历纳入计算机进行规范、高效、无纸化管理，可以为医院节省大量的人力物力。尽管护理病历目前在我国尚未形成统一的书写规范和格式，本教材结合国内外教材和健康评估体系的要求，提出护理病历的基本要求、格式和内容，以及护理信息管理，护士应反复练习，具备熟练书写和录入护理病历的能力，为临床护理工作打下坚实的基础。

三、健康评估的学习方法与要求

健康评估是一门实践性很强的课程，是临床护理各门学科的桥梁课程，若有条件应采取理实一体化教学，让护士在教室兼实训室上课，边学习基本的理论知识，边结合基本技能训练予以强化，同时到医院进行临床见习进一步巩固其基本知识、基本理论与基本技能。通过对健康评估的学习，应该达到以下要求。

1. 掌握健康评估的基本概念、基本知识、基本理论，学会其基本技能。

2. 能独立通过与患者的会谈采集病史资料，熟悉主诉、症状、体征之间的内在联系和临床意义。

3. 能独立规范地进行身体的重点评估，评估结果正确，掌握常见的异常体征评估方法及其临床意义。

4. 熟悉心理与社会评估的方法和注意事项。

5. 掌握常用实验室检查的标本采集方法，熟悉实验室检查结果的临床意义。

6. 学会心电图操作，能初步识别正常心电图与常见异常心电图。

7. 能较熟练地指导影像学与内镜检查的患者做相关的准备工作，熟悉其检查结果的临床意义。

8. 能初步归纳、整理、分析评估所获得的资料，根据所收集的资料提出初步的护理诊断。按规范的要求书写完整的护理病历，并正确录入电子病历。

9. 具有严谨的学习态度、良好的爱伤观念、高尚的职业道德和科学的思维评判能力。

（杜庆伟）

书网融合……

重点小结   微课

第二章 健康评估的方法

学习目标

知识目标：通过本章的学习，掌握问诊及身体评估的方法和技巧，各种叩诊音的临床意义，各种异常气味的临床意义；熟悉问诊及身体评估的内容及注意事项；了解身体评估前的准备。

能力目标：能运用问诊技巧收集健康资料；能正确运用身体评估的方法采集健康资料。

素质目标：通过本章的学习，树立爱伤意识和人文关怀精神，培养耐心细致的工作态度与良好的人际沟通能力。

第一节 健康资料的来源与类型 e 微课

情境导入

情境：患者，女，61岁。高血压、冠心病病史7年。2小时前骑车中突发心前区疼痛，自服硝酸甘油无缓解，急诊入院。患者烦躁不安，皮肤湿冷。心电图检查发现ST段弓背上抬，$V_1 \sim V_5$导联出现病理性Q波，血压85/50mmHg，心率110次/分，期前收缩6次/分。

思考：上述病例中的主观资料、客观资料各有哪些？

为保证客观、准确和全面地收集健康资料，护士必须明确健康资料的来源、资料的类型及价值，并以适当的方法和技巧进行收集。

一、健康资料的来源

健康资料最主要和最可靠的来源是患者本人，其来源分述如下。

1. 患者本人 健康资料最主要的来源。因为患者本人所提供的资料如患病后的真实感受、求医的目的与要求、对治疗和护理的期望、对健康的认识及需求等，只有患者本人最清楚，表述也最准确、最可靠。

2. 患者的亲属或与之交往较密切的人员 除患者本人以外，其亲属如父母、爱人或与之交往较密切的人员如亲朋好友、同事、同学等，对患者生活或工作的环境、既往的生活习惯、身心健康状况等也有较全面的了解。对不能描述自身问题的婴幼儿、因病致言语不清或丧失语言表达的成年人或老年人，其照护人员是获得健康资料的主要来源。这些资料对确定护理问题、制订护理计划等有重要的参考价值。

3. 目击者 指目睹患者发病过程的相关人员，尤其是目睹了整个发病过程的人员，可较详尽地提供患者发病当时的状况及病情进展等资料。

4. 其他卫生保健人员 与患者有关的主管医师、护理人员及其营养师、理疗师等，可向其收集与之相关的诊疗、护理措施，对治疗、护理的反应、就医行为等身心方面的资料。

5. 目前、既往的健康记录或病历 如儿童的预防接种记录、健康体检记录、病历记录等。

6. 实验室及其他检查报告 指各种实验室检查结果、心电图检查、影像检查报告等。

二、健康资料的类型

根据所收集的健康资料的来源不同，将其分为主观资料、客观资料；根据采集资料的时间不同，分为目前资料和既往资料。

1. 主观资料 是来自患者对自身的健康状况的主观感觉和情绪体验的资料记录。患者主观感到的不适或异常感觉称为症状，如乏力、头晕等，一般不能被护士直接观察或检查出来，需经护士通过与患者或有关人员问诊后才能获得。通过问诊所获得的主观资料包括患者的主诉、亲属的代诉或经提问而获得的描述等，其中，促使患者本次就医的主要症状及持续时间是主观资料的重要组成部分。

2. 客观资料 是护士通过观察、身体评估以及借助医疗器械检查等获得的患者的健康资料。通过身体评估发现的体表的异常征象称为体征，如肝脾肿大、心脏杂音等。体征是形成护理问题的主要依据。

3. 目前资料 目前发生的有关疾病状况的资料记录。如疾病的发生、发展及演变规律等记录。

4. 既往资料 在本次疾病发生之前的有关健康状况的记录。包括既往史、过敏史、婚育史、治疗史等。

健康评估过程中，护士采集到的全面真实的主观资料，可简明、快捷地指导客观资料的收集，而客观资料的正确收集可进一步证实或补充所获得的主观资料。因此，主观资料和客观资料同等重要，均是确立护理问题和护理诊断的重要来源。

第二节 收集资料的方法

情境导入

情境：患者，女，57岁。有肺气肿病史10余年，今晨咳嗽时突发右侧剧烈胸痛，随即出现呼吸困难，急诊入院。

思考：1. 接诊护士为收集患者的健康资料，应如何对患者进行问诊？

2. 问诊时应注意哪些方法与技巧？

收集健康资料的方法很多，包括问诊、身体评估、相关的辅助检查等。其中，问诊和身体评估是护士必须掌握的最基本、最常用的方法。

一、问诊

问诊是护士通过与患者及有关人员的交流来获得健康资料的一种方法，是采集健康资料最重要的手段。为确保收集的健康资料完整、准确，护士应熟练掌握问诊的方法和技巧。

（一）问诊的重要性

1. 是建立良好护患关系的基础 有效的问诊可增进护患沟通，增加相互信任，提高患者对治疗护理的依从性。

2. 是获得护理问题的重要手段 通过问诊获取的健康资料对护理问题确立有极其重要的意义。一个具有丰富医学知识和临床经验的护理人员，常常通过一次成功的问诊，就能对患者提出许多准确的护理问题。

3. 是了解病情的主要方法 通过问诊可全面了解患者疾病的发生、发展、诊治、护理经过及既往健康状况，患者的心理状况、社会支持系统及其对疾病的影响等，有利于减轻甚至消除患者不良的心理情绪与顾虑，从而提高护理质量。

4. 可为进一步检查提供线索 通过患者的主述就可确定进一步检查的重点和方向。如患者告知"发热、咳嗽 2 天，胸痛、气促 1 天"等，就指明要重点评估肺部和胸部影像学检查。

（二）问诊前的准备

1. 问诊内容的准备 应熟练掌握问诊的主要内容及询问的先后顺序等。必要时，可将问诊提纲写在纸上，以免遗漏。

2. 预测可能出现的问题 根据事先已了解的患者的基本情况，预测问诊过程中可能遇到的问题及相应的处理措施。如患者的病情较重，可能无法一次完成，应明确需要优先收集的内容，其他资料可以暂缓收集。

3. 选择适宜的环境和时机 确保患者能够不受干扰地描述自身的健康状况，必要时可与患者商量后确定。

（三）影响问诊的主要因素

1. 与患者的关系 护士在问诊之前应与患者建立良好的关系，热情接待患者，对患者的陈述表示理解、认可，多关心同情患者，始终注意用礼貌的手势、温和的目光、得体的肢体语言等让患者感到亲切的非语言交流方式，不用责备性的语言，以免使患者感到难以回答并产生防御心理。

2. 问诊环境 保证问诊的环境安静、舒适，光线、温度要适宜，并具备相对的保密性。

3. 文化背景 人们在交流过程中会反映出不同文化背景之间存在的文化差异。问诊的双方一定要保持恰当的距离，过远不尊重对方，太近会造成心理压力。护士只有理解患者的文化信仰和价值观，熟悉自己与其文化的差异，才能在问诊过程中保持适合双方的距离，时时提醒自己的语言和行为能充分体现对他人文化的理解和尊重。

4. 年龄差异 由于不同年龄阶段患者的生理及心理发展成熟度差异，参与问诊的能力也因人而异。对于神志清楚的成年人来说，可以轻松地进行问诊；对于可能存在听力、视力、记忆力等功能减退的老年人，问诊时则应注意适当减慢语速、提高音量，以及采取面对面的交流方式使其能看清自己的表情及口型，说话要清楚、简单，问题才容易交流，必要时可重复提问问题或复述回答；而对于年龄较小的儿童或婴儿，信息的主要提供者可能是其父母或其他家庭照护成员。护士要通过观察或与家长问诊获取信息，同时注意让年龄较长的已具备问诊能力的儿童本人参与问诊。

5. 病情轻重 病情较轻的普通患者，可与患者按需要进行正常的问诊；病情危重或昏迷患者，做完扼要的询问和重点检查后，应立即实施抢救，详细病史病情稳定后补充或从其亲属处获取。

（四）问诊技巧

问诊技巧决定获取资料的多少和价值，因此必须认真地学习和掌握。

1. 注意问诊礼节 问诊开始前，护士应礼貌地称呼对方并作自我介绍，说明问诊的目的，表示愿意提供各种帮助，承诺为其保护隐私，最大限度获得患者信任与配合。

2. 注意非语言沟通方式 问诊时与患者保持适当的距离，双目平视。问诊中适时使用点头、微笑，必要的手势等良好的肢体语言，让患者感觉亲切、可信，消除紧张情绪，使患者愿意交流并保证问诊顺利进行。

3. 应用合适的提问方式 开始问诊或转换话题时多用开放性提问方式，如"请问您哪里不舒服""有什么需要帮助您的吗"，然后耐心地倾听患者的叙述。开放性问题易于回答，可了解患者对疾病的态度和其他方面有价值的信息。封闭式提问一般使用疑问句，将患者的回答限制在"是"或"否"之内，如"您现在还发热吗""您经常打嗝吗"，这种提问方式带有较强的暗示性和局限性，难以获得更多、更全的信息。采取哪种提问方式更佳，由护士根据具体情况而定。

4. 多用倾听方式 当患者正常、顺利开始回答提问后，要注意多倾听，只要没有离题，不要随意打断患者的讲话，让患者按自己的方式和顺序把情况说出来。相反，当患者偏离问诊话题太远时，护士应及时插入与评估内容相关的问题，使话题转回。

（五）问诊的注意事项

1. 取得患者的信任　护士和蔼的态度及良好的语言修养是取得患者信任的首要条件。询问患者一般情况时，可根据平衡心态的原理，寻找患者与大众之间的相似之处，如"您这种情况很普遍，我以前就得过您这种病，我理解您的心情"，这样可从心理上安慰患者，缩短护士和患者之间的距离，取得患者的信任和配合。

2. 避免使用医学术语　问诊语言应通俗易懂，问题简单明了，避免使用特定含义的医学术语，如"里急后重、奔马律、哮鸣音"等。

3. 避免套问和诱问　为进一步了解清楚需要的资料，可适当深入地提出一些问题，但应避免套问和诱问。如护士观察到患者眼圈发黑、神情困倦，不应套问"您精神较差是长期失眠吗"而应该问"是什么原因让您精神不佳"。也不应该作诱问，如"您是午后，还是晚上发热呢"，而应该问"您一般是什么时候发热"，以免患者顺口回答是或不是，影响病史的真实性。

4. 禁止使用责备性语言　如"明明知道吸毒害人，你为什么还要吸毒""你为什么拖到现在才来看病？你是日理万机吗"，这样提问易使患者产生抵御心理而拒绝回答。

5. 多项选择提问和闭合性提问　当患者不容易清楚地表达问题时，可提供有多个备选答案的问题供患者思考，如"您感觉胸痛是针刺样痛、钝痛、烧灼痛、压榨样痛还是别的什么"，问诊时也可根据需要提出闭合性的问题，如"您是否爱吃生鱼片"等。闭合性问题适用于获取有关年龄、婚姻状况和某些不能回避而不得不直接询问的问题，尤其是涉及食物药物过敏、性病、艾滋病等敏感而严肃的问题，更是不能回避，必须要求患者真实、正面回答。

6. 及时核对资料　为确保获取的资料准确无误，在问诊中必须对患者陈述不准确的、有疑问或矛盾的内容及时核对、修正。

（六）问诊的内容——病史采集

病史是关于患者当前与过去的健康状况以及影响健康状况的有关因素和对其自身健康状况的认识与反应等主观及客观方面的资料。与医疗病史不同的是，护理人员更关注患者对其健康状况以及因病而致的生活方式改变所作出的反应。病史采集主要包括以下内容。

1. 一般资料　主要是了解患者的一般性项目。包括姓名、性别、年龄、民族、婚姻状况、籍贯、文化程度、职业以及医疗费用支付形式、家庭地址及电话、联系人及联系方式、入院时间、入院方式、记录时间、病史供述人（若病史来源并非患者本人，应注明其与患者的关系）及可靠程度等。

2. 主诉　是指促使患者本次就诊最主要、最明显的症状或体征及其性质和持续时间。主诉应简明扼要并高度概括，要准确反映患者当前的主要问题及其到就医时的持续时间，如"转移性右下腹痛 10 小时""咳嗽、咳痰 20 年，心慌、气喘 5 年，双下肢水肿 3 天"，不能使用诊断术语或病名。

3. 现病史　是现患疾病的全部经过，即反映患者发病以来疾病的发生、发展和诊疗、护理的全过程，是病史的主体部分，其主要内容如下。

（1）疾病发生的时间及起病情况　包括发生的时间、地点、原因或诱因以及缓急等情况，同时询问与本次发病相关的病因和诱因。

（2）主要症状［和（或）体征］及其特点　主要症状［和（或）体征］的部位、性质、持续时间、发作频率、严重程度、有无加重或缓解的因素等。了解这些特点寻找病因，同时也是确定护理诊断及制定相应护理措施的依据。

（3）伴随症状　在主要症状［和（或）体征］的基础上同时或随后出现的其他症状。应记录其发生的时间、特点和演变情况，与主要症状［和（或）体征］之间的关系等。

（4）健康问题的发展与演变　包括病程中主要症状［和（或）体征］的变化及有无新症状的出现。按症状出现的先后顺序进行描述。

（5）诊疗及护理经过　患者本次就诊前是否因健康问题曾在何时、何地做过何种检查、接受过哪些诊疗及护理，其效果如何。

（6）健康问题对患者的影响　包括患者对自己目前健康状况的评价、健康问题对其生理（如休息、睡眠、精神状况、二便等）、心理以及社会等各方面的影响和影响程度。

4. 既往史　是了解患者过去所存在的健康问题、求医经过及其对自身健康状况的认知和态度等。包括过去患病史（含传染病史）、住院史、手术史、外伤史，特别是与现在健康问题有密切关系的疾病。应注意询问所患疾病的时间、诊断、治疗、护理经过及转归等情况；此外，还应询问预防接种史及对食物、药物或环境因素中已知物质（如花粉、尘螨等）的过敏史等。

5. 用药史　评估用药史是为了解患者的药物治疗情况及其自我照顾能力，有利于对患者进行用药指导，避免患者发生药物过量以及预防因用药不当所导致的药物毒性反应等。因此，要详细询问患者使用药物的名称、剂型、用法、用量、效果及不良反应等。

6. 个人史　应用人体自然的生长发育理论，根据不同年龄阶段个体的不同成长发展规律，了解其是否存在成长发展障碍，从而反映其个体成长发展过程中的健康状况。患者的生长发育史包括生长发育情况、月经史、婚姻史及生育史。

（1）出生及生长发育情况　主要了解儿童出生时的情况及其以后的生长发育情况。

（2）月经史　对已行月经的女性或老年妇女应询问月经初潮的年龄、月经周期和经期天数、经血量和颜色、经期症状、有无痛经、白带、末次月经日期或绝经年龄等，记录格式如下。

$$初潮年龄 = \frac{行经期（天）}{月经周期（天）}\ 末次月经时间（LMP）或绝经年龄。$$

（3）婚姻史　包括婚姻状况、结婚年龄、配偶健康状况、性生活情况、夫妻关系等。

（4）生育史　包括妊娠与生育次数及年龄，人工或自然流产的次数，有无死产、手术产、产褥感染及计划生育等。男性应询问是否患过影响生育的疾病。

7. 家族史　主要是了解患者直系亲属及其配偶的健康状况及患病情况，特别应注意询问有无与患者同样的疾病，是否有遗传性疾病等，以明确遗传、家庭及环境等因素对其目前及未来健康状况的影响。

8. 系统回顾　是通过询问患者各系统有关症状及功能性健康型态，全面系统地评估患者以往发生的健康问题及其与本次健康问题的关系，通过系统回顾可避免遗漏重要的信息。系统回顾的组织与安排可根据需要采用不同的系统模式，常用的模式有戈登（Gordon）的功能性健康型态模式和躯体、心理、社会模式。

（1）戈登的功能性健康型态模式　需收集以下 11 个方面的信息。

1）健康感知与健康管理型态　自觉健康状况如何；日常采取哪些保持健康的方法，自我感觉效果如何；有无烟、酒等嗜好，吸烟、饮酒的量如何；有无定期做健康体检的习惯，做过哪些方面的健康检查，有何结果；是否服从医护人员的健康指导；是否知道所患疾病的原因、自我保健及预防的方法等。

2）营养与代谢型态　平时的饮食习惯是怎样的；患病前后的饮食、食欲有无变化；有无恶心、呕吐；有无咀嚼和吞咽困难及其程度、进展情况；有无体重变化；自觉皮肤、黏膜、毛发有无变化等。

3）排泄型态　每日排便与排尿的次数、量、颜色、性状、气味有无异常；排汗的量、气味等。

4）活动与运动型态　日常活动量如何，平时运动的方式，活动后自我感觉如何，有无气急、呼吸困难、疲乏无力等情况；洗漱、穿衣、吃饭、如厕等日常生活能否自理及自理程度等。

5）睡眠与休息型态　日常睡眠情况，有无失眠、多梦等情况；睡眠是否需要借助药物作用；睡醒后自觉精神状态如何等。

6）认知与感知型态　有无嗅觉、味觉、视力、听力等异常；视力、听力是否借助辅助工具；有无记忆、思维过程的异常；有无感觉异常等。

7）自我感知与自我感念型态　自我感觉是否良好；有无烦躁、愤怒、恐惧、焦虑、抑郁、恐怖、绝望、沮丧等情绪，如何改善这些情绪等。

8）角色与关系型态　就业与工作情况如何；经济收入能否满足需求；社交情况如何；是否与家人同住或独居；家庭结构与功能如何；角色适应情况如何等。

9）性与生殖型态　女性月经情况包括初潮年龄、月经周期、经期天数、经血量和颜色、经期症状、有无痛经与白带、末次月经日期、闭经日期、绝经年龄；有无子女；性别认同、性生活满意程度、有无性功能障碍等。

10）压力与应对型态　平时压力大小如何；怎样减压；是否经常紧张，如何解决；近期有无重大危机等。

11）价值与信念型态　有无宗教信仰；如何理解生命的意义等。

（2）躯体—心理—社会模式　随着生物—心理—社会医学模式的转变和整体护理观强调的"以患者为中心"的理念，不仅要按身体的各个系统对患者身体进行评估，详细询问患者有无可能发生的疾病及其有无相应的症状，同时也强调对患者心理和社会方面的评估，这样可以帮助护士全面了解患者躯体方面某个系统过去是否发生过疾病，评估患者既往发生的疾病与本次健康问题的关系以及患者病后的心理、社会状况如何等。

1）呼吸系统　有无咳嗽，咳嗽发生的时间、性质、程度、频率、与体位的关系；有无咳痰，咳痰的性状、颜色、量、气味；有无呼吸困难，呼吸困难发作的时间、急缓、严重程度；有无胸痛，疼痛的部位、时间、性质、与咳嗽及体位的关系；有无其他伴随症状等。既往有无呼吸系统疾病，有无与肺结核等患者的密切接触史，有无吸烟及吸烟的量，患者职业及工作、生活环境如何。

2）循环系统　有无心前区疼痛，疼痛出现的部位、性质、程度、持续时间、有无诱因及缓解的方式；有无心悸，心悸发生的诱因和时间、发作的频率；有无呼吸困难，呼吸困难发生的程度、与体位和体力活动的关系；有无水肿，水肿出现的时间、部位、性质、程度；有无其他伴随症状等。既往有无反复咽痛、游走性关节炎、高血压、动脉硬化等病史。

3）消化系统　有无食欲的变化，有无恶心、呕吐、反酸、嗳气、腹胀、腹痛、腹泻、便秘等情况；注意腹痛的部位、性质、持续时间、有无规律、加重或缓解的因素；呕吐物的内容物、量、性状及气味；排便的次数、粪便颜色、性状、量和气味，有无腹痛和里急后重；有无其他伴随症状等。此外还应注意有无体重的改变、日常饮食习惯、有无饮酒嗜好及摄入量等。

4）泌尿系统　有无排尿困难、尿频、尿急、尿痛；尿的颜色、性状、量、气味的变化，有无尿潴留及尿失禁等；既往有无高血压、咽炎、扁桃体炎等病史，有无汞、铅等化学物品中毒史。

5）血液造血系统　有无头晕、乏力、眼花、耳鸣、记忆力减退、烦躁、食欲异常（异食癖）；皮肤黏膜有无苍白、瘀斑瘀点、黄染，肝、脾、淋巴结有无肿大，骨骼有无疼痛等；有无化学药物、工业毒物、放射性物质的接触史。

6）内分泌及代谢系统　有无怕热、多汗、食欲异常、烦渴、多尿、视力障碍等；有无肌肉的震颤及痉挛；性格、体格、性器官发育有无异常；体重、皮肤、毛发、甲状腺有无改变等。

7）生殖系统　青春期后的女性应询问月经情况，包括初潮年龄、月经周期、经期天数、经血量和颜色、经期症状、有无痛经与白带、末次月经日期、闭经日期、绝经年龄；成年女性应询问生育史、包括妊娠与生育的次数、剖腹还是顺产、人工或自然流产的次数等；男性应询问有无影响生育的疾病。

8）神经系统　有无头痛，头痛的部位、性质、持续时间；有无记忆力的减退、意识障碍、昏厥、运动异常、瘫痪、性格异常等。如疑有精神状态改变，还应了解情绪状态、思维过程、智能及自知力等。

9）肌肉骨骼系统　有无肢体肌肉疼痛、麻木、痉挛、萎缩、瘫痪等；有无关节疼痛、肿胀、活动障碍、畸形等；有无骨骼外伤、脱位、骨折等。

10）心理和社会评估　当人们面对各种损害和威胁健康的因素时，由于躯体结构和（或）功能的改变必然会影响人体的心理与社会行为能力。因此，从整体护理观出发，必须对患者的心理、社会方面进行评估，才能获得全面的健康史资料。具体评估的方法见本书第五章心理与社会评估。

二、身体评估

情境导入

情境：患者，女，56岁。慢性支气管炎并阻塞性肺气肿3年。1周前因受凉致咳嗽加重，痰多黏黄，不易咳出，家务活动时伴气喘。

思考：责任护士应该如何对患者进行身体评估？

身体评估（body assessment）也称护理体检，是护士运用自己的感觉器官或借助一些简单的辅助工具（如体温计、听诊器、叩诊锤等），来诊查患者身体健康状况的一种基本的评估方法。

身体评估的目的是要尽可能地发现患者存在的所有异常体征，以进一步支持和验证问诊中所获得的有临床意义的症状，为确定护理诊断寻找客观依据。一般情况下，患者一般状态的身体评估可与病史采集的过程同步进行。局部重点评估，如胸、腹部的触诊、听诊等则可在病史采集之后进行。

身体评估的注意事项：①护士应态度和蔼，关心体贴患者；②重视护理伦理，为异性患者做身体接触评估时应有第三方人员在场，以保护自己和避免医（护）患纠纷；③环境安静舒适、光线适宜，空间相对密闭，开放空间应有屏风遮挡以保护患者的隐私；④评估前应先洗手，以免发生医源性交叉感染，手宜温暖，以免因冰冷而刺激患者；⑤身体评估过程中动作要规范、轻柔、准确，内容完整而有重点；⑥评估应按一定的顺序进行。通常先观察一般情况，然后评估头部、颈部、胸部、腹部、脊柱、四肢及神经系统，以避免不必要的重复或遗漏；⑦根据病情合理安排评估时间。对病情一般的患者，应一次性进行细致、完整的评估；对危重者，有针对性的重点评估后立即进行抢救，待病情好转后再做必要的补充评估。根据病情变化随时复查，及时发现新的症状和体征，不断补充、调整和完善护理问题和护理措施。

身体评估的基本方法有视诊、触诊、叩诊、听诊和嗅诊五种。身体评估的过程既是基本技能的训练过程，也是与患者进行沟通交流建立良好护患关系的过程，通过反复练习和实践，熟练掌握和运用这些方法，以便得到准确可靠的评估结果。

（一）视诊

视诊是护士用视觉来观察患者全身或局部状态的一种评估方法。视诊方法简单，适用范围广，可提供重要的评估资料，但须有扎实的医学知识、娴熟的查体技巧和丰富的临床经验，通过深入、细致的观察，才能发现有重要意义的临床征象。

视诊时，观察部位要充分暴露，在良好的自然光线下进行。观察搏动、蠕动及肿物的轮廓时，最好在侧光下观察。如自然光线不能满足，应有充足的无色光线（如日光灯）补替，因有色光线会掩盖某些重要的体征。通过认真细致地视诊，可以观察到许多重要而有价值的体征如贫血貌、二尖瓣面容、黄疸等，但对某些特殊部位（如眼底、鼓膜、呼吸道、消化道等）的检查，则需要借助仪器（如眼底镜、耳镜、内镜等）进行观察。

（二）触诊

触诊是护士通过手的触觉或患者对触摸的反应来判断患者器官或组织的物理特性的评估方法。手的触觉灵敏度因部位不同而异，其中，以指腹和掌指关节的掌面最为敏感，所以通常触诊多用这两个部位，但对于温度的分辨则以手背较为敏感。触诊使用范围很广，且能弥补视诊的不足。通过触诊能发现视诊不能发现的体征，如温度、湿度、震颤、摩擦感、压痛、移动度、硬度等。腹部评估以触诊最为重要。

1. 触诊方法 根据触诊的目的和施加压力的轻重不同，触诊分为浅部触诊法与深部触诊法。

（1）浅部触诊法 护士一手轻放于患者的体表，利用掌指关节和腕关节的协同配合，轻柔地进行滑行触摸。浅部触诊主要适用于体表病变，如关节、软组织及浅部的动脉、静脉、神经等检查（图2－1）。

（2）深部触诊法 用单手或双手重叠置于体表，由浅入深，逐渐施压，以达深部。适用于评估腹腔脏器的情况或病变（图2－2）。根据评估的目的和手法的不同可分为以下四种。

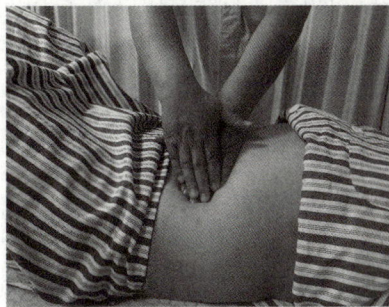

图2－1 浅部触诊法

图2－2 深部触诊法

1）深部滑行触诊法 常用于腹腔深部包块和胃肠病变的评估。护士用并拢的二、三、四指末端逐渐向腹腔深部的脏器或包块触摸，在触及的脏器或包块上做上、下、左、右的滑动触摸。如为肠管或条索状包块，需进一步做与其长轴垂直方向上的滑动触诊。

2）双手触诊法 主要用于肝、脾、肾和腹腔肿物的触诊。护士将左手置于患者脏器或包块的后（下）部，将被评估部位推向右手方向，以便固定并使包块或脏器更贴近体表，利于右手触诊。

3）冲击触诊法 又称浮沉触诊法。一般只用于大量腹腔积液而肝、脾及腹腔包块难以触及者。护士将右手二、三、四指并拢，取70°～90°角置于腹壁相应的部位，做数次急速而较有力的冲击动作，在冲击腹壁时指端会有被浮沉的腹腔脏器或包块撞击的感觉。

4）深压触诊法 护士用一或两个手指逐渐深压，以探测腹腔深在病变的部位或确定腹部压痛点，如阑尾压痛点、胆囊压痛点等。检查反跳痛时，在手指深压的的基础上稍停片刻，2～3秒，然后迅速将手抬起，并询问患者否感觉疼痛加重或发现患者是否出现痛苦表情。

2. 注意事项

（1）评估前应向患者说明评估的目的和配合动作，触诊时手要温暖轻柔，避免引起患者精神和肌肉紧张。

（2）护士站在患者右侧，触摸的同时观察患者的面部表情。

（3）患者一般取仰卧位，双手自然置于身体两侧，双腿稍屈，腹肌放松；评估脾、肾时可根据需要取侧卧位。

（4）评估下腹部时，应嘱患者先排空大小便，以免将充盈的膀胱或肠腔内干硬的粪块误认为腹内肿块。

（5）触诊时要手脑并用，结合检查部位的解剖和毗邻关系，边触诊边思考，反复斟酌，以判断病变的性质和来源。

（三）叩诊

叩诊是护士用手指叩击或手掌拍击患者某部位体表，使之震动而产生声响，根据震动的声响特点来判断被评估部位的脏器有无异常的检查方法。叩诊多用于肺上、下界的定位及肺下界的移动度、心界的大小、胸腔积液或积气的多少、肺部病变大小与性质、腹腔积液的有无及量的多少、膀胱有无充盈等检查。

1. 叩诊方法　根据叩诊的目的与手法的不同，将叩诊分为直接叩诊和间接叩诊两种。

（1）直接叩诊法　护士用右手中间三指掌面直接拍击被评估部位，借拍击的声音和指下的震动来判断病变情况的方法（图2-3）。此法主要适用于胸部或腹部面积较广泛的病变，如大量胸腔积液或腹腔积液等。

（2）间接叩诊法　临床应用较为广泛，护士左手中指第二指节紧贴于叩诊部位，其余手指稍抬起，勿与体表接触；右手指自然弯曲，垂腕时以中指指端叩击左手指第二指节前端，叩击方向与叩诊部位的体表垂直，叩击力量要适宜；叩击动作应短促、灵活、富有弹性，右手抬起应迅速，以免影响声音的振幅和频率。叩诊时应以腕关节与掌指关节的活动为主，避免肘关节及肩关节参与活动（图2-4）。

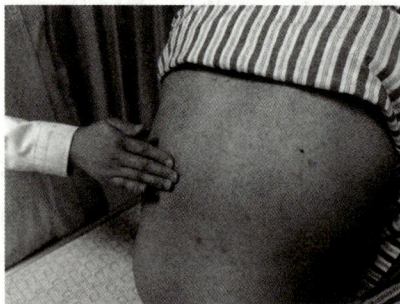

图2-3　直接叩诊法

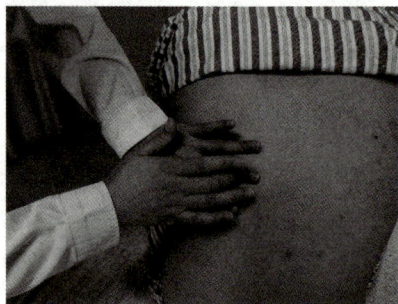

图2-4　间接叩诊法

2. 叩诊音　由于人体组织器官的密度、弹性、含气量以及距体表的距离不同，故所叩部位产生的声音亦各异。根据声音的强弱、音调的高低、振动时间的长短等，叩诊音可分为清音、浊音、鼓音、实音、过清音，其特点和临床意义如下。

（1）清音　一种声音强度较响亮，音调较低，持续时间较长的叩诊音。在正常肺组织覆盖区叩诊均为清音。

（2）浊音　一种音调较高而声音较弱，持续时间较短的叩诊音。正常情况出现在心、肝被肺覆盖部分，病理情况见于肺炎、肺不张等。

（3）鼓音　五种叩诊音之中声音最强、音调最低、持续时间最长的叩诊音。正常情况见于胃泡区，病理情况见于气胸、靠近体表的较大肺空洞者。

（4）实音　五种叩诊音之中声音最弱、音调最高而持续时间最短的叩诊音。正常情况见于心、肝未被肺遮盖的裸露区，病理情况见于大量胸腔积液、肺实变等。

（5）过清音　介于清音和鼓音之间，即音响、持续时间等超过清音而弱于鼓音的一种叩诊音，健康人体不出现此种音响，仅见于慢性阻塞性肺气肿患者。

3. 注意事项

（1）保持环境安静，温度适宜，以免噪声和寒冷刺激肌肉收缩干扰。

（2）应充分暴露患者被评估部位，保持肌肉处于放松状态。

（3）根据叩诊部位的不同，选择恰当的叩诊方法和体位，并注意对称部位的比较。

（4）叩击后右手应立即抬起，以免影响音响的振幅与频率。一个部位每次只需连续叩击2～3下，如未能获得明确的音响，可再连续叩击2～3下。叩击力量要均匀，使产生的声响一致，同时应结合评估部位、病变组织的性质、范围大小或位置深浅等而采取轻重不同的手法。

（四）听诊

护士用耳或借助听诊器听取发自身体各部的声音而判断其正常与否的评估方法。在心肺评估中尤其重要。

1. 听诊方法

（1）直接听诊法　护士用耳直接贴近患者体表进行听诊的方法，仅用于特殊或紧急情况下的听诊。

（2）间接听诊法　护士借用听诊器或听筒进行听诊的方法。此法对听诊部位的声音有一定的放大作用，使用范围广，主要用于心、肺、腹部、血管等听诊，尤以心脏听诊极为重要。临床上通用的听诊器由耳件、体件、导管三部分组成，使用时应注意检查导管部是否通畅，有无破损，耳件方向应与外耳道一致，以便能清楚听诊。体件有膜型和钟型两种，膜型体件适合于高音调声音的听诊，如呼吸音、肠鸣音及主动脉瓣关闭不全的高调杂音，听诊时应紧贴体表被检查部位；钟型体件适合于低音调声音的听诊，如二尖瓣狭窄的低调隆隆样杂音，听诊时应轻触体表被检查部位，但应注意避免与皮肤摩擦而产生附加音。

2. 注意事项

（1）听诊环境要安静、温暖、避风，听诊器体件部分不宜冰凉，因寒冷或冰冷刺激可引起肌束颤动，出现摩擦音而影响听诊效果。

（2）根据病情采取适当的体位。

（3）听诊时注意力要集中，听诊肺部时要摒除心音和上腹部肠鸣音的干扰，听诊心脏时要排除呼吸音的干扰。

（五）嗅诊

1. 嗅诊的方法与注意事项

嗅诊是护士通过嗅觉来判断发自患者的异常气味与疾病关系的一种评估方法。通过嗅诊可为临床护理提供有价值的资料，首先注意环境气味有无异常。评估时通常立于患者一侧，用一只手掌轻轻将患者散发异味的分泌物或排泄物等扇向自己的鼻端，仔细判断气味有何异常。护士应根据患者的病种和病情，进行有针对性的嗅诊，如对大小便失禁者，应注意对粪臭、尿臊气味的嗅诊等。为了保证嗅诊观察的质量，护士应综合运用各种观察方法与手段，结合视诊、问诊、听诊等其他护理评估方法，才能全面获取准确的病情信息资料。

2. 嗅诊内容及临床意义

人体异常气味多来自皮肤、黏膜、呼吸道、胃肠道等产生的分泌物、排泄物、呕吐物、脓液与血液等。常见异物的嗅诊内容及其临床意义如下。

（1）痰液　常无特殊气味。若出现血腥味见于大量咯血；恶臭味可能提示支气管扩张伴感染或肺脓肿。

（2）脓液　一般无特殊气味。恶臭味提示厌氧菌感染或有气性坏疽的可能。

（3）呼气　浓烈的酒味见于大量饮酒后；大蒜臭味见于有机磷农药中毒；烂苹果味见于糖尿病酮症酸中毒；肝腥味见于肝性脑病；氨味见于尿毒症。

（4）呕吐物　略带酸味。明显酸臭味提示食物在胃内潴留时间过长，常见于幽门梗阻。

（5）尿液　新鲜尿液一般无特殊气味。若出现浓烈的氨味见于膀胱炎；鼠尿味见于苯丙酮尿症。

（6）粪便　腐败性臭味多由消化不良引起；腥臭味见于细菌性痢疾；肝腥味见于阿米巴性痢疾。

（7）恶露　正常恶露无臭味，因含有较多血液而带血腥味，如出现恶臭味则提示产褥感染或晚期产后出血合并感染。

三、其他评估

健康评估的方法除上述介绍的问诊和身体评估的基本方法以外，还有许多其他评估手段。本书第四章将按系统逐一详细介绍身体各部分评估的具体方法；第五章介绍心理与社会评估；第六章介绍实验室检查；第七章介绍心电图检查；第八章介绍影像学与内镜检查。具体的评估方法及评估结果的临床意义详见各有关章节。

附：病史采集问诊示例

男，36岁。因"反复上腹疼痛7年，加重1周伴黑便1次"就诊，门诊初诊"消化性溃疡伴出血"收住院。患者入院时护士应如何进行病史的采集？应重点采集哪些内容？就该例的病史采集（一般资料、现病史部分问诊）示例如下：

护士热情地将患者迎到护士站旁落座。

护士："您好，我是消化内科责任护士小陈。请问您叫什么名字？今年多大啦？"

患者："我叫肖某某，今年36岁。"

护士："好的，谢谢！为了准确了解您的情况，以便我们能更好地为您提供帮助，请您按照我们这张护理记录单首页记载的项目，依次说出您个人的全部真实信息，好吗？"

患者："嗯。我姓名和年龄已经说过了，我的职业是中学体育教师，汉族，籍贯是成都市大邑县，婚姻已婚，文化程度是大学本科，住址是大邑县城东邑路××号。"

护士："好的。请问您这次生病主要是哪里不舒服？大概有多久了？希望我们给您什么样的帮助？"

患者："我这个病说来话长。7年前我就莫名其妙地开始出现心口这一圈痛，饿了的时候还好点，一吃饭要不了一会儿就痛，它痛起来又不是太严重，反正就是胀，些许的不舒服。每年春天、秋天要痛两三次，每次痛起来的时候因为不是太严重，就一直拖，实在有点痛得厉害的时候，就在私人诊所里拿点治胃痛的药吃几次，又莫名其妙地好了，就这样反反复复地痛了7年。这次是1周前我陪老婆、女儿吃了一碗火锅粉，这一下就痛得凶了，中间吃胃得乐、胃苏平，今天已经7天了都不见效。今天早晨起来痛得厉害了，忍不住拉了一次大便，全是黑的。医生说我这是溃疡出血。老师，溃疡出血是咋回事？你看我一个搞体育的老师，身体这么壮，怎么会弄出一个啥溃疡哦？不会有其他啥大问题吧？我希望你们给我认真检查，看到底是啥问题，还有就是快点帮我医好，学校的课不能耽误久了。"

护士（微笑地）："肖老师，看把您着急的，您一下问了我这么几个问题，别着急，一个一个地来。我先问您，您说的心口这一圈痛，请您指给我看一下，是哪些地方？"

患者边说边用手指指着疼痛的地方，"就这些地方"。

护士："哦，明白了，就是中间上腹部的位置。也就是说，这些年您一直是这里疼痛？"

患者："就是。"

护士："您说您这个上腹痛都是胀胀的不舒服，每次饭后开始痛？饿了要好些？"

患者："嗯。"

护士："哦，那您每次除了痛以外，还有没有其他什么不舒服的？"

患者："有，经常要打嗝，有时嗝好久，很不舒服，偶尔要流口水，我老婆还笑我一个大男人，也像女人怀孩子一样冒酸。"

护士："哦，有嗝气，反酸。您认为您这个病可能与哪些因素有关？每次发作有没有原因？"

患者："我搞体育的一直都大大咧咧的，这么多年我没认真对待过这个问题。不过，我觉得可能就是与我这个职业有关。我们经常在外面打球，比赛什么的，吃饭从来没有一个准点，有时候饿得很了，就喝点甜饮料，忙完又胡吃海喝一顿，这样就更不舒服。还不能吃红薯饭，一吃就痛。另外，我每年春天、秋天都要痛几次，会不会与气候有关系哦？"

护士："嗯。您饮食不能定时定量，与季节也有关系。您这次痛加重，拉黑便，是吃了火锅粉引起的？那您以后一定要注意，养成定时定量的饮食习惯，尽量避免辛辣燥热的东西，特别是在容易发病的季节，这样会减少复发。请问，您今天到现在为止，一共拉了几次黑便，估计排了多少？"

患者："排了一次，可能有半斤（250g）左右哦，现在肚子还是胀得不舒服，想上厕所。"

护士："哦，如有哪里不舒服，就请及时给我们说。肖老师，请问您这个病特别是这次痛了1周了，今天又出了血，对您有什么影响？睡眠、休息、饮食等方面有没有改变？"

患者："以往痛起来的时候不是太厉害，我随便吃点药也就好了，没啥影响，也没在意。这次比前几年哪次都痛，又出血，有点怕。几天都没有睡好了，不敢吃啥东西，吃了好几种药都没有作用，怕越吃越痛。"

护士："嗯，也不要太担心，溃疡这种病很常见，很多人一生中都可能会得这个病，我们科室几乎每天都能遇到这种患者，请您放心，我们会认真给您做详细的检查，根据您的病情做精心的治疗、护理。您刚才提的那几个问题，今后在医院的几天，我们都会给您做解答，不仅要让您明白溃疡是怎么回事，更要让您明白溃疡是怎么发生的，有哪些危险因素，使您今后能主动地避开那些危险因素，对您来说，养成定时定量的饮食习惯，不吃辛辣燥热刺激的食物、戒烟酒等，这样，您就可以长期保持健康了。好了，今天谢谢您给我们提供这么多的信息，请您注意休息，有什么需要补充的请随时到护士站找我们。谢谢您。"

（王凤瑾）

目标检测

答案解析

一、单选题

【A1 型题】

1. 护士成功采集健康资料的关键是（ ）
   A. 正确运用沟通技巧　　B. 努力使患者配合　　C. 病情简单，容易收集
   D. 患者文化程度高，理解能力强　　E. 患者表达能力强

2. 下列关于问诊语言使用正确的是（ ）
   A. 您是下午发热吗　　B. 您是空腹的时候疼痛吗
   C. 您头痛时还有其他什么不舒服吗　　D. 您有里急后重吗
   E. 您的腹痛会放射到后背吗

3. 健康史采集错误的是（ ）
   A. 最好患者自己叙述病史　　B. 先问感觉最明显、最易回答的问题
   C. 避免套问提示性诱问　　D. 语言要通俗易懂
   E. 其他单位病情介绍作为护理诊断的主要依据

4. 属于主观资料的是（ ）
   A. 胸闷　　B. 黄疸　　C. 发绀
   D. 肺部啰音　　E. 心脏杂音

5. 下列不属于既往史的内容是（ ）
   A. 传染病史　　B. 过敏史　　C. 烟酒嗜好
   D. 手术史　　E. 外伤史

6. 正常人体的叩诊音不含（ ）
   A. 清音　　B. 浊音　　C. 鼓音
   D. 实音　　E. 过清音

7. 冲击触诊法适用于（ ）
   A. 肝脏触诊　　B. 腹腔肿物触诊　　C. 大量腹腔积液
   D. 阑尾压痛点　　E. 胆囊压痛点

8. 患者主观感到的不适或异常感觉称为（ ）
   A. 症状　　B. 体征　　C. 压力

D. 反应　　　　　　　E. 感受

【A2 型题】

9. 患者，女，68 岁，果农。因在果园里喷洒农药后出现呼吸急促，接诊医生初步考虑急性有机磷类农药中毒。该患者身上可能散发的气味是（　　）

A. 烂苹果味　　　　　B. 氨臭味　　　　　　C. 刺鼻的大蒜味

D. 苦杏仁味　　　　　E. 浓烈的酒味

10. 患者，女，58 岁。有慢性支气管炎肺气肿病史 7 年。今晨因感冒打喷嚏时，突感左侧胸部撕裂样疼痛，随后气急。胸片提示左侧自发性气胸。下列最可能吻合患者病情的叩诊音是（　　）

A. 过清音　　　　　　B. 浊音　　　　　　　C. 鼓音

D. 实音　　　　　　　E. 清音

二、简答题

1. 问诊的注意事项有哪些？
2. 深部触诊法评估的部位有哪些？

书网融合……

重点小结　　　微课　　　习题

第三章 常见症状问诊

学习目标

知识目标：通过本章的学习，掌握常见症状的概念、临床表现及问诊要点；熟悉常见症状的病因及伴随症状；了解常见症状的发生机制。

能力目标：能对常见症状独立进行问诊；能对常见症状的病因及伴随症状进行分析；能对各种常见症状提出相关护理诊断/问题。

素质目标：通过本章的学习，树立专业价值感、自豪感、社会责任感；具备爱伤意识和人文关怀精神；具有在疾病诊疗中重视客观依据、严密推理、严谨求实的科学精神。

第一节 发 热 ⓔ 微课1

PPT

情境导入

情境：患者，男，28岁。平时身体健康，3天前受凉淋雨后出现鼻塞、流涕、发热，体温38.1℃，自服"红霉素"和"感冒冲剂"症状未见好转，第2天体温高达39.2~40.1℃，伴右侧胸痛、咳嗽、咳铁锈色痰，但无咯血。发病以来，食欲不振、乏力、睡眠欠佳、大小便正常。既往无手术外伤史，无药物过敏史。

思考：1. 何为发热？常见的病因有哪些？

2. 根据患者体温特点属于何种热型？

3. 护士应重点评估哪些内容？

发热（fever）是机体在致热原（pyrogen）或其他原因作用下导致体温调节中枢功能障碍，产热和散热失衡，体温超出正常范围。

【病因与发生机制】

（一）病因

1. 感染性发热 最常见。由细菌、病毒、支原体、衣原体、立克次体、螺旋体、真菌、寄生虫等各种病原微生物引起的急性或慢性、局部或全身性感染均可出现发热，其中以细菌感染最为多见。

2. 非感染性发热 主要有下列几类。

（1）无菌坏死物质的吸收 ①机械性、物理性或化学性损害，如大面积烧伤、手术、内脏出血等；②组织缺血性坏死，如心肌、肺、脾等组织梗死或肢体坏死；③组织细胞破坏，如恶性肿瘤、白血病、溶血反应等。

（2）抗原-抗体反应 如风湿热、药物热、自身免疫性疾病、血清病等。

（3）内分泌代谢性疾病 如甲状腺功能亢进症、重度脱水等。

（4）皮肤散热减少 如广泛性皮炎、鱼鳞病等，一般为低热。

（5）体温调节中枢功能障碍 如中暑、安眠药中毒、脑出血、颅脑损伤等，此类发热称为中枢性发热，多表现为高热无汗。

（6）自主神经功能紊乱 多表现为低热，常伴有其他自主神经功能紊乱的表现，属功能性发热。

（二）发生机制

1. 致热原性发热 致热原是引起发热的最常见因素，分为外源性和内源性两大类。

（1）外源性致热原 如微生物、病原体及其产物、炎性渗出物、无菌坏死性物质、抗原－抗体复合物等。其分子较大，一般不能直接透过血－脑屏障作用于体温调节中枢，但各种外源性致热原均能激活血液中的中性粒细胞、嗜酸性粒细胞和单核－吞噬细胞系统，使其形成并释放内源性致热原。

（2）内源性致热原 如白介素、肿瘤坏死因子和干扰素等。其分子较小，可通过血－脑屏障直接作用于体温调节中枢，使体温调定点上移，体温调节中枢重新发出冲动，并通过垂体内分泌因素使代谢增加或通过运动神经使骨骼肌收缩，从而体内产热增多。另一方面通过交感神经使皮肤血管及竖毛肌收缩血流量减少，排汗停止，散热减少，最终使产热大于散热，体温升高引起发热。

2. 非致热原性发热 因体温调节机制失控或调节障碍所引起的一种体温升高，如颅脑外伤、甲状腺功能亢进症等。

【临床表现】

（一）发热的临床分期与特点

1. 体温上升期 常表现为乏力、肌肉酸痛、皮肤苍白、畏寒或寒战、无汗，此期产热大于散热使体温升高。体温上升的方式有两种。

（1）骤升型 体温在数小时内达 39～40℃ 或以上，常伴寒战。常见于疟疾、大叶性肺炎、败血症、急性肾盂肾炎、流行性感冒、输液反应等。

（2）缓升型 体温在数日内逐渐达高峰，多不伴寒战。常见于结核病、伤寒及布鲁氏菌病等。

2. 高热期 此期产热与散热过程在较高的水平上保持相对平衡，皮肤血管由收缩转为舒张，皮肤发红并有灼热感，呼吸加深加快，并开始出汗，可伴烦躁不安、谵妄、幻觉等改变。持续高热可使大脑皮质和呼吸中枢功能抑制，出现昏迷、呼吸不规则等。

3. 体温下降期 产热减少，散热增加，使体温降至正常水平。此期表现为出汗多，皮肤潮湿。体温下降亦有两种方式。

（1）骤降型 体温在数小时内迅速下降至正常水平，常伴大汗淋漓，见于急性肾盂肾炎、疟疾、输液反应等。

（2）缓降型 体温在数天内逐渐降至正常，如风湿病、结核病等。

（二）临床分度和热程

1. 发热的分度 以口测温度为标准，根据体温升高的程度可分为：低热 37.3～38℃，中等热 38.1～39℃，高热 39.1～41℃，超高热 41℃以上。

2. 热程 根据发热期的长短可分为：①急性发热，即发热病程少于 2 周，起病急，常见于各种急性感染性疾病；②长期发热，即发热持续 2 周以上，见于伤寒、结核、淋巴瘤、结缔组织疾病等。

> **知识链接**
>
> 小儿高热惊厥的急救与护理
>
> 小儿中枢神经系统以外的感染所致 38℃ 以上发热，出现短暂的全身性惊厥发作伴意识丧失，称小儿高热惊厥，属儿科常见急症。发病率为 3%～5%，复发率为 30%～40%。急救与护理措施：①保持呼吸道通畅；②立即止惊；③吸氧；④降温；⑤防止舌唇咬伤、碰伤及坠床；⑥观察病情变化并记录；⑦建立静脉通路；⑧补充营养、多饮水、做好口腔护理；⑨做好家属的心理护理。

（三）热型及临床意义

测量发热患者不同时间的体温数值，标记在体温单上并连接各点，形成不同形态的体温曲线，即为热型，临床上常见的有以下几种。

（1）稽留热（contimled fever）　体温恒定在39～40℃或以上，24小时内波动范围不超过1℃，持续数日或数周，常见于大叶性肺炎、伤寒等的高热期（图3－1）。

（2）弛张热（remittent fever）　又称败血症热。体温在39℃以上，24小时内波动范围超过2℃，最低体温仍高于正常（图3－2），常见于败血症、风湿热、化脓性炎症等。

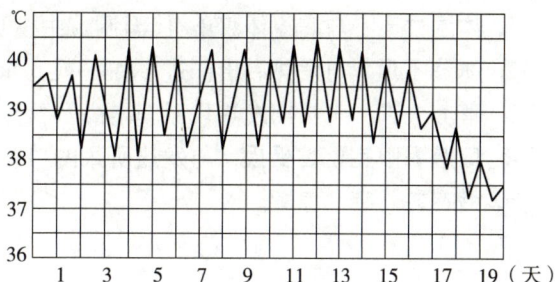

图3－1　稽留热

图3－2　弛张热

（3）间歇热（intermittent fever）　体温骤升至高峰后持续数小时，又骤降至正常水平，经数小时或数日间歇后，再次骤升，如此反复交替出现（图3－3），常见于疟疾、急性肾盂肾炎等。

（4）回归热（recurrent fever）　体温骤升至39℃或以上，持续数日后又骤降至正常。高热期与无热期各持续若干日后规律性交替一次（图3－4），可见于回归热、霍奇金病。

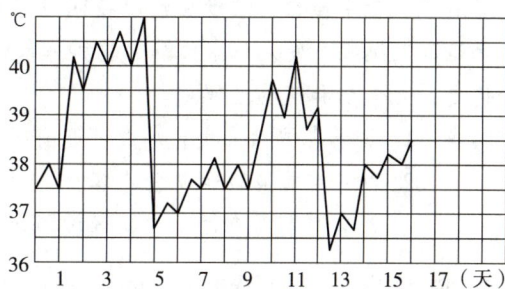

图3－3　间歇热

图3－4　回归热

（5）波状热（undulant fever）　体温逐渐升至39℃或以上，数日后逐渐下降至正常，持续数日后又逐渐升高，如此反复多次（图3－5），常见于布鲁氏菌病。

（6）不规则热（irregular fever）　发热的体温曲线无一定规律（图3－6），可见于结核病、风湿热、支气管肺炎、渗出性胸膜炎、癌性发热等。

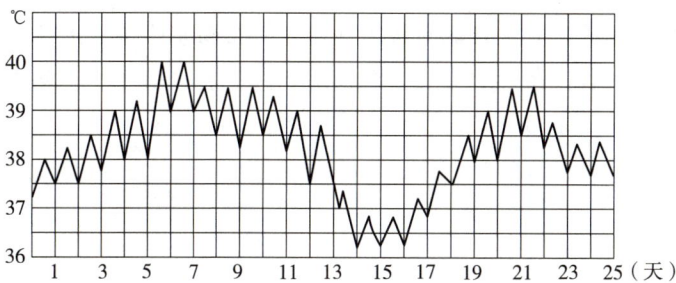

图3－5　波状热

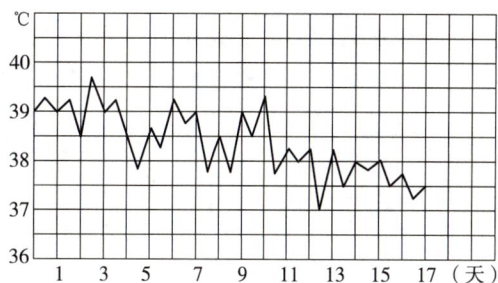

图3－6　不规则热

【问诊要点】

1. 发热的特点　询问起病时间、起病缓急、发热的程度、热期和热型。

2. 病因与诱因　如有无感染性疾病或其他原因，有无受凉、环境温度过高等诱因。

3. 身心反应   发热后有无头晕、头痛、食欲减退、口渴、皮肤干燥、体重下降；有无精神紧张、焦虑或烦躁等情绪反应。

4. 诊疗及护理经过   发热后是否做过检查、治疗、护理，是否用药、药物种类、剂量及疗效，有无采取物理降温方法及效果。

【相关护理诊断/问题】

1. 体温过高   与病原体感染/体温调节中枢功能障碍或自主神经功能紊乱有关。

2. 体液不足   与发热后出汗过多和（或）液体量摄入不足有关。

3. 营养失调   与长期发热代谢率增高及营养物质摄入不足有关。

4. 口腔黏膜完整性受损   与发热所致的口腔黏膜干燥有关。

5. 潜在并发症   惊厥。

（刘海军）

第二节　咳嗽与咳痰 微课2

情境导入

情境：患者，男，18 岁。3 月前突然开始出现反复胸闷、咳嗽，每日咳黄绿色黏痰 20～30ml，腥臭多泡沫，偶带血丝，咳嗽咳痰以夜间及晨起为主。伴间断发热，波动 38℃ 左右，下午及夜间为主。无盗汗及胸痛。发病以来，患者精神一般，睡眠欠佳，食欲尚可，大小便正常。既往体健，无手术外伤史，无食物和药物过敏史。

思考：1. 该患者咳嗽咳痰的病因可能有哪些？

　　　2. 护士应重点评估哪些内容？

　　　3. 患者目前存在的主要护理诊断是什么？

咳嗽与咳痰（cough and expectoration）是临床上最常见的症状之一。咳嗽是机体的防御反射，自外界吸入呼吸道的异物和呼吸道分泌物，可通过咳嗽反射清除。但长期频繁剧烈的咳嗽会影响患者的工作与休息，属病理现象。咳嗽亦可使呼吸道内感染扩散，剧烈咳嗽甚至导致呼吸道出血、自发性气胸等。借助于咳嗽动作将气管、支气管内分泌物或肺泡内渗出液排出体外称咳痰。

知识链接

呼吸系统的防御功能

①气道物理防御：致病因子的沉积、滞留和气道黏液－纤毛的清除作用。②生物学防御：上呼吸道的正常菌群。③神经学防御：有害因子刺激鼻黏膜产生的喷嚏、咳嗽反射和支气管收缩等。④免疫防御：气道－肺泡免疫系统在有害因子刺激下引发一系列细胞免疫和体液免疫。

【病因与发生机制】

（一）病因

1. 呼吸系统疾病   呼吸道感染是引起咳嗽咳痰最常见的原因。当呼吸道黏膜受刺激，如吸入刺激性气体、呼吸道异物、炎症、出血、肿瘤等均可引起咳嗽。

2. 胸膜疾病   胸膜各种炎症以及受刺激时，如胸膜炎、自发性或外伤性气胸、血胸、胸膜腔穿刺等。

3. 心血管疾病   二尖瓣狭窄或其他原因所致左心功能不全引起肺淤血、肺水肿；右心或体循环静脉栓子脱落引起肺栓塞时，肺泡及支气管内有漏出物或渗出物引起咳嗽。

4. 神经、精神因素　从大脑皮质发出冲动传至延髓咳嗽中枢后可发生咳嗽；膈下脓肿、肝脓肿、脾或脾周脓肿等刺激膈神经反射或习惯性咳嗽、癔症等。

5. 其他　全身感染、恶性肿瘤、食管裂孔疝、白血病浸润肺或胸膜等。

（二）发生机制

咳嗽是因延髓咳嗽中枢受刺激引起。当刺激从感受区传入延髓咳嗽中枢，中枢再将冲动传至运动神经，即喉下神经、膈神经与脊髓神经，引起声门、咽肌、膈肌及其他呼吸肌的共同运动完成咳嗽动作。

正常情况下为了保持呼吸道黏膜的湿润，支气管黏膜腺体和杯状细胞只分泌少量黏液，但当发生炎症时，呼吸道黏膜充血、水肿，黏液分泌增加，浆液渗出，此时渗出物与吸入的尘埃和组织破坏物、黏液混合成痰液，通过咳嗽动作排出体外。

【临床表现】

1. 咳嗽的性质　咳嗽无痰或痰量很少称为干性咳嗽，常见于急性咽喉炎、急性支气管炎初期、肺结核初期及胸膜炎等；咳嗽伴有痰液称为湿性咳嗽，常见于慢性支气管炎、支气管扩张症、肺脓肿、肺炎及肺结核等；刺激性呛咳是原发性支气管肺癌的早期表现。

2. 咳嗽发作与时间、体位的关系　骤然发作的咳嗽，多见于突然吸入刺激性气体、气管及支气管异物；长期反复发作的咳嗽提示有慢性呼吸道疾病，如慢性支气管炎、慢性肺脓肿、支气管扩张症、肺结核等；清晨起床或夜间睡眠时咳嗽加剧，见于慢性支气管炎、肺脓肿、支气管扩张症；夜间平卧时出现剧烈咳嗽及明显咳痰，常见于肺结核、慢性左心功能不全，与夜间迷走神经兴奋性增高及肺淤血加重有关。

3. 咳嗽的音色　咳嗽声音嘶哑见于喉炎、喉癌及喉返神经麻痹等；高调金属样咳嗽见于主动脉瘤、纵隔肿瘤、支气管肺癌等；犬吠样咳嗽见于会厌及喉部疾患、气管受压；咳嗽声调低微或无声见于声带麻痹或极度衰竭。

4. 痰液的性质与量　痰液的性质可分为浆液性、黏液性、黏液脓性、脓性、血性等，痰液的性质、量、气味、颜色也因不同疾病而异（表3－1）。如支气管扩张症、肺脓肿，痰量多且呈脓性，静置后可分为三层：上层泡沫、中层为浆液或浆液脓性、下层为坏死组织。草绿色痰见于铜绿假单胞菌感染；痰呈恶臭提示合并厌氧菌感染，多见于支气管扩张症、肺脓肿等。

表3－1　痰的性质变化及可能的病因

性状	可能的病因
白色泡沫痰或黏液痰	支气管炎、肺炎或支气管哮喘等
黄脓痰	化脓性感染
红色或红棕色痰	肺结核、支气管扩张症、肺癌、肺梗死出血时、出血性疾病
铁锈色痰	肺炎球菌性肺炎
砖红色胶冻样	肺炎克雷伯杆菌肺炎
红褐色或巧克力色痰	阿米巴肺脓肿
粉红色泡沫痰	急性左心衰竭
大量无色痰	肺泡细胞癌
果酱样痰	肺吸虫病

【问诊要点】

1. 病因与诱因　询问患者有无与咳嗽、咳痰相关的病史及诱发因素。

2. 咳嗽咳痰的特点　询问咳嗽的性质、出现的时间、音色及与体位的关系。询问痰液的性质、量、颜色、气味、黏稠度及与体位的关系。

3. 伴随症状 咳嗽伴发热，应考虑呼吸道感染；伴胸痛，多见于肺炎、支气管肺炎、胸膜炎、自发性气胸等；伴喘息，见于喘息性支气管炎、支气管哮喘、心源性哮喘等；伴咯血，见于支气管扩张症、肺结核、支气管肺癌等；伴哮鸣音，多见于支气管哮喘、心源性哮喘、慢性阻塞性肺疾病、弥漫性泛细支气管炎、气管与支气管异物等。局限性哮鸣音可见于支气管肺癌；伴杵状指（趾），常见于支气管扩张症、慢性肺脓肿、支气管肺癌、脓胸等。

4. 身心反应 若剧咳后突然出现胸痛和气促，应警惕自发性气胸的发生；注意评估是否长期剧烈咳嗽引起头痛、食欲不振、呼吸肌疲劳和酸痛、睡眠不佳、精神萎靡等，患者是否因某些传染性疾病（如肺结核）而产生自卑心理。评估咳痰的难易程度，痰液是否能有效咳出。

5. 诊疗及护理经过 是否做过检查、治疗、护理；是否用药、药物种类、剂量及疗效；有无采取排痰措施、方法及效果。

【相关护理诊断/问题】

1. 清理呼吸道无效 与痰液黏稠、无力咳嗽有关。

2. 睡眠型态紊乱 与夜间频繁咳嗽、咳痰有关。

3. 潜在并发症 窒息、自发性气胸。

（邵小娇）

第三节 恶心与呕吐 🄴 微课3

情境导入

情境： 患者，女，30 岁。昨日晚餐后因受凉突发上腹隐痛及阵发脐周疼痛，伴恶心呕吐 1 次，吐出量约为 350ml 的晚餐食物，无酸腐败臭味，呈非喷射性，吐后感轻松，半小时后出现腹泻，呈水样便，量约200g，无里急后重，无发热、头晕、头痛，小便正常。

思考： 1. 该患者恶心呕吐的病因可能是什么？

2. 根据患者呕吐的特点判断其属于中枢性呕吐还是反射性呕吐？

3. 患者目前存在的主要护理问题有哪些？

恶心与呕吐（ nausea and vomiting）是临床上的常见症状。恶心是一种上腹部特殊不适、紧迫欲吐的感觉，常伴有面色苍白、出汗、流涎、心率减慢、血压降低等迷走神经兴奋的表现。常为呕吐的前期症状，恶心之后时有呕吐，两者多伴随发生，也可单独出现。呕吐是胃内容物或部分小肠内容物，不自主地通过食管逆流经口腔排出体外的现象。从某种意义来说，呕吐能将摄入体内的有害物质排出体外，它是机体的一种保护性防御动作。

【病因与发生机制】

（一）病因

1. 反射性呕吐

（1）消化系统疾病 ①口咽部刺激，如吸烟过度、慢性咽炎、剧烈咳嗽等；②胃肠疾病，如急慢性胃炎、消化性溃疡、幽门梗阻、肠梗阻、急性阑尾炎；③肝、胆、胰疾病，如急性肝炎、肝硬化、急慢性胆囊炎、胆石症、急性胰腺炎；④腹膜、肠系膜疾病，如急性腹膜炎等。

（2）其他系统疾病 ①眼部疾病，如青光眼、屈光不正等；②心血管疾病，如急性心肌梗死、心力衰竭等；③泌尿、生殖系统疾病，如尿路结石、急性肾盂肾炎、急性盆腔炎、肾绞痛、异位妊娠等。

2. 中枢性呕吐

（1）神经系统疾病　①中枢神经系统感染，如脑炎、脑膜炎、脑脓肿等；②脑血管病变，如脑血栓形成、脑栓塞、脑出血、高血压脑病等；③颅脑外伤，如颅内血肿、脑震荡等；④脑肿瘤。

（2）药物或化学毒物　如洋地黄、抗生素及抗肿瘤药物、吗啡等药物；乙醇、重金属、一氧化碳、有机磷农药、鼠药等化学毒物。

（3）全身性疾病　如甲状腺功能亢进症、低血糖、尿毒症、糖尿病酮症酸中毒、妊娠、肾上腺皮质功能不全、低钾血症、低钠血症等。

3. 前庭功能障碍性呕吐　如迷路炎、晕动病、Meniere 病等。

4. 神经性呕吐　如胃肠神经官能症、癔症、神经性厌食等。

（二）发生机制

恶心常为呕吐的前驱表现，因胃蠕动减弱或消失、排空延缓，而十二指肠及近端空肠紧张性增加，导致十二指肠内容物逆流到胃内。

呕吐是一种复杂的反射过程，其过程可分为三个阶段，即恶心、干呕与呕吐。通常把内脏神经末梢传入冲动引起的呕吐称为反射性呕吐，把化学感受器触发带受刺激后引起的呕吐称为中枢性呕吐。延髓呕吐中枢位于延髓外侧网状结构背外侧，迷走神经核附近，接受来自消化道、内脏神经、大脑皮质、内耳前庭、冠状动脉、视神经、痛觉感受器以及化学感受器触发带的传入冲动，直接支配呕吐的动作；而化学感受器触发带位于延髓第四脑室的底面，接受来自血液循环中的化学物质或药物（如吗啡、洋地黄、依米丁等）与内生代谢产物（如感染、尿毒症、酸中毒等）的刺激，并由此发出引起呕吐反应的神经冲动。但化学感受器触发带本身不能直接引起呕吐，必须在延髓呕吐中枢介导下才能引起呕吐。

【临床表现】

1. 恶心与呕吐的特点　恶心常为呕吐的前奏，但也有呕吐前无恶心，或有恶心而无呕吐的情况，有恶心感时多伴有迷走神经受刺激的表现。反射性呕吐常有恶心先兆，吐后常有轻松感，急性胃肠炎引起的恶心呕吐多伴有腹痛、腹泻；中枢性呕吐呈喷射性、较剧烈且多无恶心先兆，吐后不感轻松，可伴剧烈头痛及不同程度的意识障碍；前庭功能障碍引起的呕吐与头部位置改变有密切关系，多伴有眩晕、眼球震颤、恶心、心悸、出汗、血压下降等自主神经功能失调症状；神经性呕吐常与精神或情绪因素有关，一般无恶心先兆，进食后即吐，吐后可再进食。

2. 呕吐的时间　晨起呕吐可见于尿毒症、慢性酒精中毒或功能性消化不良，若为育龄妇女则考虑早期妊娠。幽门梗阻引起的呕吐多发生在夜间和凌晨。

3. 呕吐与进食关系　餐中或餐后立即呕吐，可能为神经性呕吐；餐后较久出现呕吐见于幽门梗阻；餐后 1 小时以上出现呕吐提示胃排空延迟、胃动力下降。

4. 呕吐物的性质　幽门梗阻引起的呕吐，其呕吐物为带发酵、腐臭味的隔餐食物；若带有粪臭味常提示低位肠梗阻；上消化道出血时，呕吐物常呈咖啡渣样甚至呈鲜红色；急性胰腺炎呕吐频繁而剧烈，吐出的胃内容物甚至伴有胆汁。频繁、剧烈的恶心、呕吐，给患者带来不适，甚至可引起食管及胃黏膜损伤及上消化道出血，同时伴有水、电解质及酸碱平衡紊乱。长期呕吐伴厌食者，可致营养不良。婴幼儿、老年人及意识障碍者，易发生误吸而导致肺部感染、窒息。

【问诊要点】

1. 相关病史与诱因　询问呕吐的起病情况、诱发因素，与进食有无关系。询问有无消化性溃疡、慢性肝炎、尿毒症、糖尿病等病史。询问是否有引起呕吐加重与缓解的因素。

2. 恶心与呕吐的特点　询问恶心、呕吐发生及持续时间，如在晨起或夜间、间歇或持续；询问呕吐的特点，呕吐物的量、性状及气味，如是否有腐臭酸味、胆汁等。

3. 伴随症状　呕吐伴剧烈头痛及意识障碍应考虑颅内压增高；伴胸痛可能为急性心肌梗死或肺

梗死；伴有腹痛、腹泻则应考虑急性胃肠炎。

4. 身心反应 评估有无出现水、电解质及酸碱平衡紊乱，有无营养不良；婴幼儿、老年人及意识障碍者，应注意呼吸道是否通畅，有无出现窒息；长期反复的恶心、呕吐，易使患者产生烦躁不安、焦虑、恐惧等不良心理反应，继而加重症状，因此应评估患者的精神状态，焦虑、抑郁及恐惧的程度，呕吐是否与精神因素有关等。

【相关护理诊断/问题】

1. 舒适度减弱 恶心、呕吐与急性胃炎或急性肝炎有关；与服用药物有关等。

2. 体液不足/有体液不足的危险 与频繁呕吐引起体液丢失和摄入量不足有关。

（邵小娇）

第四节 咯 血

情境导入

情境：患者，男，25 岁。近 2 个月来间断出现午后低热、咳嗽、咳痰，痰中带血丝，伴食欲减退、乏力、盗汗、消瘦。曾到当地诊所诊治，病情无好转。今天劳累后自觉胸闷，咽痒，咳嗽，间断咯血 10 余次，总量约 150ml，遂来院就诊。

思考：1. 该患者咯血的病因最可能是什么？

2. 护士应重点评估哪些内容？

3. 患者目前存在的护理诊断有哪些？

咯血（hemoptysis）是指喉及喉以下的呼吸道及肺任何部位的出血，经口腔咯出。须与口腔、鼻咽部出血及呕血相鉴别。

【病因与发生机制】

1. 呼吸系统疾病

（1）支气管疾病 常见的有支气管扩张症、支气管肺癌、支气管内膜结核、慢性支气管炎等，主要是因炎症、肿瘤等损伤支气管黏膜，使毛细血管通透性增加或由于黏膜下血管破裂所致。

（2）肺部疾病 常见于肺结核、肺炎、肺脓肿等，也可见于肺梗死、肺吸虫病等。咯血在我国最常见的原因仍为肺结核，其出血机制为结核病变使毛细血管通透性增高，血液渗出，引起痰中带血或小血块；若病变侵蚀小血管致其破裂，则引起中等量咯血；若空洞壁肺动脉分支形成的小动脉瘤破裂，或继发的结核性支气管扩张症形成的动静脉瘘破裂，则引起大咯血，可危及生命。

2. 心血管疾病 常见于二尖瓣狭窄，其次为先天性心脏病所致的肺动脉高压，也可见于肺栓塞、肺血管炎等。咯血可表现为小量咯血或痰中带血、大量咯血、粉红色泡沫样痰和黏稠暗红色血痰。多因肺淤血引起肺泡壁或支气管内膜毛细血管破裂和支气管黏膜下层支气管静脉曲张破裂。

3. 全身性疾病

（1）血液病 再生障碍性贫血、白血病、血小板减少性紫癜等。

（2）急性传染病 流行性出血热、肺出血型钩端螺旋体病等。

（3）风湿性疾病 系统性红斑狼疮等。

（4）其他 气管、支气管子宫内膜异位症等。

【临床表现】

1. 年龄 青壮年咯血常见于肺结核、支气管扩张症、二尖瓣狭窄等；40 岁以上有长期吸烟史者，应高度警惕支气管肺癌；青年女性反复咯血，且与月经周期相关者需注意子宫内膜异位症。

2. 咯血量 与受损血管直接相关，与病情的严重程度不完全一致。咯血量大小的标准尚无明确界定，一般认为：①每日咯血量在100ml以内为小量咯血，临床仅表现为痰中带血；②每日咯血量在100~500ml为中等量咯血，咯血前多有咽喉部痒感、胸闷、咳嗽等先兆表现，咯出的血多为鲜红色，伴有痰液或泡沫；③每日咯血量在500ml以上或一次咯血100~500ml为大量咯血，表现为整口鲜血，短时间内咯血不止，常伴有呛咳、脉搏细数、呼吸急促、出冷汗、面色苍白、紧张不安和恐惧等。

3. 颜色及性状 因肺结核、支气管扩张症、肺脓肿、出血性疾病导致的咯血为鲜红色；铁锈色痰多见于肺炎链球菌性肺炎，也可见于肺吸虫病等；砖红色胶冻样痰见于肺炎克雷伯杆菌肺炎；二尖瓣狭窄所致咯血多为暗红色；左心衰竭所致者为浆液性粉红色泡沫痰；肺栓塞引起的咯血为黏稠暗红色血痰。

4. 伴随症状 咯血伴发热，常见于肺结核、肺炎、肺脓肿、流行性出血热、支气管肺癌等；伴胸痛，多见于肺炎链球菌性肺炎、肺结核、肺梗死、支气管肺癌等；伴呛咳，多见于支气管肺癌、支原体肺炎等；伴脓痰，多见于支气管扩张症、肺脓肿、空洞型肺结核继发细菌感染等；伴皮肤黏膜出血，可见于血液病、风湿性疾病、流行性出血热等；伴杵状指，多见于支气管扩张症、肺脓肿、支气管肺癌等。

5. 并发症

（1）窒息 为咯血最危险的并发症，也是咯血直接致死的主要原因。常发生于急性大咯血、极度衰弱无力咳嗽者、应用镇静或镇咳药物使咳嗽反射受到抑制者、情绪高度紧张者。表现为咯血突然减少或中止，患者感胸闷、憋气、出冷汗，随即烦躁、表情紧张或惊恐、双手乱抓，继而出现颜面青紫、呼吸窘迫、全身抽搐、昏迷，甚至心跳、呼吸停止。

（2）肺不张 表现为咯血后出现呼吸困难、胸闷、气急、发绀，呼吸音减弱或消失。

（3）肺部感染 表现为咯血后发热且体温持续不退、咳嗽加剧，伴肺部干、湿啰音。

（4）失血性休克 表现为大咯血后出现脉搏细速、血压下降、四肢湿冷、烦躁不安、少尿等。

【问诊要点】

1. 确认是否为咯血 首先，咯血需要与口腔、鼻腔等上呼吸道出血相鉴别。应仔细检查口腔与鼻咽部局部有无出血灶。鼻出血多自前鼻孔流出，常在鼻中隔前下方发现出血灶；鼻腔后部出血，尤其当出血量较多时，血液经后鼻孔沿软腭及咽后壁下流，患者有咽部异物感，导致咳嗽，可将血液咳出，易于和咯血鉴别，鼻咽镜检查也有助于鉴别。咯血还需要与呕血相鉴别，见表3-2。

表3-2 咯血与呕血的鉴别

鉴别点	咯血	呕血
病因	心、肺疾病史	胃病或肝硬化病史
出血前兆	喉部发痒、胸闷、咳嗽等	上腹部不适、恶心、呕吐
出血方式	咳出	呕出，可呈喷射状
颜色与性状	鲜红色，泡沫状	暗红色或棕色，无泡沫
血中混有物	痰液	食物残渣、胃液
酸碱反应	碱性	酸性
黑便	无，若咽下可有	有，可为柏油样便
出血后痰的性状	常有血痰数日	无痰

2. 咯血的特点 每日咯血次数和咯血量、颜色与性状、持续时间、伴随症状。

3. 病因与诱因 有无与咯血有关的疾病及诱发因素。

4. 心理反应 观察有无紧张、焦虑与恐惧心理，出现应给予精神安慰，鼓励其放松，将血轻轻咳出，并避免屏气，以防窒息的发生。

5. 诊疗及护理经过 是否已做过相关的诊断性检查及结果；已采用的治疗、护理措施；是否用药，所用药物的种类、剂量与疗效。

知识链接

窒息的抢救配合

对大咯血及意识不清的患者，护士应密切观察其有无窒息表现，同时床旁备好急救设备，一旦出现窒息征象，应立即给患者取头低脚高45°俯卧位，头偏向一侧，轻拍健侧背部，迅速排出在气道和口咽部的血块，或直接刺激咽部以咳出血块。必要时用吸痰管进行负压吸引。同时给予高浓度吸氧，做好气管插管或气管切开的准备及配合工作，以解除呼吸道阻塞。

【相关护理诊断/问题】

1. 有窒息的危险　与大咯血引起气道阻塞有关。

2. 焦虑　与反复咯血、久治不愈有关。

3. 恐惧　与大量咯血或咯血不止有关。

4. 有外周组织灌注无效的危险　与大咯血引起循环血量减少有关。

5. 有感染的危险　与血液潴留在支气管有关。

6. 潜在并发症　窒息、肺不张、失血性休克。

（欧应华）

第五节　发　绀

PPT

情境导入

情境：患者，男，68 岁。慢性咳嗽、咳痰 20 余年，近 5 年来出现活动后气急，1 周前感冒后痰多，气急加剧。入院时查体：口唇、甲床呈青紫色，躯干和四肢皮肤温暖。

思考：1. 该患者发绀的病因可能是什么？

　　　2. 护士应重点评估哪些内容？

　　　3. 患者目前存在的护理诊断有哪些？

发绀（cyanosis）是指血液中还原血红蛋白增多使皮肤、黏膜呈青紫色改变的一种表现，常发生在皮肤较薄、色素较少和毛细血管比较丰富的部位，如口唇、鼻尖、面颊、甲床、舌等处。

【病因与发生机制】

根据产生的原因和发生机制不同将发绀分为以下几类。

（一）血液中还原血红蛋白增多（真性发绀）

由于血液中血红蛋白氧合不足，使毛细血管内的还原血红蛋白含量增多，当其绝对值超过 50g/L 时，即可出现发绀，也称为真性发绀。通常当动脉血氧饱和度（SaO_2）< 85% 时，发绀明确可见。但临床所见发绀，并不一定能准确反映动脉血氧饱和度的下降情况，如重度贫血（血红蛋白 < 60g/L）患者，即使血氧饱和度明显下降，也不会出现发绀；而红细胞增多症患者，即使 SaO_2 > 85%，也可以出现发绀。

1. 中心性发绀　由于心、肺疾病导致呼吸功能衰竭、通气与换气功能障碍、肺氧合作用不足导致动脉血氧饱和度降低引起的发绀。可分为肺性发绀和心性混合性发绀。①肺性发绀：由于呼吸功能不全、肺氧合作用不足所引起。常见于各种严重的呼吸系统疾病，如呼吸道阻塞、肺炎、慢性阻塞性肺疾病、弥漫性肺间质纤维化、肺淤血、肺水肿、大量胸腔积液、胸腔积气等；②心性混合性发绀：

由于异常通道分流，使部分静脉血未通过肺的氧合作用而进入体循环动脉，当分流量超过心排血量的1/3时，即可出现发绀。常见于法洛四联症、艾森曼格综合征等发绀型先天性心脏病。

2. 周围性发绀 因周围循环血流障碍所致。①淤血性周围性发绀：因体循环淤血、周围血流缓慢，氧在组织中消耗过多所致。常见于右心衰竭、渗出性心包炎、缩窄性心包炎、血栓性静脉炎、下肢静脉曲张等；②缺血性周围性发绀：因循环血量不足、心排血量减少和局部血流障碍，造成周围组织缺血缺氧所致。常见于严重休克、血栓闭塞性脉管炎、雷诺病等。

3. 混合性发绀 中心性发绀与周围性发绀同时存在。可见于心力衰竭等。

（二）血液中存在异常血红蛋白衍生物

1. 高铁血红蛋白血症 由于某些药物或化学物质中毒，导致血红蛋白分子中的二价铁被三价铁所取代，形成高铁血红蛋白血症，使其失去与氧结合的能力。当血中高铁血红蛋白达到30g/L时可出现发绀。常见于苯胺、亚硝酸盐、硝基苯、伯氨喹、磺胺类药物等中毒。

2. 硫化血红蛋白血症 服用某些含硫药物或化学品后，使血液中硫化血红蛋白达到5g/L即可出现发绀。一般认为患者须同时有便秘或服用含硫药物在肠道内形成大量硫化氢为先决条件。

【临床表现】

（一）起病情况

心、肺疾病引起的发绀随疾病进展缓慢出现；药物或化学物质中毒引起的高铁血红蛋白血症所致发绀急骤出现且多为暂时性；先天性心脏病患者通常自出生或幼年即出现发绀。

（二）临床特点

1. 中心性发绀 发绀呈全身性分布，除颜面与四肢外，亦可见于舌、口腔黏膜与躯干皮肤。发绀部位皮肤温暖，经加温及按摩后发绀不消退，常伴有杵状指（趾）和红细胞增多。

2. 周围性发绀 常见于肢体末端及下垂部位，如肢端、耳垂与鼻尖等，发绀部位皮肤是冷的，给予按摩或加温后发绀可消退。

3. 高铁血红蛋白血症 发绀急骤出现，抽出的静脉血呈深棕色，给予氧疗发绀不能改善（将患者血液与空气充分接触，仍不能使之转变为鲜红色），只有静脉注射亚甲蓝或大量维生素C，发绀才可消退，可用分光镜检查可证明血中有高铁血红蛋白存在。因大量进食含有亚硝酸盐的变质蔬菜引起的发绀，称"肠源性青紫症"。

4. 硫化血红蛋白血症 发绀持续时间长，可达数月以上，血液呈蓝褐色，分光镜检查可证明血中有硫化血红蛋白的存在。

【问诊要点】

1. 病因与诱因 有无与发绀相关的心、肺疾病，有无摄入可引起发绀的药物、化学物质或变质蔬菜，或在长期便秘的情况下过多食用蛋类或含硫药物等。

2. 发绀的特点 询问发病年龄、起病缓急、持续时间；发绀的分布与范围，使其加重或减轻的因素。

3. 伴随症状

（1）呼吸困难 常见于重症心、肺疾病及急性呼吸道梗阻、大量气胸等。

（2）伴杵状指（趾） 常见于发绀型先天性心脏病及某些慢性肺部疾病。

（3）伴意识障碍 常见于肺性脑病、某些药物或化学物质中毒、休克、急性肺部感染或急性心功能衰竭等。

4. 心理反应 评估患者的心理反应及其程度。发绀及原发疾病可使患者产生紧张、焦虑、恐惧、抑郁等心理反应，并可影响其社会交往。此外，先天性心脏病患者，还需评估其家庭经济背景，本人及家属对疾病诊治的预期及社会的接受度。

5. 诊疗及护理经过 是否已做过相关的诊断性检查及结果；所采用的治疗或护理措施及效果。

【相关护理诊断/问题】

1. 活动耐力下降 与心、肺功能不全所致低氧血症有关。

2. 气体交换受损 与心功能不全所致肺淤血有关；与肺部疾病所致氧合作用不足有关。

3. 低效性呼吸型态 与呼吸系统疾病所致肺泡通气、换气及弥散功能障碍有关。

4. 焦虑/恐惧 与缺氧所致呼吸困难有关。

（欧应华）

第六节 水 肿

PPT

> **情境导入**

情境：患者，男，52 岁。既往有慢性肝病史，因腹胀、食欲减退入院。身体评估：皮肤、巩膜黄染，腹部呈蛙状，腹壁静脉曲张，肝肋下未触及，脾大，移动性浊音阳性，双下肢凹陷性水肿。入院后查血浆清蛋白 25g/L。

思考：1. 患者水肿的病因可能是什么？

2. 护士应重点评估哪些内容？

3. 患者目前存在的主要护理诊断有哪些？

水肿（edema）是指人体组织间隙有过多的液体积聚而使组织肿胀。根据波及的范围，水肿可分为全身性和局部性水肿。液体在体内组织间隙呈弥漫性分布时为全身性水肿；液体积聚在身体某一局部组织间隙时为局部性水肿。液体积聚在体腔内称为积液，如胸腔积液、腹腔积液、心包积液等。根据指压后皮肤是否凹陷，水肿分为凹陷性和非凹陷性水肿。皮肤水肿，指压后出现凹陷，称为凹陷性水肿；若皮肤水肿，伴皮肤苍白、干燥，指压后无凹陷，称为非凹陷性水肿。组织间隙内液体积聚量较少，体重增加在 10% 以下，指压凹陷不明显，身体评估时不易发现者，称为隐性水肿；体重增加在 10% 以上（达 4~5kg），外观和指压凹陷明显者，称为显性水肿。一般情况下，水肿不包括肺水肿、脑水肿等内脏器官的局部水肿。

【病因与发生机制】

正常情况下，人体血管内液体不断从毛细血管小动脉端滤出至组织间隙成为组织液，而组织液又不断从毛细血管小静脉端回吸收入血管内，两者经常保持动态平衡。因此人体的组织间隙无过多液体积聚。

毛细血管内静水压、血浆胶体渗透压、组织间隙机械压力、组织液的胶体渗透压是维持上述平衡的主要因素。一旦这些因素发生障碍，出现组织间液的生成超过回吸收时，便可产生水肿。产生水肿的机制如下。

1. 毛细血管血流动力学改变 ①毛细血管内静水压升高；②血浆胶体渗透压降低；③组织液胶体渗透压升高；④组织间隙机械压力降低；⑤毛细血管通透性增强。

2. 水钠潴留

（1）肾小球滤过功能降低 包括肾小球滤过膜通透性降低、球-管平衡失调、肾小球滤过面积减少、肾小球有效滤过压下降。

（2）肾小管对钠水的重吸收增加 包括肾小球滤过分数增加、醛固酮分泌增加、抗利尿激素分泌增加。

【临床表现】

(一) 全身性水肿

1. 心源性水肿（cardiac edema）　常见于右心衰竭、缩窄性心包炎等。发生机制主要是由于有效循环血量减少，肾血流量不足，继发性醛固酮增多导致水钠潴留；同时因静脉淤血，毛细血管内静水压升高，组织液回吸收减少所致。水肿特点是首先出现在身体低垂部位，能起床活动者最早出现于踝内侧，活动后明显，休息后减轻或消失；而经常卧床者则最早出现于腰骶部。水肿呈对称性、凹陷性。颜面一般不出现水肿；常伴有右心衰竭的临床表现，如颈静脉怒张、肝脏肿大、肝 – 颈静脉回流征阳性，严重者可发生胸腔积液、腹腔积液及心包积液等。

2. 肾源性水肿（renal edema）　常见于各型肾炎和肾病。发病机制主要是因多种因素导致肾排钠、排水减少，引起水钠潴留，导致水肿。水钠潴留是肾源性水肿的基本发病机制。引起肾源性水肿的主要因素包括：①肾小球滤过功能降低；②肾小管对钠水的重吸收增加；③血浆胶体渗透压降低（蛋白尿引起）。水肿特点为在疾病早期表现为早晨起床时有眼睑与颜面部水肿，以后很快发展为全身水肿，常伴有高血压、尿常规异常、肾功能损害的表现。肾病综合征患者水肿常呈中度或重度，指压后出现明显凹陷，常伴有浆膜腔积液。临床上肾源性水肿需与心源性水肿相鉴别，鉴别要点见表 3 – 3。

表 3 – 3　心源性水肿与肾源性水肿的鉴别

鉴别点	心源性水肿	肾源性水肿
开始部位	从低垂部位开始，向上蔓延至全身	从眼睑与颜面开始，蔓延至全身
发展速度	发展较缓慢	发展迅速
水肿性质	比较坚实，移动性小	软而移动性大
伴随症状	心脏增大、心脏杂音、肝大、颈静脉怒张	高血压、尿常规异常、肾功能异常

3. 肝源性水肿（hepatic edema）　肝硬化是肝源性水肿最常见的病因。门静脉高压症、低蛋白血症、继发性醛固酮增多、肝淋巴液回流障碍等因素是其水肿、腹腔积液形成的主要机制。主要表现为腹腔积液，也可首先出现踝部水肿，逐渐向上蔓延，但头面部、上肢常无水肿。肝硬化临床主要有肝功能减退和门静脉高压两方面表现。

4. 营养不良性水肿（nutritional edema）　因慢性消耗性疾病、营养缺乏、蛋白质丢失过多、胃肠道消化吸收障碍等引起低蛋白血症或维生素 B_1 缺乏症，可引起水肿。水肿特点为在水肿发生前常先有体重减轻，其分布多从组织疏松处开始，然后蔓延至全身，以低垂部明显。

5. 其他原因引起的水肿

（1）黏液性水肿（mucous edema）　常见于甲状腺功能减退症，因组织间隙亲水物质增加而引起的一种特殊类型水肿。其特点为非凹陷性水肿，不受体位影响，水肿部位皮肤增厚、粗糙、苍白、温度降低。

（2）经前期紧张综合征　可能与内分泌激素改变有关。水肿特点为育龄妇女在月经来潮前 7 ~ 14 天出现眼睑、下肢水肿，伴有乳房胀痛及盆腔下坠感，月经后消退。

（3）药物性水肿　因肾上腺糖皮质激素、胰岛素、雌激素、雄激素等药物应用引起水钠潴留引起。水肿在用药后出现，停药后消退，主要出现在下肢或颜面部，重者出现全身性水肿。

（4）特发性水肿（idiopathic edema）　主要见于育龄期妇女，原因不明，可能与内分泌功能失调及直立体位的反应异常有关。水肿常发生在身体低垂部位。

(二) 局部性水肿

（1）炎症性水肿　如蜂窝织炎、疖肿、痈、丹毒等。

（2）淋巴回流障碍性水肿　见于非特异性淋巴管炎、丝虫病等。

（3）静脉回流障碍性水肿　如静脉曲张，静脉血栓形成和血栓性静脉炎，上、下腔静脉阻塞综合征等。

　　（4）血管神经性水肿。

　　（5）神经源性水肿。

　　（6）局部黏液性水肿。

【问诊要点】

1. 病因及诱因　询问有无与水肿发生有关的心脏疾病、肾脏疾病、肝脏疾病、慢性消耗性疾病等；有无蛋白质摄入不足；有无应用激素类药物等；女性患者还应询问水肿是否与月经周期、体位有关。

2. 水肿的特点　询问水肿出现的时间、首先发生的部位、发展顺序、速度、持续时间、程度；与活动和体位的关系；加重与缓解的因素等。

3. 对人体功能性健康形态的影响　近期体重增减情况与尿量变化，有无皮肤破溃和继发感染；有无血压升高、活动受限、呼吸困难等。

4. 心理反应　轻、中度水肿患者易有焦虑情绪，重度水肿患者甚至出现恐惧或沮丧心理；询问患者是否因水肿经久不退或其形象改变而出现焦虑、烦躁，或因病情反复而失去治疗信心。

5. 诊疗及护理经过　是否已做过相关的诊断性检查及结果；已应用的治疗、护理措施，包括每日钠、水摄入情况；是否使用利尿剂，药物名称、给药途径、剂量、疗效及不良反应。

【相关护理诊断/问题】

1. 体液过多　与右心功能不全、肾脏疾病所致水钠潴留有关。

2. 皮肤完整性受损/有皮肤完整性受损的危险　与水肿所致组织 、细胞营养不良有关。

3. 活动耐力下降　与胸、腹腔积液导致呼吸困难有关；与心功能不全所致容量负荷过重有关。

4. 潜在并发症　急性肺水肿、感染等。

（欧应华）

第七节　呼吸困难　🔋 微课4

PPT

▶▶ **情境导入** ◀◀

　　情境：患者，男，72 岁。慢性咳嗽、咳痰 20 余年，3 天前因受凉后出现咳嗽、咳痰加重，痰液黏稠，混有脓液，并在活动后出现胸闷、心慌、气短，劳累后出现喘息，生活能自理。身体评估：体温 36.8℃，呼吸 24 次/分，脉搏 86 次/分，血压 135/80mmHg，意识清楚，口唇、面颊与甲床发绀，胸廓呈桶状，双侧呼吸运动减弱，胸部叩诊呈浊音，听诊右下肺野可闻及干湿啰音。腹部平软，肝脾肋下未触及。

　　思考：1. 该患者呼吸困难的病因可能是什么？

　　　　　2. 护士应重点评估哪些内容？

　　　　　3. 患者目前存在的护理诊断有哪些？

　　呼吸困难（dyspnea）是指患者主观感到空气不足、呼吸费力，客观上表现为呼吸用力，严重者可出现张口呼吸、鼻翼扇动、端坐呼吸，甚至发绀、辅助呼吸肌参与呼吸运动，可伴呼吸频率、节律、深度的异常改变，呼吸急促往往是危重症征象。

【病因与发生机制】

1. 呼吸系统疾病

　　（1）气道阻塞　如喉、气管、支气管的炎症、水肿、异物或肿瘤等，支气管哮喘，慢性阻塞性肺疾病等。

（2）肺部病变　如肺炎、肺脓肿、肺结核、肺水肿、肺淤血、肺不张等。

（3）胸壁、胸廓、胸膜腔疾病　如胸壁炎症、严重胸廓畸形、肋骨骨折、胸腔积液、气胸、广泛胸膜粘连增厚等。

（4）神经肌肉疾病　急性多发性神经根神经炎及重症肌无力累及呼吸肌、药物所致的呼吸肌麻痹等。

（5）膈肌运动障碍　如膈肌麻痹、大量腹腔积液、腹腔巨大肿瘤及妊娠晚期等。

上述各种呼吸系统疾病主要通过引起通气、换气功能障碍造成缺氧和（或）二氧化碳潴留引起呼吸困难。

2. 循环系统疾病　常见于各种病因导致的左心和（或）右心衰竭、心脏压塞、肺栓塞等。左心衰竭和严重的右心衰竭都可以引起呼吸困难，以左心衰竭引起的呼吸困难更为严重和多见。

左心衰竭引起呼吸困难的发生机制为：①肺淤血，使气体弥散功能降低，导致肺换气功能障碍；②肺泡张力增高，刺激牵张感受器，通过迷走神经反射兴奋呼吸中枢；③肺泡弹性减退，肺活量减少；④肺循环压力升高，反射性的兴奋呼吸中枢。

右心衰竭发生呼吸困难的机制为：①体循环淤血，引起淤血性肝脏肿大、胸腔及腹腔积液，导致呼吸运动受限；②右心房和上腔静脉压升高，刺激压力感受器，反射性兴奋呼吸中枢；③缺氧使酸性代谢产物增加，刺激呼吸中枢。

3. 中毒

（1）代谢性酸中毒　糖尿病酮症酸中毒、尿毒症等代谢性酸中毒时，血中酸性代谢产物增加，刺激颈动脉窦、主动脉体化学感受器或直接刺激呼吸中枢，引起呼吸困难。

（2）药物中毒　吗啡类或巴比妥类等中枢抑制性药物、有机磷杀虫药中毒时，可抑制呼吸中枢，引起呼吸困难。

（3）化学毒物中毒　常见于一氧化碳中毒、亚硝酸盐和苯胺类中毒、氰化物中毒。①一氧化碳中毒：吸入的一氧化碳与血红蛋白结合形成碳氧血红蛋白，失去携带氧的能力，导致缺氧产生呼吸困难。②亚硝酸盐和苯胺类中毒：使血红蛋白氧化为高铁血红蛋白，失去携带氧的能力导致缺氧。③氰化物中毒：氰离子抑制细胞色素氧化酶的活性，影响细胞呼吸作用，造成组织缺氧引起呼吸困难，严重时引起脑水肿抑制呼吸中枢。

4. 血液系统疾病　重度贫血、高铁血红蛋白血症、硫化血红蛋白血症等，使红细胞携氧量减少，血氧含量减低引起呼吸困难。

5. 神经精神性疾病　①神经系统疾病：如脑出血、脑炎、脑膜炎、脑外伤、脑脓肿、脑肿瘤等，引起颅内压增高、脑供血减少，使呼吸中枢兴奋性降低引起呼吸困难。②精神因素：如焦虑症、癔症等，其发生机制多为过度通气，导致呼吸性碱中毒引起呼吸困难，严重时可出现意识障碍。

【临床表现】

根据临床表现特点，呼吸困难分为以下 5 种类型。

1. 肺源性呼吸困难　临床上常分为 3 种类型。

（1）吸气性呼吸困难　表现为吸气显著费力，吸气时间延长。严重者，由于呼吸肌极度用力，胸腔负压增大，出现"三凹征"（three depression sign），表现为吸气时胸骨上窝、锁骨上窝和肋间隙明显凹陷，可伴有干咳及高调吸气性喉鸣。常见于喉部、气管、主支气管等大气道的狭窄与阻塞，如急性喉炎、喉水肿、喉癌、气管内异物或各种原因导致气管受压等。

（2）呼气性呼吸困难　表现为呼气费力、呼气缓慢、呼气时间明显延长，常伴有呼气期哮鸣音。主要是因为肺泡弹性减弱和（或）小支气管的痉挛或炎症引起。常见于慢性支气管炎（喘息型）、慢性阻塞性肺疾病、支气管哮喘等。

（3）混合性呼吸困难　表现为吸气与呼气均费力、呼吸频率增快、呼吸深度变浅，可伴有呼吸音异常或出现病理性呼吸音。主要是因为肺或胸膜腔病变使呼吸面积减少，造成换气功能障碍所致。常见重症肺炎、重症肺结核、大量胸腔积液、气胸、弥漫性肺间质疾病、广泛性胸膜增厚等。

2. 心源性呼吸困难 主要由于心力衰竭引起。左心衰竭引起的呼吸困难表现如下。

（1）劳力性呼吸困难 是左心衰竭最早出现的症状，活动时出现或加重，休息时减轻或消失。开始仅在剧烈运动或重体力劳动后出现，逐渐进展到轻微活动即可出现。

（2）端坐呼吸 当患者病情较重，肺淤血达到一定程度时，患者不能平卧，被迫采取半坐位或端坐位以减轻呼吸困难。

（3）夜间阵发性呼吸困难 急性左心衰竭时，患者常可出现夜间阵发性呼吸困难，表现为夜间睡眠中突感胸闷气急而被憋醒，被迫坐起，惊恐不安。轻者数分钟至数十分钟后症状逐渐减轻、消失；重者可见端坐呼吸、面色青紫、大汗，咳浆液性粉红色泡沫痰，有哮鸣音，两肺底有较多湿啰音，心率增快，可出现奔马律，称为"心源性哮喘"（cardiac asthma），需与支气管哮喘相鉴别，见表3-4。

表3-4 心源性哮喘与支气管哮喘的鉴别

鉴别点	心源性哮喘	支气管哮喘
病史	心脏病史	过敏史
年龄	中老年多见	青少年多见
症状	夜间突然发作，咳粉红色泡沫痰，坐起后症状可缓解	发作性呼气性呼吸困难，多发生于春秋季，发作前多有过敏原接触史
体征	心脏病体征，两肺哮鸣音，两肺底有湿啰音，可有奔马律	两肺满布哮鸣音
X线	心脏扩大、肺淤血	可有肺气肿征或肺纹理增多
治疗	强心、利尿、扩血管	支气管扩张症剂、肾上腺糖皮质激素

右心衰竭严重时也可引起呼吸困难，但程度较左心衰竭轻，主要见于慢性肺源性心脏病、某些先天性心脏病或由左心衰竭发展而来。

3. 中毒性呼吸困难 ①代谢性酸中毒：出现深长而规则的呼吸，可伴有鼾音，称为酸中毒大呼吸（Kussmaul呼吸）。②药物中毒：吗啡类、巴比妥类药物中毒时，呼吸缓慢、变浅，伴有呼吸节律异常，如潮式呼吸或间停呼吸。③一氧化碳、亚硝酸盐中毒时可引起深而慢的呼吸。

4. 血源性呼吸困难 重度贫血时，患者出现呼吸浅快，心率加快。大出血或休克时，因缺氧和血压下降，呼吸中枢受刺激，也可出现呼吸加快。

5. 神经、精神性呼吸困难 ①神经性呼吸困难：表现为呼吸慢而深，伴有呼吸节律的改变，如双吸气（抽泣样呼吸）、呼吸遏制（吸气突然停止）。②精神性呼吸困难：主要表现为呼吸快而浅，伴有叹息样呼吸，出现口周、肢体麻木或手足搐搦。

【问诊要点】

1. 病因与诱因 有无明确的诱因；有无与呼吸困难发生相关的心、肺等基础疾病；有无吗啡等用药史；有无化学毒物接触史；有无焦虑症、癔症等。

2. 呼吸困难的特点 起病缓急、持续时间、昼夜症状有无差别，加重或缓解的因素。

3. 呼吸困难的严重程度及其对日常生活自理能力的影响 ①轻度：平地行走无呼吸困难，登高或上楼时出现气急，中度或重度体力活动后出现呼吸困难。②中度：以自己的步速平地慢步行走时需中途休息，轻度体力活动时出现呼吸困难，生活自理能力下降，日常生活部分需他人帮助。③重度：洗脸、穿衣甚至休息时也感到呼吸困难，日常生活不能自理，完全需要他人帮助。

4. 伴随症状 ①伴发热：多见于肺炎、肺脓肿、肺结核、胸膜炎、急性心包炎等。②伴胸痛：常见于肺炎链球菌性肺炎、自发性气胸、急性渗出性胸膜炎、急性心肌梗死、支气管肺癌等。③伴咳嗽咳痰：见于慢性阻塞性肺疾病、肺炎、支气管扩张症、肺脓肿，伴大量泡沫痰可见于有机磷杀虫药中毒，伴粉红色泡沫痰见于急性左心衰竭。④伴意识障碍：见于脑出血、脑膜炎、糖尿病酮症酸中毒、尿毒症、肺性脑病、急性中毒等。

5. 心理反应　有无紧张、注意力不集中、失眠、抑郁、恐惧等心理变化。

6. 诊疗及护理经过　是否已做过相关的诊断性检查及结果；已采用的治疗、护理措施，尤其是是否使用氧疗，氧疗的流量、浓度、效果；已用药物的名称、剂量、疗效等。

【相关护理诊断/问题】

1. 低效性呼吸型态　与上呼吸道梗阻有关；与胸腔积液有关。

2. 气体交换受损　与心肺功能不全、气体交换面积减少有关。

3. 活动耐力下降　与呼吸困难导致机体缺氧和能量消耗增加有关。

4. 语言沟通障碍　与严重喘息有关；与机械通气有关。

5. 沐浴/穿着/进食/如厕自理缺陷　与呼吸困难致日常生活活动能力受限有关。

（欧应华）

第八节　疼　痛 🔢 微课 5

PPT

>> **情境导入** ///

　　情境：患者，男，55 岁。近 2 个月内曾有过 2 次心前区疼痛，每次持续约 5 分钟，可自行缓解，一直未治疗。3 小时前该患者无诱因突然胸骨后闷痛，伴气短、出汗及恶心，持续约 20 分钟后缓解。1 小时前再次出现上述症状，直到来院时尚未缓解，在急诊室含服硝酸甘油及硝酸异山梨酯各 2 片，均未缓解。既往有高血压病史。

　　思考：1. 该患者疼痛的原因可能是什么？

　　　　　　2. 护士应重点评估哪些内容？

　　　　　　3. 患者目前存在的主要护理问题有哪些？

　　疼痛（pain）为临床常见症状之一，也是患者就医的主要原因。疼痛通常是由于机体受到各种伤害性刺激所引起的痛觉反应，它是一种警戒信号，可促使机体采取相应的防护措施以避免进一步的损害，对机体的正常活动具有保护作用。但疼痛可引起不愉快的情绪反应，持久剧烈的疼痛还会造成机体的生理功能紊乱，甚至出现休克等。

【病因与发生机制】

（一）病因

1. 头痛　是指额、顶、颞及枕部的疼痛，其病因主要如下。

（1）颅脑病变　颅内感染、颅内占位性病变、血管病变、颅脑损伤、偏头痛等。

（2）颅外病变　颅骨病变、颈椎病变及其他颈部疾病、神经痛及眼、耳、鼻、齿疾病所致的头痛等。

（3）全身性疾病　急性感染、高血压、一氧化碳中毒、酒精中毒、尿毒症、低血糖、贫血、肺性脑病、中暑等。

（4）神经官能症　癔症。

2. 胸痛　主要由胸部疾病所致，其疼痛的程度与原发疾病的严重程度不一定相平行，其原因主要如下。

（1）胸壁疾病　带状疱疹、皮下蜂窝织炎、肌炎、肋间神经炎、肋软骨炎、肋骨骨折、急性白血病、多发性骨髓瘤等。

（2）呼吸系统疾病　胸膜炎、胸膜肿瘤、气胸、肺炎、肺癌、肺梗死等。

（3）心血管疾病　冠心病、心肌病、主动脉夹层、心包炎、心血管神经症等。

（4）食管与纵隔疾病　食管炎、食管癌、纵隔气肿、纵隔肿瘤等。

（5）其他　膈下脓肿、肝脓肿等。

3. 腹痛　多数由腹部脏器疾病引起，但胸部病变和全身其他脏器病变亦可引起腹痛。临床上按病程将腹痛分为急性腹痛和慢性腹痛。其中需外科紧急处理的急性腹痛称为"急腹症"。其病因主要有：

（1）急性腹痛　①腹腔脏器的急性炎症；②腹腔内脏器急性穿孔、破裂或扭转；③空腔脏器梗阻或扩张；④腹腔内血管病变，如肠系膜动脉栓塞；⑤腹膜炎症；⑥腹壁疾病；⑦胸部疾病引起的牵涉痛，如心肌梗死；⑧全身性疾病，如糖尿病酮症酸中毒、尿毒症等。

（2）慢性腹痛　①腹腔内脏器的慢性炎症或溃疡性病变；②脏器肿胀，牵张包膜；③胃肠神经功能紊乱；④中毒与代谢障碍，如尿毒症；⑤肿瘤压迫及浸润。

（二）发生机制

疼痛发生的机制尚不完全清楚。一般认为神经末梢（伤害性感受器）受到各种伤害性刺激（物理的或化学的）后，经过传导系统（脊髓）传至大脑，而引起疼痛感觉。同时，中枢神经系统对疼痛的发生及发展具有调控作用。根据其发生的原始部位和传导途径，可分为以下几类。

1. 皮肤痛　疼痛来自体表，多因皮肤黏膜受损引起。其特点是受刺激后立即出现尖锐刺痛（快痛），定位明确，去除刺激后很快消失，而后出现烧灼样痛（慢痛），定位不明确，称之为"双重痛觉"。

2. 躯体痛　是来自肌肉、肌腱、筋膜及关节等深部组织的痛觉信号，以骨膜分布最密，痛觉最敏感。各种化学性和机械性刺激均可引起，肌肉缺血是其重要的原因。

3. 内脏痛　指腹内器官受到机械性牵拉、扩张、痉挛、化学性或炎症刺激引起，分两种类型。①类内脏痛：由体腔的壁层受刺激所引起的疼痛。②真性内脏痛：特点是痛觉位于深部，定位常不十分准确。

4. 牵涉痛　指内脏器官或深部组织的疾病引起的疼痛，可在体表的某一部位也发生痛感或痛觉过敏区。牵涉痛与病变的内脏有一定解剖相关性，故对病变部位的判断有一定帮助。如胆囊疾病的疼痛除右上腹痛外还可出现右肩痛，心绞痛除心前区及胸骨后的疼痛外还可牵涉至左上肢内侧等。

5. 假性痛　指病变去除后，仍感觉到相应部位疼痛，其发生机制可能为病变部位去除前疼痛刺激在大脑皮质形成强兴奋灶引起的后遗影响。

6. 神经痛　为神经受损引起，表现为剧烈的灼痛或酸痛。

【临床表现】

1. 头痛

（1）起病情况　急性起病伴有发热者常见于急性感染；突然出现持久剧烈的头痛而无发热，伴有不同程度意识障碍，提示颅内血管病变所致，如蛛网膜下腔出血；头痛进行性加剧伴有颅内高压表现，应警惕颅内占位性病变；长期反复的发作性头痛或搏动性头痛，则应考虑血管性头痛或神经症。

（2）头痛的部位　急性感染所致的头痛多在整个头部，呈弥漫性；眼源性、鼻源性及牙源性头痛多浅在且局限；颅内病变引起的头痛深且弥散，多向病灶同侧放射；偏头痛则多在一侧。

（3）头痛的程度与性质　头痛的程度与病情严重性不完全一致。三叉神经痛、偏头痛、脑膜刺激所致的头痛最为剧烈；神经官能症性头痛也可相当剧烈；眼源性、鼻源性及牙源性头痛常为中等度；而脑肿瘤引起的头痛多较轻；神经痛多为刺痛、电击或烧灼样痛；高血压、脑血管病变、脑肿瘤、急性感染引起的头痛可为搏动性痛或胀痛；肌紧张性头痛多为重压感或钳夹感；神经官能症引起的头痛性质则不定。

（4）头痛出现时间及持续时间　神经性头痛多短暂；颅内占位性病变引起的头痛多为持续性且清晨加剧；鼻窦炎引起的头痛常发生于清晨或上午，逐渐加重至午后减轻；丛集性头痛常在夜间发作；女性偏头痛常与月经周期有关；脑外伤性头痛则有明确的发病日期。

（5）诱发加重或缓解因素　丛集性头痛在直立时可减轻；腰椎穿刺后的头痛在直立时加重；脑肿瘤、脑血管病变、颅内高压、颅内感染引起的头痛常因咳嗽、扭头、俯身而加剧；颈肌急性炎症所致的头痛可因颈部运动而加重；与职业有关的颈肌痉挛所致的头痛，则于颈部活动后减轻；偏头痛患者服用麦角胺后，头痛可缓解。

2. 胸痛

（1）发病年龄　青壮年胸痛多考虑为自发性气胸、结核性胸膜炎、心肌炎、心肌病、风湿性心瓣膜病等，40岁以上患者则应高度警惕心绞痛、心肌梗死、原发性支气管肺癌等。

（2）胸痛部位　胸壁疾病引起的疼痛常固定在病变部位，且局部有压痛；胸壁皮肤的炎症病变，局部可出现红、肿、热、痛等改变；带状疱疹可见成簇的水泡沿一侧肋间神经分布伴有剧痛，疱疹不超过体表中线；肋软骨炎常于第一、二肋软骨处有单个或多个隆起，有压痛但无红肿；胸膜炎及肺梗死引起的疼痛多位于胸侧部；心绞痛及心肌梗死的疼痛多在胸骨后或心前区，可向左肩与左臂内侧放射，甚可达无名指和小指，也可放射于左颈或面颊部，可被误诊为牙痛；食管及纵隔病变引起的疼痛多在胸骨后，应注意鉴别。

（3）胸痛性质　胸痛的性质可有多种多样。如肋间神经痛为阵发性的灼痛或刺痛；带状疱疹呈刀割样痛或烧灼痛；反流性食管炎多呈烧灼感；胸膜炎常呈刺痛、隐痛或钝痛；气胸在初期呈撕裂样痛；心绞痛常呈压榨样伴窒息感，心肌梗死时则疼痛更剧烈而持久并伴濒死感；支气管肺癌及纵隔肿瘤常表现为闷痛；肺梗死则出现突发的剧烈刺痛或绞痛、伴呼吸困难及发绀。

（4）胸痛持续时间　血管狭窄缺血及平滑肌痉挛所致的疼痛常为阵发性，而炎症、肿瘤、栓塞或梗死引起的疼痛则呈持续性。如心绞痛发作时间短暂，持续3～5分钟，而心肌梗死的疼痛持续时间则很长，为数小时或更长，且较难缓解。

（5）诱发加重或缓解因素　心绞痛常在劳累或精神紧张时诱发，休息后或含服硝酸甘油后1～2分钟内可缓解，心肌梗死所致的疼痛采取上述方法效果不佳；胸膜炎、心包炎及自发性气胸可因深呼吸或咳嗽使疼痛加剧；食管疾病患者在进食时疼痛加剧，服用抗酸剂及促动力药则可使其减轻或消失。

3. 腹痛

（1）腹痛部位　胃、十二指肠疾病所致的疼痛多位为上腹部；小肠疾病疼痛多在脐周；结肠病变及盆腔疾病疼痛多位于下腹部；急性阑尾炎疼痛则位于右下腹麦氏点。部分脏器疾病还可出现牵涉痛，如胆囊炎时可出现右肩痛；急性胰腺炎时，可沿腰背部呈带状疼痛。急、慢性腹膜炎表现为弥漫性腹痛。

（2）腹痛程度和性质　见表3-5所示。

表3-5　腹痛的程度与性质变化的临床意义

疼痛性质和程度	临床意义
中上腹持续剧痛、阵发性加剧	急性胃炎、急性胰腺炎
中上腹突发剧烈的刀割样、烧灼样痛	胃、十二指肠溃疡穿孔
阵发性剑突下钻顶样疼痛	胆道蛔虫症
阵发性剧烈绞痛，患者辗转不安	胆石症、泌尿系统结石
持续性、广泛性剧痛伴腹肌板状强直	急性弥漫性腹膜炎
隐痛或钝痛	内脏性疼痛，因轻度炎症或胃肠张力变化所致
胀痛	实质性脏器的包膜牵张引起

（3）发作时间 胃、十二指肠溃疡患者上腹痛发作呈节律性、周期性；子宫内膜异位症者腹痛与月经来潮有密切关系；胆胰疾病、胃部肿瘤、消化不良者可出现餐后痛。

（4）影响因素 胆囊炎或胆石症可在进食油腻食物后发生或加重；急性胰腺炎、急性胃扩张常在酗酒、暴饮暴食后诱发；胃溃疡常在进食后疼痛发作；十二指肠溃疡则在进食后疼痛减轻；反流性食管炎患者躯体前屈时烧灼痛明显，而直立位时减轻；胃黏膜脱垂者右侧卧位时疼痛发生，而左侧卧位可使疼痛减轻。

【问诊要点】

1. 相关病史 头痛应询问有无感染、高血压、动脉硬化、颅脑外伤、肿瘤等病史；胸痛应询问有无高血压、冠心病、肺炎、胸膜炎等病史；腹痛应询问有无消化性溃疡、胆石症、急性胰腺炎等病史及女性有无停经史等。

2. 疼痛的特点 询问疼痛的起病时间、部位、缓急、程度、有无牵涉痛、持续时间、加重及缓解因素等。临床上将疼痛分为急性疼痛和慢性疼痛。急性疼痛常突然发生，大多持续数分钟、数小时或数天，经处理后疼痛很快缓解或消失；慢性疼痛则具有持续性、顽固性及反复发作的特点。

3. 伴随症状 头痛伴发热常见于感染性疾病；伴剧烈呕吐呈喷射状提示颅内压增高；伴眩晕见于小脑病变、椎-基底动脉供血不足；伴脑膜刺激征提示脑膜炎、蛛网膜下腔出血。胸痛伴咳嗽、咳痰、发热常见于气管、支气管及肺部疾病；伴呼吸困难提示肺部大面积病变；伴咯血可见于支气管肺癌、肺栓塞等；伴面色苍白、出冷汗、血压下降或休克，多见于心肌梗死、肺栓塞、主动脉夹层等；伴吞咽困难多提示食管疾病。急性腹痛伴寒战、发热提示急性感染；慢性腹痛伴发热提示腹腔内慢性炎症、恶性肿瘤等；伴黄疸可能与肝胆疾病、胰腺疾病有关；伴休克可能是腹腔脏器破裂、胃肠穿孔、急性梗阻性化脓性胆管炎、肠扭转、绞窄性肠梗阻、急性出血坏死性胰腺炎或心肌梗死等；伴呕吐提示上消化道疾病，如呕吐大量宿食应考虑幽门梗阻；伴呕血或排柏油样便提示消化性溃疡、胃癌等。

4. 身心状况 疼痛可影响患者正常的生活、工作、社交活动、休息和睡眠，使其产生焦虑、恐惧、抑郁等不愉快的情绪反应，持久剧烈的疼痛还会造成机体的生理功能紊乱，甚至出现休克等。在护理疼痛患者时，应密切观察其身心反应，做好心理护理。

5. 诊疗及护理经过 是否做过检查、治疗、护理；是否用过止痛药、药物种类、剂量疗效及不良反应；有无采取减轻疼痛的措施、方法及效果。

【相关护理诊断/问题】

1. 急性/慢性疼痛 与炎症刺激、脏器缺血等引起机体不适有关。

2. 焦虑 与疼痛迁延不愈有关。

3. 恐惧 与疼痛剧烈有关。

4. 潜在并发症 休克及死亡。

（黄雪玲）

第九节 腹泻与便秘 微课6

PPT

情境导入

情境：患儿，男，11个月。因"腹泻3天"入院。大便为蛋花水样，少许黏液，无脓血，每日8~10次。食欲差，两天来尿少。身体评估：T 36.5℃，P 106次/分，R 32次/分。精神稍显疲倦，唇干，囟门及眼窝凹陷，皮肤弹性差，中度脱水状，肠鸣音活跃。

思考：1. 该患儿腹泻最可能的病因是什么？

2. 患儿目前存在的主要护理问题有哪些？

正常粪便为成形软便，排便次数因人而异，每日2~3次或每2~3日1次，且不含异常成分。腹泻（diarrhea）是指排便次数增加，粪质稀薄或呈水样可带有未消化的食物、脓、血、黏液等异常成分。腹泻分为急性和慢性，病程在2个月以上的腹泻为慢性腹泻。便秘（constipation）是指排便次数减少，每周少于3次，伴排便困难，粪便干结的现象。便秘按病程分为急性便秘和慢性便秘；按有无器质性病变，分为器质性便秘和功能性便秘。

【病因与发生机制】

1. 腹泻

（1）急性腹泻　多为感染或中毒引起。①各种急性肠炎，如病毒、细菌、真菌、原虫、蠕虫等感染所致；②急性食物或化学药物中毒，如毒蕈、鱼胆、有机磷农药、砷等中毒；③全身性感染，如败血症、伤寒或副伤寒、钩端螺旋体病等；④其他，如变态反应性肠炎、过敏性紫癜、某些内分泌疾病（如甲状腺功能亢进危象）、服用泻药等。

（2）慢性腹泻　常由胃肠、肝胆疾病及全身疾病引起。①胃部疾病，如慢性胃炎、胃大部切除术后；②肠道感染，感染性疾病，如肠结核、慢性细菌性痢疾；非感染性疾病，如溃疡性结肠炎、克罗恩病、吸收不良综合征；肿瘤，如结肠癌；③慢性肝、胆、胰腺疾病，如肝硬化、慢性胆囊炎、慢性胰腺炎等；④全身性疾病，如促胃泌素瘤、血管活性肠肽瘤、甲状腺功能亢进症、系统性红斑狼疮、尿毒症、胃肠神经功能紊乱等；⑤药物副作用，如甲状腺激素、洋地黄类、考来烯胺等。

（3）腹泻机制

1）高渗性腹泻　由于肠腔内含有大量不吸收的高渗溶质，使肠腔内渗透压增高，阻碍肠内水分与电解质吸收而引起，如高渗性食物或高渗性药物。

2）分泌性腹泻　由胃肠黏膜分泌过多液体所致，常见于霍乱、沙门菌属感染、某些胃肠道内分泌肿瘤。

3）渗出性腹泻　由于胃肠黏膜炎症、溃疡或肿瘤浸润，引起血浆、黏液、脓血渗出所致，见于各种肠道炎症性疾病。

4）动力性腹泻　由于肠蠕动亢进致食糜在肠内停留时间过短，未被充分吸收所致，常见于甲状腺功能亢进症、胃肠功能紊乱等。

5）吸收不良性腹泻　由于肠黏膜的吸收面积减少或吸收障碍所引起，见于小肠大部分切除、吸收不良综合征等。

2. 便秘

（1）器质性便秘　常由肛门疾病（如肛裂、痔疮、肛周脓肿）、直肠疾病（如炎症、溃疡）引起。

（2）功能性便秘　多由于不良排便习惯及肠易激综合征所致。①进食少或食物中缺少水分及粗纤维；②生活欠规律、精神抑郁或忽视便意；③滥用泻药产生泻药依赖性；④结肠运动功能减弱或腹肌、盆腔肌张力不足，如年老体弱、长期卧床、活动过少等；⑤某些药物引起，如氢氧化铝、抗胆碱能药、镇静剂等。

（3）便秘机制　食物在消化道经消化吸收后，剩余的不能再吸收的食糜残渣随肠蠕动由小肠输送至结肠，结肠黏膜进一步吸收食糜残渣中的水分和电解质，粪便一般在横结肠内逐渐形成，经过乙状结肠运至直肠，直肠黏膜受到粪便充盈扩张的机械性刺激后，产生感觉冲动，冲动经盆腔神经、腰骶脊髓神经传入大脑皮质，再经过传出神经将冲动传到直肠，使直肠肌收缩、肛门括约肌松弛，然后腹肌与膈肌同时收缩使粪便由肛门排出体外。排便反射过程的任何一个环节出现障碍，都可导致便秘。便秘发生机制中常见的因素：①摄入食物过少或纤维素及水分不足，导致肠内容物过少不足以刺激肠道的正常蠕动；②各种原因引起的肠道平滑肌张力减低和蠕动减弱；③肠腔内有狭窄或梗阻存在，使正常的肠蠕动受阻碍，导致粪便不能下排；④排便过程的神经及肌肉活动障碍，如排便反射减弱或消失、肛门括约肌痉挛、腹肌及膈收缩力减弱等。

【临床表现】

1. 腹泻

（1）急性腹泻　起病急骤，病程较短。排便次数多，每日十几甚至数十次，粪便量多而稀薄，常含病理成分。由于排便频繁及粪便刺激，可使肛周皮肤红肿、糜烂及破损。急性严重腹泻可因短时间内丢失大量水分及电解质而引起脱水、电解质紊乱及代谢性酸中毒。

（2）慢性腹泻　常有原发性疾病史，起病缓慢或急性起病而转为慢性，病程多较长，可呈持续性或间歇性。大多每天排便数次，伴有或不伴有肠绞痛，或腹泻与便秘交替。长期腹泻导致营养障碍、维生素缺乏、体重减轻，甚至发生营养不良性水肿。

（3）不同病因引起的腹泻各有特点　小肠病变引起的腹泻粪便呈糊状或水样，可含有未完全消化的食物成分；大肠病变引起的腹泻粪便可含脓、血、黏液，病变累及直肠时可出现里急后重；黏液血便或黏液脓血便多见于细菌性感染；暗红色或果酱样便常见于阿米巴痢疾；血水或洗肉水样便可见于急性出血坏死性肠炎等；米泔水样便常见于霍乱和副霍乱；大便内含大量脂肪及泡沫，多为胰腺疾病或肠道吸收不良所致；粪便中带黏液无病理成分者常见于肠易激综合征。

2. 便秘

（1）急性便秘　临床多为器质性便秘，可有原发性疾病的临床表现，如肠梗阻患者可伴急性腹痛、腹胀、恶心呕吐、腹部包块或肠型、肠鸣音亢进等表现。

（2）慢性便秘　多属单纯功能性便秘，多无特殊表现，部分患者诉口苦、食欲减退、腹胀、头晕、头痛、疲乏等神经功能紊乱的症状，长期便秘者也可出现排便紧张和焦虑。慢性习惯性便秘多发生在中老年人，尤其是经产妇。

（3）继发性病变　粪便过于坚硬时，排便可引起肛门疼痛，甚至引起肛裂或痔疮出血，而排便疼痛和便血使患者惧怕排便，且可引起肛门括约肌痉挛更加重便秘。

【问诊要点】

1. 腹泻与便秘的特点　询问腹泻患者大便的次数、性状、颜色、量和气味；有无脓血、是否伴有腹痛、里急后重、恶心、呕吐、发热等。了解便秘的发生与病程，便秘是近期突然出现的，还是长期持续存在的；是偶尔发生还是间歇发作；是于腹泻之后发生，还是与腹泻交替出现。注意排便的间歇时间，排便过程的表现、粪便的性状、量、干硬度、表面是否带血等。对活动有障碍者要注意其控制排便的能力、如厕能力、排便的体位及排便习惯等。

2. 病因　了解腹泻与便秘发生的时间、起病的缓急、病程长短；有无慢性胰腺炎、甲状腺功能亢进症、肝硬化等疾病。

3. 诱因　询问腹泻患者有无饮食不当，进食不洁饮食或刺激性食物；有无过劳、受凉、情绪紧张等诱发或加重腹泻的因素；了解便秘患者有无诱因存在。

4. 伴随症状

（1）腹泻伴腹痛　伴脐周绞痛、肠鸣音亢进，病变多在小肠，并且小肠性腹泻粪便量多，稀薄或呈水样，便后腹痛不缓解；伴有下腹部痛多为结肠性腹泻，便后缓解。

（2）腹泻伴消瘦　见于甲状腺功能亢进症、肠道恶性肿瘤、吸收不良综合征等。

（3）腹泻伴发热　伴高热者见于急性细菌性痢疾、伤寒、副伤寒等；伴低热可见于局限性肠炎、溃疡性结肠炎、肠结核等。

（4）便秘伴剧烈腹痛、腹胀及呕吐　应考虑肠梗阻的可能。腹部听诊多可闻及肠鸣音亢进，晚期可发生肠麻痹。

（5）便秘伴腹部包块　可能为结肠肿瘤、腹腔内肿瘤、肿大的淋巴结压迫结肠、肠结核、克罗恩病等。

（6）便秘与腹泻交替 伴有脐周或中、下腹部隐痛时，多提示为肠结核或腹腔内结核、克罗恩病、慢性溃疡性结肠炎或肠易激综合征等病变。

（7）便秘伴下腹部或直肠、肛门内胀痛不适 若用力解出坚硬而粗大的粪团后胀痛减轻，多提示为直肠性便秘；左下腹隐痛不适，解出呈栗子状的坚硬粪团后，隐痛缓解，多提示结肠痉挛或肠易激综合征。

5. 身心反应

（1）腹泻 急性严重腹泻时，观察患者生命体征、神志、尿量、皮肤弹性等，有无口渴、口唇干燥、皮肤弹性下降、尿量减少、神志淡漠等脱水表现；有无肌肉无力、腹胀、肠鸣音减弱、心律失常等低钾血症表现；有无呼吸深大等代谢性酸中毒的表现。慢性腹泻时注意营养状况、有无消瘦、贫血的表现；长期腹泻可干扰患者的休息、睡眠等正常生活及学习和工作，注意有无精神紧张，焦虑不安等心理变化及情绪反应。

（2）便秘 注意有无腹痛、腹胀、恶心呕吐、口苦、食欲减退、下腹不适等；有无腹部包块、肠型、肠鸣音的增强或减弱；有无头痛、头晕、乏力；有无肛周脓肿、直肠肿物、肛裂及痔等；有无因长期便秘而产生的精神紧张、恐惧、烦躁不安、焦虑等；有无对药物的依赖性。

6. 诊疗及护理经过 腹泻发生后做过哪些检查，血生化指标有无改变；补液的成分、量及速度；用药的种类、剂量及疗效；采用的护理措施及效果；便秘患者主要询问促进排便的措施及其效果。

知识链接

正常的排便反射

食物在空、回肠经消化吸收后，余下不能吸收的残渣随肠蠕动由小肠排至结肠，结肠黏膜再进一步吸收水分及电解质。粪便一般在横结肠内逐步形成，后运送达乙状结肠、直肠。直肠黏膜受粪便充盈扩张的机械性刺激，产生感觉冲动，经盆腔神经、腰骶脊髓传入大脑皮质，再经传出神经将冲动传至直肠，使直肠肌发生收缩，肛门括约肌松弛，紧接着腹肌与膈肌同时收缩使粪便从肛门排出体外。以上即是正常的排便反射过程。其中的任何一个环节出现障碍时均可导致便秘。

【相关护理诊断/问题】

1. **腹泻** 与肠道疾病或全身性疾病有关。
2. **便秘** 与结肠运动能力减弱、药物等引起排便减少有关。
3. **营养失调** 低于机体需要量，与慢性腹泻导致营养吸收障碍有关。
4. **有体液不足的危险** 与大量腹泻和（或）液体输入量不足有关。
5. **有皮肤完整性受损的危险** 与频繁腹泻、炎性粪质刺激肛周皮肤或便秘时引起肛裂有关。
6. **知识缺乏** 缺乏预防便秘知识。
7. **潜在并发症** 电解质紊乱、代谢性酸中毒、肠麻痹等。

（黄雪玲）

第十节 呕血与便血 微课7

PPT

情境导入

情境：患者，男，33岁。上腹部节律性疼痛5年，多于冬春之交出现，近两周工作紧张劳累并饮食不规律，出现黑便3日。身体评估：轻度贫血貌，上腹部有压痛，无反跳痛。

思考：1. 患者黑便的原因可能是什么？

2. 患者目前存在的主要护理问题有哪些？

呕血（hematemesis）与便血（hematochezia）均为消化道出血的症状。呕血是指屈氏韧带以上的消化器官病变（包括食管、胃、十二指肠、肝、胆、胰等疾病）或全身性疾病所致的急性上消化道出血，血液经口腔呕出。便血是指消化道出血，血液经肛门排出，便血可呈鲜红、暗红或黑色（柏油样）。呕血一般都伴有黑便，但是便不一定都伴有呕血。少量的消化道出血（每日5ml以上），不引起粪便颜色改变，隐血试验阳性，称隐血便（stool with occult blood）。临床上呕血与黑便的原因很多，部分患者有危险状况，护士需要进行密切观察病情变化并及时处理。

【病因与发生机制】

1. 上消化道疾病

（1）食管疾病　食管炎、食管癌、食管异物等。

（2）胃及十二指肠疾病　消化性溃疡、服用非甾体类抗炎药和应激所致的急性胃黏膜病变及慢性胃炎、胃癌等。

（3）肝、胆疾病　肝硬化所致的食管或胃底静脉曲张破裂、急性出血性胆管炎、胆结石、胆管癌等。

（4）胰腺疾病　急性胰腺炎、胰腺癌等。

2. 下消化道疾病

（1）小肠疾病　如肠伤寒、肠结核、肠套叠、小肠肿瘤、急性出血坏死性肠炎等。

（2）结肠疾病　如溃疡性结肠炎、结肠息肉、结肠癌、细菌性痢疾、阿米巴痢疾等。

（3）直肠肛管疾病　如直肠炎、直肠息肉、直肠癌、痔、肛裂、肛瘘等。

3. 全身性疾病

（1）血液疾病　血小板减少性紫癜、白血病、血友病、弥散性血管内凝血等。

（2）感染性疾病　流行性出血热、钩端螺旋体病、重型肝炎、败血症等。

（3）结缔组织病　系统性红斑狼疮、结节性多动脉炎累及消化道。

（4）其他　尿毒症、呼吸衰竭等。

上消化道疾病引起的出血均可有便血，若出血部位在幽门以下可只表现为便血，在幽门以上常兼有呕血。呕血以消化性溃疡引起者最常见，其次为食管或胃底静脉曲张破裂，再次为急性胃黏膜病变。下消化道疾病引起的出血多发生便血。

【临床表现】

1. 呕血　上消化道出血前常有上腹部不适及恶心感，随后呕出血性胃内容物。呕吐物颜色视出血量多少及在胃内停留时间长短而不同，呕血者随后均有黑便排出。

2. 便血　可为粪便带血或全为血液，其颜色可呈鲜红、暗红或柏油样黑色，取决于出血部位、出血量多少及速度、血液在肠腔内停留时间长短。

（1）上消化道出血表现为黑便，出血量大、速度快时可呈暗红色。

（2）小肠出血时，因出血部位高，血液在肠道内停留时间较长，粪便可呈黑色或柏油样。急性出血坏死性肠炎排出洗肉水样便，且有特殊的腥臭味。

（3）右半结肠病变引起的血便多呈暗红色；左半结肠、直肠或肛门病变引起的便血多呈鲜红色；急性细菌性痢疾和溃疡性结肠炎，血液与粪便混合呈黏液脓血样便；阿米巴痢疾粪便与血性黏液混合呈果酱样脓血便。

（4）痔疮、肛裂或直肠肿瘤的出血，不与粪便混合，仅黏附在粪便表面，或于排便前后有鲜血滴下或喷出。

知识链接

柏油便形成的原因

当血中的红细胞在肠道内分解时，血红蛋白铁在胃酸和肠道大肠埃希菌等细菌的作用下，与粪便中的硫化物结合成为黑色的硫化铁，使粪便变黑，而且硫化铁刺激肠壁，使黏膜分泌大量黏液，大便因此呈现出像柏油似的油性光泽。

【问诊要点】

1. 排除假性呕血与便血　口腔、鼻腔、咽喉等部位的出血及咯血，血液亦从口腔吐出或吞咽后再呕出或经胃肠道后以黑便排出。食用动物血液、肝脏等也可使粪便呈黑色；此外服用铋剂、铁剂及中药等也可使粪便变黑，但一般黑而无光泽，且隐血试验阴性可鉴别。

2. 呕血与便血的特点

（1）颜色与部位　①呕血颜色取决于出血量的多少、速度、距离口腔的远近等。量多、速度快，距口腔近的未经胃酸充分混合的呈红色，反之若出血量少、速度慢或在胃内停留时间长，则因血红蛋白与胃酸作用形成酸化正铁血红蛋白，呕吐物呈咖啡渣样棕褐色。②粪便颜色取决于出血量的多少、速度、距离肛门的远近等。量多、速度快，距肛门近的呈鲜红色，反之可呈黑色。一般而言，下消化道出血多为鲜红或暗红色，上消化道出血多为黑色。

（2）出血量　观察和记录呕血、黑便的次数、量及性状。粪便隐血试验阳性，表示每日出血量 >5ml；出现黑便，表示每日出血量在 60ml 以上；呕血则示胃内积血量达 250～300ml；由于呕血与黑便常混有呕吐物与粪便，出血量难以评估，失血程度还应根据全身状况来判断。

（3）评估出血是否停止　主要根据患者的临床表现来判断，如脉搏、血压、大便的颜色等。若患者脉搏正常、血压稳定，大便潜血试验阴性或好转，则提示无活动性出血。如有下列表现则提示继续出血或再出血：①反复呕血或黑便次数增多，呕出的血由咖啡色转为暗红色，肠鸣音亢进；②经充分补充血容量，休克未见好转；③实验室检查红细胞计数、血红蛋白含量、血细胞比容持续下降，网织红细胞及血尿素氮持续增高。

3. 病因与诱因　有无消化性溃疡、慢性肝炎、肝硬化、血液病病史；有无服用肾上腺糖皮质激素、吲哚美辛、保泰松、水杨酸类等药物史；有无创伤、手术、休克、严重感染等应激史；出血前有无饮食失调、大量酗酒、进食粗硬或刺激性食物、劳累或精神紧张、剧烈呕吐等。

4. 伴随症状　呕血伴蜘蛛痣、肝掌、脾大多提示肝硬化所致食管胃底静脉曲张破裂；呕血伴意识障碍多为颅脑疾病所致应激性溃疡；便血伴里急后重，多为肛门直肠疾病。

5. 身心反应　上消化道出血量在 1000ml 以下，患者可有头昏、乏力、出汗、眼花、心悸、口干、黑蒙或晕厥等急性失血症状；若出血量 >1000ml 可有周围循环衰竭表现，如呼吸急促、脉搏细速、血压下降及休克等。此外多数患者在出血后可有发热，一般不超过 38.5℃，可持续 3～5 天。出血早期红细胞及血红蛋白测定均无变化，3～4 小时以后，由于组织液渗入血管内以及输液，血液稀释，出现贫血表现。在出血后 2～5 小时，白细胞计数可升高达（10～20）×10^9/L，止血后逐渐恢复正常。出血不止、出血量大的患者常有紧张不安、焦虑、恐惧等情绪改变。

6. 诊疗及护理经过　是否做过紧急内镜检查；实验室检查有哪些结果异常；补充血容量所用药物的种类及液体总量；给予输血治疗与否；采取了哪些止血措施及护理措施、效果如何。

【相关护理诊断/问题】

1. 外周组织灌注量无效　与上消化道出血所致血容量减少有关。

2. 活动耐力下降　与上消化道出血所致贫血有关。

3. 焦虑/恐惧　与急性上消化道大量、反复出血有关。

4. 知识缺乏　缺乏有关消化道出血病因及防治知识。

5. 潜在并发症　休克、急性肾衰竭。

（黄雪玲）

第十一节　黄　疸 ⓔ 微课8

PPT

情境导入

情境：患者，男，45岁。4年前曾患急性肝炎，肝功能一直不稳定。近20天来右上腹胀痛明显。
身体评估：肝病面容，右上腹压痛，巩膜及皮肤黄染。
思考：1. 该患者巩膜及皮肤黄染的病因可能是什么？
2. 护士应重点评估哪些内容？
3. 患者目前存在的主要护理问题有哪些？

黄疸（jaundice）是由于血清中胆红素升高致皮肤、黏膜和巩膜发黄的现象。正常血清胆红素的浓度相对稳定在 $1.7 \sim 17.1 \mu mol/L$，当胆红素浓度增高在 $17.1 \sim 34.2 \mu mol/L$，黄疸不易察觉，称为隐性黄疸。胆红素浓度超过 $34.2 \mu mol/L$ 时称为显性黄疸。

【病因与发生机制】

体内的胆红素主要来源于血红蛋白。血循环中衰老的红细胞经单核－吞噬细胞系统破坏和分解产生的胆红素为游离胆红素，又称非结合胆红素（unconjugated bilirubin, UCB），不溶于水，故不能从肾小球滤出，当其随血循环运输至肝脏时，被肝细胞摄取，并在肝细胞内与葡萄糖醛酸结合，形成结合胆红素（conjugated bilirubin, CB）。结合胆红素为水溶性的，可由肾小球滤过从尿中排出。结合胆红素随胆汁排入肠腔后，经肠腔内细菌的脱氢作用还原为尿胆原，其中大部分氧化为尿胆素，从粪便排出，称粪胆素。小部分尿胆原在肠道被重吸收，经门静脉回到肝内，其中大部分再转化为结合胆红素，又随胆汁排入肠腔，形成胆红素的肝肠循

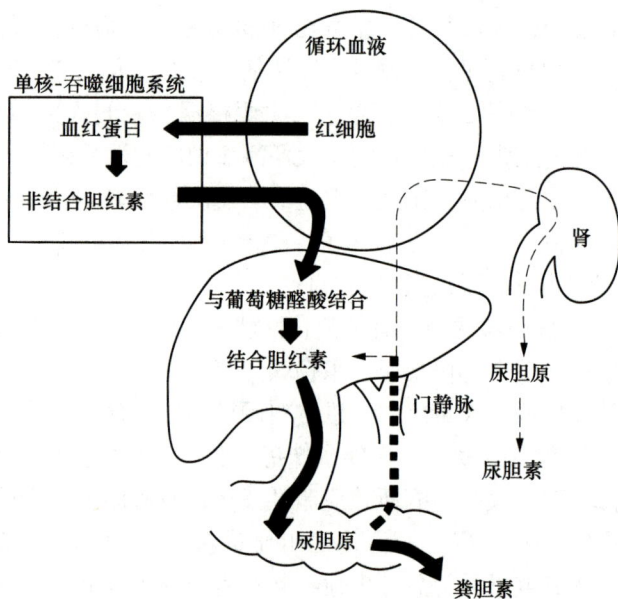

图 3-7　胆红素正常代谢示意图

环。小部分被重吸收的尿胆原，经体循环由肾排出体外，为尿中的尿胆原（图3-7）。

在正常情况下，进入与离开血循环的胆红素保持动态平衡，故血清中胆红素的浓度保持相对恒定，总胆红素（TB）$1.7 \sim 17.1 \mu mol/L$，其中 CB $0 \sim 3.42 \mu mol/L$，UCB $1.7 \sim 13.68 \mu mol/L$。凡胆红素生成过多，肝细胞对胆红素的摄取、结合、排泄发生障碍或肝内、外胆管堵塞，均可致血清胆红素浓度增高而出现黄疸。临床上按黄疸的发生机制将其分为溶血性黄疸、肝细胞性黄疸、阻塞性黄疸三种类型。

1. 溶血性黄疸　由于大量红细胞的破坏，产生过多的 UCB，超过肝细胞的摄取、结合、排泄能力，另一方面，由于贫血、缺氧及红细胞破坏产物的毒性作用，削弱了肝细胞对胆红素的代谢能力，使血中 UCB 浓度增高而出现黄疸（图3-8）。凡能引起溶血的疾病均可产生溶血性黄疸，如遗传性球形红细胞增多症、自身免疫性溶血性贫血、新生儿溶血、阵发性睡眠性血红蛋白尿、不同血型输血后溶血、蚕豆病、蛇毒中毒等。

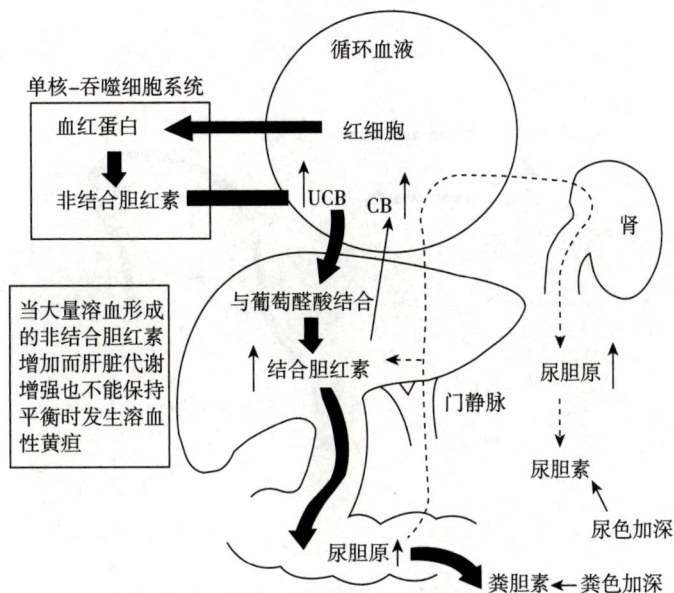

图 3 - 8 溶血性黄疸机制示意图

2. 肝细胞性黄疸 由于肝细胞的损伤致肝细胞对胆红素的摄取、结合及排泄功能降低，因而血中的非结合胆红素增加。未受损的肝细胞仍能将非结合胆红素转变为结合胆红素。此时形成的结合胆红素一部分仍经毛细胆管从胆道排泄，一部分经已损害或坏死的肝细胞反流血中，亦可因肝细胞肿胀、汇管区渗出性病变与水肿以及小胆管内的胆栓形成使胆汁排泄受阻而反流进入血循环中，致血中结合胆红素增加而出现黄疸（图 3 - 9）。常见于病毒性肝炎、中毒性肝炎、肝硬化、肝癌、脂肪肝、钩端螺旋体病等。

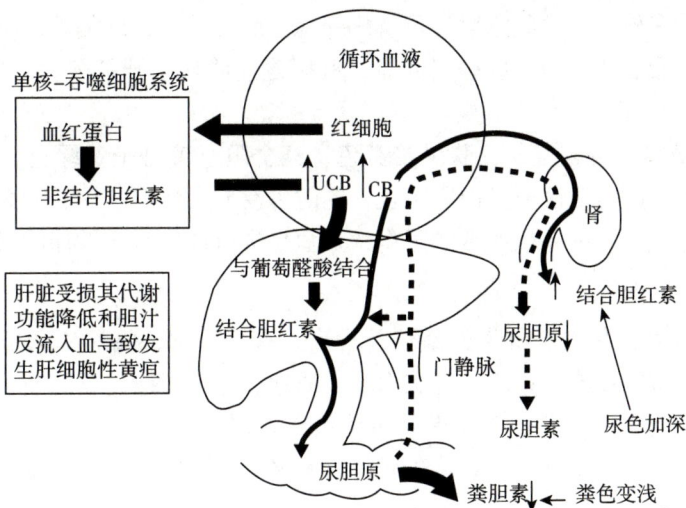

图 3 - 9 肝细胞性黄疸机制示意图

3. 阻塞性黄疸 由于胆管阻塞，阻塞上方的压力升高，胆管扩张，最后导致胆小管与毛细胆管破裂，胆汁中的胆红素反流入血中（图 3 - 10）。胆管阻塞分为肝内阻塞和肝外阻塞。前者见于淤胆型病毒性肝炎、原发性胆汁性肝硬化、药物性黄疸等；后者见于肝外胆管的炎症水肿、瘢痕形成、蛔虫、结石、肿瘤等。

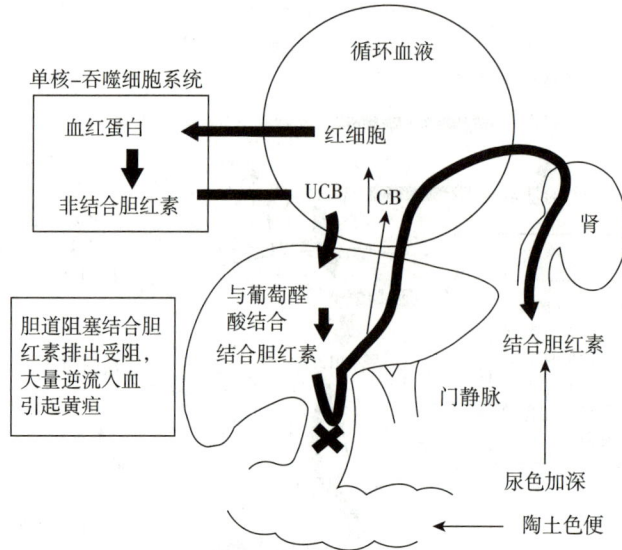

图 3-10 胆汁淤积性黄疸的胆红素代谢

【临床表现】

1. 溶血性黄疸 黄疸一般较轻，皮肤呈浅柠檬色，无皮肤瘙痒，粪色加深。急性溶血时可伴有寒战、高热、头痛、腰背四肢疼痛及不同程度的贫血，同时出现血红蛋白尿（尿呈酱油色或浓茶色），严重者可因血红蛋白堵塞肾小管发生急性肾功能衰竭。慢性溶血多为先天性，多呈轻度黄疸，常伴脾肿大与不同程度的贫血。

2. 肝细胞性黄疸 皮肤、黏膜黄疸程度不等，由浅黄色至深黄色，可有轻度皮肤瘙痒，尿色加深，粪便颜色不变或变浅，其他为肝脏原发病的表现。病毒性肝炎可有疲乏、食欲减退、肝脏肿大、肝区疼痛；肝硬化患者多较瘦，皮肤黝黑，可有蜘蛛痣，肝脏肿大，质偏硬，常无压痛，脾肿大，晚期常有上消化道出血、腹腔积液等；肝癌引起者，肝区疼痛明显，肝脏肿大，质硬，表面凹凸不平，晚期可呈恶病质。

3. 阻塞性黄疸 黄疸程度较重，皮肤呈暗黄色，完全阻塞者可呈黄绿色。伴皮肤瘙痒、心动过缓、尿色深如浓茶，粪便颜色变浅或呈白陶土色，同时可有原发病的表现，如急性化脓性胆管炎可伴右上腹剧痛、高热、寒战等；胰头癌所致的阻塞性黄疸呈进行性、无痛性伴胆囊肿大。

【问诊要点】

1. 黄疸的特点 注意评估皮肤黄染的部位及程度，有无肝掌、蜘蛛痣、出血点、腹壁静脉曲张等；腹部评估注意有无腹腔积液、包块、肝脏大小及质地、有无压痛、反跳痛、腹肌紧张等；注意询问发病的缓急、持续时间、是否进行性加重（黄疸持续性时间短且反复出现多为胆石症，进行性加重提示肝癌、胰头癌，病程长持续不退者见于胆汁性肝硬化）、有无皮肤瘙痒、尿及粪便颜色、伴随症状，过去有无类似发作史。

2. 病因与诱因 评估患者有无溶血性疾病、肝脏疾病、胆道疾病等病史；有无肝炎患者的密切接触史；近期有无使用血制品及某些药物、毒物接触史；有无食用蚕豆史。

3. 伴随症状

（1）伴发热 见于急性胆管炎、肺炎球菌肺炎及其他各种原因引起的急性溶血。

（2）伴腹痛 伴上腹剧痛，见于胆管结石、胆管蛔虫症、肝脓肿；伴持续右上腹胀痛，见于病毒性肝炎；持续右上腹钝痛伴进行性消瘦，见于肝癌。

（3）伴腹腔积液 见于重症肝炎、肝硬化、肝癌。

（4）伴肝大 见于早期肝硬化、病毒性肝炎、肝癌。

（5）伴胆囊肿大　见于胰头癌、胆总管癌等。

（6）伴脾大　见于肝硬化、疟疾、败血症、溶血性贫血等。

4. 身心反应　患者常因巩膜、皮肤黄染而焦虑，甚至恐惧；皮肤瘙痒常使患者烦躁不安，甚至影响休息与睡眠。

5. 诊疗及护理经过　注意与黄疸有关的实验室检查结果，以利于三种类型黄疸的鉴别，包括血清胆红素值及尿胆红素、尿胆原检查（表3-6）、血清氨基转移酶测定、影像学等检查。有否做过创伤性的病因学检查；详细治疗及护理措施，效果如何。

表3-6　三种黄疸实验室检查

分类	血尿				
	总胆红素	结合胆红素	未结合胆红素	尿胆红素	尿胆原
溶血性黄疸	增高	正常	明显增高	（-）	++
肝细胞性黄疸	增高	增高	增高	+	+
阻塞性黄疸	增高	明显增高	正常	++	（-）

【相关护理诊断/问题】

1. 舒适的减弱　皮肤瘙痒与胆汁淤积有关。

2. 有皮肤完整性受损的危险　与胆汁淤积性黄疸所致的皮肤瘙痒有关。

3. 体像紊乱　与黄疸所致的皮肤黏膜改变有关。

4. 焦虑　与皮肤严重黄疸、病因学检查有关。

5. 潜在并发症　肝性脑病、急性肾功能衰竭等。

（黄雪玲）

第十二节　血　尿 微课9

PPT

>> **情境导入**

情境：患者，男，46岁。右侧腰疼痛伴血尿1月余。1月前某日晨起时突然感到右腰痛并向右下腹、会阴部放射，呈持续性绞痛，活动后出现血尿并伴有尿频、尿急、尿痛，右腰痛稍缓解。但多次复查尿常规均有镜下血尿，抗感染治疗效果欠佳。半月前行B超检查发现右肾盂积水，腹部X线平片未见异常。发病以来大便正常，否认肝炎、结核病史。

思考：1. 该患者血尿的病因可能是什么？

2. 护士应重点问诊哪些内容？

3. 患者目前存在的主要护理诊断有哪些？

血尿（hematuria）是指尿液中红细胞排泄异常增多。尿液外观颜色正常，需经显微镜检查方能确定者，称为镜下血尿。尿液外观呈洗肉水色或血色，称为肉眼血尿。

【病因与发生机制】

（一）病因

血尿是泌尿系统疾病最常见的症状之一，各种原因导致泌尿器官损伤出血而形成血尿，98%的血尿是由泌尿系统疾病引起，2%的血尿是由全身性疾病或泌尿系统邻近器官病变所致。

1. 泌尿系统疾病　急性或慢性肾小球肾炎、各种间质性肾炎、尿路感染、多囊肾、尿路先天畸形、泌尿系统结石、结核、肿瘤和外伤等。

2. 全身性疾病 ①感染性疾病，如败血症、猩红热、钩端螺旋体病和丝虫病等；②血液系统疾病，如白血病、再生障碍性贫血、血小板减少性紫癜、过敏性紫癜、血友病等；③免疫与自身免疫性疾病，如系统性红斑狼疮、结节性多动脉炎、皮肌炎、类风湿关节炎等引起肾损害时；④心血管系统疾病，如亚急性感染性心内膜炎、急进型高血压、慢性心力衰竭等。

3. 尿路邻近器官疾病 急性或慢性前列腺炎、急性盆腔炎、宫颈癌、急性阑尾炎、直肠癌和结肠癌等。

4. 化学因素 包括可致血尿的磺胺药、环磷酰胺、肝素等化学药物，以及汞、铅、镉等重金属化学物品损害泌尿系统。

5. 运动损伤 突然剧烈运动使肾脏过度移动、挤压、血管牵扯扭曲所致的运动性血尿。

（二）发生机制

1. 免疫异常 在一些致病因素作用下机体产生自身免疫反应，破坏了肾小球基底膜的功能，使红细胞进入尿液形成血尿。

2. 感染引起的炎性反应 泌尿系统感染，主要是尿道感染，使尿路的黏膜出现炎性反应，水肿、淤血、小血管破坏。

3. 泌尿系统组织破坏 泌尿系统肿瘤、结石和外伤使泌尿系统组织受到破坏侵蚀造成出血，形成血尿。

4. 运动损伤 运动使肾脏过度移动、挤压、缺血、血管牵扯或扭曲等。

5. 其他 中毒、过敏、肾血管畸形等很多原因都可使肾实质缺血坏死出现血尿。

【临床表现】

1. 尿液颜色的改变 主要表现是尿液的颜色改变。镜下血尿者尿液颜色如常人。肉眼血尿者尿液的颜色则因不同的出血量及出血部位而异。每升尿液含血量超过 1ml 时，尿液呈淡红色洗肉水样；严重出血者尿液可呈血液状。肾脏出血者，尿液与血液混合均匀，呈暗红色；膀胱或前列腺出血者尿液颜色鲜红，有时可见血凝块。

血尿因含红细胞而呈红色，但红色尿不一定是血尿，需仔细辨别，如尿呈暗红色或酱油色，不浑浊，无沉淀，镜检无或仅有少量红细胞，为血红蛋白尿；尿液呈棕红色或葡萄酒色，不浑浊，镜检无红细胞，为卟啉尿；服用大黄、利福平、酚磺肽等药物，或进食辣椒、甜菜、人工色素等也可排出红色尿液，但镜检无红细胞。

> **知识链接**
>
> **血尿的诊断标准**
>
> 血尿的诊断标准包括：①新鲜尿液不离心，直接镜检，每 2～3 个高倍视野红细胞 >1 个；②尿沉渣镜检，每高倍视野红细胞 >3 个；③肉眼血尿，提示每升尿液中出血量超过 1ml。

2. 分段尿异常 由于病变的部位不同，血尿可以出现在排尿开始时、排尿终末时或排尿全程。临床通过尿三杯试验将全程血尿进行分段观察。起始段血尿（排尿开始时为血尿，之后血尿颜色逐渐变淡或消失）提示病变在尿道；终末血尿（排尿终末时才出现）提示出血部位在膀胱颈部、三角区或后尿道的前列腺和精囊腺；全程血尿（排尿全程都是血尿）提示血尿来自肾脏或输尿管。

3. 症状性血尿 血尿同时伴有全身或局部症状，但以泌尿系统症状为主。如伴有肾区钝痛或绞痛提示病变在肾脏；膀胱和尿道病变则常有尿频、尿急和排尿困难。

4. 无症状性血尿 既无泌尿系症状，也无全身症状，多见于某些疾病的早期，如肾结核、肾癌或膀胱癌早期。

5. 伴随症状 ①伴疼痛：为泌尿系统结石的特征性临床表现，也可见于泌尿系统肿瘤、肾结核或肾盂肾炎。②伴膀胱刺激征（尿频、尿急和尿痛）：多见于急性膀胱炎，也可见于急性肾盂肾炎、急性前列腺炎、膀胱结核或肿瘤等。③伴出血：见于血液系统疾病如白血病、血小板减少性紫癜、血友病等。④伴发热：见于急性肾盂肾炎、肾结核、钩端螺旋体病等。⑤伴水肿、高血压、蛋白尿：见于肾小球肾炎。⑥伴乳糜尿：见于慢性肾盂肾炎、丝虫病等。⑦伴排尿困难：见于前列腺炎、前列腺癌。

【问诊要点】

1. 血尿的特点　起病的情况与病程；尿液颜色、有无血凝块；持续或间歇发作及伴随症状。

2. 病因与诱因　有无与血尿有关的疾病；是否服用过可致血尿的药物，或接触过可致血尿的化学物质等。

3. 血尿对患者的影响　有无因血尿而致的紧张或焦虑等情绪。

4. 诊疗与护理经过　已接受的诊断性检查及结果；已采用的治疗与护理措施及效果。

【相关护理诊断/问题】

1. 急性疼痛　与泌尿系统结石、感染等有关。

2. 排尿障碍　与前列腺炎症、增生及癌变导致的尿路阻塞有关。

3. 焦虑　与预感自身受到疾病威胁有关。

（吴晓华）

第十三节　尿频、尿急、尿痛

PPT

情境导入

情境：患者，女，27岁。发热伴尿频、尿急、尿痛1天。10天前刚结婚，1天前外出受凉，其后出现尿频、尿急、尿痛。同时出现发热，体温高达38.8℃。无咳嗽、咳痰，无恶心、呕吐，无肉眼血尿、无腹痛、腹泻及腰痛。既往体健，无结核病史、药物过敏史。

思考：1. 该患者尿频、尿急、尿痛的病因可能是什么？

2. 患者目前存在的主要护理诊断有哪些？

尿频（frequent micturition）是指单位时间内排尿次数增多。正常成年人白天排尿4～6次，夜间0～2次。尿急（urgent micturition）是指患者一有尿意即迫不及待需要排尿，难以控制。尿痛（odynuria）是指患者排尿时感觉耻骨上区、会阴部和尿道内疼痛或烧灼感。尿频、尿急和尿痛合称为膀胱刺激征。

【病因与发生机制】

1. 感染　感染性炎症刺激膀胱和尿道引起尿频、尿急和尿痛。

2. 肿瘤　膀胱、尿道及其邻近器官的肿瘤，可通过压迫膀胱致膀胱容量减少，或侵袭刺激膀胱、尿道，或继发感染导致尿频、尿急和尿痛时常伴有排尿困难。

3. 结石或其他刺激　膀胱或尿道结石刺激、放射等慢性损伤、尿道肉阜、憩室膀胱、尿道内异物刺激等可导致尿频、尿急和尿痛。

4. 化学刺激　脱水时尿液高度浓缩，高酸性尿刺激膀胱和尿道；某些药物刺激等。

5. 神经源性膀胱　由于神经系统疾病导致膀胱排空或贮存功能紊乱而导致排尿异常。

6. 多尿导致的尿频　大量饮水、使用利尿剂或有利尿作用的药物、肾脏疾病或内分泌代谢疾病引起的多尿等，临床出现尿频，但常不伴有尿痛、尿急症状。

7. 精神因素　精神紧张、焦虑和恐惧时出现症状。

【临床表现】

1. 尿频

（1）生理性尿频　因饮水过多、精神紧张或气候寒冷时排尿次数增多，属正常现象。特点是每次尿量不少，无伴随症状。

（2）病理性尿频　①多尿性尿频：排尿次数增多且每次尿量不少，全日总尿量增多。见于糖尿病、尿崩症、精神性多饮和急性肾功能衰竭的多尿期。②炎症性尿频：尿频而每次尿量少，多伴有尿急和尿痛，尿液镜检可见炎性细胞。见于膀胱炎、尿道炎、前列腺炎和尿道旁腺炎等。③神经性尿频：尿频而每次尿量少，不伴尿急、尿痛，尿液镜检无炎性细胞。见于中枢及周围神经病变如神经源性膀胱。④膀胱容量减少性尿频：表现为持续性尿频，药物治疗症状难以缓解，每次尿量少。见于膀胱占位性病变、妊娠子宫增大或卵巢囊肿等压迫膀胱、膀胱结核引起膀胱纤维性缩窄。⑤尿道口周围病变：尿道口息肉、处女膜伞和尿道旁腺囊肿等刺激尿道口引起尿频。

2. 尿急

（1）炎症　急性膀胱炎、尿道炎、特别是膀胱三角区和后尿道炎症，尿急症状特别明显。急性前列腺炎常有尿急，慢性前列腺炎因伴有腺体增生肥大，故有排尿困难、尿线细和尿流中断。

（2）结石和异物　膀胱和尿道结石或异物刺激黏膜产生尿频。

（3）肿瘤　膀胱癌和前列腺癌。

（4）神经源性　精神因素和神经源性膀胱。

（5）尿液浓缩　高温环境下尿液高度浓缩，酸性高的尿可刺激膀胱或尿道黏膜产生尿急。

3. 尿痛　引起尿急的病因几乎都可以引起尿痛。疼痛部位多在耻骨上区、会阴部和尿道内，尿痛性质可为灼痛或刺痛。尿道炎多在排尿开始时出现疼痛，后尿道炎、膀胱炎和前列腺炎常出现终末性尿痛。

4. 伴随症状　①尿频伴有尿急、尿痛，见于急性膀胱炎和尿道炎；膀胱刺激征存在但不剧烈而伴有双侧腰痛，见于肾盂肾炎；伴会阴部、腹股沟和睾丸胀痛，见于急性前列腺炎；②尿频、尿急伴有血尿、午后低热、乏力盗汗，见于膀胱结核；③尿频不伴尿急和尿痛，但伴有多饮、多尿、口渴，见于精神性多饮、糖尿病和尿崩症；④尿频、尿急伴无痛性血尿，见于膀胱癌；⑤老年男性尿频伴有尿线细、进行性排尿困难，见于前列腺增生；⑥尿频、尿急、尿痛伴有尿流突然中断，见于膀胱结石堵住开口或后尿道结石嵌顿。

【问诊要点】

1. 起病情况和患病时间　尿频、尿急、尿痛发生的时间。

2. 主要症状特点　了解尿频程度，如每小时或每天排尿次数，每次排尿间隔时间和每次排尿量。尿频是否伴有尿急和尿痛，三者皆有多为炎症，单纯尿频应逐一分析其病因。尿痛的部位、性质、时间和放射部位，排尿时耻骨上区痛多为膀胱炎，排尿完毕时尿道内或尿道口痛多为尿道炎。

3. 病因和诱因　出现尿急、尿频、尿痛前是否有明显原因或诱因，如劳累、受凉或月经期或接受导尿、尿路器械检查或流产术；有无尿路感染的反复发作史，发作间隔多长；对疑有性传播性疾病所致下尿路感染者，应当询问患者本人或其配偶有无不洁性交史。

4. 伴随症状　是否伴有发热、畏寒、腹痛、腰痛、乏力、盗汗等症状，如有以上症状应进一步做相应检查以排除相关疾病。

5. 诊疗与护理经过　已接受的诊断性检查及结果；已采用的治疗与护理措施及效果。

6. 相关病史　有无慢性病史，如结核病、糖尿病、肾炎和尿路结石等，这些疾病本身可以出现尿路刺激症状，也是尿路感染的易发和难以治愈的因素。

【相关护理诊断/问题】

1. 排尿异常　与膀胱或尿道炎症、结石或其他刺激有关。

2. 疼痛　与膀胱或尿道炎症、结石有关。

（吴晓华）

第十四节　尿失禁与尿潴留 📱 微课10

PPT

情境导入

　　情境：患者，女，28 岁。排尿困难 8 小时。患者于 8 小时前顺产一健康男婴。身体评估：BP130/85mmHg，神志清楚，表情痛苦，侧卧位，不敢平卧，平卧时小腹胀痛明显。下腹部稍隆起，触诊胀痛明显，拒按压。

　　思考：1. 该患者尿潴留的病因可能是什么？

　　　　　2. 护士应重点问诊哪些内容？

　　　　　3. 患者目前存在的主要护理问题有哪些？

　　尿失禁（urinary incontinence）是由于膀胱括约肌损伤或神经功能障碍而丧失排尿自控能力，使膀胱内尿液失去控制而自行从尿道排出的现象。尿失禁可以是暂时的，也可以是持续的，尿液可大量流出，也可点滴而出。尿失禁可以发生在任何年龄和性别，以女性及老年人多见。

　　尿潴留（urinary retention）是指膀胱内充满尿液而不能正常排出。按其发病特点分急性和慢性尿潴留。急性尿潴留起病急骤，膀胱内突然充满尿液不能排出，患者十分痛苦，常需急诊处理；慢性尿潴留起病缓慢，病程较长，下腹部可触及充满尿液的膀胱，但不能排空膀胱，由于疾病的长期存在和适应，痛苦反而不重。根据梗阻的程度分完全性和不完全性尿潴留。尿液完全不能从膀胱排出，称为完全性尿潴留；若膀胱排空不完全，排尿后残余尿量大于 100ml，称为不完全性尿潴留。根据病因可分为先天性和后天性尿潴留。需要注意患者没有排尿不等于就是尿潴留，尿潴留大多是在排尿困难的基础上进一步发展而来。

【病因与发生机制】

（一）尿失禁

　　正常膀胱的贮尿功能，有赖于膀胱逼尿肌的顺应性使膀胱贮尿时的内部压力维持在足够低的水平，而尿道括约肌与其周围组织的张力足够高，可阻止膀胱内尿液外漏。各种原因使膀胱逼尿肌异常收缩或膀胱过度充盈致膀胱内压升高超过正常尿道括约肌的张力，或尿道括约肌因各种原因麻痹、松弛导致尿道阻力过低，均可使尿液无法在膀胱内积存而自动流出，形成尿失禁，称为真性尿失禁。

　　本教材采用 NANDA 护理诊断对尿失禁的分类，并据此分类将尿失禁的病因与发生机制分述如下。

　　1. 压力性尿失禁　指喷嚏、咳嗽或运动等腹压增高时出现的不自主排尿现象（<50ml）。压力性尿失禁多见于老年女性及有盆腔或尿路手术史者。其发生与尿道括约肌张力减低或骨盆底部尿道周围肌肉和韧带松弛，导致尿道阻力过低有关。

　　2. 反射性尿失禁　在一定可预测的间隔，膀胱充盈到一定量时的不自主排尿。脊髓外伤、脊髓肿瘤、多发性硬化等所致的骶髓低级排尿中枢水平以上脊髓完全性损伤是反射性尿失禁的主要病因。由于骶髓排尿中枢水平以上的脊髓完全性损伤，致使低级排尿中枢与高级排尿中枢间的联系中断，而骶髓低级排尿中枢的排尿反射仍然存在，当膀胱内尿液潴留，内压增高时，尿液被迫流出。

　　3. 急迫性尿失禁　指有强烈的尿意时立即出现的不自主排尿状态。急迫性尿失禁见于中枢神经系统疾病，如脑血管意外、颅内占位、多发性硬化和帕金森病，以及膀胱局部炎症或激惹所致的膀胱功能失调，如下尿路感染、粪便嵌顿、前列腺增生及子宫脱垂等。大脑皮质对脊髓低级排尿中枢的抑制减弱，或因膀胱局部炎症、出口梗阻的刺激，致使膀胱逼尿肌张力增高、反射亢进，膀胱收缩不受控制是其发生的主要原因。

4. 功能性尿失禁 因身体功能或认知功能受损而导致的不自主排尿状态。多发生于罹患严重关节炎、脑血管病变、痴呆或使用利尿剂、抗胆碱能等药物者，其泌尿器官并无器质性损害，尿失禁多系不能及时排尿所引起。

5. 溢出性尿失禁 指尿液从过度充盈的膀胱中溢出，又称为假性尿失禁。由于各种原因使膀胱排尿出口梗阻或膀胱逼尿肌失去正常张力，引起尿液潴留，膀胱过度充盈，膀胱内压超过尿道阻力时，尿液持续或间断溢出。常见于下尿路梗阻，如前列腺增生、膀胱颈梗阻、尿道狭窄等，以及神经系统病变，如脊髓损伤早期的脊髓休克阶段、脊髓肿瘤及糖尿病等导致的膀胱瘫痪等。

（二）尿潴留

排尿反射的任何环节出现障碍，如脊髓反射弧或大脑皮质功能障碍、尿液排出通路受阻、逼尿肌或尿道括约肌功能的异常等均可导致排尿困难和尿潴留。根据其发生机制不同可分为机械性梗阻和动力性梗阻2类。

1. 机械性梗阻 指参与排尿的神经及肌肉功能正常，但在膀胱颈至尿道外口的某一部位存在梗阻性病变。

（1）膀胱病变 如膀胱颈挛缩、膀胱颈部肿瘤、膀胱结石、膀胱内异物等。

（2）尿道病变 如尿道炎症或损伤后所致的尿道狭窄，尿道结石、肿瘤或异物等。

（3）前列腺病变 如前列腺增生、前列腺肿瘤。

（4）其他病变 如盆腔肿瘤、子宫肌瘤、妊娠子宫等周围组织的压迫所致的尿道狭窄。

2. 动力性梗阻 由于排尿中枢或周围神经损害导致排尿动力障碍所引起的尿潴留。

（1）神经系统病变 中枢或周围神经系统器质性或功能性病变可影响正常排尿反射，是尿潴留的常见病因，见于颅脑或脊髓肿瘤、脊膜膨出、脊髓或马尾神经损伤、糖尿病和周围神经炎等。

（2）手术或麻醉 中枢或骨盆手术致盆神经损害或功能障碍。

（3）药物作用 如阿托品、山莨菪碱等松弛平滑肌的药物可引起尿潴留。

（4）其他 如低钾血症、精神紧张、不适应的排尿环境或排尿方式等。

【临床表现】

（一）尿失禁

1. 尿失禁的临床分类 不同类型的尿失禁其临床表现不尽相同。

（1）压力性尿失禁 当咳嗽、大笑、跑跳、打喷嚏、举重物等腹压骤然增高时，即可有少量尿液不自主地由尿道口溢出。压力性尿失禁根据严重程度可分为轻度、中度和重度。①轻度：仅在咳嗽、抬重物、打喷嚏时出现尿失禁。②中度：在走路、站立、轻度用力时出现尿失禁。③重度：无论直立或卧位时都可发生尿失禁。

（2）反射性尿失禁 在感觉不到尿意的情况下，突然不自主地间歇性排尿，排尿前可出现出汗、颜面潮红或恶心等交感反应。

（3）急迫性尿失禁 尿意紧急，多来不及如厕即有尿液不自主流出，常伴尿频和尿急。

（4）功能性尿失禁 虽能感觉到膀胱充盈，但由于精神障碍、运动障碍、环境因素或药物作用，不能及时排尿而引起不自主排尿，每次尿量较大。

（5）溢出性尿失禁 尿失禁的量可以很小，但常持续滴漏，致使漏出的总量较大。身体评估常有膀胱充盈，排尿后膀胱残余尿量常增加。患者多出现排尿困难，甚至尿潴留的表现。

2. 尿失禁的伴随症状 ①伴膀胱刺激征及脓尿，主要见于急性膀胱炎；②伴便秘或排便失禁，见于神经源性膀胱；③伴进行性排尿困难，见于前列腺增生、前列腺癌等；④伴肢体瘫痪，若同时伴有肌张力增高、腱反射亢进、病理反射阳性等，见于脑血管病变；⑤伴慢性咳嗽、气促，多见于慢性阻塞性肺疾病。

3. 尿失禁的并发症　①情感障碍：意识清晰的尿失禁者，由于不能控制排尿及常需他人帮助而感到不安或自卑，常试图通过限制液体摄入量来减少尿失禁的发生。长期尿失禁可影响个体的正常社会生活，尤其是老年人，会产生孤独、自卑、抑郁症等疾病。②皮肤病：尿液刺激皮肤可引起皮炎，局部皮肤潮湿可致皮肤浸渍，受压后易发生压力性损伤。③意外伤：老年人因为尿急导致跌倒和骨折的危险性也增加。

（二）尿潴留

1. 尿潴留的临床分类

（1）急性尿潴留　为突然发生的短时间内膀胱充盈，尿液不能排出，膀胱迅速膨胀而成为无张力性膀胱。下腹胀满膨隆、胀痛难忍，尿意急迫而不能自行排出，触诊或叩诊膨胀的膀胱区时有尿意感，叩诊为浊音。有时部分尿液从尿道溢出，但下腹部疼痛仍不能减轻。常见于外伤、手术或麻醉后、使用解痉药物等。

（2）慢性尿潴留　多为假性尿失禁，起病缓慢，可无明显表现，常有少量排尿，一般无下腹疼痛，只是通过体检或出现其他并发症而被发现。当有大量残余尿时，可出现少量持续排尿，称为假性尿失禁，因膀胱内尿液充盈过度溢出而致。常见于尿道梗阻性病变、膀胱输尿管反流、神经源性膀胱等。

> **知识链接**
>
> **排尿反射**
>
> 排尿（micturition）是尿液在膀胱贮存一定量后，一次性地通过尿道排出体外的过程。正常人膀胱容量为 300～500ml。当膀胱内的容量达到 200～400ml 时，膀胱内压增高，膀胱内壁压力感受器受到刺激而兴奋，冲动沿盆神经的传入纤维传导至骶髓的低级排尿中枢，同时向上传到脑干和大脑皮质的高级排尿中枢，产生尿意。大脑皮质对脊髓排尿中枢起着抑制和调节作用，如果时机和环境不适合，将抑制脊髓低级中枢的活动从而暂不产生排尿反射；反之排尿中枢发放冲动沿盆神经的纤维传出，引起逼尿肌收缩和尿道内括约肌舒张，尿道内压力下降，低于膀胱内压，尿液进入上部尿道。此时，尿液还可以刺激尿道的感受器，产生兴奋性冲动，沿盆神经再次传到脊髓排尿中枢进一步加强其活动，并反射性地控制阴部神经的活动，使尿道外括约肌开放，于是尿液在强大的膀胱内压力的驱使下排出膀胱，完成排尿活动。排尿时，膈肌和腹肌的收缩也能产生较高的腹压，从而增加膀胱的压力，加快尿液的排出。这一生理活动是膀胱与神经相互作用协调的结果，是较复杂的生理过程。

2. 尿潴留的伴随症状　①伴尿频、尿急、排尿踌躇和射尿无力，见于前列腺增生、前列腺癌；②伴腹部绞痛、下腹部绞痛并向大腿会阴方向放射，见于膀胱颈部结石；③伴血尿，见于后尿道损伤、尿道结石、膀胱颈部结石和某些血液病等；④伴运动、感觉等神经功能障碍，见于颅脑或脊髓肿瘤，脑血管疾病，脊柱肿瘤、结核或骨折等中枢神经系统疾病。

3. 尿潴留的并发症　尿潴留本身是一种继发性疾病，长期存在又可出现一系列继发疾病，主要有以下几种。①尿路感染：尿潴留有利于细菌繁殖，易并发尿路感染，难以治愈，且易复发。②反流性肾病：尿潴留使膀胱内压升高，尿液沿输尿管反流，造成肾盂积液，继之肾实质受压、缺血、坏死，最终导致慢性肾功能衰竭。

【问诊要点】

1. 尿失禁和尿潴留的特点　发生时间、起病缓急、持续时间、加重或缓解的因素。

2. 尿失禁和尿潴留病因　有无与尿失禁、尿潴留相关的病史或尿路感染史、尿道手术或器械操作史、尿石排出史。

3. 尿失禁和尿潴留诱因　是否有相关疾病、手术、用药史或精神紧张等；是否在大笑、咳嗽、打喷嚏、跑跳、猛然用力、性生活时出现尿失禁。

4. 伴随症状 尿潴留伴尿频，在中老年男性出现多见于前列腺增生。

5. 身心反应 有无下腹胀痛、烦躁和辗转不安；有无恐惧心理；有无尿路感染表现，尤其是留置导尿患者；是否有自尊心受伤表现；有无不信任、固执的心理倾向；有无情绪低落、焦虑，产生孤独感。

6. 诊疗及护理经过 已做过的诊断性检查及结果、已采用的治疗或护理措施，包括用药以及其他缓解症状的措施与效果。

【相关护理诊断/问题】

1. 体液过多 与尿量减少和水钠潴留有关。

2. 疼痛 与尿路感染、尿路结石等有关。

3. 焦虑 与预感自身受到疾病威胁有关。

4. 自我体像紊乱 与不能自行控制排尿有关。

5. 潜在并发症 尿路感染、反流性肾病等。

（吴晓华）

第十五节 眩 晕 📱微课11

PPT

▶▶ 情境导入

情境： 患者，男，65岁。突发眩晕伴恶心呕吐6小时。患者于转头时突发眩晕，自觉天旋地转，约2分钟自行缓解，伴恶心、呕吐1次，呕吐物为胃内容物，量约200ml，呈非喷射性，伴双下肢无力，不伴头痛、耳鸣、听力下降、身体麻木、语言不利、四肢抽搐、吞咽呛咳等症状。身体评估：BP 168/85mmHg，双侧眼球向右侧水平震颤，四肢肌力5级，腱反射（+），双侧霍夫曼征（+）。颈部血管彩超示：双侧颈总动脉、颈内动脉、颈外动脉及椎基底动脉内膜毛糙增厚伴硬化斑块形成。

思考： 1. 该患者眩晕的病因可能是什么？

2. 护士应重点问诊哪些内容？

3. 患者目前存在的主要护理问题有哪些？

眩晕（vertigo）是患者感到自身或周围环境物体旋转或摇动的一种主观感觉障碍，常伴有客观的平衡障碍，一般无意识障碍等。主要由迷路、前庭神经、脑干及小脑病变引起，亦可由其他系统或全身性疾病引起。

【病因与发生机制】

眩晕发生机制有多种因素，可因病因不同而异。

1. 梅尼埃（Meniere）病 可能是内耳的淋巴代谢失调、淋巴分泌过多或吸收障碍而引起内耳膜迷路积水，亦有人认为是变态反应、B族维生素缺乏等因素所致。

2. 迷路炎 常由于中耳病变（胆脂瘤、炎症性肉芽组织等）直接破坏迷路的骨壁引起，少数是炎症经血行播散或淋巴扩散所致。

3. 药物中毒性眩晕 是对药物敏感、内耳前庭或耳蜗受损所致。

4. 晕动病 乘坐车、船或飞机时，内耳迷路受到机械性刺激引起前庭功能紊乱所致。

5. 椎基底动脉供血不足（后循环缺血） 可由动脉管腔变窄、内膜炎症、椎动脉受压或动脉舒缩功能障碍等因素所致。

【临床表现】

1. 周围性眩晕（耳性眩晕） 指内耳前庭至前庭神经颅外段之间的病变所引起的眩晕。

（1）梅尼埃病　以发作性眩晕伴耳鸣、听力减退及眼球震颤为主要特点，严重时可伴有恶心、呕吐、面色苍白和出汗，发作多短暂，少有超过2周，具有易复发的特点。

（2）迷路炎　多由中耳炎并发，症状同上，检查发现鼓膜穿孔有助于诊断。

（3）内耳药物中毒　常由链霉素、庆大霉素或其同类药物中毒性损害所致。多为渐进性眩晕伴耳鸣、听力减退，常先有口周及四肢发麻等。水杨酸制剂、奎宁、某些镇静安眠药（氯丙嗪、哌替啶等）亦可引起眩晕。

（4）前庭神经元炎　多在发热或上呼吸道感染后突然出现眩晕，伴恶心、呕吐，一般无耳鸣及听力减退，持续时间较长，可达6周，痊愈后很少复发。

（5）良性位置性眩晕　患者头部处在一定位置时出现眩晕和眼球震颤，多数不伴耳鸣及听力减退，可见于迷路和中枢病变。

（6）晕动病　见于晕船、晕车等，常伴恶心、呕吐、面色苍白、出冷汗等。

2. 中枢性眩晕（脑性眩晕）　指前庭神经颅内段、前庭神经核及其纤维联系、小脑、大脑等处的病变所引起的眩晕。

（1）颅内血管性疾病　如椎 – 基底动脉供血不足、锁骨下动脉盗血综合征、延髓背外侧综合征、脑动脉粥样硬化、高血压脑病和小脑出血等。

（2）颅内占位性病变　如听神经瘤、小脑肿瘤、第四脑室肿瘤和其他部位肿瘤等。

（3）颅内感染性疾病　如颅后凹蛛网膜炎、小脑脓肿等。

（4）颅内脱髓鞘疾病及变性疾病　如多发性硬化、延髓空洞症等。

（5）癫痫。

以上疾病可有不同程度眩晕和原发病的其他表现。

3. 其他原因的眩晕　可有不同程度眩晕，但常无真正旋转感，一般不伴听力减退、眼球震颤，少有耳鸣，可有原发病的其他表现。

（1）心血管疾病　低血压、高血压、阵发性心动过速、房室传导阻滞等。

（2）血液病　各种原因所致贫血、出血等。

（3）中毒性　急性发热性疾病、尿毒症、严重肝病、糖尿病等。

（4）眼源性　眼肌麻痹、屈光不正。

（5）头部或颈椎损伤后。

（6）神经症。

知识链接

人体平衡的维持

人体通过视觉、本体觉和前庭器官分别将躯体位置的信息经感觉神经传入中枢神经系统，整合后作出位置的判断，并通过运动神经传出，调整位置，维持平衡。其中任何传入环节功能异常都会出现判断错误，出现眩晕。

4. 伴随症状　①眩晕伴耳鸣、听力下降，见于前庭器官疾病、第Ⅷ对脑神经病及肿瘤；②眩晕伴恶心、呕吐，见于梅尼埃病、晕动病；③眩晕伴共济失调，见于小脑、颅后凹或脑干病变；④眩晕伴眼球震颤，见于脑干病变、梅尼埃病。

【问诊要点】

1. 起病情况和患病时间　眩晕发作的时间，多在什么情况下发生；是否与转颈、仰头、起卧、翻身有关。

2. 主要症状特点　有无周围物体旋转或自身旋转的感觉；有无发热、耳鸣、听力减退、恶心、呕吐、出汗、口周及四肢麻木、视力改变、平衡失调等相关症状；有无复发性特点。

3. 病因和诱因 发病的原因，有无诱发因素。

4. 伴随症状 眩晕发作时有无耳鸣；是一侧还是双侧；有无恶心、呕吐。

5. 诊疗及护理经过 已接受的诊断性检查及结果；已采用的治疗与护理措施及效果。

6. 相关病史 既往有无类似的发作；有无急性感染、中耳炎、颅脑疾病及外伤、心血管疾病、严重肝肾疾病、糖尿病等病史；有无晕车、晕船及服药史。

【相关护理诊断/问题】

1. 有成年人跌倒的危险 与眩晕导致身体平衡障碍有关。

2. 恶心、呕吐 与内耳迷路受到机械性刺激引起前庭功能紊乱有关。

3. 潜在并发症 脑血管意外与高血压脑病等颅内血管性疾病有关。

（吴晓华）

第十六节 晕 厥 微课12

PPT

情境导入

情境：患者，女，18岁。发作性晕厥3个月，再发10分钟。10分钟前于长时间站立时突感头晕、心慌、恶心，四肢乏力，继而晕倒在地意识丧失。当时无口吐白沫，无四肢抽搐及大小便失禁；近期无发热、咳嗽、无胸闷等病史；近3个月来，类似发作数次，多在上早操、行走或站立时，时间长短不一。入CCU平卧数分钟后意识清晰，上述症状均消失。身体评估：T 36.8℃，P 48次/分，R 30次/分，BP 80/46mmHg。平卧体位，意识模糊呼吸稍促，皮肤汗多，面色苍白。既往体健，无烟酒嗜好，否认心血管疾病史，家族中无特殊遗传病史。

思考：1. 该患者晕厥的病因可能是什么？

2. 患者目前存在的主要护理问题有哪些？

晕厥（syncope）是由于一时性广泛脑供血不足所致的短暂意识丧失状态。发作时患者因肌张力消失不能保持正常姿势而倒地，一般为突然发作，迅速恢复，很少有后遗症。

【病因与发生机制】

1. 血管舒缩障碍 见于单纯性晕厥、直立性低血压、颈动脉窦综合征、排尿晕厥、咳嗽性晕厥及疼痛性晕厥等。

2. 心源性晕厥 见于严重心律失常、心脏排血受阻及心肌缺血性疾病等，如阵发性心动过速、阵发性心房颤动、病态窦房结综合征、高度房室传导阻滞、主动脉瓣狭窄、先天性心脏病某些类型、心绞痛与急性心肌梗死、原发性肥厚型心肌病等。

3. 脑源性晕厥 见于脑动脉粥样硬化、短暂性脑缺血发作、偏头痛、无脉症、慢性铅中毒性脑病等。

4. 血液成分异常 见于低血糖、通气过度综合征、重症贫血及高原晕厥等。

【临床表现】

1. 血管舒缩障碍

（1）单纯性晕厥（血管抑制性晕厥） 多见于青年或者体质娇弱的女性，发作常有明显诱因（如疼痛、恐惧、轻微出血、情绪紧张、各种穿刺及小手术等），在天气闷热、空气污浊、疲劳、空腹、失眠及妊娠等情况下更易发生。晕厥前常有头晕、眩晕、恶心、上腹不适、面色苍白、肢体发软、坐立不安和焦虑等，持续数分钟继而突然意识丧失，常伴有血压下降、脉搏微弱，持续数秒或数分钟后可自然苏醒，无后遗症。发生机制是由于各种刺激通过迷走神经反射，引起短暂的血管床扩张，回心血量减少、心排血量减少、血压下降导致脑供血不足所致。

（2）**直立性低血压** 在体位骤变时，主要由卧位或蹲位突然站起时发生晕厥。发生机制可能是由于下肢静脉张力低，血液蓄积于下肢（体位性）、周围血管扩张淤血（服用亚硝酸盐药物）或血液循环反射调节障碍等因素，使回心血量减少、心排血量减少、血压下降导致脑供血不足所致。可见于：①某些长期站立于固定位置及长期卧床者；②服用某些药物，如氯丙嗪、胍乙啶、亚硝酸盐类等或交感神经切除术后患者；③某些全身性疾病，如脊髓空洞症、多发性神经根炎、脑动脉粥样硬化、急性传染病恢复期、慢性营养不良等。

（3）**颈动脉窦综合征** 由于颈动脉窦附近病变，如局部动脉硬化、动脉炎、颈动脉窦周围淋巴结炎或淋巴结肿大、肿瘤以及瘢痕压迫或颈动脉窦受刺激，致迷走神经兴奋、心率减慢、心排血量减少、血压下降导致脑供血不足。可表现为发作性晕厥或伴有抽搐。常见的诱因有脑血管造影检查、用手压迫颈动脉窦、突然转头、衣领过紧等。

（4）**排尿晕厥** 多为青年男性，在排尿中或排尿结束时发作，持续 1~2 分钟，自行苏醒，无后遗症。发生机制可能为综合性的，包括自身自主神经不稳定，体位骤变（夜间起床），排尿时屏气动作或迷走神经反射，致心排血量减少、血压下降、脑缺血。

（5）**咳嗽性晕厥** 见于慢性肺部疾病者剧烈咳嗽后。发生机制可能是剧咳时胸腔内压力增加，静脉血回流受阻，心排血量降低、血压下降导致脑缺血；亦有认为剧烈咳嗽时脑脊液压力迅速升高、对大脑产生震荡作用。

（6）**其他因素** 如剧烈疼痛、下腔静脉综合征（晚期妊娠和腹腔巨大肿物压迫）、食管与纵隔疾病、胸腔疾病、胆绞痛、支气管镜检时，由于血管舒缩功能障碍或迷走神经兴奋，导致晕厥发作。

2. 心源性晕厥 心脏病患者因心排血量突然减少或心脏停搏，导致脑组织缺氧而发生晕厥。最严重的为 Adams-Stokes 综合征，主要表现为心搏停止 5~10 秒出现晕厥，停搏 15 秒以上可出现抽搐，常伴有大小便失禁。

3. 脑源性晕厥 由于脑部血管或主要供应脑部血液的血管发生循环障碍，导致一时性广泛脑供血不足所致。如脑动脉硬化引起血管腔变窄，高血压病引起脑动脉痉挛，偏头痛及颈椎病时基底动脉舒缩障碍，各种原因所致的脑动脉微栓塞、动脉炎病变等。其中短暂性脑缺血发作可表现为多种神经功能障碍症状，由于损害的血管不同其表现各异，如偏瘫、肢体麻木、语言障碍等。

4. 血液成分异常

（1）**低血糖综合征** 由于血糖低而影响大脑的能量供应。表现为头晕、乏力、饥饿感、恶心、出汗、震颤、神志恍惚、晕厥，重者昏迷。

（2）**通气过度综合征** 由于情绪紧张或癔症发作，呼吸急促、换气过度，二氧化碳排出增加，导致呼吸性碱中毒、脑部毛细血管收缩、脑缺氧，表现为头晕、乏力、颜面四肢针刺感，可因伴血钙降低而发生手足搐搦。

（3）**哭泣性晕厥** 好发于幼童，先有哭泣，继而屏住呼吸，导致脑缺氧而发生晕厥。

（4）**重症贫血** 因血氧低下而在用力时发生晕厥。

（5）**高原晕厥** 由短暂缺氧引起。

知识链接

Adams-Stokes 综合征

由于解剖或功能失常造成的永久性或暂时性冲动传导障碍会导致心脏传导阻滞，可发生于心脏传导系统的任何水平，如发生在心房与心室之间，称房室阻滞。房室阻滞因心室率过慢导致脑缺血，患者可出现暂时性意识丧失，甚至抽搐，称为 Adams-Stokes 综合征，严重者可致猝死。

5. 伴随症状 ①晕厥伴明显的自主神经功能障碍（如面色苍白、出冷汗、恶心、乏力等），多见于血管抑制性晕厥或低血糖性晕厥；②晕厥伴面色苍白、发绀、呼吸困难，见于急性左心衰竭；③晕厥伴心率和心律明显改变，见于心源性晕厥；④晕厥伴抽搐，见于中枢神经系统疾病、心源性晕厥；⑤晕厥伴头痛、呕吐、视听障碍，提示中枢神经系统疾病；⑥晕厥伴发热、水肿、杵状指，提示心肺疾病；⑦晕厥伴呼吸深快、手足发麻、抽搐，见于通气过度综合征、癔症等；⑧晕厥伴有心悸、乏力、出汗、饥饿感，见于低血糖性晕厥。

【问诊要点】

1. 起病情况和患病时间　晕厥发生的年龄、性别；有无前驱期症状，发病前的体位及活动情况。

2. 主要症状特点　晕厥发生速度、发作持续时间；晕厥发作时面色、血压、脉搏及呼吸情况，有无咬舌等；发作结束时有无后遗症状。

3. 病因和诱因　晕厥发作的诱因、发作与体位的关系、与咳嗽及排尿的关系、与用药的关系。

4. 伴随症状　是否伴有发绀、呼吸困难、抽搐、头痛、呕吐、视听障碍等。

5. 诊疗及护理经过　已接受的诊断性检查及结果；已采用的治疗与护理措施及效果。

6. 相关病史　既往有无心、脑血管病史、神经病史、代谢性疾病史；有无相同发作史；家族中有无晕厥发作史；既往用药史。

【相关护理诊断/问题】

1. 有受伤的危险　与晕厥发作时肌张力消失不能保持正常姿势而倒地有关。

2. 潜在并发症　心脏停搏、脑血管意外等。

（吴晓华）

第十七节　抽搐与惊厥　微课13

PPT

情境导入

情境：患者，男，20岁。有癫痫病史5年，今日突然出现意识丧失，四肢阵挛性抽搐，瞳孔散大，口唇青紫，有舌咬伤，伴有尿失禁。发作持续1分钟后转为嗜睡状态。身体评估：T 37.8℃，神志不清，无病理征。

思考：1. 该患者抽搐的病因可能是什么？

　　　2. 护士应重点问诊哪些内容？

　　　3. 患者目前存在的主要护理问题有哪些？

抽搐（tic）指全身或局部成群骨骼肌非自主性抽动或强烈收缩。可以引起关节运动和强直当肌群收缩表现为强直性和阵挛性时，称为惊厥（convulsion），常为全身性、对称性，伴或不伴意识丧失。抽搐与惊厥均属于不随意运动。惊厥的概念与癫痫有相同也有不同点，癫痫大发作与惊厥的概念相同，癫痫小发作则不应称为惊厥。

【病因与发生机制】

（一）病因

抽搐与惊厥的病因可分为特发性与症状性。特发性常由于先天性脑部不稳定状态所致；症状性病因如下。

1. 颅脑疾病

（1）颅内感染　如病毒、细菌、真菌感染等所致脑炎、脑膜炎、脑脓肿等；寄生虫病感染，如脑血吸虫病、脑型疟疾、脑囊虫病等。

（2）颅脑外伤　如产伤、颅脑外伤等。

（3）颅内肿瘤 如原发性脑肿瘤、颅内转移瘤等。

（4）脑血管疾病 如脑出血、蛛网膜下腔出血、高血压脑病、脑栓塞、脑血栓形成等。

（5）其他 如先天性脑发育障碍、核黄疸等。

2. 全身性疾病

（1）感染 如中毒型菌痢、狂犬病、破伤风、急性感染所致的小儿高热惊厥等。

（2）心血管疾病 如高血压脑病、阿 – 斯综合征等。

（3）代谢障碍 如低血糖状态、低钙血症、低镁血症等。

（4）中毒 如有机磷、乙醇、苯、铅等中毒及尿毒症、肝性脑病等。

（5）风湿性疾病 如风湿热、系统性红斑狼疮、脑血管炎等。

（6）其他 如热射病、溺水、窒息、触电，还可见于突然停用安眠药、抗癫痫药等。

3. 神经官能症 如癔症性抽搐和惊厥。

（二）发生机制

尚未完全阐明，可能是由于大脑运动神经元的异常放电所致。这种病理性放电可因神经元膜电位不稳定而引起，由营养、代谢、脑皮质肿物、瘢痕等原因激发，并与遗传、免疫、内分泌、精神因素、微量元素等有关。根据引起肌肉异常收缩的兴奋信号的来源不同可分为：大脑功能障碍，如癫痫大发作等；非大脑功能障碍，如破伤风、低钙血症性抽搐等。

【临床表现】

1. 全身性抽搐 以全身骨骼肌痉挛为主要表现，多伴有意识丧失。

（1）癫痫大发作 以全身抽搐和意识障碍为特征。患者突发意识模糊或丧失，全身强直，呼吸暂停，继而四肢发生阵挛性抽搐，呼吸不规则，大小便失禁、发绀，发作约半分钟左右自行停止，可反复发作或呈持续状态。发作时可有两侧瞳孔散大、对光反射消失或迟钝、病理反射阳性等。发作停止后不久意识恢复，如为肌阵挛性，一般只是意识障碍。由破伤风引起者为持续性强直性痉挛，伴有剧烈肌肉疼痛。

（2）癔症性发作 发作前常有情绪激动或受不良刺激等诱因，发作样式不固定，时间较长，无舌咬伤和大小便失控。

2. 局限性抽搐 以身体某一局部连续性肌肉收缩为主，多见于手足、眼睑、口角等部位。低钙血症引起手足搐搦症发作时腕和手掌指关节屈曲，指间关节伸直，拇指内收，呈"助产士手"；踝关节伸直，足趾跖屈，足呈弓状，似"芭蕾舞足"。

【问诊要点】

1. 年龄与病因 不同年龄段发生惊厥的病因差异很大。新生儿惊厥多为产伤、窒息、颅内出血所致；6个月~3岁的婴幼儿以高热惊厥为多，或因低血钙、低血镁、低血糖所致，或为中毒性脑病所致；儿童和青少年发生惊厥的常见原因有原发性癫痫、中毒、感染、脑外伤等；青壮年发生惊厥多为原发性癫痫、肿瘤、脑外伤等引起；老年人发生惊厥则多为脑动脉硬化、高血压、肿瘤等所致。问诊时要注意出生情况和发育史有无异常、既往有无热惊厥、头部外伤、脑炎、脑膜炎以及寄生虫病史，是否曾被狗咬伤，有无癫痫家族史等。

2. 诱发因素 发作是否与高热、缺氧、饱食、饥饿、劳累、饮酒、睡眠、情绪波动、环境因素刺激有关。小儿惊厥多与高热有关；癔症性惊厥常由情绪波动引起；光、声刺激可使破伤风患者发生强烈痉挛。部分患者在惊厥发作前可有烦躁、口角抽搐、肢体的麻木感、针刺感、触电感等先兆症状，但时间极为短暂。

3. 惊厥发作时的情况 起病时间、发作时表现、发作频率、持续时间、间隔时间、发作前有无烦躁不安、口角抽搐、肢体发紧等先兆表现。

4. 伴随症状 伴发热常提示为感染性疾病，多见于小儿的急性感染；伴血压增高提示高血压脑病、肾炎等；伴脑膜刺激征常提示脑膜炎、蛛网膜下腔出血等；伴意识障碍常提示癫痫大发作、重症颅脑疾病等；伴剧烈头痛常提示高血压、急性感染、蛛网膜下腔出血、颅外伤、颅内占位性病变等。

5. 身心反应 注意有无外伤、窒息、大小便失禁等；惊厥发作时有无窒息；有无紧张、焦虑等心理反应及其程度。

6. 诊断、治疗及护理经过 是否应用镇静剂及其名称、剂量和效果。

【相关护理诊断/问题】

1. 有受伤的危险 与不受控制的惊厥发作、意识丧失所致的跌伤、舌咬伤有关。

2. 有窒息的危险 与发作时伴意识丧失所致的呼吸道分泌物、呕吐物误吸有关，与发作时舌后坠阻塞呼吸道有关。

3. 完全性尿失禁 与惊厥发作时的意识丧失有关。

4. 疼痛 与抽搐发生所致强直性肌肉收缩有关。

5. 个人或家庭应对无效 与无处理突发惊厥能力有关。

6. 潜在并发症 窒息、跌伤等。

（马 莹）

第十八节 意识障碍 微课14

PPT

正常人意识清晰，思维敏捷，反应敏锐精确，语言表达能力正常。意识障碍（disturbance of consciousness）是人对自身状态和周围环境的识别和觉察能力出现障碍。多由于高级神经中枢功能活动损害所引起，可表现为嗜睡、意识模糊、谵妄、昏睡，严重的意识障碍表现为昏迷。

【病因与发生机制】

（一）病因

1. 重症急性感染 败血症、中毒性肺炎、中毒性菌痢、伤寒、脑炎、脑膜炎、脑型疟疾等。

2. 颅脑非感染性疾病

（1）脑血管疾病 脑梗死、脑出血、蛛网膜下腔出血、高血压脑病等。

（2）颅内占位性病变 原发性或转移性颅内肿瘤等。

（3）颅脑外伤 颅骨骨折、硬膜外血肿、脑震荡、脑挫裂伤等。

（4）癫痫。

3. 心血管疾病 严重休克、心律失常所致的阿 - 斯综合征等。

4. 内分泌与代谢障碍 糖尿病酮症酸中毒、糖尿病高渗性昏迷、低血糖昏迷、甲状腺危象、甲状腺功能减退症、肝性脑病、尿毒症等。

5. 水、电解质平衡紊乱 低钠血症、高氯性酸中毒、低氯性碱中毒等。

6. 中毒性疾病 一氧化碳、安眠药、有机磷农药、乙醇等中毒。

7. 物理性因素 电击、淹溺、中暑等。

（二）发生机制

意识由意识内容和意识"开关"系统组成。意识内容指大脑皮质的功能活动，包括记忆、思维、定向力和情感等精神活动，以及通过视、听、语言和复杂运动等与外界保持密切联系的能力。意识内容是在觉醒状态的基础上产生。意识"开关"系统包括经典的感觉传导径路（特异性上行投射系统）及脑干网状结构（非特异性上行投射系统）。意识"开关"系统激活大脑皮质，使之维持一定水平的兴奋性，使机体处于觉醒状态，从而在此基础上产生意识内容。清醒的意识活动有赖于大脑皮质和皮质下网状结构功能的完整性，任何原因导致大脑皮质弥漫性损害或脑干网状结构损害，则可使意识内容改变或觉醒状态减弱，从而发生意识障碍。

【临床表现】

1. 嗜睡 最轻的意识障碍，是一种病理性嗜睡，患者陷入持续的睡眠状态，能被轻刺激或言语所唤醒，醒后能正确回答和作出各种反应，当刺激去除后又很快入睡。

2. 意识模糊 是较嗜睡为深的一种意识障碍，患者能保持简单的精神活动，但对时间、地点、人物的定向能力发生障碍。

3. 昏睡 是接近于人事不省的意识状态，患者处于沉睡状态，不易唤醒。在强烈刺激下（如压迫眶上神经、摇动身体等）虽可被唤醒，但很快又入睡。醒时答话含糊不清或答非所问。

4. 谵妄 是一种以兴奋性增高为主的高级神经中枢急性活动失调状态，表现为意识模糊、定向力丧失、躁动不安、言语杂乱，常伴有错觉和幻觉，常发生于急性感染性疾病的发热期间、急性酒精中毒、代谢障碍（如肝性脑病）、循环障碍或中枢神经系统疾病等。

5. 昏迷 最严重的意识障碍。表现为意识持续中断或完全丧失，运动、感觉和反射等功能障碍，给予任何刺激均不能使患者觉醒。按其程度可区分3度。

（1）轻度昏迷 意识大部分丧失，无自主运动，对声、光刺激无反应，对疼痛刺激尚可出现痛苦的表情或肢体退缩等防御反应。角膜反射、瞳孔对光反射、眼球运动、吞咽反射等生理反射尚可存在。

（2）中度昏迷 对周围事物及各种刺激均无反应，对强烈刺激可出现防御反射。角膜反射减弱，瞳孔对光反射迟钝，眼球无转动。

（3）深度昏迷 意识完全丧失，全身肌肉松弛，对各种刺激全无反应，深、浅反射均消失。

知识链接

特殊类型的意识障碍

1. 去大脑皮质状态 是大脑皮质受到严重的广泛损害，功能丧失，而大脑皮质下及脑干功能仍然保存的一种特殊状态。有觉醒和睡眠周期，觉醒时睁开眼睛，各种生理反射如瞳孔对光反射、角膜反射、吞咽反射、咳嗽反射存在，喂之能吃，貌似清醒，但缺乏意识活动，故有"睁目昏迷""醒状昏迷"之称。

2. 无动性缄默症 患者能注视检查者及周围的人，貌似觉醒，但不能言语，四肢不能活动，大小便失禁，肌肉松弛，出现不典型去大脑强直姿势，对外界刺激无反应。主要见于脑干上部或丘脑的网状激活系统受损，而大脑半球及其传出通路无病变。

【问诊要点】

1. 病因及诱因 了解有无与意识障碍相关的健康史及诱因，如有无高血压、肝肾疾病、糖尿病、癫痫、发热等疾病；了解有无毒物、药物等接触史；了解意识障碍发生时所处的环境、精神状态等及既往有无类似发作状况；了解意识障碍发生的缓急。

2. 意识障碍的程度 通过与患者交谈，了解其语言反应、对答是否切题、对疼痛的反应、肢体活动、瞳孔大小及对光反射、角膜反射等判断意识障碍的程度。

3. 伴随症状

（1）伴发热 先发热后有意识改变，见于重症感染性疾病；先有意识障碍后出现发热，见于脑出血、蛛网膜下腔出血等。

（2）伴瞳孔改变 瞳孔散大，见于癫痫、低血糖昏迷、颠茄类药物及酒精中毒等；瞳孔缩小，见于巴比妥类、吗啡类、有机磷杀虫药等中毒。

（3）伴血压改变 血压增高，见于脑血管意外、高血压脑病、肾炎等；血压降低，见于休克。

（4）伴心动过缓　见于颅内压增高、房室传导阻滞、吗啡中毒等。

（5）伴脑膜刺激征　见于脑膜炎、蛛网膜下腔出血等。

（6）伴偏瘫　见于脑出血、脑梗死等。

4. 身心反应　注意监测生命体征，观察瞳孔变化情况，观察有无大小便失禁或潴留；有无口腔炎、角膜炎、肺部感染；有无压疮形成；有无肢体肌肉萎缩或挛缩、关节僵硬、肢体畸形及活动受限等。

5. 诊疗及护理经过　患者出现症状以后是否做过诊断性检查及结果；是否采用消除脑水肿、保持呼吸道通畅、给氧、留置导尿管、抗感染、防止并发症等治疗和护理措施及疗效等。

【相关护理诊断/问题】

1. 急性意识障碍　与脑功能障碍有关。

2. 排便功能障碍　与意识丧失所致排便失控有关。

3. 营养失调　低于机体需要量与意识障碍所致不能正常进食有关。

4. 有皮肤完整性受损的危险　与意识障碍导致活动障碍、大小便失禁有关。

5. 有感染的危险　与意识障碍所致的咳嗽、长期卧床等有关。

6. 有受伤的危险　与意识障碍所致躁动不安等有关。

（马　莹）

第十九节　焦　虑 微课15

情境导入

情境：患者，女，62岁。自从半年前丈夫患脑梗死后，经常感到胃部不适、胸闷气短、惶恐不安，注意力常难以集中，夜间常常难以入睡。诊断为焦虑症。

思考：1. 焦虑有哪些常见的临床表现？

　　　2. 患者目前存在的主要护理问题有哪些？

焦虑（anxiety）是一种常见的源于内心的紧张、压力感的综合性情绪体验，常表现为担忧、紧张、不安、恐惧和对未来的不良预感，常伴自主神经功能紊乱症状，如心悸、失眠、憋气、出汗、手抖、尿频等。焦虑是患者最常见的情绪反应之一，几乎每个人一生中都有过焦虑的情绪体验。而持续的、过度的焦虑会使个体身心受损，进而发展为焦虑障碍，主要表现为持续的不真实的担忧和紧张发作。可见于焦虑症、抑郁症、睡眠障碍、精神分裂症、应激相关障碍、乙醇或药物滥用者以及躯体疾病伴发的心理障碍等。

【病因与发生机制】

（一）病因

1. 生活事件　引起的心理冲突是焦虑的最常见原因，任何可威胁到身体和（或）心理安全的情景、事件或变化，如就业、患病、住院、结婚、迁居、久病不愈、亲人病危等均可因应激而产生焦虑。焦虑反应的强弱程度与个体的发展阶段、个性特点、健康状况及应对能力等有关。

2. 某些躯体器质性疾病　如脑血管疾病、脑肿瘤、甲状腺功能亢进症、糖尿病及低血糖等。

3. 药物　某些药物的长期应用、中毒或戒断后，如阿片类、苯丙胺、某些抗精神病药物等。

4. 精神疾病　如疑病症、恐怖症、精神分裂症等。

（二）发生机制

1. 遗传因素　有研究表明遗传因素在焦虑症的发生中起一定的作用，有惊恐障碍者的一级亲属中约10%患有惊恐障碍。

2. 神经生物学因素　研究发现去甲肾上腺素（NE）、5 - 羟色胺（5 - HT）、γ - 氨基丁酸（GA-BA）等中枢神经递质与焦虑有关，抑制或调节这些递质可以治疗改善焦虑症状。

3. 心理学因素　认知理论认为焦虑患者的思维在有意识和无意识的水平上都关注威胁，以负性自动思维的方式对环境作出反应；行为主义理论认为焦虑是对某些环境刺激的恐惧而形成的一种条件反射；心理动力学理论认为焦虑源于内在的心理冲突，个体无法找到表达本我冲动的健康途径，并且害怕表露这些冲动。

【临床表现】

1. 精神方面　过度担心是焦虑的核心特点，表现为对未来可能发生、难以预料的某种危险或者不幸事件的担心，其担心的程度与现实不相符，即预期性焦虑；或者患者不能明确意识到他担心的对象或内容，只是提心吊胆、惶恐不安，为浮动性焦虑。患者注意力常难以集中，难以入睡或者睡眠中易惊醒。严重者可出现惊恐障碍，表现为突然的强烈的恐惧，害怕失去控制或觉得死亡将至。

2. 行为方面　表现为焦躁不安、肌肉紧张、运动不安、搓手顿足、唉声叹气、不能静坐、来回走动等。可以有肌肉紧张感，严重时感到肌肉酸痛，有的患者可出现肢体震颤。出现惊恐障碍的患者常因为担心再次发作而产生回避行为，如不敢独自出门、害怕到人多喧闹的场所等。

3. 自主神经功能紊乱　表现为心慌、胸闷、气短、皮肤潮红或苍白、口干、便秘或腹泻、出汗、尿频等。严重时表现为惊恐发作，如呼吸困难或窒息感、濒死感等。

【问诊要点】

1. 个性、应对方式、起病情况、病因与诱因　完美主义倾向的人或敏感脆弱者容易产生焦虑；既往的应对策略、近期所经历的各种应激事件，对应激事件的看法（包括对目前所患疾病的看法）、所采取的应对措施及其效果等；有无甲状腺功能亢进症、脑炎、低血糖、脑血管疾病等可引起焦虑的相关疾病；有无酗酒及滥用药物等。

2. 焦虑的表现与严重程度、持续时间　有无存在担心的问题；有无紧张不安的情绪体验；有无认知功能改变、睡眠障碍、自主神经功能紊乱以及行为表现等。必要时，可采用焦虑相关量表进行测评。

3. 社会支持系统　可提供帮助及情感支持的家人、亲戚、朋友等，以及可获得的有效支持的性质及程度等。

4. 诊疗与护理经过　是否做过诊断性检查及结果，已经采取的治疗和护理措施及疗效等。

【相关护理诊断/问题】

1. 焦虑　与过度担心未来可能发生、难以预料的某种危险或者不幸事件有关；与缺乏疾病相关知识有关。

2. 思维过程紊乱　与重度焦虑所致认知功能改变有关。

3. 睡眠型态紊乱　与焦虑引起的思虑过度有关。

4. 有无能为力感的危险　与焦虑、应对方式、社会支持有关。

（马　莹）

第二十节　抑　郁　_e微课16

情境导入

情境：患者，女，30 岁，已婚。近 3 周来自觉出现情绪低落、兴趣减退、易疲劳、懒言少语、动作迟缓。自觉"脑子变笨了，好像木头样，整个世界都是灰色的，什么都没有意思"，觉得自己给家庭带来很多麻烦，多次有轻生的念头。

思考：1. 该患者可能发生了什么？

2. 患者目前存在的主要护理问题有哪些？

抑郁（depression）是一种以显著而持久的情绪低落为主要特征的综合征，其核心症状表现为情绪低落、兴趣缺乏、快感缺失，严重者可有自杀观念或行为。抑郁是患者最常见的情绪反应之一，对患者的影响与抑郁的严重程度有关。轻度抑郁者对工作、社交的影响较小；中度抑郁者，继续进行工作、社交或家务活动有一定困难；重度抑郁者常出现所有的抑郁表现，并伴有明显的躯体症状，严重者有自杀的倾向，在临床护理工作中要学会及早识别与干预。

【病因与发生机制】

（一）病因

1. 社会心理因素 如意外伤害、久病不愈、亲人去世、失恋、失业等。

2. 某些躯体疾病或药物 如脑卒中、产后、甲状腺疾病等；某些药物如甲基多巴、利血平、避孕药、激素类、抗肿瘤药及抗结核药物等。

3. 精神疾病 如抑郁症或某些精神疾病的表现。

（二）发生机制

抑郁的病因与发生机制尚不清楚，目前研究主要有以下几项因素。

1. 生物因素 ①遗传因素：研究提示抑郁的发生与遗传因素有关，但尚不明确具体什么致病基因与抑郁有关。②单胺类神经递质假说：研究发现脑内 5 - 羟色胺（5 - HT）、去甲肾上腺素（NE）功能活动降低导致抑郁。抑郁患者脑脊液中 5 - HT 和 NE 浓度降低。临床上应用的抗抑郁药大多为 5 - HT 或 NE 的再摄取抑制剂，能够增加 5 - HT、NE 系统的功能活动。③神经内分泌系统：研究发现抑郁患者的下丘脑 - 垂体 - 肾上腺轴（HPA 轴）多处于持续兴奋状态，分泌的过量激素对单胺类递质受体起抑制作用导致抑郁。

2. 心理因素 ①大多数承受压力的人不会发生抑郁，行为理论认为抑郁患者则是对有压力的负性生活事件（失业、人际关系破裂、患重病等）的反应；②认知理论认为抑郁患者应对负性生活事件时，采取的思维方式悲观、扭曲，常作出消极的结论，忽视积极的一面，没有意识到自己的观点和想法是消极和错误的；③心理动力学理论认为患者由于童年的遭遇没有形成积极、有力、理性的自我意识，成年后不断在与他人的关系中寻求安全感、认同感和自尊，担心分离和被抛弃，当亲密关系出现问题或没有达到完美时则会发生抑郁。

【临床表现】

1. 情绪低落 表现为愁眉苦脸、悲伤、痛苦、沮丧、唉声叹气，患者常常诉说"自己心情不好，高兴不起来"，有度日如年、生不如死之感。

2. 兴趣缺乏 患者对以前喜欢的活动缺乏兴趣，如文娱、体育活动等。

3. 快感缺失 患者无法从生活中体会到快乐，不能从平日的活动中体验到乐趣。

4. 思维和行动迟滞 表现为注意力和记忆力下降，思维联想速度缓慢，反应迟钝；思维内容多为消极、悲观、不快的往事或联想；语速缓慢、语言简单；动作缓慢、无精打采，严重者可表现为思维困难，自责自罪，有自杀观念和行为等。

5. 躯体症状 可有食欲减退、体重下降、性欲减退、便秘、疲乏无力、躯体疼痛、睡眠障碍、自主神经功能失调等表现。睡眠障碍常表现为不易入睡、易早醒等，早醒是特征性症状。

【问诊要点】

1. 起病年龄、病因与诱因 有研究显示 15～24 岁是最可能发生抑郁的年龄段，儿童和老年人抑郁症状常不典型，女性月经前或月经期、产后、更年期易发生抑郁。病前有无感染、发热、躯体疾病、颅脑外伤等病史，有无乙醇或精神活性物质应用史；是否遭遇负性生活事件，如婚姻情感不幸、患重病久治不愈、下岗等。

2. 抑郁的表现　注意有无情绪低落、内疚、自责等言语表达；是否存在情绪低落、懒言少语等行为表现；有无记忆力及注意力下降、语速及思维过程缓慢、思维内容消极；有无自杀观念和自伤、自杀行为等表现。

3. 个性与心理、应激与应对能力　注意有无缺乏自信、对周围环境及未来是否采取消极的态度等；对有关生活事件的看法、所采取的应对措施等。

4. 人际关系与角色功能　注意有无人际关系紧张、社交回避、对以前感兴趣的活动丧失兴趣等。

5. 伴随症状　如有无食欲减退、体重下降、躯体疼痛、睡眠障碍等躯体症状表现。

6. 诊疗与护理经过　已接受的诊断性检查及结果；对自己情绪状态的看法；已采用的治疗或护理措施及其效果等。

【相关护理诊断/问题】

1. 无能为力感　与负性生活事件、药物副作用等有关。

2. 有自伤/自杀的危险　与自我评价低、无价值感等有关。

3. 社会交往障碍　与严重抑郁所致的运动减少、行为退缩有关。

4. 睡眠型态紊乱　与不易入睡、睡眠不深、早醒等有关。

5. 应对无效　与情绪低落、自我评价低等有关。

（马　莹）

目标检测

答案解析

一、单选题

【A1 型题】

1. 体温恒定的维持在 $39 \sim 40℃$ 或以上，达数天或数周，24 小时内体温波动范围不超过 $1℃$ 的是（　　）

A. 稽留热　　　　　B. 弛张热　　　　　C. 波状热

D. 不规则热　　　　E. 间歇热

2. 干性咳嗽最常见于（　　）

A. 肺部感染　　　　B. 慢性支气管炎　　C. 急性咽喉炎

D. 空洞性肺结核　　E. 支气管扩张

3. 呕吐大量隔夜宿食可见于（　　）

A. 急性胃炎　　　　B. 慢性胃炎　　　　C. 消化道溃疡

D. 急性肝炎　　　　E. 幽门梗阻

4. 属于中等量咯血的是（　　）

A. $<100ml/d$　　　B. $100 \sim 500ml/d$　　C. $>500ml/d$

D. $100 \sim 500ml/次$　　E. $100 \sim 300ml/d$

5. 不符合中心性发绀特点的是（　　）

A. 呈全身性　　　　　　　　　B. 多由心、肺疾病引起

C. 发绀部位皮肤温暖　　　　　D. 给予按摩或加温，发绀可消失

E. 躯干也可被累及

6. 下列有关吸气性呼吸困难说法，错误的是（　　）

A. 吸气显著费力　　　B. 吸气时间延长　　C. 严重者有三四征

D. 常见于喉部、气管、大支气管狭窄与阻塞　　　E. 常见于支气管哮喘

7. 全身黄疸，粪便呈白陶土色，可见于（　　）

    A. 胰头癌   B. 溶血性贫血   C. 钩端螺旋体病

    D. 肝硬化   E. 重症肝炎

【A2 型题】

8. 患者，女，29 岁。上腹不适伴反酸并有阵发性隐痛，夜间疼痛明显，近 2 天大便发黑，最可能的疾病为（　　）

    A. 急性胃黏膜病变出血   B. 消化性溃疡出血   C. 胃癌出血

    D. 胰腺炎出血   E. 食管胃底静脉曲张出血

二、简答题

1. 如何鉴别心源性水肿和肾源性水肿？

2. 如何评估昏迷患者的昏迷程度？

书网融合……

重点小结	微课1	微课2	微课3	微课4	微课5
微课6	微课7	微课8	微课9	微课10	微课11
微课12	微课13	微课14	微课15	微课16	习题

第四章 身体评估

学习目标

知识目标：通过本章的学习，掌握基本检查法的适用范围及动作要领，胸、腹部的主要体表标志及分区，生命体征、淋巴结、瞳孔、眼球、咽部与扁桃体、甲状腺、气管、颈部血管、乳房、肺脏、心脏、腹腔脏器、神经反射等的评估内容、方法、结果判断及临床意义；熟悉发育、营养、面容、体位、姿势、步态、眼、耳、鼻、口腔和腮腺、胸壁、胸廓、生殖器、肛门和直肠、脊柱与四肢的评估方法、结果判断及临床意义；了解临床常见体征的发生机制以及呼吸系统、循环系统、腹部及神经系统常见疾病的主要症状和体征。

能力目标：能正确熟练地进行全面系统的身体评估，并准确描述检查所见；能辨识临床常见的异常体征及其临床意义；能根据受检者健康史及身体评估结果，分析和确定其存在的主要护理诊断/问题。

素质目标：通过本章的学习，能够与受检者及家属进行有效沟通，在诊察过程中注重人文关怀，保护受检者隐私的意识；具备良好的爱伤意识和人文关怀能力，耐心细致的工作态度与良好的人际沟通能力。

第一节　一般状态评估 e 微课1

PPT

情境导入

情境：患者，男，69岁。肝硬化病史8年。2日前出现大便颜色发黑入院。身体评估：T 36.5℃，P 80次/分，R 16次/分，BP 105/70mmHg，意识清楚。病程中无恶心、呕吐，睡眠、饮食正常。

思考：1. 护士对该患者进行一般状态评估时，主要检查哪些内容？

2. 护士可能会发现哪些异常的体征？

3. 患者入院后护士应重点监测其哪些病情变化？

一般状态评估是对患者全身状态的概括性观察。通常以视诊为主，配合触诊、听诊和嗅诊进行检查。检查内容包括性别、年龄、生命体征、发育与体型、营养状态、意识状态、面容与表情、体位、步态、皮肤和淋巴结等。

一、全身状态

（一）性别

性别（sex）以性征来判断，通常不难区别，因为人的性征很明显。性征的正常发育，男性与雄激素有关，女性主要与雌激素有关。在检查中应注意：①激素分泌异常造成第二性征的改变。如肾上腺皮质肿瘤或长期使用肾上腺皮质激素，可使女性患者发生男性化；肝硬化所引起的雌激素堆积和睾丸功能损害及肾上腺皮质肿瘤可引起男性乳房女性化和其他第二性征的改变，如皮肤、毛发、脂肪分布、声音改变等；②性染色体异常对性征的影响，如性染色体数目和结构异常所致两性畸形；③性别与某些疾病的发病率有关，如消化道肿瘤多见于男性；甲状腺疾病和系统性红斑狼疮多见于女性；甲型血友病仅见于男性。

（二）年龄

年龄（age）可经问诊获知。但在意识不清、死亡或故意隐瞒年龄时则需要通过观察皮肤的弹性与光泽、肌肉的状态、毛发的颜色和分布、面部与颈部皮肤的皱纹、牙齿的状态等进行粗略判断。儿童重点检查生长发育情况；青少年重点检查性特征的发育；老年人重点检查老化情况。年龄与健康状态、疾病的发生及预后有密切的关系。如佝偻病、麻疹、百日咳等多发生于儿童；风湿热、结核病多发生于青少年；动脉硬化性疾病、恶性肿瘤多发生于中老年人。

（三）生命体征

生命体征是评价生命活动存在与否及其质量的指标，包括体温（temperature，T）、脉搏（pulse，P）、呼吸（respiration，R）、血压（blood pressure，BP），测量之后应及时而准确地记录于病历和体温记录单上。生命体征的测量是基础护理技术中的重要内容之一，本节中仅简单介绍。

1. 体温

（1）体温的正常范围

1）腋测法　正常值为 36～37℃，测量 10 分钟。此法较简便、安全，不易发生交叉感染，为最常用的体温测定方法。

2）口测法　正常值为 36.3～37.2℃，测量 5 分钟。此法温度较准确，但不易保持卫生，对婴幼儿及意识不清者不能使用。

3）肛测法　正常值为 36.5～37.7℃，测量 5 分钟。此法温度稳定，不易受外界因素影响，多用于婴幼儿及神志不清者。

（2）体温的记录方法　体温测定的结果，应按时记录于体温记录单上，并将各点以直线相连，描绘出体温曲线。

（3）体温测量的注意事项

1）检查体温计完好性及水银柱是否在 35℃ 以下。

2）口测法　将体温计置于患者舌下，嘱患者闭口勿咬，用鼻呼吸，测量前 10 分钟内禁食、禁饮。

3）肛测法　以液状石蜡润滑肛表水银球端后旋转并轻轻插入。

4）腋测法　先擦干腋窝汗液，将体温计置于腋窝最顶端，紧贴皮肤，屈臂过胸，夹紧体温计。

5）注意体温计附近有无存在的冷热物体（冰袋、热水袋）或刺激（热水漱口、热毛巾擦拭腋窝）等，以免影响测量结果。

（4）体温异常及其临床意义

1）体温降低　指体温低于正常。除测量技术因素外，见于休克、急性大出血、慢性消耗性疾病、极度衰弱和甲状腺功能减退症患者等。

2）体温升高　指体温高于正常，即发热，见于感染、无菌性炎症、组织破坏、内出血、恶性肿瘤、抗原抗体反应、内分泌代谢障碍和体温中枢功能失调等。

2. 脉搏　动脉血管随心脏收缩和舒张而相应出现的扩张和回缩的搏动，称为动脉脉搏，简称脉搏。脉搏的检查在护理诊断中具有重要意义。特别对心血管疾病患者，须经常观察脉搏的变化，每次不能少于 30 秒；若脉搏不规则应延长触诊时间，必要时监测心率。检查脉搏时，最常采用触诊桡动脉搏动，检查时注意脉率、脉律、紧张度、强弱等，并注意两侧对比。

（1）脉率　正常成年人在安静、清醒状态下的脉率为每分钟 60～100 次；儿童较快，<3 岁的儿童多在每分钟 100 次以上；老年人偏慢；女性稍快；日间较夜间睡眠时快；活动、餐后或情绪激动时增快。正常节律、频率与心率一致。

（2）脉律　即脉搏的节律。正常人脉律规整，窦性心律不齐者可表现脉搏在吸气时增快，呼气时减慢。心房颤动时可出现脉搏短绌，表现为脉率少于心率，脉搏强弱不等，又称为短绌脉。

（3）紧张度　脉搏的紧张度与动脉硬化的程度有关，检查时，护士将示指与中指指腹置于腕关节近桡动脉处，近心端手指用力按压阻断血流，使远心端手指触不到脉搏，通过施压的大小及感觉的血管壁弹性状态判断脉搏紧张度。

（4）强弱　脉搏的强弱与心搏出量、脉压和外周血管阻力相关。脉搏增强且振幅大，是由于每搏输出量大、脉压宽及外周阻力低所致，见于高热、甲状腺功能亢进症、主动脉瓣关闭不全等。脉压减弱而振幅低是由于每搏输出量少、脉压小及外周阻力增高所致，见于心力衰竭、主动脉瓣狭窄、休克等。

（5）脉波　是将血流通过动脉时，动脉内压上升和下降的情况用脉搏波形计描记出来的曲线。护士也可根据脉搏触诊粗略估计脉波。常见的异常脉波如下。

1）水冲脉　脉搏骤起骤落，急促有力，如潮水涨落，见于主动脉瓣关闭不全、严重贫血、甲状腺功能亢进症等脉压增大的疾病。

2）交替脉　脉搏强弱交替出现，是左心室收缩力强弱交替所致，是心力衰竭的重要体征，见于高血压性心脏病、急性心肌梗死等导致的急性左心衰竭。

3）奇脉　吸气时脉搏显著减弱或消失，又称吸停脉，见于心包积液、缩窄性心包炎等。

4）无脉　脉搏消失，见于严重休克及多发性大动脉炎等。

3. 呼吸　正常成年人男性和儿童以腹式呼吸为主，女性以胸式呼吸为主。检查方法为在患者无觉察的情况下观察胸廓起伏的情况，一般情况下要计时 1 分钟，注意呼吸的频率、深度和节律。常见的呼吸类型如图 4-1 所示。

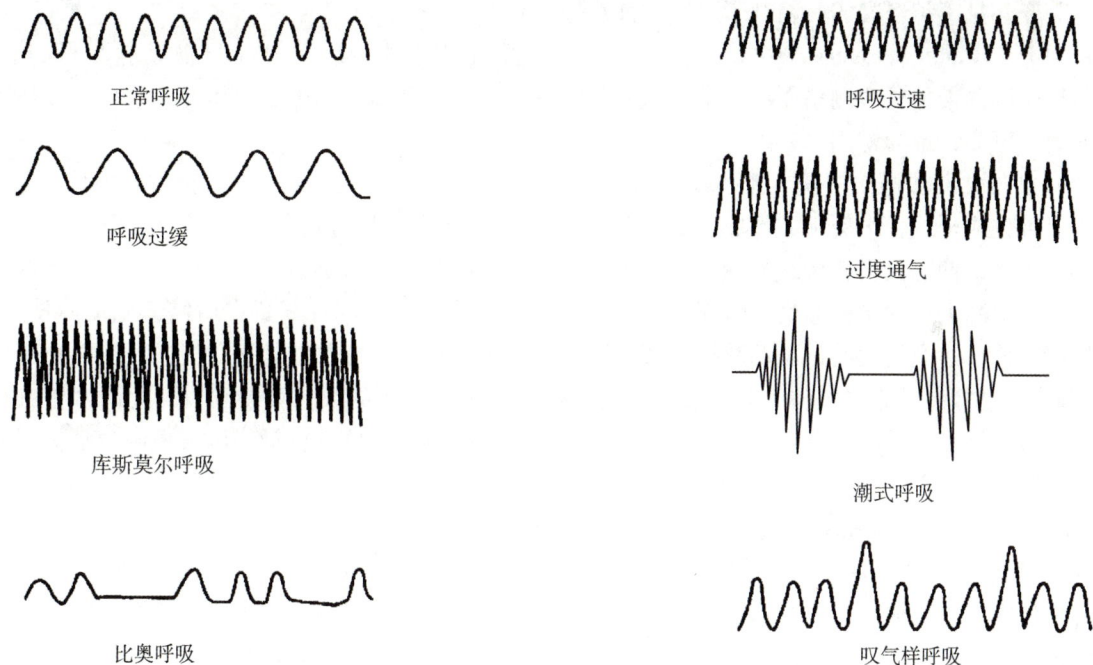

正常呼吸　　　　呼吸过速

呼吸过缓　　　　过度通气

库斯莫尔呼吸　　潮式呼吸

比奥呼吸　　　　叹气样呼吸

图 4-1　常见的呼吸类型

（1）呼吸的正常范围　正常成年人平静呼吸时，呼吸为每分钟 12～20 次，节律整齐，深度适中，呼吸与脉率之比为 1∶4。

（2）呼吸异常的临床意义

1）呼吸频率改变　呼吸频率 >20 次/分，称呼吸过速，见于高热（发热时一般体温每升高 1℃，呼吸大约增加 4 次/分）、疼痛、贫血、甲状腺功能亢进症、心力衰竭、肺及胸膜病变等。呼吸频率 <12 次/分，称呼吸过缓，见于镇静剂或麻醉剂过量、颅内压增高等。

2）呼吸深度改变　剧烈运动、情绪激动或过度紧张时常出现呼吸深快，并有过度通气的现象，可引起呼吸性碱中毒。当有严重的代谢性酸中毒时，呼吸深而快，称酸中毒大呼吸，又称库斯莫尔（Kussmaul）呼吸，见于糖尿病酮症酸中毒、尿毒症酸中毒等。呼吸变浅快，见于呼吸肌麻痹、肺炎、胸膜炎、胸腔积液和气胸等。

3）呼吸节律改变　正常成年人静息状态下，呼吸节律均匀而整齐。病理状态下，呼吸节律会出现各种变化。

①潮式呼吸：又称陈 – 施呼吸（Cheyne – Stokes respiration），表现为呼吸由浅慢逐渐变得深快，再由深快逐渐变为浅慢，随之出现一段呼吸暂停，持续 5～30 秒，然后又开始由浅慢到深快的呼吸，如此周而复始，每一周期可长达 30～120 秒。其发生机制是由于呼吸中枢的兴奋性降低，导致调节呼吸的反馈系统失常。只有当缺氧或二氧化碳积聚达到一定程度时才能刺激呼吸中枢，使呼吸逐渐恢复并增强；随着积聚的二氧化碳呼出及缺氧状态的改善，呼吸中枢又失去有效刺激，呼吸活动逐渐减慢，最终停止。潮式呼吸提示病情严重、预后不良，多见于脑炎、脑膜炎、颅内压增高、尿毒症，糖尿病酮症酸中毒等。老年人深睡时出现轻度潮式呼吸，为脑动脉硬化、中枢神经系统供血不足的表现。

②间停呼吸：又称比奥呼吸（Biot respiration），表现为经过几次规则的呼吸后，突然出现时间不等的呼吸暂停，然后再开始规则的呼吸，如此周而复始。其发生机制与潮式呼吸大致相同，但呼吸中枢抑制更为严重，病情也更为危重，常发生在临终前。

③抑制性呼吸：由于胸部剧烈疼痛导致吸气突然中断，而使呼吸运动受到抑制，患者表情痛苦，呼吸较正常浅而快。常见于急性胸膜炎、肋骨骨折等。

④叹气样呼吸：表现为在一段正常呼吸节律中出现一次深大呼吸，常伴有叹气声。此类呼吸多为功能性改变，见于神经衰弱、精神紧张或抑郁症等。

4. 血压（blood pressure，BP）　通常指体循环动脉血压。临床上常用上肢肱动脉测得的血压。目前广泛使用袖带加压法测量血压。常用的血压计有汞柱式、弹簧式和电子血压计，汞柱式血压计测量较准确、可靠，最为常用。

（1）袖带加压法操作规程　患者半小时内禁烟、禁咖啡、排空膀胱，在安静环境中休息至少 5 分钟；取卧位或坐位，患者上肢裸露伸直并轻度外展，肘部和血压计应与心脏同一水平（坐位时应平第四肋软骨，仰卧位平腋中线）；将袖带缚于上臂，使其下缘在肘窝以上 2～3cm 处，袖带内气囊中央位于肱动脉上；袖带松紧度以恰能放进 1 手指为宜；将听诊器胸件放置在肘窝部肱动脉搏动处；向袖带内充气，边充气边听诊肱动脉搏动音，同时观察水银柱值，待肱动脉搏动消失后，再升高 20～30mmHg；缓慢放掉袖带内气体，并注视水银柱下降，听诊器听到的第一声搏动音，此时水银柱所指的刻度即为收缩压。继续放气，声音逐渐增强，然后突然减弱变为低沉，最终消失，声音消失时水银柱所指的刻度即为舒张压。血压至少应测量 2 次，取 2 次读数的平均值记录。血压记录为收缩压/舒张压 mmHg。收缩压与舒张压之差称为脉压（pulse pressure）。

（2）测量血压注意事项　首诊时应测量双上臂血压，以后通常测量较高读数一侧的上臂血压，必要时测量立、卧位血压，发现血压听不清或异常，应重测。重测时应将袖带内气体完全排空，1～2 分钟后再测，对需密切观察血压者，应做到四定，即定时间、定部位、定体位、定血压计，袖带宽度为上臂长度的 2/3。

（3）血压标准　根据《中国高血压防治指南》（2024 年修订版）的标准，18 岁以上成年人血压标准规定如下（表 4 – 1）。

表 4 – 1　血压水平的定义和分类

类别	收缩压（mmHg）		舒张压（mmHg）
正常血压	<120	和	<80
正常高值	120～139	和/或	80～89
高血压	≥140	和/或	≥90
1 级高血压（轻度）	140～159	和/或	90～99
2 级高血压（中度）	160～179	和/或	100～109

续表

类别	收缩压（mmHg）		舒张压（mmHg）
3 级高血压（重度）	≥180	和/或	≥110
单纯收缩期高血压	≥140	和	<90
单纯收缩期高血压	<140	和	≥90

注：当收缩压和舒张压分属于不同级别时，以较高的分级为准。

（4）血压变化的临床意义

1）高血压　指患者在安静、清醒和未使用降压药物的情况下，至少 3 次非同日血压值达到或超过收缩压 140mmHg 和（或）舒张压 90mmHg。如果收缩压≥140mmHg 和舒张压 <90mmHg 为单纯性收缩期高血压。大多数高血压为原发性高血压，又称高血压病；约 5% 为继发性高血压，如继发于慢性肾炎、肾动脉狭窄、肾上腺皮质或髓质肿瘤等疾病。

2）低血压　指血压 <90/60mmHg。可见于休克、急性心肌梗死、心力衰竭、肾上腺皮质功能减退症、极度衰弱等。

3）双侧上肢血压差别显著　指两上肢血压相差大于 10mmHg。主要见于多发性大动脉炎、先天性动脉畸形、血栓闭塞性脉管炎等。

4）上下肢血压差异常　正常下肢血压较上肢血压高 20 ~ 40mmHg，如下肢血压等于或低于上肢血压，则提示相应部位动脉狭窄或闭塞，见于胸腹主动脉型大动脉炎或主动脉狭窄等。

5）脉压的改变　正常脉压为 30 ~ 40mmHg。若当脉压≥60mmHg，脉压明显增大，可见于主动脉瓣关闭不全、甲状腺功能亢进症、动脉硬化等。脉压 <30mmHg，为脉压减小，可见于主动脉瓣狭窄、心力衰竭、心包积液等。

知识链接

动态血压监测

动态血压监测（ABPM）是一种连续 24 小时采用间接无创性测量方法，并按设定的时间间隔进行跟踪测量和记录血压的便携式血压监测方法。通过受检查者佩戴血压记录仪连续记录按设计模式要求的白昼、夜间血压，从而避免了单次测血压之间的客观差异和"白大衣现象"，其能够反映患者昼夜血压变化的总体状况和变化趋势，有助于筛选临界及轻度高血压，有助于评价降压药物的降压效果，有助于探讨靶器官损伤程度并估计预后等。

（四）发育与体型

1. 发育（development）　一般通过年龄、智力和体格成长状态（身高、体重及第二性征）之间的关系综合判断。机体的发育与种族遗传、内分泌、营养代谢、生活条件、体育锻炼等因素有关。

（1）成年人发育正常的指标　①头部长度为身高的 1/8 ~ 1/7；②胸围约等于身高的 1/2；③两上肢平展的长度约等于身高；④坐高约等于下肢的长度。

（2）发育异常　临床上的病态发育与内分泌的改变密切相关。在青春期前，腺垂体生长激素分泌过多可致体格异常高大，称为巨人症；腺垂体功能减退，生长激素分泌较少可致体格异常矮小，称为垂体性侏儒症。在新生儿期，甲状腺功能减退可致体格矮小伴智力低下，称为呆小病。性激素决定第二性征的发育，当性激素分泌受损，可致第二性征的改变。此外，幼儿时期营养不良亦可影响发育，如维生素 D 缺乏时可致佝偻病。

2. 体型（habitus）　是身体各部分发育的外观表现，包括骨骼、肌肉的成长与脂肪分布的状态。成年人的体型可分为以下 3 种。

（1）正力型（匀称型）　身体各部分结构匀称适中，腹上角 90° 左右，见于多数正常成年人。

（2）无力型（瘦长型） 体高肌瘦、颈细长、肩窄下垂、胸廓扁平、腹上角小于90°。

（3）超力型（矮胖型） 体格粗壮、颈粗短、面红、肩宽平、胸围大、腹上角大于90°。

（五）营养状态

营养（nutrition）状态与食物的摄入、消化、吸收和代谢等因素有关，可作为判断健康和疾病程度的标准之一。营养状态主要根据皮肤、毛发、皮下脂肪、肌肉的发育情况进行综合判断。

1. 营养状态的判断

（1）皮褶厚度 临床上通过测量皮下脂肪厚度来评估脂肪的贮存情况，皮下脂肪与营养状态关系密切，可作为检查营养状态的参考。常用测量部位有肱三头肌、肩胛下和脐部，成年人以肱三头肌皮褶厚度测量最常用。测量时受检者取立位，两上肢自然下垂，检查者站于其后，以拇指和示指在肩峰至尺骨鹰嘴连线中点的上方2cm处捏起皮褶，捏时两指间的距离为3cm，然后用皮脂卡测量被捏起的皮肤皱褶的厚度，一般取3次测量的平均值。正常的范围为男性（13.1±6.6）mm，女性为（21.5±6.9）mm。

（2）体重测量 在一定时间内观察体重的变化可反映机体的营养状态。标准体重要根据身高计算。

标准体重的粗略计算公式：标准体重(kg) = 身高(cm) - 105。

世界卫生组织标准：男性标准体重(kg) = [身高(cm) - 80]×0.7；女性标准体重(kg) = [身高(cm) - 70]×0.6。体重在标准体重的±10%以内为正常，低于标准体重的10%时称为消瘦，超过标准体重的10%时称为超重，超过标准体重的20%时称为肥胖。

（3）体重指数（BMI）

计算公式 BMI = 体重(kg)/身高^2(m^2)。世界卫生组织（WHO）标准：BMI正常范围为18.5～24.9kg/m^2；BMI<18.5kg/m^{2}为消瘦；BMI 25～29.9kg/m^{2}为超重；BMI≥30kg/m^{2}为肥胖。我国标准BMI正常范围为18.5～23.9kg/m^2，BMI<18.5kg/m^{2}为消瘦；BMI 24～27.9kg/m^{2}为超重；BMI≥28kg/m^{2}为肥胖。

2. 营养状态的分级 临床上营养状态通常分为良好、中等、不良三个等级。

（1）良好 皮肤、黏膜红润、有光泽、弹性良好，皮下脂肪丰满，肌肉坚实，指甲、毛发润泽，肋间隙及锁骨上窝深浅适中。

（2）不良 皮肤黏膜干燥、弹性差，皮下脂肪菲薄，肌肉松弛无力，指甲粗糙无光泽，毛发稀疏，肋间隙、锁骨上窝凹陷，肩胛骨和髂骨嶙峋突出。

（3）中等 介于两者之间。

3. 营养状态异常

（1）营养不良 由于摄食不足和（或）消耗过多所致，常见原因如下。

1）摄食障碍 如食管、胃肠道疾病，神经系统及肝、肾等疾病引起的严重恶心、呕吐等。

2）消化吸收障碍 如慢性胃炎、胰腺炎、肝脏及胆道疾病引起消化液或酶的合成和分泌减少，影响消化和吸收。

3）消耗增多 见于慢性消耗性疾病，如肺结核、恶性肿瘤、糖尿病等，出现糖、脂肪和蛋白质的消耗过多。长期消耗增多致极度消瘦者称恶液质。

（2）营养过度 表现为超重或肥胖。常见原因为热量摄入过多，超过消耗量，常与内分泌、遗传、生活方式、运动或精神因素有关。肥胖分为以下两种。

1）原发性肥胖 即单纯性肥胖，为摄入热量过多所致，表现为全身脂肪均匀性分布，身体各个部位无异常改变，常有一定的遗传倾向。

2）继发性肥胖 通常由某些内分泌疾病引起，如下丘脑和垂体疾病、库欣综合征、性腺功能减退症、甲状腺功能减退症等。

（六）意识状态

意识（consciousness）是大脑功能活动的综合表现，即对环境的反应（知觉）状态。正常人意识清晰、定向力正常、反应敏锐、思维正常、语言清晰、表达能力正常。凡影响大脑功能活动的疾病会引起不同程度的意识改变，称为意识障碍。根据意识障碍的程度可将其分为嗜睡、意识模糊、谵妄、昏睡、昏迷（详见第三章第十八节意识障碍）。

判断患者的意识状态通常采用交谈了解患者的思维、反应、情感、计算、定向力等方面的情况，必要时做痛觉试验、瞳孔对光反射及腱反射等检查，以确定意识障碍的程度。

（七）面容与表情

面容（facial features）指面部的面貌与气色；表情（expression）是面部情感的表现。健康人表情自然，神态安怡。疾病可引起患者面容与表情发生变化，尤其是当疾病发展到一定程度时，还会出现特征性的面容与表情。临床上常见的典型面容与表情如下。

1. 急性病容 面色潮红、兴奋不安、呼吸急促、表情痛苦、口唇疱疹，多见于急性感染性疾病，如肺炎球菌肺炎、流行性脑脊髓膜炎等。

2. 慢性病容 面容憔悴、面色晦暗或苍白、目光暗淡，见于慢性消耗性疾病，如恶性肿瘤、严重结核病等。

3. 肝病面容 面色晦暗，额部、鼻背、双颊有褐色色素沉着，见于慢性肝脏疾病。

4. 肾病面容 面色苍白，眼睑、颜面水肿，舌色淡，见于慢性肾脏疾病。

5. 贫血面容 面色苍白、唇舌色淡、表情疲惫，见于各种原因所致的贫血。

6. 二尖瓣面容 面色晦暗、双颊紫红、口唇轻度发绀，见于风湿性心瓣膜病二尖瓣狭窄（图4-2）。

7. 甲状腺功能亢进面容 面容惊愕、眼裂增大、眼球凸出、瞬目减少、兴奋不安、烦躁易怒，见于甲状腺功能亢进症（图4-3）。

8. 黏液性水肿面容 面色苍黄、颜面水肿、睑厚面宽、目光呆滞、反应迟钝、毛发稀疏，见于甲状腺功能减退症（图4-4）。

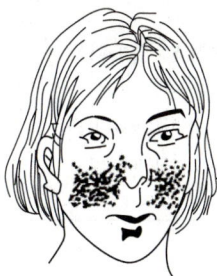

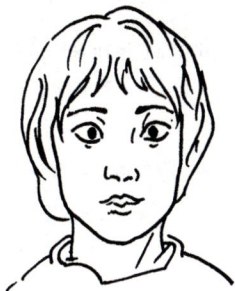

图4-2 二尖瓣面容　　　　图4-3 甲状腺功能亢进面容　　　　图4-4 黏液性水肿面容

9. 肢端肥大症面容 头颅增大、面部变长、下颌增大前突、眉弓及两颧隆起、唇舌肥厚、耳鼻增大，见于肢端肥大症（图4-5）。

10. 满月面容 面圆如满月、皮肤发红，常伴痤疮和胡须生长，见于库欣综合征及长期应用肾上腺皮质激素者（图4-6）。

11. 面具面容 面部呆板、无表情、似面具样，见于震颤性麻痹、脑炎等。

12. 苦笑面容 牙关紧闭、面肌痉挛、呈苦笑状，见于破伤风。

13. 病危面容 面容枯槁、面色苍白或铅灰、表情淡漠、目光无神，见于大出血、严重休克等濒危患者。

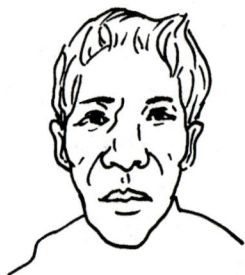

图 4-5　肢端肥大症面容　　　　　　　　　　　图 4-6　满月面容

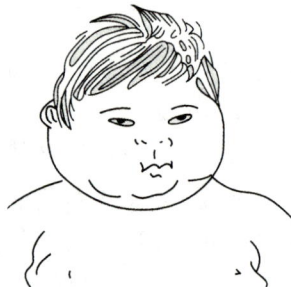

（八）体位

体位（position）指患者身体所处的状态。体位对诊断某些疾病具有一定的意义。常见的体位有以下几种。

1. 自动体位　身体活动自如、不受限制，见于健康人、轻症或疾病早期的患者。

2. 被动体位　患者不能随意调整或变换身体的位置，见于极度衰弱、意识丧失或瘫痪患者。

3. 强迫体位　为了减轻疾病的痛苦，被迫采取某种特殊的体位。常见强迫体位的特点及临床意义如表 4-2 所示。

表 4-2　常见强迫体位的特点及临床意义

体位	特点	临床意义
强迫仰卧位	仰卧、双腿屈曲以减轻腹部肌肉的紧张	见于急性腹膜炎等
强迫俯卧位	俯卧位可以减轻脊背肌肉的紧张	见于脊柱疾病
强迫侧卧位	多患侧卧位以减轻疼痛，有利于健侧代偿呼吸	见于一侧胸膜炎和大量胸膜腔积液
强迫坐位（端坐呼吸）	患者坐于床沿上，两手置于膝部或扶持床边，以加大膈肌活动度，增加肺通气，及减少下肢回心血量而减轻心脏负担	见于心肺功能不全
强迫停立位	患者在步行时心前区疼痛突然发作而被迫立刻站立，并以右手按抚心前区	见于心绞痛
强迫蹲位	患者在活动的过程中，由于感到呼吸困难和心悸而采取蹲踞体位或膝胸位以缓解症状	见于发绀型先天性心脏病
辗转体位	患者腹痛时辗转反侧、坐卧不安	见于胆石症、胆道蛔虫病、肾绞痛等
角弓反张位	患者颈及脊背肌肉强直，以致头向后仰，胸腹前凸，背过伸，躯干呈弓形	见于破伤风及小儿脑膜炎

（九）步态

步态（gait）即行走时的姿态。某些疾病可使步态改变，并具有一定的特征性。常见的异常步态（图 4-7）有以下几种。

1. 蹒跚步态　走路时身体左右摇摆如鸭步，见于佝偻病、进行性肌营养不良或双侧先天性髋关节脱位等。

2. 醉酒步态　走路时躯干重心不稳，步态紊乱似醉酒状，见于小脑疾患、酒精中毒或巴比妥中毒。

3. 共济失调步态　起步时一脚高抬，骤然落下，且双目向下注视，两脚间距增宽，以防身体倾斜，闭目时则不能保持平衡，见于脊髓病变。

4. 慌张步态　起步后小步急速前行，身体前倾，有难以止步之势，见于震颤性麻痹。

5. 偏瘫步态　行走时，由于患侧上肢屈曲、内收、前旋，下肢伸直、外旋、足跖屈，而内翻，行走时下肢向下画圆圈，见于脑卒中所致偏瘫。

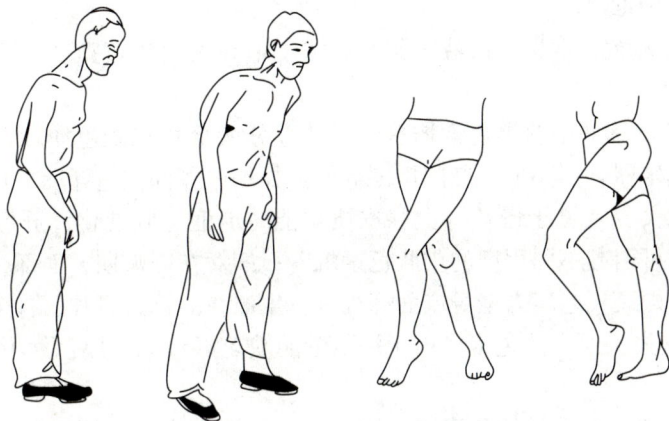

图 4 - 7　常见几种异常步态

6. 跨阈步态　由于踝部肌腱、肌肉弛缓、患足下垂，行步时为了避其足趾擦地，须高抬下肢才能起步，见于腓总神经麻痹。

7. 剪刀步态　移步时下肢内收过度，两腿交叉呈剪刀状，见于脑性瘫痪与截瘫。

8. 间歇性跛行　步行时常因下肢突发性酸痛乏力，而被迫停止行进，需稍停片刻后方能继续行走，见于高血压、动脉粥样硬化。

> **知识链接**
>
> **赴医就诊注意事项**
>
> 护士可以通过患者面容表情、体位、步态、口唇颜色、舌苔表现、脉搏和血压，以及发自患者身上的气味协助评估存在的主要护理问题。赴医就诊宜注意。
>
> 1. 检查前不宜吸烟、饮酒、剧烈运动、服阿托品等药物，以免影响脉搏和血压的准确性。
> 2. 检查前不要吃乌梅、葡萄、橘子等食物，容易造成舌苔假象，影响护士判断。
> 3. 不要使用香水等气味浓烈的护肤品，以免影响嗅诊的准确性。
> 4. 检查前不宜化妆，化妆品会掩盖本来的肤色，给护士的检查带来困难，甚至作出错误的判断。

二、皮肤

检查皮肤应在自然光线下进行，主要采用视诊，并配合触诊的方法获得全面印象，作出正确的诊断。

（一）颜色

皮肤颜色（skin color）与毛细血管的分布、血液充盈度、色素量的多少及皮下脂肪的厚薄有关。常见的皮肤颜色改变如下。

1. 苍白　由于血红蛋白下降、末梢毛细血管痉挛或充盈不足所致，见于寒冷、惊恐、休克、虚脱以及主动脉瓣关闭不全等。仅见肢端苍白，可能与肢体动脉痉挛或阻塞有关，见于雷诺病、血栓闭塞性脉管炎等。

2. 发红　由于毛细血管扩张充血、血流量增加、红细胞量增多所致的皮肤发红现象。生理情况下见于情绪激动、运动、饮酒、日晒等；病理情况下可见于发热性疾病、真性红细胞增多症、一氧化碳及阿托品中毒等。皮肤呈樱桃红色为一氧化碳中毒的特征性表现。

3. 发绀　皮肤呈青紫色，常出现于口唇、面颊、鼻尖、甲床等部位。由于血液中脱氧血红蛋白增多或存在异常血红蛋白衍化物所致。见于严重的呼吸系统疾病、先天性心脏病、右心衰竭、严重休克、雷诺病、亚硝酸盐中毒等。

4. 黄染　皮肤颜色发黄，常见于血液中胆红素浓度增高引起的黄疸、胡萝卜素增高和某些药物的影响。

5. 色素沉着　指表皮基底层的黑色素增多，以致部分或全身皮肤色泽加深。色素沉着的正常部位有乳头、腋窝、外生殖器官、关节、肛门周围等处。如果这些部位色泽明显加深或其他部位出现色素沉着，临床上才有意义，常见于慢性肾上腺皮质功能减退症、肝硬化、肝癌晚期等；长期使用砷剂、抗肿瘤药等药物也可引起不同程度的皮肤色素沉着；妇女在妊娠期，面部、额部可发生棕褐色对称性色素沉着，称为妊娠斑；老年人全身或面部也可发生散在的色素斑片，称为老年斑。

6. 色素脱失　皮肤失去原有的色素，由于酪氨酸酶缺乏以致形成黑色素不足。临床常见有白癜、白斑和白化症。

（1）白癜　为多形性大小不等的色素脱失斑片，可逐渐扩大，进展缓慢，无自觉症状，也不引起生理功能改变。常见于白癜风，有时偶见于甲状腺功能亢进症、肾上腺皮质功能减退症以及恶性贫血患者。

（2）白斑　常发生在口腔黏膜和女性外阴部，多为圆形或椭圆形，有发生癌变的可能。

（3）白化症　为全身皮肤和毛发色素脱失，属于遗传性疾病，为先天性酪氨酸酶合成障碍所致。

（二）湿度

皮肤的湿度（moisture）与汗腺分泌功能有关。病理情况下出汗过多或无汗都具有临床意义。结核病、风湿病、休克等出汗甚多。夜间睡后出汗称为盗汗，是结核病的重要征象；风湿出汗不仅量大，且具有刺鼻的酸味；手脚皮肤发凉而大汗淋漓伴血压下降，称为冷汗，见于休克和虚脱。而维生素 A 缺乏、甲状腺功能减退症、脱水等患者皮肤干燥无汗。

（三）弹性

皮肤的弹性（elasticity）与年龄、营养状态、皮下脂肪及组织间隙液体量多少有关。儿童与青年皮肤紧张富有弹性；中年以后皮肤逐渐松弛，弹性减弱；老年皮肤组织萎缩，皮下脂肪减少，弹性减退。检查时常取手背或上臂内侧部位，用示指和拇指将皮肤捏起，正常人于松手后皱褶迅速平复，弹性减弱时皱褶平复缓慢，见于长期消耗性疾病或严重脱水。发热时血循环加速，周围血管充盈，皮肤弹性可增加。

（四）皮疹

皮疹（skin eruption）常见于传染病、皮肤病、药物过敏反应等。检查时要注意其发展顺序、部位、形态、颜色、压之是否褪色、有无瘙痒及脱屑等。常见的皮疹有下列几种。

1. 斑疹　局部皮肤发红，不隆起于皮肤表面，常见于斑疹伤寒、丹毒、风湿性多形性红斑等。

2. 丘疹　局部皮肤颜色有改变，凸出于皮肤表面，常见于药物疹、麻疹、湿疹等。

3. 玫瑰疹　是一种鲜红色的圆形斑疹，直径 2～3mm，多出现于胸腹部，是诊断伤寒或副伤寒的特征性皮疹。

4. 斑丘疹　在丘疹周围有皮肤发红的底盘称为斑丘疹，见于风疹、猩红热、药物疹等。

5. 荨麻疹　为稍隆起皮肤苍白或红色的局限性水肿，是速发的皮肤变态反应所致，常见于各种过敏反应。

（五）皮下出血

皮下出血（subcutaneous hemorrhage）根据其直径大小分为：①瘀点，直径 <2mm；②紫癜，直径在 3～5mm；③瘀斑，直径 >5mm；④血肿，片状出血并伴有皮肤显著隆起，常见于血液系统疾病、重症感染、外伤、毒物或药物中毒等。

（六）蜘蛛痣与肝掌

蜘蛛痣（spider angioma）是皮肤小动脉末端分支性扩张所形成的血管痣，形状如蜘蛛而得名

（图 4-8）。多出现于上腔静脉分布的区域内，如面、颈、手背、上臂、前胸和肩部等处。检查时，用钝头竹签压迫蜘蛛痣的中心，其辐射状小血管网消失，去除压力后迅速恢复原状。慢性肝病患者手掌大、小鱼际处常发红，加压后褪色，称为肝掌（liver palm）。肝掌和蜘蛛痣常见于慢性肝炎、肝硬化等，其发生与肝脏对体内雌激素的灭活作用减弱有关。

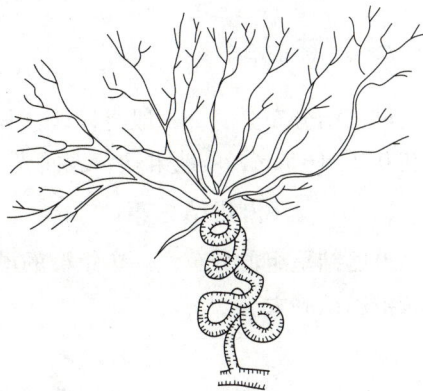

图 4-8 蜘蛛痣示意图

（七）水肿

皮下组织间隙出现过多的液体积聚使组织肿胀称为水肿（edema）。若用手指加压组织就会发生凹陷，称为凹陷性水肿。黏液性水肿及淋巴性水肿表现为非凹陷性水肿。根据水肿的程度，可以分为三度（表 4-3）。

表 4-3 水肿的分度

程度	临床表现
轻度	仅见于眼睑、胫骨前、踝部，指压后可见组织轻度凹陷，平复较快
中度	全身组织可见明显水肿，指压后可见明显的凹陷，平复缓慢
重度	全身组织严重水肿，身体下垂部位皮肤张紧发亮，甚至有液体渗出。此外，外阴部也有严重水肿，胸腔、腹腔等浆膜腔可见积液

（八）压疮

压疮（pressure sore）是指局部组织长时间受压，血液循环障碍，局部持续缺血、缺氧、营养不良而致的皮肤损害，又称压力性溃疡（pressure ulcer，PU）。多发生于枕部、耳廓、肩胛部、肘部、髋部、骶尾部、膝关节内外侧、足跟部、内外踝等身体易受压的部位，常见于瘫痪、长期卧床、晚期糖尿病和创伤性骨折需要长期固定患者。根据压疮的发展过程及轻重程度不同，可分为以下四期。

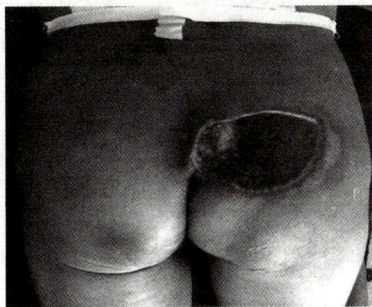

图 4-9 Ⅳ期坏死溃疡

Ⅰ期（淤血红肿期） 皮肤完整，局部红肿，有触痛，伴有红、肿、热、痛。

Ⅱ期（炎症浸润期） 红肿扩大、变硬，受损皮肤由红转紫，表层出现水疱、破皮、浅表溃疡。

Ⅲ期（浅表溃疡期） 皮肤破溃扩展，溃疡表面出现较深凹陷，可继发感染。

Ⅳ期（坏死溃疡期） 全层皮肤及骨骼、肌肉、肌腱、韧带等发生坏死，溃疡很深，可有窦道形成（图 4-9）。

知识链接

如何有效预防压疮的发生

（1）适当补充营养、戒烟。

（2）避免摩擦力和剪切力。

（3）使用防压疮气垫。

（4）定时翻身，避免局部组织长期受压。

（5）要常检查，用温水擦身，做局部按摩，促进局部血液循环。

（6）患者便后要及时清理，保持身体洁净、舒爽，加强皮肤保护。

（7）保持床铺清洁、平整、无皱褶，干燥、无碎屑。

三、淋巴结

淋巴结分布全身，一般身体评估只能检查身体各部表浅的淋巴结。正常表浅淋巴结很小，直径一般在 0.2 ~ 0.5cm，质地柔软，表面光滑，无压痛，与毗邻组织无粘连，不易触及。

（一）表浅淋巴结分布

淋巴结呈组群分布，一个组群的淋巴结收集一定区域内的淋巴液。局部的炎症和肿瘤可引起相应区域淋巴结肿大。

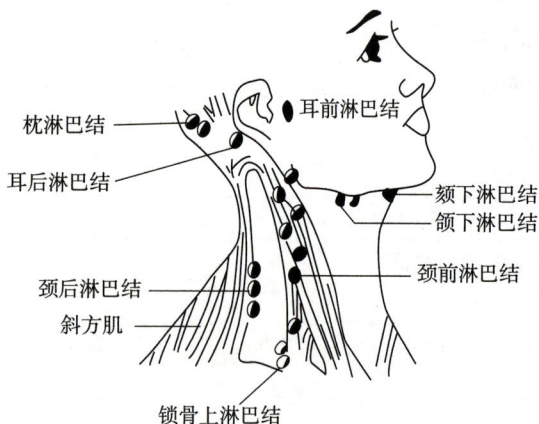

图 4 - 10 颈部浅表淋巴结群分布示意图

1. 头颈部 颈部淋巴结群如图 4 - 10 所示。

（1）耳前淋巴结 位于耳屏的前方。

（2）耳后淋巴结 亦称乳突淋巴结，位于耳后乳突表面、胸锁乳突肌止点处。

（3）枕淋巴结 位于枕部皮下，斜方肌起点与胸锁乳突肌止点之间。

（4）颌下淋巴结 位于下颌下腺附近，在下颌角与颏部之中间部位。

（5）颏下淋巴结 位于颏下三角内，下颌舌骨肌表面，两侧下颌骨前端中点的后方。

（6）颈前淋巴结 位于胸锁乳突肌表面及下颌角处。

（7）颈后淋巴结 位于斜方肌前缘。

（8）锁骨上淋巴结 位于锁骨与胸锁乳突肌形成的夹角处。

2. 上肢

（1）腋窝淋巴结 是上肢最大的淋巴结组群，分为 5 群。

1）外侧淋巴结群 位于腋窝的外侧壁。

2）胸肌淋巴结群 位于胸大肌下缘深部。

3）肩胛下淋巴结群 位于腋窝后皱襞深部。

4）中央淋巴结群 位于腋窝内侧壁近肋骨及前锯肌处。

5）腋尖淋巴结群 位于腋窝的顶部。

（2）滑车上淋巴结 位于上臂的内侧，内上髁上方 3 ~ 4cm 处，肱二头肌与肱三头肌之间的间沟内。

3. 下肢

（1）腹股沟淋巴结 位于腹股沟韧带下方股三角内，可分为上、下两群。上群位于腹股沟韧带下方，与韧带平行排列；下群位于大隐静脉上端，沿静脉走向排列。

（2）腘窝淋巴结 位于小隐静脉和腘静脉的汇合处。

（二）检查方法与顺序

1. 检查方法 主要采取浅部滑行触诊法检查淋巴结。

（1）检查颈部淋巴结时，护士站在患者前面或背后，手指紧贴检查部位，由浅入深进行滑动触诊。触诊时让患者头稍低，或偏向检查侧，以使皮肤或肌肉松弛，便于触诊。

（2）检查锁骨上窝淋巴结时，让患者取坐位或卧位，头部稍向前屈，用双手进行触诊，左手触诊右侧，右手触诊左侧，由浅部逐渐触摸至锁骨后深部。

（3）检查腋窝淋巴结时，护士应以手扶患者前臂稍外展，以右手触诊左侧，以左手触诊右侧，触诊时由浅入深至腋窝尖群、中央群、胸肌群、肩胛下群、外侧群。

（4）检查滑车上淋巴结时，左（右）手扶托患者左（右）前臂，以右（左）手向滑车上部位肱二头肌与肱三头肌之间的肌间沟内由浅入深地进行触摸。如触及淋巴结，应注意其部位、大小、数目、硬度、压痛、活动度、有无粘连，局部皮肤有无红肿、瘢痕、瘘管等。并同时注意寻找引起淋巴结肿大的原发病灶。

2. 检查顺序 检查表浅淋巴结时应按顺序进行，以免遗漏。通常顺序为耳前→耳后→枕骨下区→颌下→颏下→颈前→颈后→锁骨上窝→腋窝→滑车上→腹股沟→腘窝等。

（三）淋巴结肿大的病因及表现

1. 局部淋巴结肿大

（1）非特异性淋巴结炎 由引流区域的急慢性炎症引起。急性炎症初期，肿大的淋巴结较柔软、有压痛、表面光滑、无粘连，可见于急性化脓性扁桃体炎等引起的颈部淋巴结肿大。慢性炎症时，淋巴结较硬，最终淋巴结缩小或消退。

（2）淋巴结结核 常发生在颈部血管周围，肿大的淋巴结多个，大小不等，质地稍硬，可相互粘连或与周围组织粘连。如发生干酪性坏死，则可触到波动。晚期破溃后形成瘘管，愈合后可形成瘢痕。

（3）恶性肿瘤淋巴结转移 癌症转移所致肿大的淋巴结，质地坚硬，或有橡皮样感，表面可光滑或突起，与周围组织粘连固定，不易推动，一般无压痛。如肺癌可向右侧锁骨上窝或腋窝淋巴结转移；胃癌多向左侧锁骨上窝淋巴结转移；乳腺癌可向腋窝淋巴结转移。

2. 全身性淋巴结肿大 淋巴结肿大的部位可以遍及全身，大小不等，无粘连。见于淋巴瘤、急慢性白血病、传染性单核细胞增多症、系统性红斑狼疮及某些病毒感染等。

【相关护理诊断/问题】

1. 营养失调 与机体消耗增加、摄入减少及消化功能障碍有关。

2. 超重 与机体进食增多、运动少及疾病有关。

3. 体液过多 与右心衰竭所致体循环淤血水肿有关。

4. 急性意识障碍 与急性脑血管病、肝性脑病有关。

5. 皮肤完整性受损 瘀斑与感染、外伤及血液病有关。

6. 体温过高 与各种感染有关。

（马 莹）

第二节 头颈部评估 📱微课2

情境导入

情境：患者，男，76岁。3小时前因情绪激动后突发头痛、呕吐、右侧肢体活动障碍。随后病情迅速加重，出现意识不清，大小便失禁。既往有高血压病病史25年，平时常服用降压药，但经常漏服，降压药物名称、剂量不详。身体评估：T 37℃，P 66次/分，R 14次/分，BP 185/100mmHg，呼之不应，用力压眶上有痛苦表情，两侧瞳孔等大等圆，直径约3cm，右侧瞳孔对光反射较左侧迟钝，颈强直，右侧肢体肌张力增高、腱反射亢进、巴彬斯基征阳性，左侧肢体肌张力、腱反射正常，左侧巴彬斯基征阴性。头颅CT检查提示左侧基底节区高密度影。临床诊断：脑出血。

思考：1. 该患者头颈部检查结果有哪些属于异常征象？

2. 头颈部检查时应重点评估哪些方面的内容？

3. 瞳孔检查包括哪些内容？有何临床意义？

头部及其器官是人体最重要的外形特征之一，是进行身体评估时最先和最容易见到的部分，评估方法以视诊和触诊为主，检查内容包括头部及头部器官。

一、头部

（一）头发和头皮

1. 头发（hair） 检查头发时要注意其颜色、疏密度、脱发的类型与特点。头发的颜色、曲直、疏密度可因种族、遗传、年龄而不同。脱发可由疾病引起，如脂溢性皮炎、斑秃、甲状腺功能减退症、伤寒等，也可由物理和化学因素引起，如放射治疗和抗癌药物治疗后，检查时要注意脱发的部位、形状等。

2. 头皮（scalp） 检查头皮时需拨开头发，观察头皮的颜色、头皮屑，有无头癣、疖痈、血肿、外伤与瘢痕等。

（二）头颅

检查头颅（skull）的方法主要为视诊和触诊。视诊应注意头颅大小、外形变化、有无异常活动。触诊时用双手仔细触摸头颅的每一个部位，了解其外形、有无压痛和异常隆起。头颅的大小用头围来衡量，使用软尺从眉间绕到颅后通过枕骨粗隆来测量。头围在发育阶段的变化为：新生儿约34cm，出生后的前半年增加8cm，后半年增加3cm，第二年增加2cm，第三、四年内增加约1.5cm，4～10岁共增加约1.5cm，到18岁可达53cm或以上，以后基本无变化。矢状缝与其他颅缝大多在出生后6个月内骨化，骨化过早会影响颅脑发育。

1. 头颅大小异常或畸形 头颅的大小异常或者畸形可成为一些疾病的典型体征，临床常见如下。

（1）小颅（microcephalia） 小儿囟门多在12～18个月内闭合，如果过早闭合可形成小颅畸形，常同时伴有智力发育障碍。

（2）巨颅（large skull） 额、顶、颞和枕部突出膨大呈圆形，颈部静脉充盈，相比之下颜面很小。因为颅内压增高，压迫眼球，形成双目下视，巩膜外露的特殊表情，称落日现象，见于脑积水（图4-11a）。

（3）尖颅（oxycephaly） 也称塔颅，表现为头顶部尖突高起，造成与颜面的比例异常，是由于矢状缝与冠状缝过早闭合所致。见于先天性疾患尖颅并指（趾）畸形，即Apert综合征（图4-11b）。

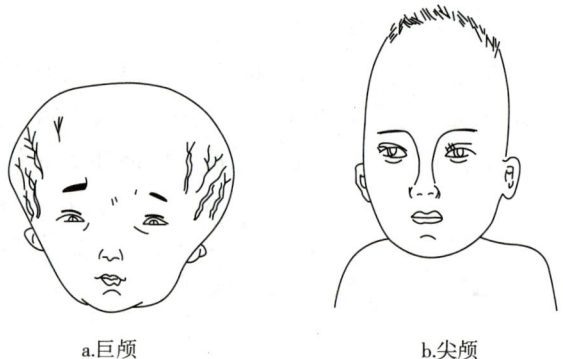

a.巨颅　　　　　　　　b.尖颅

图4-11 头颅畸形

（4）方颅（squared skull） 前额左右突出，头顶平坦呈方形，见于小儿佝偻病或先天性梅毒。

（5）长颅（dolichocephalia） 自颅顶至下颌部的长度明显增大，见于Marfan综合征和肢端肥大症。

（6）变形颅（deforming skull） 发生于中年人，其特征为颅骨增大变形，同时伴有长骨的骨质增厚和弯曲，见于变形性骨炎。

2. 头部运动异常 头部的运动异常，一般通过视诊即可发现；头部活动受限，见于颈椎疾病；头部不随意地颤动，见于帕金森病；与颈动脉搏动一致的点头运动，称Musset征，见于严重主动脉瓣关闭不全。

二、头部器官

（一）眼

1. 眼眉（eyebrow） 正常人的眉毛疏密不完全相同，一般内侧与中间部分较浓密，外侧部分比较稀疏。外 1/3 眉毛过于稀疏或脱落，见于黏液性水肿、腺垂体功能减退症、麻风病等。

2. 眼睑（eyelids）

（1）睑内翻（entropion）　是由于瘢痕形成使睑缘向内翻转所致，见于沙眼。

（2）眼睑闭合障碍　双侧闭合障碍可见于甲状腺功能亢进症；单侧眼睑闭合障碍见于面神经麻痹。

（3）上睑下垂（ptosis）　双侧上睑下垂见于先天性上睑下垂、重症肌无力；单侧上睑下垂见于蛛网膜下腔出血、脑炎、脑脓肿、白喉、外伤等引起的动眼神经麻痹。

（4）眼睑水肿　眼睑皮下组织疏松，轻度或初发水肿常在眼睑表现出来，临床常见于肾炎、慢性肝病、营养不良、血管神经性水肿等。

（5）倒睫（trichiasis）　是因为睫毛囊瘢痕性收缩，睫毛乱生所致，常见于沙眼、睑缘炎、睑外伤等。

3. 结膜（conjunctiva）　分为睑结膜、穹隆部结膜和球结膜三部分。检查上睑结膜时需将眼睑翻转。

（1）上眼睑翻转方法　检查者用右手检查受检者左眼，用左手检查其右眼。翻转要领为：嘱被检查者向下看，检查者用示指和拇指捏住上睑中外 1/3 交界处的边缘，轻轻向前下方牵拉，并以示指向下压迫睑板上缘，并与拇指配合将睑缘向上捻转即可将眼睑翻开。翻转眼睑时动作要轻柔，以免引起被检查者的痛苦和流泪。检查后，轻轻向前下牵拉上眼睑，同时嘱被检查者往上看，即可使眼睑恢复正常位置（图 4 – 12）。

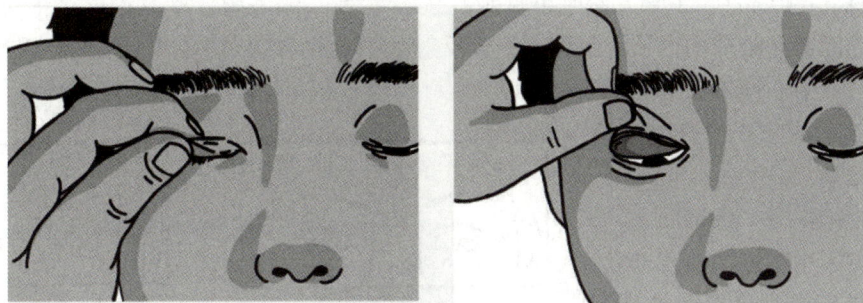

图 4 – 12　翻转眼睑评估上睑结膜

（2）临床意义　结膜充血可见结膜发红、血管充盈，见于结膜炎、角膜炎；颗粒与滤泡见于沙眼；结膜苍白见于贫血；结膜发黄见于黄疸；结膜出血出现多少不等散在的出血点，见于感染性心内膜炎；大片的结膜下出血，可见于高血压、动脉粥样硬化。

4. 巩膜（sclera）　正常巩膜不透明，为瓷白色。发生黄疸时，巩膜较其他黏膜更先出现黄染而容易被发现。检查时，可让被检查者向内下视，暴露巩膜的外上部分，更易发现黄疸。中年以后在内眦部可出现黄色斑块，为脂肪沉着所致，呈不均匀性分布，应注意与黄疸鉴别。血液中其他黄色色素成分（如胡萝卜素、阿的平等）增多时，也可引起皮肤黏膜黄染，应注意鉴别。

5. 角膜（cornea）　表面具有丰富的感觉神经末梢，因此其感觉十分灵敏。检查时用斜照光更易观察其透明度，注意有无云翳、白斑、溃疡、软化及新生血管等。①云翳与白斑，如发生在角膜的瞳孔部位可引起不同程度的视力障碍；②角膜周边的血管增生，可能为严重沙眼所致；③角膜软化，见于婴幼儿营养不良、维生素 A 缺乏等；④K – F 环，检查时发现在角膜边缘出现黄色或棕褐色的色素环，环的外缘较清晰，内缘较模糊，见于肝豆状核变性，是铜代谢障碍的结果。

6. 虹膜（iris）　为眼球葡萄膜的最前部分，中央有圆形孔洞即瞳孔，通过虹膜内的瞳孔括约肌与扩大肌，可调节瞳孔的大小。正常虹膜纹理近瞳孔部分呈放射状排列，周边呈环形排列。虹膜纹理模糊或消失，见于虹膜炎症、水肿和萎缩。虹膜形态异常或有裂孔，见于虹膜后粘连、外伤、先天性虹膜缺损等。

7. 瞳孔（pupil） 是虹膜中央的孔洞，为危重患者的重要监测项目，检查时应注意瞳孔的形状、大小，双侧是否等圆、等大，对光及集合反射等。

（1）瞳孔的形状与大小 正常为圆形，直径为 3 ~ 4mm，双侧等大。瞳孔的形状可因疾病而变化，青光眼或眼内肿瘤时，瞳孔可呈椭圆形；虹膜粘连时瞳孔的形状可不规则。

生理情况下，婴幼儿和老年人瞳孔较小，青少年瞳孔较大；在光亮处瞳孔较小，兴奋或在暗处瞳孔扩大。

病理情况下：①瞳孔缩小，见于虹膜炎症、中毒（有机磷农药中毒）、药物反应（毛果芸香碱、吗啡、氯丙嗪）等；②瞳孔扩大，见于外伤、颈交感神经刺激、视神经萎缩、青光眼绝对期、药物影响（阿托品、可卡因）等。双侧瞳孔散大并伴有对光反射消失为濒死状态的表现。双侧瞳孔大小不等，常提示有颅内病变，如脑外伤、脑肿瘤、中枢神经梅毒、脑疝等。双侧瞳孔大小不等且变化不定，可能是中枢神经和虹膜的神经支配障碍。

（2）对光反射 包括直接对光反射和间接对光反射。评估时嘱被检查者注视正前方，光源从侧方照入瞳孔，观察其动态反应。正常人用手电筒直接照射一侧瞳孔，该侧瞳孔立即缩小，移开光源后瞳孔迅速复原，称为直接对光反射。用一手隔开两眼（挡住光线），用手电筒照射一侧瞳孔时，对侧瞳孔也立即缩小，移开光线，瞳孔扩大，称为间接对光反射。瞳孔对光反射迟钝或消失，见于昏迷患者。

（3）集合反射 嘱被检查者注视 1m 以外的目标（通常是检查者的示指尖），然后将目标逐渐移近眼球（距眼球 5 ~ 10cm），正常人此时可见瞳孔逐渐缩小，称为调节反射；再次将目标由 1m 外缓慢移近眼球，此时双侧眼球向内聚合，称为集合反射。甲状腺功能亢进时集合反射减弱；动眼神经功能损害时，集合反射和调节反射均消失。

8. 眼球（eyeball） 检查时注意眼球的外形和运动。

（1）眼球突出（exophthalmos）双侧眼球突出见于甲状腺功能亢进症。甲状腺功能亢进症患者除突眼外还有以下眼征：①Stellwag 征，瞬目（即眨眼）减少；②Joffroy 征，上视时无额纹出现；③Mobius 征，集合运动减弱；④Graefe 征，眼球下转时上睑不能相应下垂（图 4 – 13）。单侧眼球突出，多由于局部炎症或眶内占位性病变引起，偶见于颅内病变。

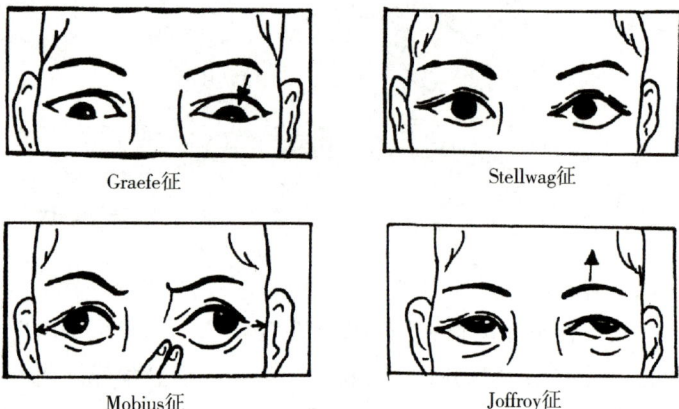

图 4 – 13 甲状腺功能亢进症的眼征

（2）眼球下陷（enophthalmos） 双侧眼球下陷见于严重脱水；单侧眼球下陷见于 Horner 综合征和眶尖骨折。

知识链接

霍纳（Horner）综合征

一侧眼交感神经麻痹，产生 Horner 综合征，出现同侧上眼睑下垂、眼球下陷、瞳孔缩小、同侧结膜充血及面部无汗。

（3）眼球运动 实际上是检查六条眼外肌的运动功能。检查者将目标物（棉签或手指尖）置于被检查者眼前 30 ~ 40cm 处，嘱被检查者头部固定，眼球随目标方向移动，一般按左→左上→左下，右→右上→右下 6 个方向的顺序进行，每一方向的运动由双眼的一对配偶肌支配，若有某一方向运动受限提示该对配偶肌功能障碍，并伴有复视。

双侧眼球发生一系列有规律的快速往返运动，称为眼球震颤（nystagmus）。运动的速度起始时缓慢，称慢相；复原时迅速，称快相。运动方向以水平方向常见，垂直方向和旋转方向少见。评估时嘱被检查者眼球随检查者手指所示方向（水平和垂直方向）运动数次，观察是否出现震颤。自发的眼球震颤见于耳源性眩晕、小脑疾患、严重视力低下等。

（4）眼压　可采用触诊法或眼压计来检查眼压。触诊法是检查者凭手指的感觉判断眼球的硬度，检查时嘱被检查者向下看（不能闭眼），检查者将双手示指放在被检查者上睑的眉弓和睑板上缘之间，其余手指放在额部和峡部，两手示指交替地轻压眼球赤道部，利用指尖感觉眼球波动的抗力，判断其软硬度。此法虽不够准确，但简便易行。正常眼压范围为 11 ~ 21mmHg。眼压减低，伴双眼球凹陷，见于眼球萎缩或脱水。眼压升高，见于眼压增高性疾病，如青光眼。

9. 眼的功能检查　包括视力、色觉、视野等检查。

（1）视力　分为远视力和近视力，近视力通常指阅读视力。采用通用国际标准视力表进行视力检测。

1）远距离视力表检测　被检查者距视力表 5m 远，两眼分别检查，一般先检查右眼，能看清"1.0"行视标者为正常视力。如在 5m 处不能辨认"0.1"行视标者，应让患者逐步走近视力表，直至认出"0.1"行视标为止，并以实测距离（m）除以正常人能看清该行视标的距离（50m）记录其视力。如在 3m 处看清，则记录视力为 0.06。在 1m 处不能辨认"0.1"行视标者，则改为"数手指"。

2）近距离视力表检测　在距视力表 33cm 处，能看清"1.0"行视标者为正常视力。近视力检查能了解眼的调节能力，与远视力检查配合可初步判断是否有屈光不正或老视，或是否有器质性病变，如白内障、眼底病变等。

（2）视野　当眼球向正前方固视不动时所见的空间范围称为视野。采用手试对比检查法可粗略地测定视野。检查方法：被检查者与检查者相对而坐，距离约 1m，两眼分别检查。检查右眼时，嘱其用手遮住左眼，右眼注视检查者的左眼，此时，检查者也应将自己的右眼遮盖；然后，检查者将其手指置于自己与被检查者中间等距离处，分别从上、下、左、右等不同的方位自外周逐渐向眼的中央部移动，嘱被检查者在发现手指时，立即示意。如被检查者能在各方向与检查者同时看到手指，则大致属于正常视野。如果对比检查法结果异常或疑有视野缺失，可用视野计作精确的视野测定。

视野在各方向均缩小，称为向心性视野狭小。视野内的视力缺失地区称为暗点。视野的左或右一半缺失，称为偏盲。1/4 视野缺损，称为象限盲。双眼视野颞侧偏盲或象限偏盲，见于视交叉以后的中枢病变；单侧不规则的视野缺损见于视神经和视网膜病变。

（3）色觉　色觉异常可分为色弱和色盲两种。色弱是对某种颜色的识别能力减低；色盲是对某种颜色的识别能力丧失。色盲又分为先天性和后天性两种，先天性色盲是遗传性疾病，以红绿色盲最常见；后天性色盲多由视网膜病变、视神经萎缩、球后视神经炎引起。蓝黄色盲极为少见，全色盲更罕见。

色觉检查要在适宜的光线下进行，让被检查者在 50cm 距离处读出色盲表上的数字或图像，如果 5 ~ 10 秒内不能读出色盲表上的彩色数字或图像，则可按色盲表的说明判断为某种色盲或色弱。

10. 眼底　一般要求在不扩瞳和不戴眼镜的情况下，借助检眼镜进行检查。主要检查内容包括视（神经）盘、视网膜血管、黄斑区和视网膜各象限。正常视（神经）盘为卵圆形或圆形，边缘清楚，色淡红，颞侧较鼻侧稍淡，中央凹陷。动脉色鲜红，静脉色暗红，动脉与静脉管径的正常比例为 2：3。黄斑部无血管，呈暗红色。视网膜透明，呈深橘色。

视（神经）盘水肿常见于颅内肿瘤、脑出血、脑膜炎、脑炎、脑脓肿等引起颅内压增高时。高血压动脉硬化、慢性肾炎、糖尿病等均可引起视（神经）盘、视网膜血管及视网膜的特征性改变。

如高血压动脉硬化，早期改变为视网膜动脉痉挛；硬化期为视网膜动脉变细，反光增强，有动静脉交叉压迫现象；晚期围绕视（神经）盘可见火焰状出血，棉絮状渗出物，严重时有视（神经）盘水肿。

（二）耳

耳是听觉和平衡器官，分外耳、中耳、内耳三个部分。

1. 外耳

（1）耳廓（auricle） 注意其外形、大小、位置、对称性，有无发育畸形、外伤瘢痕、红肿、瘘口、低垂耳及结节等。耳廓红肿伴有局部发热、疼痛，见于感染。牵拉和触诊耳廓引起疼痛，提示有炎症。痛风患者可在耳廓上触及痛性小结节，为尿酸钠沉着所致。

（2）外耳道（external auditory canal） 注意皮肤是否正常，有无溢液。外耳道内有局部红肿、疼痛，并有耳廓牵拉痛为疖肿。若有黄色液体流出并有痒痛者为外耳道炎；有脓液流出并有全身症状，应考虑急性中耳炎；有血液或脑脊液流出应考虑颅底骨折。对耳鸣患者应注意是否存在外耳道耵聍、瘢痕狭窄或异物堵塞。

2. 中耳 观察鼓膜是否穿孔，注意穿孔位置，若有溢脓并有恶臭，可能为胆脂瘤。

3. 乳突（mastoid） 外壳由骨密质组成，内腔为大小不等的骨松质小房，乳突内腔与中耳道相连。化脓性中耳炎引流不畅可蔓延为乳突炎，检查可发现耳廓后方皮肤有红肿，乳突有明显压痛，有时可见瘘管，严重时可继发耳源性脑脓肿或脑膜炎。

4. 听力（auditory acuity） 听力检查方法有粗略测量和精确测量两种。检查时可先用粗略的方法了解被检查者的听力，检查方法为：在静室内嘱被检查者闭目坐于椅子上，用手指堵塞一侧耳道，检查者持机械手表或以拇指与示指互相摩擦，从1m以外逐渐移近被检查者耳部，直到被检查者听到声音为止，测量距离。用同样方法检查另一耳。正常人一般在1m处可听到机械表声或捻指声。精测方法：使用规定频率的音叉或电测听设备进行一系列较精确的测试，对明确诊断更有价值。粗测法发现有听力减退者，应进行精测法测试和其他相应的专科检查。

听力减退见于耳道有耵聍或异物、听神经损害、中耳炎、局部或全身血管硬化、耳硬化等。

（三）鼻

1. 鼻的外形 以视诊为主，注意鼻部皮肤颜色和鼻外形的改变。酒渣鼻（rosacea）表现鼻尖和鼻翼处皮肤发红，并有毛细血管扩张和组织肥厚。蛙状鼻鼻腔完全堵塞，外界变形，鼻梁宽平如蛙状，见于肥大的鼻息肉患者。鞍鼻（saddle nose）表现由于鼻骨破坏，鼻梁塌陷所致，见于鼻骨骨折、鼻骨发育不良、先天性梅毒等。蝶形红斑指鼻梁部皮肤出现红色斑块，病损处高起皮面并向两侧面颊部扩展，见于系统性红斑狼疮。鼻梁皮肤出现褐色斑点或斑片为日晒后或其他原因所致的色素沉着，如慢性肝脏疾病等。鼻翼扇动（flaring of alaenasi）表现为吸气时鼻孔张大，呼气时鼻孔回缩，为呼吸困难的表现。

2. 鼻中隔 正常成年人的鼻中隔多数稍有偏曲，很少完全正中，如有明显的偏曲，并引起呼吸障碍，称为鼻中隔偏曲。严重的高位偏曲可压迫鼻甲，产生神经性头痛，也可因偏曲部骨质刺激黏膜而引起出血。鼻中隔出现孔洞称为鼻中隔穿孔，患者可听到鼻腔中有哨声，用小型手电筒照射一侧鼻孔，可见对侧鼻孔有亮光透入，多为鼻腔慢性炎症、外伤等引起。

3. 鼻出血（epistaxis） 检查时注意为单侧还是双侧。多为单侧，见于外伤、鼻腔感染、局部血管损伤、鼻咽癌、鼻中隔偏曲等。双侧出血多由全身性疾病引起，如血液系统疾病（血小板减少性紫癜、再生障碍性贫血、白血病、血友病）、高血压病、肝脏疾病、某些发热性传染病（流行性出血热、伤寒等）、维生素C或维生素K缺乏等。女性如发生周期性鼻出血，应考虑子宫内膜异位症的可能。

4. 鼻腔黏膜 正常鼻腔黏膜湿润、呈粉红色，无充血、肿胀或萎缩。急性鼻黏膜肿胀多为炎症充血引起，伴有鼻塞和流涕，见于急性鼻炎。慢性鼻黏膜肿胀常为黏膜组织肥厚，见于慢性鼻炎。鼻

黏膜萎缩、鼻腔分泌物减少、鼻甲缩小、鼻腔宽大、嗅觉减退或丧失，见于慢性萎缩性鼻炎。

5. 鼻腔分泌物　鼻腔黏膜受到各种刺激时会产生过多的分泌物。清稀无色的分泌物为卡他性炎症；黏稠发黄或发绿的分泌物为鼻或鼻窦的化脓性炎症所致。

6. 鼻窦（nasal sinus）　鼻窦为鼻腔周围含气的骨质空腔，共四对（图 4-14），皆有窦口与鼻腔相通，当引流不畅时容易发生炎症。鼻窦炎时出现鼻塞、流涕、头痛、鼻窦压痛。各鼻窦区压痛的检查方法如下。

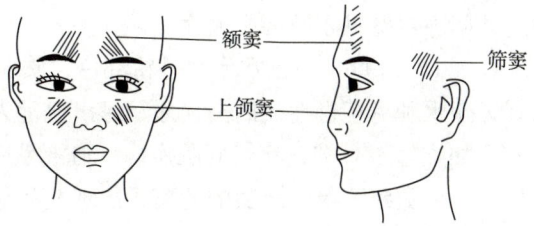

图 4-14　鼻窦位置示意图

（1）上颌窦　检查者双手固定于被检查者的两侧耳后，将两手拇指分别置于左右颧部向后按压，询问有无压痛，比较两侧压痛有无区别。

（2）额窦　检查者一手扶持被检查者枕部，将另一手拇指或示指置于眼眶上缘内侧用力向后、向上按压。或以双手固定头部，两手拇指置于眼眶上缘内侧用力向后、向上按压，询问有无压痛，比较两侧有无差异。

（3）筛窦　检查者双手固定于被检查者的两侧耳后，将两手拇指分别置于鼻根部与眼内眦之间向后方按压，询问有无压痛。

（4）蝶窦　因解剖位置较深，不能在体表进行检查。

（四）口

口（mouth）的检查包括口唇、口腔内器官和组织、口腔气味等。

1. 口唇　口唇的毛细血管十分丰富，因此健康人口唇红润光泽。口唇苍白见于贫血、虚脱、主动脉瓣关闭不全等；口唇颜色深红见于急性发热性疾病。口唇发绀见于心力衰竭、呼吸衰竭等；口唇呈樱桃红色见于一氧化碳中毒；口唇干燥并有皲裂，见于严重脱水；口唇疱疹为口唇黏膜与皮肤交界处发生的成簇的半透明的小水泡，多为单纯疱疹病毒感染所致，常伴发于大叶性肺炎、感冒、流行性脑脊髓膜炎等；口唇突然发生非炎症性、无痛性肿胀，见于血管神经性水肿；口唇肥厚增大见于黏液性水肿、肢端肥大症、呆小病等；口角糜烂见于核黄素缺乏症；口角歪斜见于面神经瘫痪、脑血管意外。

2. 口腔黏膜　检查口腔黏膜应在充分的自然光线下进行，也可用手电筒照明。正常口腔黏膜光洁呈粉红色；出现蓝黑色色素沉着斑片多为肾上腺皮质功能减退症（Addison 病）；口腔黏膜见大小不等的黏膜下出血点或瘀斑，见于各种出血性疾病、维生素 C 缺乏等；若在相当于第二磨牙的颊黏膜处出现冒针头大小的白色斑点，称为麻疹黏膜斑（Koplik spot），为麻疹的早期特征；黏膜充血、肿胀，伴有小出血点，称为黏膜疹（enanthema），多为对称性，见于猩红热、风疹和某些药物中毒等；黏膜溃疡可见于慢性复发性口疮；雪口病（鹅口疮）为白念珠菌感染，多见于衰弱的患儿或老年患者，亦可出现于长期使用广谱抗生素或抗癌药后。

3. 牙（teeth）　检查时应注意有无龋齿、残根、缺牙、义齿等。若发现牙疾患，应按下列恒牙（图 4-15）格式标明所在部位。

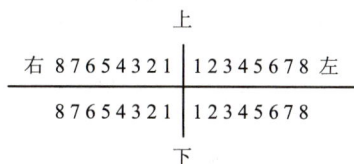

上

右 8 7 6 5 4 3 2 1 ｜ 1 2 3 4 5 6 7 8 左

8 7 6 5 4 3 2 1 ｜ 1 2 3 4 5 6 7 8

下

图 4-15　牙齿位置的标注方法

1. 中切牙；2. 侧切牙；3. 尖牙；4. 第一前磨牙；5. 第二前磨牙；

6. 第一磨牙；7. 第二磨牙；8. 第三磨牙

如 6⌋ 为右下第一磨牙；⌊1 为右上中切牙；$\frac{3}{5}$ 为右下第二前磨牙及左上尖牙有病变。

正常牙齿为瓷白色。牙齿呈黄褐色称为斑釉牙，为长期饮用含氟量过高的水所致；如发现中切牙切缘呈月牙形凹陷且牙间隙分离过宽，称为哈钦森（Hutchinson）齿，为先天性梅毒的重要体征之一；单纯牙间隙过宽见于肢端肥大症。

4. 牙龈（gum） 正常牙龈呈粉红色，质地坚韧，与牙颈部紧密贴合。检查时经压迫无出血及溢脓。牙龈水肿见于慢性牙周炎；牙龈缘出血常为口腔内局部因素引起，如牙石等，亦可由全身性疾病引起，如维生素 C 缺乏症、肝脏疾病、血液系统出血性疾病等；牙龈经挤压后有脓液溢出，见于慢性牙周炎、牙龈瘘管等；牙龈的游离缘出现蓝灰色点线称为铅线，是铅中毒的特征；在铋、汞、砷等中毒时，也可出现类似的黑褐色点线状色素沉着，应结合病史注意鉴别。

5. 舌（tongue） 检查方法为嘱被检查者将舌伸出，舌尖翘起，左右侧移，以便观察舌质、舌苔、舌的运动情况。正常人舌质淡红，表面湿润，覆有薄白苔，舌体柔软，伸舌居中，活动自如，无震颤。许多局部或全身疾病均可使舌的感觉、运动和形态发生变化，舌常见的异常表现如下。

（1）干燥舌 轻度干燥不伴外形的改变；明显干燥舌见于鼻部疾患、阿托品作用、放射治疗后等；严重的干燥舌可见舌体缩小并有纵沟，见于严重脱水，可伴有皮肤弹性减退。

（2）舌体增大 暂时性肿大见于舌炎、舌的蜂窝织炎、脓肿、血管神经性水肿等；长时间的增大见于黏液性水肿、肢端肥大症等。

（3）草莓舌（strawberry tongue） 舌乳头肿胀、发红类似草莓，见于猩红热或长期发热患者。

（4）地图舌（geographic tongue） 舌面上出现黄色上皮细胞堆积而成的隆起部分，状如地图，见于核黄素缺乏。

（5）牛肉舌（beefy tongue） 舌面绛红如生牛肉状，见于糙皮病（烟酸缺乏）。

（6）镜面舌 也称光滑舌（smooth tongue），舌乳头萎缩，舌体较小，舌面光滑呈粉红色或红色，见于缺铁性贫血、恶性贫血、慢性萎缩性胃炎。

（7）毛舌（hairy tongue） 也称黑舌，舌面敷有黑色或黄褐色毛，是由于丝状乳头缠绕了真菌丝以及其上皮细胞角化而形成，见于久病衰弱或长期使用广谱抗生素的患者。

（8）舌的运动异常 震颤见于甲状腺功能亢进症；伸舌偏斜见于舌下神经麻痹。

6. 咽部及扁桃体 咽部可分为鼻咽、口咽、喉咽三部分。口咽部（oral pharynx）位于软腭平面以下，会厌上缘的上方，前方直对口腔。软腭向下延续形成前后两层黏膜皱襞，前层为舌腭弓，后层为咽腭弓。扁桃体位于舌腭弓和咽腭弓之间的扁桃体窝内。咽腭弓后方称咽后壁，一般咽部检查即指这个范围。

（1）咽部检查方法 被检查者取坐位，头略后仰，口张大并发"啊"音，检查者用压舌板在舌的前 2/3 与后 1/3 交界处迅速下压，此时软腭上抬，在照明的配合下即可观察软腭、腭垂、软腭弓、扁桃体、咽后壁情况。

（2）临床意义 若发现咽部黏膜充血、红肿、黏液腺分泌增多，多见于急性咽炎；若咽部黏膜充血、表面粗糙，淋巴滤泡呈簇状增殖，见于慢性咽炎；扁桃体发炎时，扁桃体充血、肿大，在扁桃体隐窝内有黄白色分泌物，或渗出物形成的苔片状假膜，很易剥离。此点与咽白喉在扁桃体上所形成的假膜不同，白喉的假膜不易剥离，若强行剥离易引起出血。

扁桃体增大一般分为三度（图 4 – 16）：增大不超过咽腭弓者为Ⅰ度；超过咽腭弓者为Ⅱ度；达到或超过咽后壁中线者为Ⅲ度。

7. 口腔气味 健康人口腔无特殊气味，饮酒、吸烟者可有烟酒味。如有特殊难闻的气味称为口臭，可由口腔局部、胃肠道或其他全身性疾病引起。

（1）口腔局部病变 牙龈炎、龋齿、牙周炎可产生臭味；牙槽脓肿为腥臭味；牙龈出血为血腥味。

（2）全身性疾病 糖尿病酮症酸中毒患者可发出烂苹果味；尿毒症患者可有尿味；肝坏死患者

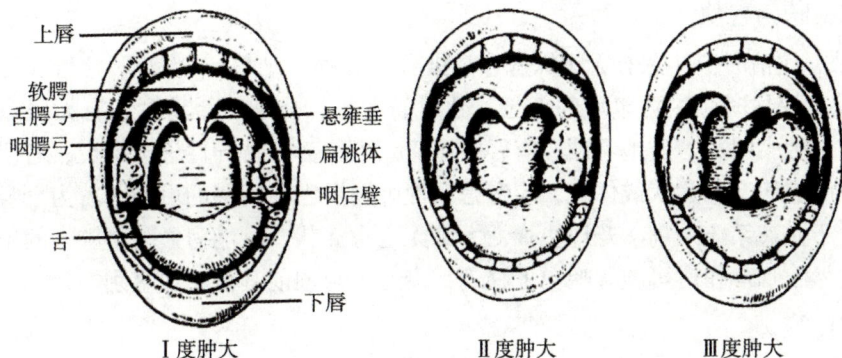

图 4 – 16　扁桃体位置及其大小分度示意图

（图中标注）上唇　软腭　舌腭弓　咽腭弓　舌　下唇　悬雍垂　扁桃体　咽后壁

Ⅰ度肿大　　Ⅱ度肿大　　Ⅲ度肿大

可有肝臭味；有机磷农药中毒患者可闻到大蒜味；肺脓肿患者可有组织坏死的臭味。

（五）腮腺

腮腺位于耳屏、下颌角、颧弓所构成的三角区内。正常腮腺体薄而软，触诊时摸不出腺体轮廓。腮腺导管位于颧骨下 1.5cm 处，横过咀嚼肌表面，开口相当于上颌第二磨牙对面的颊黏膜上。检查时要注意导管口有无分泌物。腮腺肿大时，可见到以耳垂为中心的隆起，并可触及边缘不明显的包块。腮腺肿大的临床意义如下。

（1）急性流行性腮腺炎　腮腺迅速肿大，先为单侧，继而可累及对侧，表面皮肤亮而不红，有压痛，腮腺导管口可见红肿，挤压无脓性分泌物流出。急性期可能累及胰腺、睾丸或卵巢。

（2）急性化脓性腮腺炎　多为单侧性，表面皮肤红肿、有压痛，在导管口处加压后有脓性分泌物流出，常发生于抵抗力低下的重症患者，如胃肠道术后及口腔卫生不良者。

（3）腮腺肿瘤　多形性腺瘤质韧呈结节状，边界清楚，可有移动性；恶性肿瘤质硬、有痛感，发展速度快，与周围组织有粘连，可伴有面瘫。

三、颈部

颈部评估时被检查者最好取舒适坐位，解开内衣，暴露颈部和肩部，在平静、自然的状态下进行，检查时手法应轻柔，当疑有颈椎疾患时更应注意。

（一）颈部外形与分区

1. **颈部外形**　正常人颈部直立，两侧对称。矮胖者颈部较粗短，瘦长者较细长。男性甲状软骨比较突出，女性则平坦不显露，转头时可见胸锁乳突肌突起。评估时嘱被检查者头稍后仰，更易观察颈部有无包块、瘢痕、两侧是否对称。正常人在静坐时颈部血管不显露。

2. **颈部分区**　为描述和标记颈部病变的部位，根据解剖结构，将颈部两侧各分为两个大三角区域，即颈前三角和颈后三角。颈前三角为胸锁乳突肌内缘、下颌骨下缘和前正中线之间的区域；颈后三角为胸锁乳突肌后缘、锁骨上缘和斜方肌前缘之间的区域。

（二）颈部姿势与运动

正常人坐位时颈部直立，伸曲、转动自如。常见的运动异常如下。

（1）头不能抬起　见于严重消耗性疾病的晚期、重症肌无力、进行性肌萎缩等。

（2）斜颈（torticollis）　头部向一侧偏斜称为斜颈，见于颈肌外伤、疤痕收缩、先天性颈肌挛缩和斜颈。

（3）颈部运动受限并伴有疼痛　见于软组织炎症、颈肌扭伤、肥大性脊椎炎、颈椎结核或肿瘤等。

（4）颈部强直　为脑膜受刺激的表现，见于各种脑膜炎、蛛网膜下腔出血等。

（三）颈部皮肤与包块

1. 颈部皮肤　评估时应注意有无蜘蛛痣、感染（疖、痈、结核）、瘢痕、瘘管、神经性皮炎等。

2. 颈部包块　评估时应注意包块的部位、数目、大小、质地、活动度、有无压痛、与邻近器官的关系等。淋巴结肿大时，若质地不硬、有轻度压痛，可能为非特异性淋巴结炎；若质地较硬，且伴有纵隔、胸腔或腹腔病变的症状或体征，应考虑恶性肿瘤淋巴结转移的可能；若为全身性、无痛性淋巴结肿大，多见于血液系统疾病。若包块弹性大又无全身症状，可能为囊肿。肿大的甲状腺和甲状腺来源的包块，在做吞咽动作时可随吞咽向上移动，借此可与颈前其他包块鉴别。

（四）颈部血管

1. 颈静脉　正常人立位或坐位时颈外静脉常不显露，平卧时可稍见充盈，但充盈的水平仅限于锁骨上缘至下颌角距离的下 2/3 以内。若在坐位或半坐位（身体呈 45°）时，颈静脉明显充盈、怒张或搏动，或平卧时充盈度超过正常水平，称为颈静脉怒张（distention of jugular vein），提示颈静脉压升高，见于右心力衰竭、缩窄性心包炎、大量心包积液、上腔静脉阻塞综合征等。若平卧位时看不到颈静脉充盈，提示低血容状态。颈静脉搏动可见于三尖瓣关闭不全等。

2. 颈动脉　正常人颈部动脉的搏动，只在剧烈活动后可见，且很微弱。若在安静状态下出现颈动脉明显搏动，则多见于主动脉瓣关闭不全、高血压、甲状腺功能亢进症、严重贫血等。

因颈动脉和颈静脉都可能发生搏动，且部位相近，应注意鉴别。一般静脉搏动柔和，范围弥散，触诊时无搏动感；而动脉搏动比较强劲，为膨胀性，搏动感明显。

3. 颈部血管杂音　如在颈部大血管区听到血管性杂音，应考虑颈动脉或椎动脉狭窄；若在锁骨上窝处听到杂音，则可能为锁骨下动脉狭窄；若在右锁骨上窝处听到低调、柔和、连续性杂音，则可能为颈静脉血流快速流入上腔静脉口径较宽的球部时产生，属生理性，用手指压迫颈静脉后即可消失。

（五）甲状腺

甲状腺（thyroid）位于甲状软骨下方和两侧（图 4 - 17），呈"H"形，分左、右两个侧叶，中间以峡部相连。正常甲状腺为 15 ~ 25g，表面光滑、质地柔软，不易触及。

1. 检查方法

（1）视诊　观察甲状腺的大小和对称性。正常人甲状腺外观不突出，女性在青春发育期可略增大。检查时让被检查者做吞咽动作，可见甲状腺随吞咽动作而向上移动，若不易辨认，嘱被检查者两手放于枕后，头向后仰，再进行观察即较明显。

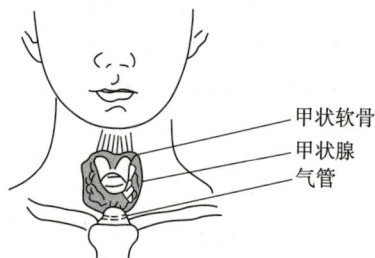

甲状软骨
甲状腺
气管

图 4 - 17　甲状腺位置图

（2）触诊　比视诊更能明确甲状腺的轮廓和病变的性质。触诊时应注意其大小、质地、对称性、表面是否光滑、有无结节与震颤等。

1）甲状腺峡部　位于环状软骨下方第 2 ~ 4 气管环前面。评估者站于被检查者前面以拇指或站于被检查者后面以示指从胸骨上切迹向上触摸，可感到气管前软组织，嘱被检查者吞咽，可感到此软组织在手指下滑动，判断有无肿大及肿块。

2）甲状腺侧叶　①前面触诊：检查者以一手拇指施压于被检查者一侧甲状软骨，将气管推向对侧，以另一手示、中指在对侧胸锁乳突肌后缘向前推挤甲状腺侧叶，拇指在胸锁乳突肌前缘触诊，配合吞咽动作，重复检查，可触及被推挤的甲状腺（图 4 - 18a）。以同样的方法检查另一侧甲状腺。②后面触诊：检查者以一手示、中指施压于被检查者一侧甲状软骨，将气管推向对侧，以另一手拇指在对侧胸锁乳突肌后缘向前推挤甲状腺侧叶，示、中指在胸锁乳突肌前缘触诊，配合吞咽动作，重复检查（图 4 - 18b）。以同样的方法检查另一侧甲状腺。

（3）听诊　当触到甲状腺肿大时，用钟型听诊器直接放在肿大的甲状腺上，若能听到低调的连续性静脉"嗡鸣"音，对诊断甲状腺功能亢进症很有帮助。

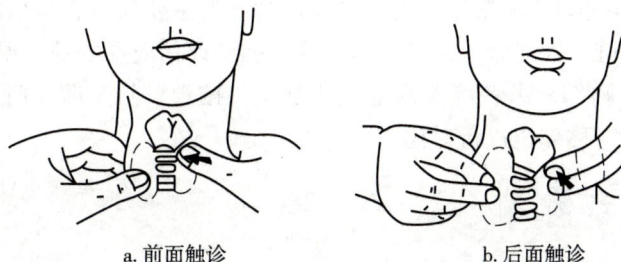

a. 前面触诊　　　　　　b. 后面触诊

图 4-18　甲状腺触诊示意图

甲状腺肿大可分为三度：不能看出肿大但能触及者为Ⅰ度；能看到肿大又能触及，但在胸锁乳突肌以内者为Ⅱ度；超过胸锁乳突肌外缘者为Ⅲ度。

2. 甲状腺肿大的临床意义

（1）甲状腺功能亢进症　肿大的腺体质地柔软，触诊可有震颤，听诊可能听到"嗡鸣"样血管杂音。

（2）单纯性甲状腺肿　甲状腺肿大很突出，可为弥漫性，亦可为结节性，不伴有甲状腺功能亢进体征。

（3）甲状腺癌　触诊时包块不规则、质硬，可有结节感。

（4）慢性淋巴性甲状腺炎（桥本甲状腺炎）　呈弥漫性或结节性肿大，容易和甲状腺癌相混淆。

（5）甲状旁腺腺瘤　甲状旁腺位于甲状腺之后，发生甲状旁腺腺瘤时可使甲状腺突出，评估时亦随吞咽移动，需结合甲状旁腺功能亢进的临床表现进行鉴别。

（六）气管

正常人气管位于颈前正中部。评估时让被检查者取舒适坐位或仰卧位，使颈部处于自然直立状态，检查者将示指与环指分别置于两侧胸锁关节上，将中指置于气管之上，观察中指是否在示指与环指中间来判断气管有无偏移。

根据气管的偏移方向来判断病变的性质。一侧大量胸腔积液、积气、纵隔肿瘤、单侧甲状腺肿大可将气管推向健侧；一侧肺不张、肺纤维化、胸膜粘连可将气管拉向患侧。

【相关护理诊断/问题】

1. 有成年人跌倒的危险　与视神经炎、白内障所致视力受损有关。

2. 体液不足　颈静脉怒张与有心功能不全导致体循环淤血有关。

3. 有出血的危险　与外伤、感染及凝血功能障碍有关。

4. 体像紊乱　与脑血管疾病所致面瘫有关。

5. 口腔黏膜完整性受损　与口腔炎症有关

6. 焦虑　与异常面容、担心疾病预后有关。

（欧应华）

第三节　胸部评估

>> 情境导入 ///

情境：患者，男，52 岁，烟龄 30 年。12 年前冬季首次出现咳嗽、咳痰。近 3 年咳嗽咳痰不断，呈进行性呼吸困难，冬春季加重。近 3 天急性上呼吸道感染，咳脓痰。身体评估：T39.7℃，气促，不能平卧，胸廓呈桶状，呼吸音弱，叩诊过清音，双肺闻及散在干湿啰音。入院诊断：慢性阻塞性肺部疾病。

思考：1. 如果您是该患者的责任护士，请说出该患者身体评估的重点有哪些？

2. 该患者存在哪些异常的体征？

胸部（chest） 是指颈部以下、腹部以上的区域。胸部的主要器官、组织包括胸壁、胸廓、乳房、气管、支气管、肺脏、心脏、大血管、食管、纵隔等。胸部评估应在安静、温度适宜，光线充足的环境下进行，尽可能暴露全胸部，患者可采取坐位或卧位，按视、触、叩、听顺序进行，依次评估前胸→侧胸→背部，并左右对称部位进行对比。

一、胸部体表标志 微课3

胸部的体表标志包括骨骼标志、人工划线、自然陷窝及分区（图4-19、图4-20）。借以标记正常胸廓内脏器的轮廓及位置，异常体征的部位和范围，还可用于标示穿刺或手术的部位。

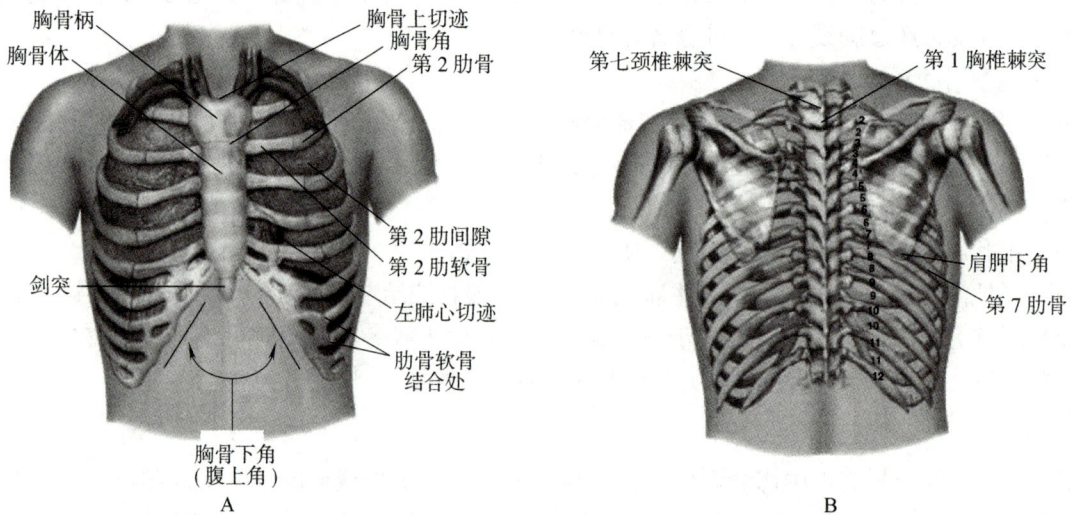

图4-19 胸部的骨骼标志

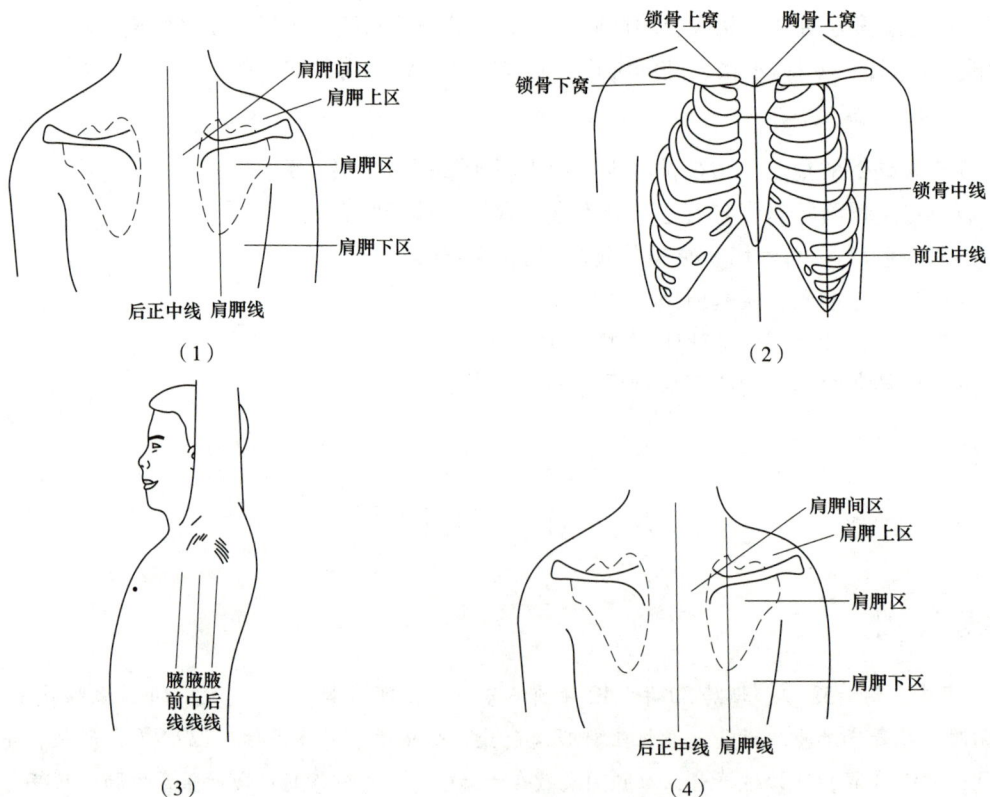

图4-20 胸部的人工划线、自然陷窝及分区

（一）骨骼标志

1. 胸骨角　为胸骨柄与胸骨体连接处向前隆突而形成的角性突起。胸骨角与左右两侧的第 2 肋软骨相连，为计数前胸壁肋骨和肋间隙的主要标志。胸骨角标志着气管分叉、心房上缘和上下纵隔分界及相当于第 4 或 5 胸椎水平。

2. 腹上角　又称胸骨下角，由两侧肋弓在胸骨下端汇合处所构成的夹角。正常为 70°～110°，矮胖者较大（为钝角），瘦长者较小（为锐角）。

3. 剑突　是胸骨体下端的突出部分，呈三角形，其底部与胸骨体相连接。

4. 肩胛下角　为肩胛骨的最下端。直立位两上肢自然下垂时，肩胛下角相当于第 7 或第 8 后肋骨水平，常为胸腔积液穿刺时计数肋间隙的标志。

5. 第 7 颈椎棘突　为后颈下部最突出的棘突，为背部颈椎与胸椎交界的骨性标志。当低头时极易触及，为计数胸椎的标志。

6. 肋脊角　为背部第 12 肋骨与脊柱构成的夹角。肋脊角前方为肾和输尿管上端所在区域。

（二）垂直线标志

1. 前正中线　也称胸骨中线，为通过胸骨正中的垂直线。

2. 锁骨中线（左、右）　为通过锁骨的胸骨端与肩峰端中点的垂直线，正常男子此线常通过乳头。

3. 腋前线（左、右）　为通过腋窝前皱襞沿前侧胸壁向下的垂直线。

4. 腋中线（左、右）　为通过腋前线与腋后线中点向下的垂直线。

5. 腋后线（左、右）　为通过腋窝后皱襞沿后侧胸壁向下的垂直线。

6. 后正中线　又称脊柱中线，为通过椎骨棘突的垂直线。

7. 肩胛线（左、右）　为两臂自然下垂时，通过肩胛下角的垂线。

（三）自然陷窝及分区

1. 胸骨上窝　为胸骨柄上方的凹陷处，正常时气管位于其后正中。

2. 锁骨上窝（左、右）　为锁骨上方的凹陷处。相当于两肺上叶肺尖的上部。

3. 锁骨下窝（左、右）　为锁骨下方的凹陷处，其下界为第 3 肋骨下缘，相当于两肺上叶肺尖的下部。

4. 腋窝（左、右）　为上肢内侧与胸壁相连的凹陷区域。

5. 肩胛上区（左、右）　为背部肩胛冈以上的区域，外上以斜方肌上缘为界，相当于上叶肺尖的下部。

6. 肩胛下区（左、右）　为背部两肩胛下角连线至第 12 胸椎水平线之间的区域；后正中线将其分为左右两部。

7. 肩胛间区（左、右）　为背部两侧肩胛骨内缘之间的区域；后正中线将其分为左右两部。

二、胸壁、胸廓与乳房 🅔微课 4

（一）胸壁

评估胸壁主要由视诊和触诊来完成。除应注意营养状态、皮肤、淋巴结和骨骼肌发育情况外，还应重点评估以下各项。

1. 胸壁静脉　正常人胸壁一般看不到静脉。但皮下脂肪较少者的侧胸壁以及哺乳期妇女乳房表面可见浅静脉。胸壁静脉充盈或曲张应评估其血流方向，上腔静脉梗阻时，静脉血流方向自上而下；下腔静脉梗阻时血流自下而上。

2. 胸壁压痛　正常人胸壁无压痛。胸壁局部压痛常见于肋间神经炎、带状疱疹、肋骨骨折等。骨髓异常增生者，常出现胸骨压痛和叩击痛，见于白血病患者。

3. 皮下气肿　当有气体积存于胸壁皮下组织时称皮下气肿（subcutaneous emphysema）。多因为气管、肺或胸膜受损后，气体从病变部位逸出，沿组织间隙到皮下所致。视诊可见胸壁外观肿胀，触诊可引起气体在皮下组织内移动，出现捻发感或握雪感，听诊可闻及类似捻发音。

4. 肋间隙 评估时注意肋间隙，有无回缩和膨隆；吸气时肋间隙回缩，提示呼吸道阻塞使吸气时气体不能自由地进入肺内；肋间隙膨隆见于大量胸腔积液、张力性气胸等。

（二）胸廓

正常人胸廓两侧大致对称，呈椭圆形，可因年龄不同而有变化。成年人胸廓的前后径比左右径短，两者的比例约为1∶1.5。小儿和老年人的胸廓前后径略小于左右径或几乎相等。常见的胸廓外形改变（图4-21）有以下几种。

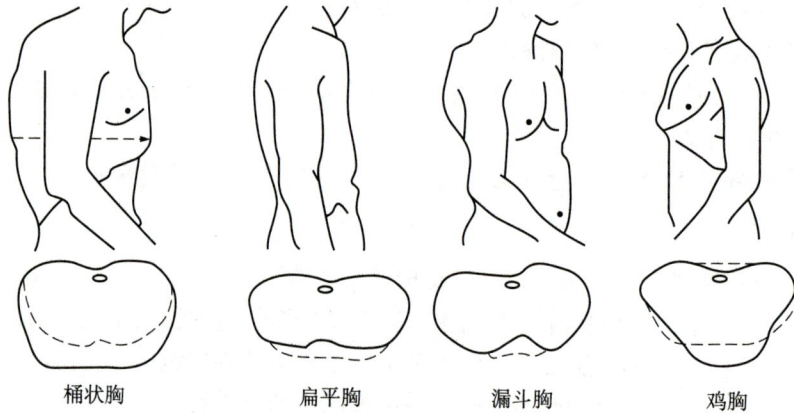

桶状胸　　扁平胸　　漏斗胸　　鸡胸

图4-21　常见胸廓外形改变

1. 扁平胸（flat chest） 胸廓扁平，其前后径常短于左右径的一半。见于瘦长体型者、慢性消耗性疾病，如肺结核、晚期肿瘤等。

2. 桶状胸（barrel chest） 胸廓呈圆桶状，其前后径增加，有时与左右径几乎相等，甚至超过左右径。肋骨上抬呈水平状，肋间隙增宽，腹上角增大。可见于老年人、矮胖体型者、肺气肿患者等。

3. 佝偻病胸（rachitic chest） 为佝偻病所致，儿童多见。包括：①鸡胸（pigcon chest），胸廓前后径略长于左右径，其上下长度较短，胸骨下端前突，胸廓前侧壁肋骨凹陷，形似鸡胸；②肋膈沟（harrison's groove），下胸部前面的肋骨外翻，沿膈附着的部位胸壁向内凹陷，形成的沟状带；③漏斗胸（furnnel chest），胸骨剑突处显著凹陷呈漏斗状；④佝偻病串珠（rachitic rosary），沿胸骨两侧各肋软骨与肋骨交接处隆起，形成串珠状。

4. 胸廓一侧或局部变形 胸廓一侧膨隆见于患侧大量胸腔积液、气胸或一侧严重代偿性肺气肿；胸廓一侧凹陷或局限性凹陷见于肺不张、肺萎缩、肺纤维化、广泛胸膜粘连等；胸廓局限性隆起见于心脏增大，心包积液胸壁或胸内肿瘤等。

5. 脊柱畸形所致胸廓改变 脊柱前凸、后凸、侧凸可致胸廓两侧不对称，肋间隙增宽或变窄；严重者可引起呼吸、循环功能障碍。常见于脊柱结核、发育畸形等（图4-22）。

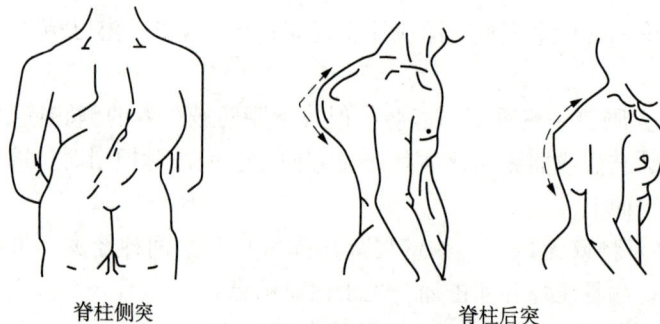

脊柱侧突　　　　　脊柱后突

图4-22　常见脊柱畸形所致胸廓改变

（三）乳房

正常儿童及男性乳房一般不明显，乳头位置大约位于锁骨中线第四肋间隙。正常女性青春期乳房逐渐增大，呈半球形，乳头也逐渐增大呈圆柱形。评估时患者取坐位或仰卧位，充分暴露胸部，评估顺序为视诊→触诊。除评估乳房外，还应包括引流乳房部位的淋巴结。

1. 视诊

（1）对称性　正常女性坐位时，两侧乳房基本对称。但也有轻度不对称者，是由于两侧乳房发育程度不完全一致所致；一侧乳房明显增大，见于先天畸形、囊肿、炎症或肿瘤等；一侧乳房明显缩小则多因发育不全之故。

（2）乳房皮肤　注意乳房皮肤颜色、有无溃疡、瘢痕、色素沉着、水肿或有无局部下陷。乳房皮肤发红同时出现肿、热、痛提示局部炎症；乳腺癌侵及皮肤淋巴管时，皮肤呈深红色，当它引起淋巴管堵塞致水肿时，局部皮肤呈"橘皮"或"猪皮"样；乳房皮肤回缩可由外伤或炎症引起，亦可能是乳腺癌所致，轻度的皮肤回缩，常为早期乳腺癌的征象。嘱被评估者做双手上举过头、双手推压两侧髋部动作，有助于早期发现乳房皮肤回缩。

（3）乳头　应注意乳头的位置、大小、两侧是否对称、有无内翻；乳头回缩若是自幼发生则为发育异常；若是近期发生可能为癌变；乳头出现分泌物提示乳腺导管有病变，若分泌物为血性最常见于导管内良性乳头状瘤，亦可见于乳腺癌；分泌物由清亮变为绿色或黄色常为慢性囊性乳腺炎。

2. 触诊　患者取坐位，先两臂下垂，然后双臂高举过头部或双手叉腰。再评估如取仰卧位，应在肩下置一小枕，使乳房较对称地位于胸壁上，以便详细评估。触诊先由正常乳房开始，护士手指和手掌平放在乳房上，应用指腹轻施压力，以旋转或来回滑动进行触诊。评估动作要轻柔，不宜用手指抓捏乳腺。为便于记录病变部位，通常以乳头为中心作一垂直线和水平线，将乳房分为4个象限（图4-23）。评估时依次按外上象限→外下象限→内下象限→内上象限触诊，最后触诊乳头。触诊时应注意乳房的弹性和硬度、有无压痛和包块等。检查乳房后应仔细触诊腋窝及锁骨上窝的淋巴结有无肿大或其他异常。

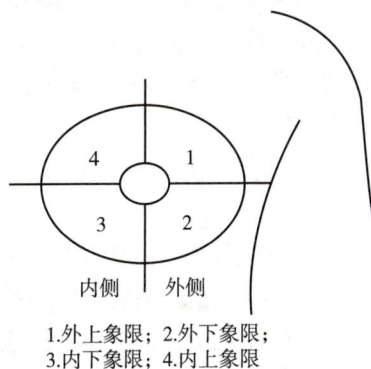

1.外上象限；2.外下象限；
3.内下象限；4.内上象限

图4-23　乳房分区

（1）硬度和弹性　正常乳房触诊有模糊的颗粒感和柔韧感。女性不同年龄和生殖周期，乳房的触诊有所不同，青年人乳房柔软，质地均匀；中年人可触及乳腺小叶；老年人触诊时有纤维结节感；月经期乳房有紧张感，妊娠期有柔韧感，哺乳期有结节感；硬度增加和弹性消失提示皮下组织炎症或可能有新生物浸润。

（2）压痛　乳房的某一区域压痛提示这一区域有炎症存在；月经期乳房亦较敏感，恶性病变时较少出现压痛。

（3）包块　须注意包块的部位、形状、边缘、质地、压痛和活动度等；触及无痛肿块要考虑乳腺癌。

三、肺与胸膜　微课5

评估时，患者一般取坐位或仰卧位，充分暴露胸部。室内光线充足，温度适宜。一般按视诊、触诊、叩诊和听诊的顺序进行评估。熟练掌握肺部评估方法，对呼吸系统疾病的诊治和护理有重要意义。

（一）视诊

呼吸运动（respiratory movement）是在中枢神经和神经反射的调节下，通过膈肌和肋间肌的收缩与松弛来完成的。血氧分压、二氧化碳分压及pH通过化学感受器发挥调节作用，此外，肺的牵张感受器也发挥调节作用。呼吸运动还可在一定程度上受意识的支配。

正常情况下，吸气为主动运动，此时肋间肌收缩，胸廓前部向上外方移动，同时膈肌收缩使横膈下降，腹壁向外隆起，胸廓容积增大，胸膜腔内负压增加，肺随之扩张，空气进入肺内；呼气为被动运动，此时肋间肌放松，肋骨因自身重力与弹性回位向下内方移动，同时膈肌松弛，腹壁回缩，胸廓容积缩小，胸膜腔内负压降低，肺随之回缩，肺内气体排出。

1. 呼吸运动类型　正常成年男性和儿童的呼吸以膈肌运动为主，胸廓下部及上腹部的运动幅度较大，形成腹式呼吸（diaphragmatic respiration）；成年女性呼吸则以肋间肌运动为主，形成胸式呼吸（thoracic respiration）。通常两种呼吸运动不同程度同时存在。某些疾病可致呼吸运动改变而出现呼吸困难。

2. 呼吸运动改变　腹式呼吸减弱而胸式呼吸增强，常见于腹膜炎、大量腹腔积液、肝脾极度肿大、腹部巨大肿瘤等腹部疾病；胸式呼吸减弱而腹式呼吸增强，常见于肋间神经痛、肋骨骨折、胸膜炎、肺炎、重症肺结核、肺实变，肺部肿瘤等胸壁与肺部疾病；若一侧大量胸腔积液、气胸、肋骨骨折等，则患侧呼吸运动减弱，健侧呼吸运动代偿性增强。

3. 呼吸频率与深度（respiratory frequency and depth）　是肺部视诊的重要内容。正常成年人静息状态下，呼吸为 12～20 次/分，呼吸与脉搏之比为 1∶4。新生儿呼吸约 44 次/分，随着年龄增长逐渐减慢，某些疾病可导致呼吸频率和深度的改变。

（1）呼吸过速（tachypnea）　呼吸频率超过 20 次/分。见于剧烈运动、发热，疼痛、贫血、甲状腺功能亢进症及心力衰竭等。一般体温升高 1℃，呼吸大约增加 4 次/分。

（2）呼吸过缓（bradypnea）　呼吸频率低于 12 次/分。见于麻醉剂或镇静剂过量及颅内压增高等。

（3）呼吸浅快　见于肺炎、胸膜炎、胸腔积液、气胸、呼吸肌麻痹、严重鼓肠腹腔积液和肥胖等。

（4）呼吸深大　也称库斯莫尔呼吸（Kussmaul respiration），表现为呼吸深大而节律规整。库斯莫尔呼吸的发生是由于细胞外液碳酸氢根不足，血 pH 降低，刺激呼吸中枢，通过深而大的呼吸使肺排出过多的二氧化碳以调节体内的酸碱平衡。主要见于糖尿病酮症酸中毒、尿毒症等。

（二）触诊

1. 胸廓扩张度　即呼吸时的胸廓活动度。护士将两手分置于胸廓前下部两侧的对称部位，两手拇指沿肋缘指向剑突，拇指尖置于前正中线上两侧对称部位，手掌及其余的手指置于前侧胸壁，嘱患者做深呼吸运动，比较两侧胸廓活动度是否一致（图 4-24）。亦可于背部将两手掌置于肩胛下区，两手拇指在后正中线两侧对称部位，当被评估者做深呼吸时，观察两拇指随胸廓扩张分开的距离是否相等。正常人平静呼吸或深呼吸时，两侧胸廓呈对称性张缩。一侧胸廓活动度受限见于一侧胸腔积液、气胸、胸膜增厚和肺不张等；两侧的胸廓活动度均减弱见于老年人和肺气肿等。

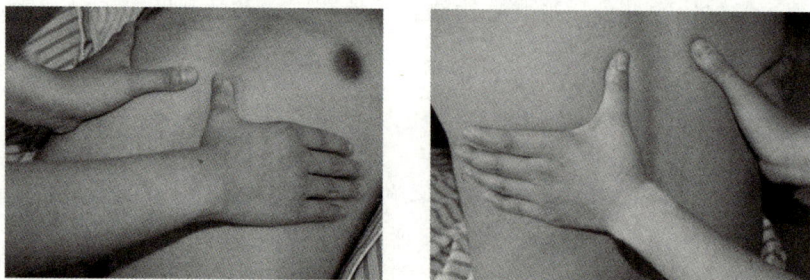

图 4-24　胸廓扩张度评估方法

2. 语音震颤　患者发出语音时，声波沿喉部，经气管、支气管及肺泡，传到胸壁引起共鸣而产生的振动，可被护士的手触及，称为语音震颤（触觉震颤）。根据其振动的增强或减弱，可判断胸内病变的性质。

（1）评估方法　护士将两手掌或手掌尺侧缘轻放于两侧胸壁的对称部位，然后嘱患者用同等强度重复发出长音"yi"，自上→下，从内→外，由前胸部→侧胸部→背部，双手交换，比较两侧相同部位语颤是否相同，判断有无增强或减弱（图4-25）。正常人双侧语音震颤基本一致。语音震颤的强弱受发音强弱、音调高低、胸壁厚薄、支气管至胸壁距离的差异等因素影响，并与年龄、性别、体型等有关。

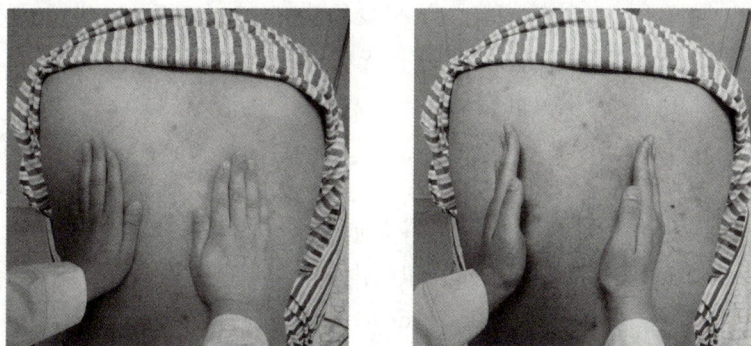

图4-25　语音震颤评估方法

（2）临床意义

1）生理变化　正常人语颤的强弱与性别、年龄、体型、部位等有关。男性较女性强，成年人较儿童强、瘦者较胖者强，右上胸较左上胸强，前胸上部较下部强，后胸下部较上部强。

2）病理变化　语音震颤增强，主要见于：①肺组织实变，如肺炎、肺梗死、重症肺结核等。因实变组织密语音震颤增强或减弱的度较高，声波传导良好所致；②靠近胸壁的大空腔及周围有炎性浸润，如结核空洞、肺脓肿等。由于声波在空洞中产生共鸣，而且空洞周围组织有炎性浸润，有利于声波的传导；③压迫性肺不张等。语音震颤减弱或消失，主要见于胸膜肥厚粘连；大量胸腔积液或积气；肺泡内含气过多，如肺气肿；支气管阻塞，如阻塞性肺不张；胸壁皮下气肿。

3. 胸膜摩擦感　胸膜炎症时，渗出的纤维蛋白于脏、壁层胸膜沉积，使胸膜表面粗糙，呼吸时两层胸膜相互摩擦，触诊时可感觉到如皮革摩擦的感觉，称为胸膜摩擦感。可见于胸膜炎症、胸膜肿瘤、肺部病变累及胸膜。当出现大量胸腔积液时，两层胸膜分离，胸膜摩擦感消失。

（三）叩诊

1. 评估方法

（1）间接叩诊　应用最为普遍。

1）体位　患者取坐位或仰卧位。评估前胸部时，胸部稍向前挺直；评估侧胸部时，双臂抱头；评估背部时，头稍低，双手交叉抱肘，身体前倾。

2）方法　护士以左手中指第2指节作为叩诊板指，卧位时平贴肋间隙并与肋骨平行，坐位时垂直于肋间隙；叩诊肩胛间区时，板指与脊柱平行。以右手中指的指端垂直叩击左手中指第2指骨前端，主要以腕关节的运动完成叩诊动作。叩击应速度快、时间短，叩击力量要适中、均匀，叩击后右手中指迅速抬起，每次叩击2~3下。

3）顺序　由肺尖开始，自上而下，由外向内，左右对比，逐一肋间隙向下叩诊，依次叩诊前胸→侧胸→背部。

（2）直接叩诊　此法在病变面积较大时应用。护士将手指稍并拢以其手指掌面对胸壁进行叩击，从而显示不同部位叩诊音的改变。

2. 叩诊音

（1）正常胸部叩诊音　正常情况下，在胸部不同部位可叩出清音、鼓音、浊音和实音。叩诊音音响强弱和高低与肺脏的含气量多少、胸壁的厚薄以及邻近器官的影响等因素有关。正常肺部叩诊为清音；肺组织覆盖心脏、肝脏实质脏器的部位为浊音；心脏、肝脏为实质脏器，未被肺组织覆盖的部分为实音；左侧腋前线下方有胃泡的存在，叩诊呈鼓音，又称 Traube's 鼓音区。

（2）胸部异常叩诊音　在正常肺部的清音区如果出现浊音、实音、过清音或鼓音时，即为异常叩诊音，提示肺、胸膜、胸壁有病变。

1）浊音或实音　常见于：①肺组织含气量减少的病变，如肺炎、肺结核、肺梗死、肺不张等；②胸膜腔病变，如胸腔积液、胸膜增厚；③胸壁疾患，如胸壁水肿或胸壁肿瘤。

2）鼓音　见于空洞性肺结核以及气胸等。

3）过清音　常见于阻塞性肺气肿等。

3. 肺界叩诊

（1）肺上界　即肺尖宽度。叩诊方法：自斜方肌前缘中央开始逐渐叩向外侧，当清音转为浊音时，即为肺上界的外侧终点；再由起始部开始叩向内侧，当清音转为浊音时，即为肺上界的内侧终点。此清音带的宽度即为肺尖宽度，正常为 4～6cm。由于右侧肺尖位置较低，故右侧稍窄。肺上界变窄常见于肺结核，增宽见于肺气肿。

（2）肺前界　相当于心脏的绝对浊音界。心脏扩大、心包积液、主动脉瘤时，两侧肺前界浊音区扩大；肺气肿时浊音区缩小。

（3）肺下界　正常人平静呼吸时，两侧肺下界大致相同，于锁骨中线、腋中线、肩胛线分别为第6、8、10肋间隙。叩诊方法：分别在锁骨中线、腋中线、肩胛线自上向下叩诊，清音变浊音即相应的肺下界。正常肺下界因体型、发育情况不同，位置可稍有差异。病理状态下，肺下界下移见于肺气肿；肺下界上移见于胸腔积液、肺不张、腹腔积液或腹腔内巨大肿瘤等。

（4）肺下界移动度　肺下界在呼吸时有一定的移动范于肩胛线上叩出肺下界的位置，指板在原位不动并作标记，嘱患者作深吸气后在屏住呼吸的同时，沿该线继续向下叩诊，当由清音变为浊音时，即为肩胛线上肺下界的最低点。然后让患者恢复平静呼吸后，再嘱作深呼气后并屏住呼吸，此时由上向下叩诊，直至清音变为浊音时，即为肩胛线上肺下界的最高点。最高至最低两点间的距离即为肺下界的移动范围，正常人为 6～8cm。肺下界移动度减小见于：①肺组织弹性减小，如肺气肿；②肺组织萎缩，如肺不张和肺纤维化；③肺组织炎症、水肿等；大量胸腔积液或积气、胸膜广泛粘连增厚时肺下界移动度不易叩出。

（四）听诊

患者可采取坐位或卧位，听诊一般由肺尖开始，自上向下，先听前胸部→侧胸部→背部，注意上下、左右对比。听诊时，嘱患者做平静呼吸，必要时深呼吸或咳嗽数次后听诊。

1. 正常呼吸音

（1）支气管呼吸音（bronchial breath sound）　为气流在声门、气管或主支气管形成湍流所产生的声音，类似将舌尖抬高呼气时发出的"哈"音。其特点为音响较强、音调较高，呼气时相较吸气时相长。可在喉部、胸骨上窝、背部第6、7颈椎及第1、2胸椎附近闻及。

（2）肺泡呼吸音（vesicular breath sound）　是由于吸气时气流进入肺泡，冲击肺泡壁，使肺泡壁由弛缓变为紧张，呼气时肺泡由紧张变为松弛，肺泡弹性的变化和气流的振动产生肺泡呼吸音。此音类似上齿咬住下唇，吸气时发出的"夫"音。其特点为吸气时音响较强、音调较高，呼气时音响较弱、音调较低，吸气时相较呼气时相长。除支气管呼吸音和支气管肺泡呼吸音听诊区域外，其余部位均能闻及肺泡呼吸音。

（3）支气管肺泡呼吸音（bronchovesicular breath sound）　也称混合性呼吸音，为支气管呼吸音和肺泡呼吸音的混合呼吸音。吸气时类似肺泡呼吸音，但音响较强，音调较高；而呼气时类似支气管呼吸音，但音响较弱，音调较低，吸气相与呼气相大致相等。可在胸骨角两侧第1、2肋间，肩胛间区第3、4胸椎水平及肺尖部闻及（图4-26）。

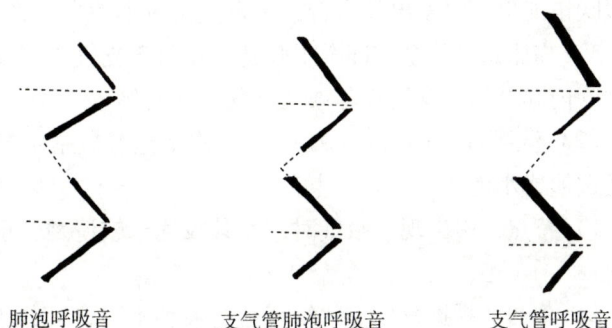

图4-26　正常呼吸音的特点比较

肺泡呼吸音　　支气管肺泡呼吸音　　支气管呼吸音

2. 异常呼吸音

（1）异常肺泡呼吸音

1）肺泡呼吸音减弱或消失　与进入肺泡的空气流量减少、空气流速减慢或呼吸音传导障碍有关，可在两肺、一侧肺或局部肺组织出现。常见病因有：①胸廓活动受限，如肋骨骨折、肋间神经痛等；②呼吸肌疾病，如重症肌无力、膈肌瘫痪等；③气道阻塞，如慢性支气管炎、喉头水肿等；④压迫性肺不张，如胸腔积液或气胸等；⑤肺部疾病，如肺炎、肺气肿等；⑥腹部疾病，如大量腹腔积液腹部巨大肿瘤等。

2）肺泡呼吸音增强　双侧肺泡呼吸音增强与进入肺泡的空气流量增多或进入肺内空气流速加快有关，如运动、发热、贫血、甲状腺功能亢进症、酸中毒等；一侧肺泡呼吸音增强，见于一侧胸肺病变，健侧肺代偿性肺泡呼吸音增强，如一侧胸腔积液或积气等。

3）呼气音延长　见于下呼吸道部分阻塞、痉挛或狭窄，如支气管哮喘等，或由于肺组织弹性减退，如慢性阻塞性肺气肿等。

（2）异常支气管呼吸音　又称管状呼吸音。在正常肺泡呼吸音的部位闻及支气管呼吸音，即为异常支气管呼吸音。常见原因如下。

1）肺组织实变　因为实变的肺组织对音响的传导性好，支气管呼吸音很容易传至体表而被闻及，如大叶性肺炎的实变期。

2）肺内大空腔　当肺内大空腔与支气管相通，空腔周围肺组织又有实变时，声音在空腔内共鸣，并通过传导性较好的实变组织传导到体表，常见于肺脓肿、空洞型肺结核等。

3）压迫性肺不张　胸腔积液上方肺组织受压不张，此时致密的肺组织有利于支气管呼吸音的传导。

（3）异常支气管肺泡呼吸音　在正常肺泡呼吸音的部位闻及支气管肺泡呼吸音，见于支气管肺炎、浸润性肺结核、大叶性肺炎初期等。

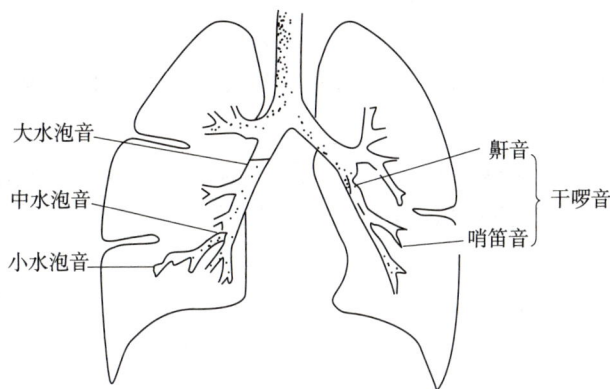

大水泡音
中水泡音
小水泡音
鼾音
干啰音
哨笛音

图4-27　啰音的发生机制

3. 啰音（crackles）　指呼吸音以外附加音，按性质不同分为湿啰音和干啰音两种（图4-27）。

（1）干啰音（thonchi）　由于气管、支气管或细支气管狭窄或部分阻塞，气流通过时发生湍流所产生的声音。气道狭窄的原因有黏膜肿胀、充血；管腔内有黏稠分泌物；支气管平滑肌痉挛；管腔内异物；管壁受压，管腔变窄等。

1）特点　吸气、呼气时均可闻及，呼气时较清楚；性质不定，部位多变；短时间内其强度性质、数量、部位可因咳嗽、体位改变而异。

2）分类　根据其性质可分为：①低调干啰音，又称鼾音，是一种粗糙、低调而响亮的干啰音，与睡眠时的"打鼾"声音类似，多发生于气管或主支气管；②高调干啰音，又称哮鸣音或哨笛音，类似吹笛或射箭时发出的声音，多发生于较小的支气管或细支气管。

3）临床意义　全肺闻及干啰音，可见于支气管哮喘、心源性哮喘等；局部出现干啰音，可见于支气管内膜结核、支气管肺癌及支气管异物等。

（2）湿啰音（moist crackles）　又称水泡音。是由于支气管内或空洞内有稀薄的液体，呼吸时气流通过形成水泡并破裂而产生。

1）特点　多出现于吸气时，尤其吸气末较清楚，也可出现于呼气早期；部位较恒定，性质不易变化。

2）分类　根据发生支气管管径的大小不同，可分为大、中、小三种水泡音和捻发音。①大水泡音，又称粗湿啰音。发生于气管、主支气管或空洞部位，多出现吸气早期，见于肺水肿、支气管扩张、液化的肺脓肿等。昏迷、高度衰竭或濒死者因无力排出气道内分泌物，于气管处可闻及，有时不用听诊器也可闻及，称为痰鸣音；②中水泡音，又称中湿啰音。发生于中等大小的支气管内，常见于支气管炎、支气管肺炎等；③小水泡音，又称细湿啰音。发生于小支气管或肺泡内，多在吸气末闻及，常见于支气管肺炎、毛细支气管炎、肺梗死、肺淤血等；④捻发音，是一种极细且均匀一致的湿啰音，类似在耳边捻发时的声音。其产生的机制是含有少量液体而相互黏合的细支气管和肺泡壁，在吸气时被气流冲开而产生的音响。见于早期肺炎、肺淤血、肺泡炎等。老年人及长期卧床者，可在肺底部出现捻发音，在数次深呼吸或咳嗽后可消失，一般无临床意义。

3）临床意义　局限性湿啰音常提示局部病变如肺炎、肺结核、支气管扩张等；靠近肺边缘部出现大水泡音，常为肺空洞的征象，如肺结核、肺脓肿等；两肺底的水泡音，常见于支气管肺炎及心功能不全所致的肺淤血等；双肺满布大、中、小水泡音，见于急性肺水肿。

4. 语音共振（vocal resonance）　嘱评估对象用平常说话的声音强度重复发"yi"长音，声音经气管、支气管、肺泡传到胸壁，可用听诊器闻及柔和而不清晰的声音，即为语音共振。其产生机制及临床意义与语音震颤相同。正常人语音共振在胸骨上窝及肩胛间区最清楚，肺底较弱。评估时应在两侧对称部位进行比较。

5. 胸膜摩擦音（pleural friction rub）　正常胸膜表面光滑，且胸膜腔内有少量液体起润滑作用，呼吸时胸膜脏层与壁层之间相互滑动并无音响发生。当胸膜发生炎症时，胸膜表面因纤维素渗出变为粗糙不平，呼吸时脏壁层胸膜互相摩擦，出现胸膜摩擦音。其特点为吸气末或呼气初最清楚，屏气时即消失，深呼吸或在听诊器体件上加压时，摩擦音更明显，在前下侧胸壁最易闻及。若病情进展，胸膜腔内积液较多时，两层胸膜被分离后摩擦音消失。胸膜摩擦音常见于纤维素性胸膜炎、肺梗死及胸膜肿瘤等。

（五）呼吸系统常见疾病的主要症状与体征

1. 大叶性肺炎（lobar pneumonia）　是呈大叶性分布的肺炎性病变。其病原主要为肺炎球菌。病理改变可分为三期：充血期、实变期及消散期。

（1）症状　多见于青壮年，有疲劳、受凉等诱因，起病多急骤，先有寒战，继而出现高热，常呈稽留热，患者可出现全身肌肉酸痛，患侧胸痛，咳嗽，咳铁锈色痰，数日后体温可下降，随之症状好转。

（2）体征

1）视诊　急性病容、颜面潮红、鼻翼扇动、呼吸困难、脉率增快等，常有口唇疱疹，患侧呼吸运动减弱。

2）触诊　患侧胸廓扩张度明显减弱，语音震颤明显增强。

3）叩诊　病变区呈浊音或实音。

4）听诊　病变区可闻及异常支气管呼吸音，语音共振增强，可闻及湿性啰音。

2. 慢性支气管炎并发肺气肿　慢性支气管炎（chronic bronchitis）是气管、支气管黏膜及其周围组织的慢性炎症，晚期导致慢性阻塞性肺气肿（chronic obstructive emphysema）、肺动脉高压和肺心病。其病因较为复杂，与长期吸烟、反复呼吸道感染、长期接触有害烟雾粉尘、大气污染、机体的过敏因素等有关。

（1）症状 主要表现为慢性咳嗽、咳痰，每年超过 3 个月；常觉气短，胸闷，活动时明显，并随病情进展而逐渐加重。

（2）体征 早期可无明显体征，当有阻塞性肺气肿时，体征明显。

1）视诊 桶状胸，肋间隙增宽，双侧呼吸运动减弱。

2）触诊 双侧胸廓扩张度减弱，语音震颤减弱。

3）叩诊 双肺呈过清音，肺下界下移，肺下界移动度变小，心浊音界缩小或消失，肝浊音界下移。

4）听诊 肺泡呼吸音减弱，呼气延长，语音共振减弱。合并感染，双肺底可闻及干湿啰音。

3. 胸腔积液（pleural effusion） 指在某种病理因素作用下，胸膜腔内液体产生增多或吸收减少，使胸膜腔内积聚的液体较正常为多。按胸腔积液的性质或病因，可分为渗出液和漏出液。前者多见于结核、炎症、肿瘤等疾病，后者多见于心力衰竭、肝硬化、肾病综合征等。少量积液者无明显体征，或仅见患侧呼吸活动度减弱；中等量以上积液时，体征明显。

（1）症状 除原发疾病表现外，早期主要表现为刺激性干咳、胸痛等；胸腔积液量多时，常诉气促、胸闷、心悸、呼吸困难，甚至出现端坐呼吸或发绀、心力衰竭、腹腔积液等症状。

（2）体征

1）视诊 端坐呼吸或患侧卧位，呼吸急促，患侧呼吸运动减弱或消失，胸廓饱满。

2）触诊 气管移向健侧，患侧胸廓扩张度减弱，语音震颤减弱或消失。

3）叩诊 积液区呈浊音或实音。

4）听诊 积液区呼吸音减弱或消失，语音共振减弱，积液区上方可闻及异常支气管呼吸音。

4. 气胸（pneumothorax） 指胸膜腔内积有气体。常因慢性呼吸道疾病，如阻塞性肺气肿、肺结核等引起的胸膜脏层破裂，气体进入胸膜腔形成气胸。亦可因胸部外伤、胸膜腔穿刺或针刺治疗所引起。少量胸腔积气者，常无明显体征。积气量多时，体征明显。

（1）症状 在患者持重物、屏气和剧烈运动等诱因下，突然出现一侧胸痛，呼吸困难，不能平卧。可伴有咳嗽，但无痰或少痰。小量闭合性气胸者仅有轻度气急，数小时后症状可逐渐减轻。大量张力性气胸者，除严重呼吸困难外，患者可出现烦躁不安、表情紧张、大汗淋漓、脉速、发绀、呼吸衰竭等症状。

（2）体征

1）视诊 端坐体位或患侧卧位，呼吸急促、发绀，患侧胸廓饱满，肋间隙变宽，呼吸活动度减弱。

2）触诊 气管移向健侧，患侧胸廓扩张度减弱，语音震颤减弱或消失。

3）叩诊 患侧呈鼓音。

4）听诊 患侧肺泡呼吸音减弱或消失，语音共振减弱。

【相关护理诊断/问题】

1. 低效性呼吸型态 与肺部炎症、阻塞性肺气肿所致的通气功能障碍有关。

2. 气体交换受损 两肺底湿啰音与左心功能不全所致的肺淤血有关。

3. 自主呼吸障碍 呼吸节律改变与脑血管意外导致的中枢性呼吸衰竭有关。

4. 清理呼吸道无效 与呼吸肌无力、痰液多且黏稠有关。

5. 沐浴/穿着/进食/如厕等自理缺陷 与各种原因导致的肺通气/换气功能障碍有关。

6. 皮肤完整性受损 乳腺癌症、炎症等有关。

（朱 娟）

四、心脏 📱微课6

情境导入

情境：患者，女，50 岁。反复头晕伴心悸、气促 6 年余，测量血压偏高，未诊治。2 周前因工作加班熬夜，感头晕、头胀症状加重，伴夜间阵发性呼吸困难，咳嗽咳痰，来院求医。既往吸烟 30 余年，平均 1 包/天。父亲有高血压病史。身体评估：T 36.4℃，P 92 次/分，R 25 次/分，BP 180/100mmHg，神清、面红、肥胖体形，端坐位，轮椅推送入院，浅表淋巴结未触及。心电图提示：左心室高电压。

思考：1. 护士应重点评估哪些内容？
    2. 患者目前存在的主要护理问题有哪些？

评估心脏宜在光线充足、温湿度适宜、安静的环境下进行。被评估者多取坐位或仰卧位，通常按视诊、触诊、叩诊和听诊的顺序依次进行。

（一）视诊

1. 心前区外形   正常人心前区（相当于心脏在前胸壁上的投影）左右两侧对称，无异常隆起及凹陷；心前区隆起主要见于先天性心脏病、风湿性心脏病伴右心室增大者；成年人大量心包积液时，心前区外观呈饱满状。

2. 心尖搏动   心脏收缩时，心尖向前冲击前胸壁相应部位，引起局部肋间组织向外搏动，称为心尖搏动。

（1）正常心尖搏动   正常成年人心尖搏动位于左侧第 5 肋间锁骨中线内侧 0.5～1cm 处，其搏动范围直径为 2～2.5cm。心尖搏动位置、强度、范围可因体位、体型、年龄、妊娠等有所变化。肥胖体型者、小儿及妊娠时，心尖搏动向上外移；体瘦（特别是站立或坐位）心尖搏动向内下移位；肥胖、女性悬垂乳房时，心尖搏动不易看到。

（2）异常心尖搏动   包括位置、强度及范围的改变。

1）位置改变   ①心脏疾病：左心室增大时，心尖搏动向左下移位；右心室增大时，心尖搏动向左移位；右位心时，心尖搏动在胸骨右侧第 5 肋间，即正常心尖搏动的镜相位置。②胸部疾病：一侧胸腔积液或积气，心尖搏动稍向健侧移位；一侧肺不张或胸膜粘连，心尖搏动向患侧移位。③腹部疾病：大量腹腔积液、腹腔巨大肿瘤等，可使心尖搏动位置上移。

2）强度及范围改变   ①心尖搏动增强：可见于剧烈运动，情绪激动等生理状况下，病理情况下主要见于左心室肥大、甲状腺功能亢进症、发热、贫血等病理状态。②心尖搏动减弱：见于心包积液、肺气肿、左侧胸腔积液或气胸及心肌病变如心肌炎、心肌病、急性心肌梗死等。③负性心尖搏动：指心脏收缩时，心尖搏动内陷。见于粘连性心包炎、心包与周围组织广泛粘连时。

3. 心前区异常搏动   胸骨左缘第 2 肋间搏动，见于肺动脉高压；胸骨左缘第 3～4 肋间搏动，多提示右心室肥大；剑突下搏动，见于肺气肿伴右心室肥大。

（二）触诊

心脏触诊除可进一步确定视诊所见，还可发现心脏病特有的震颤、心包摩擦感等。

1. 心尖搏动（apical impulse）   用触诊法确定心尖搏动的位置、强度和范围，较视诊更准确。心尖搏动强而有力，向心前区冲击，呈抬举样称抬举性心尖搏动，是左心室肥大的可靠体征之一。

2. 震颤（thrill）   又称"猫喘"。指触诊心前区感到的一种细微震动感，犹如猫呼吸时在其气管附近触摸到的感觉。其发生机制系血液流经狭窄的口径或异常的通道形成湍流，造成瓣膜、血管壁或心腔壁震动并传至胸壁所致。震颤的出现提示心血管器质性病变，多见于心脏瓣膜狭窄及先天性心脏病，如二尖瓣狭窄、室间隔缺损等。震颤出现的时期、部位与心脏疾病的关系见表4－4。

表4－4 震颤发生的时期、部位及与心脏疾病的关系

时期	部位	常见疾病
收缩期	胸骨右缘第2肋间	主动脉瓣狭窄
	胸骨左缘第2肋间	肺动脉瓣狭窄
	胸骨左缘第3~4肋间	室间隔缺损
舒张期	心尖区	二尖瓣狭窄
连续性	胸骨左缘第2肋间	动脉导管未闭

3. 心包摩擦感（pericardial friction feeling） 急性心包炎时，纤维蛋白渗出致其表面粗糙，心脏收缩时脏层与壁层摩擦产生振动传至胸壁引起。心包摩擦感是心前区触及的连续性震动感，在收缩期和舒张期均可触及，胸骨左缘第3、4肋间最明显，坐位前倾或呼气末时更易触及。如心包渗液增多时，摩擦感可消失。

（三）叩诊

心脏叩诊可用于判定心脏大小、形状及其在胸腔内的位置。

1. 叩诊方法 患者取仰卧位或坐位，采用间接叩诊法，板指与肋间平行（仰卧位时）或板指与肋间垂直（坐位时），以轻叩为宜，用力要均匀。先叩左界，后叩右界，由下向上，由外向内。叩诊左心界时，从心尖搏动最强点外2~3cm处开始，逐渐向内叩诊，叩诊音由清音变为浊音时表示已达心脏边界，用笔做一标记，如此逐一肋间向上叩诊，直至第二肋间；叩诊右心界时，先沿右锁骨中线自上向下叩出肝上界，然后在其上一肋间（一般为第4肋间）由外向内叩出浊音界，逐渐向上至第2肋间，分别做标记。用直尺测量前正中线至各标记点的垂直距离，再测量左锁骨中线距前正中线的距离，以记录心脏相对浊音界的距离。

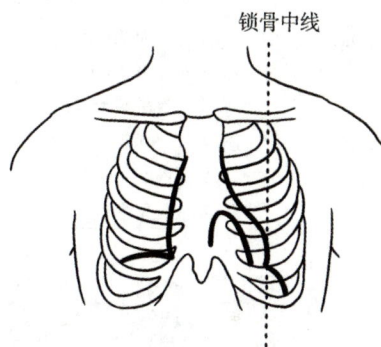

图4－28 心脏相对浊音界和绝对浊音界

2. 正常心浊音界（normal cardiac boundary） 心脏及大血管为不含气器官，叩诊呈绝对浊音（实音）；而心左右缘被肺遮盖的部分叩诊呈相对浊音。由于相对浊音界反映心脏的实际大小，故叩诊心界是指叩诊心脏相对浊音界（图4－28）。

正常人心左界第2肋间几乎与胸骨左缘相合，其下方则逐渐左移，并继续向左下形成向外凸的弧形。心右界几乎与胸骨右缘相合，在第4肋间处可在胸骨右缘稍外方。正常人心脏左右相对浊音界与前正中线的平均距离（表4－5）所示。

表4－5 正常成年人心脏相对浊音界

右（cm）	肋间	左（cm）
2~3	Ⅱ	2~3
2~3	Ⅲ	3.5~4.5
3~4	Ⅳ	5~6
	Ⅴ	7~9

注：左锁骨中线距前正中线8~10cm。

3. 心浊音界各部分的组成 心左界第2肋间处相当于肺动脉段，第3肋间为左心耳，第4、5肋

间为左心室，其中肺动脉段与左心室交接处向内凹陷，称心腰。心右界第2肋间相当于升主动脉和上腔静脉，第3肋间以下为右心房（图4-29）。

4. 心浊音界改变及其临床意义 心浊音界大小、形态和位置可受心脏病变和心外因素的影响。

（1）心脏病变 如表4-6所示。

（2）心外因素 一侧胸腔大量积液或积气时，患侧界叩不出，健侧心界向外移；肺实变、肺肿瘤或纵隔淋巴结肿大时，如病变浊音区与心浊音界重叠则心界叩不出；肺气肿时，心浊音界缩小或叩不出；大量腹腔积液或腹腔巨大肿瘤，使横膈升高，心脏横位，叩诊时心界扩大。

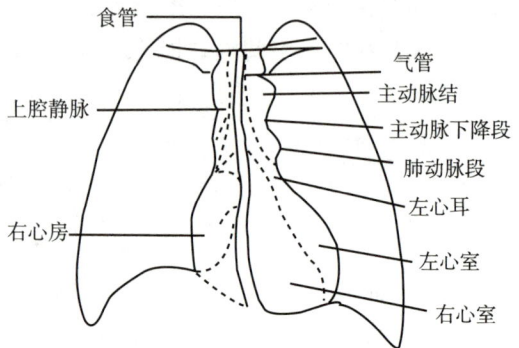

图4-29 心界各部分的组成

食管 / 气管 / 主动脉结 / 主动脉下降段 / 肺动脉段 / 左心耳 / 左心室 / 右心室 / 右心房 / 上腔静脉

表4-6 心浊音界改变及其临床意义

因素	心浊音界	常见疾病
左心室增大	心左界向左下扩大，心腰加深近似直角，心浊音界呈靴形（图4-30）	主动脉瓣关闭不全、高血压性心脏病等
右心室增大	轻度增大时，绝对浊音界增大。显著增大时，相对浊音界向左右扩大，以向左侧增大明显	肺心病、单纯二尖瓣狭窄等
左、右心室增大	心浊音界向两侧扩大，且左界向下扩大，称普大型心脏	扩张型心肌病、重症心肌炎、全心衰竭等
左心房及肺动脉扩大	胸骨左缘第2、3肋间心浊音界向外扩大。心腰饱满或膨出，心浊音界呈梨形（图4-31）	二尖瓣狭窄等
主动脉扩张	第1、2肋间浊音区增宽	升主动脉瘤
心包积液	心界向两侧扩大，心浊音界随体位改变而改变，坐位时心浊音呈三角形（烧瓶形），仰卧位时心底部浊音区增宽	心包积液

图4-30 靴形心示意图

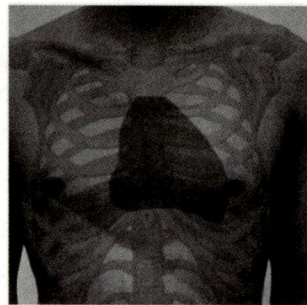

图4-31 梨形心示意图

（四）听诊

患者取仰卧位或坐位，必要时可改变体位，或做深吸气、深呼气，或作适当运动（在病情允许时）后听诊。听诊时，需将听诊器胸件贴紧胸壁，适当加压。心脏听诊的目的，在于听取心脏正常或病理的音响，作为诊断心脏疾病的证据。

1. 心脏瓣膜听诊区 心脏各瓣膜开闭时所产生的声音传导至体表，听诊最清楚的部位则称为心脏瓣膜听诊区。其与各瓣膜口在胸壁上投影的位置并不完全一致。通常有4个心脏瓣膜5个听诊区（表4-7，图4-32）。

表4-7 心脏瓣膜听诊区与体表位置

心脏瓣膜听诊区	体表位置
二尖瓣区	心尖区，即左侧第5肋间锁骨中线稍内侧
肺动脉瓣区	胸骨左缘第2肋间

续表

心脏瓣膜听诊区	体表位置
主动脉瓣区	胸骨右缘第 2 肋间
主动脉瓣第二听诊区	胸骨左缘第 3、4 肋间
三尖瓣区	胸骨下端左缘，即胸骨左缘第 4、5 肋间

2. 听诊顺序 从心尖部开始按逆时钟方向依次听诊，即二尖瓣区→动脉瓣区→主动脉瓣区→主动脉瓣第二听诊区→三尖瓣区。

3. 听诊内容 包括心率、心律、心音、额外心音、杂音及心包摩擦音等。

（1）心率（heart rate） 指每分钟心跳的次数。正常成年人在安静状态下心率为 60 ~ 100 次/分，老年人偏慢，儿童较快，3 岁以下儿童多在 100 次/分以上。成年人心率超过 100 次/分，婴幼儿心率超过 150 次/分，称为心动过速。见于运动、兴奋、情绪激动等生理情况下或发热、贫血、甲状腺功能亢进症、心力衰竭等病理情况。心率小于 60 次/分称为心动过

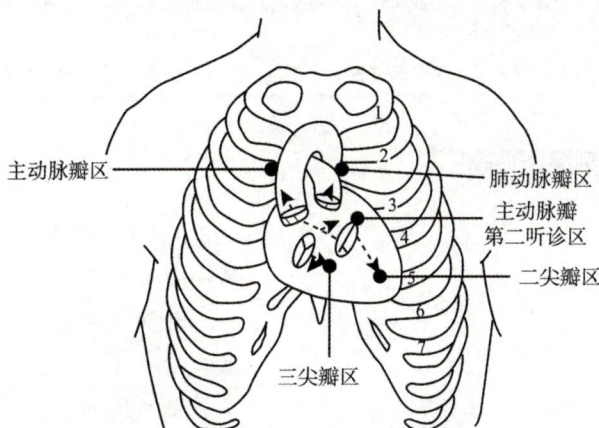

图 4 – 32 心脏瓣膜听诊区示意图

缓。见于运动员、长期从事体力劳动者等生理情况下或颅内压增高、阻塞性黄疸、甲状腺功能减退症、房室传导阻滞等病理情况。

（2）心律（cardiac rhythm） 指心脏跳动的节律。正常成年人心律规整，青少年和儿童心律可稍有不齐，与呼吸有关，称为窦性心律不齐，一般无临床意义。听诊最常见的心律失常有期前收缩和心房颤动。

1）期前收缩（premature beat） 异位起搏点发出的过早冲动引起的心脏提早搏动。可分为房性、房室交界性和室性三种类型，临床上以室性多见。听诊特点：在规整的心律中提前出现 1 次心跳，其后有一较长代偿间歇，提前出现的心跳第一心音增强，第二心音减弱。较长间歇后出现的第 1 个心跳，其第一心音多增强，第二心音减弱或消失。期前收缩有规律出现称为一联律，如一次正常心跳之后出现一次期前收缩，称为二联律；两次正常心跳之后出现一次期前收缩，称为三联律，以此类推。期前收缩分为功能性与器质性，功能性期前收缩见于心脏自主神经功能不稳定者；器质性期前收缩见于各种心脏病，如冠心病、心肌病、甲状腺功能亢进症及洋地黄类药物中毒等。

2）心房颤动（atrial fibrillation） 简称房颤。是由于心房内异位节律点发出异位冲动产生的多个折返所致。听诊特点为心律绝对不规则；第一心音强弱不等；脉率少于心率。心房颤动常见于二尖瓣狭窄、高血压、冠心病和甲状腺功能亢进症等。

（3）心音（cardiac sound） 心脏跳动时，由于心肌收缩、瓣膜关闭和血流冲击的振动而产生的声音。心音有四个，按出现的先后命名为第一心音（S_1）、第二心音（S_2）、第三心音（S_3）和第四心音（S_4）。S_1 主要由房室瓣关闭引起的振动所产生，出现于心室收缩早期，标志着心室收缩的开始。S_2 主要由肺动脉瓣和主动脉瓣关闭引起的振动所产生，出现于 S_1 之后，标志着心室舒张期的开始。S_3 是由于心室快速充盈的血流自心房冲击室壁，使心室壁、腱索和乳头肌突然紧张、振动所致，出现于心室舒张早期，快速充盈期之末。S_4 是由于心房收缩使房室瓣及其瓣膜、瓣环、腱索和乳头肌突然紧张、振动所致，出现在心室舒张末期。通常只能闻及 S_1 和 S_2，S_3 可在部分儿童和青少年闻及，S_4 多属于病理性，不易闻及。各心音特点见表 4 –8。

表 4 – 8　心音听诊特点

心音	特点
第一心音（S_1）	①音调较低；②强度较响；③性质较钝；④历时较长，持续约0.1秒；⑤与心尖搏动同时出现；⑥心尖区听诊最清楚
第二心音（S_2）	①音调较高；②强度较 S_1 为低；③性质较 S_1 清脆；④历时较短（约0.08秒）；⑤在心尖搏动之后出现；⑥心底区听诊最清楚
第三心音（S_3）	①音调低；②强度弱；③性质更低钝；④历时更短（约0.05）；⑤心尖区及其内上方听诊较清楚；⑥呼气末较清楚
第四心音（S_4）	①在 S_1 之前；②低钝、重浊、短促；③听诊部位在心尖区及其内侧；④多属病理性

知识链接

正常心音听诊口诀

第一心音低而长，心尖部位最响亮。

一二之间间隔短，心尖搏动同时相。

第二心音高而短，心底部位最响亮。

二一之间间隔长，心尖搏动反时相。

1）心音强度改变　影响心音强度变化的主要因素有心脏本身或心外因素，心音可增强或减弱。其改变可两个心音同时发生或分别发生。S_1 改变与心室肌收缩力、心室充盈情况、房室瓣的弹性及位置有关。S_1 增强常见于二尖瓣狭窄。由于左心室充盈减少，舒张期二尖瓣位置较低，收缩时间相应缩短，左心室内压上升迅速，使低位的二尖瓣关闭速度加快，产生较大的振动致 S_1 增强。S_1 减弱常见于二尖瓣关闭不全。由于左心室过度充盈，二尖瓣位置较高，活动幅度减小所致。S_2 改变与主动脉和肺动脉内压力、半月瓣的弹性和完整性有关。S_2 有两个主要成分即主动脉瓣成分（A_2）、肺动脉瓣成分（P_2）。S_2 增强：A_2 增强是由于主动脉内压力增高所致，可见于高血压、主动脉粥样硬化等；P_2 增强是由于肺动脉内压力增高所致，常见于肺心病、二尖瓣狭窄等。S_2 减弱：A_2 减弱是由于主动脉内压力降低所致，主要见于主动脉瓣狭窄、主动脉瓣关闭不全等；P_2 减弱由于肺动脉内压力降低所致，主要见于肺动脉瓣狭窄、肺动脉瓣关闭不全等。S_1、S_2 改变：S_1、S_2 同时增强见于心脏活动增强，如劳动、情绪激动、贫血等；S_1、S_2 同时减弱见于心肌病、心肌梗死、休克等心肌严重受损和循环衰竭时。

2）心音性质改变　心肌严重受损时 S_1 失去原有的低钝性音调，而与 S_2 相似，同时伴心率增快，使舒张期与收缩期几乎相等，极似钟摆之"滴答声"，故称为钟摆律（pendulum rhythm）或胎心律。钟摆律提示心肌严重受损，是大面积心肌梗死、重症心肌炎的重要体征。

3）心音分裂（splitting of heart sounds）　正常生理情况下，心室收缩时二尖瓣与三尖瓣关闭并不完全同步，三尖瓣关闭约迟于二尖瓣0.02~0.03秒；心室舒张时主动脉瓣与肺动脉瓣的关闭也不完全同步，肺动脉瓣关闭约迟于主动脉瓣0.03秒。一般情况下，这种差别人耳不能分辨，听诊仍为一个声音。如这种差别增大，在听诊时闻及心音分裂成两个声音，即称心音分裂。

（4）额外心音（extra heart sound）　指在正常 S_1、S_2 之外闻及的附加音，属于病理性。大部分出现在舒张期，临床意义较大，也可出现在收缩期。以下主要介绍舒张期额外心音。

1）奔马律（gallop rhythm）　在 S_2 之后出现的一个较响亮的额外附加音，与正常的第一、二心音共同组成三音律，犹如骏马奔驰时的蹄声，故称为奔马律，是心肌受损的重要体征。按照其出现时间分为舒张早期、中期、晚期奔马律。其中以舒张早期奔马律最多见，其发生机制是由于舒张期心室负荷过重，在心室舒张早期，心房血流快速注入心室时，引起已过度充盈的心室壁发生振动所致。听诊特点为出现在舒张期即 S_2 后，音调低钝、强度较弱、以心尖区、呼气末听诊最清楚。其出现提示心脏功能失去代偿，常见于急性心力衰竭、急性心肌梗死等。

知识链接

舒张早期奔马律与生理性 S_3 的区别

1. 生理性 S_3 见于健康人，尤其是儿童和青少年；在心率不快时易发现；S_3 距离 S_2 较近，3 个心音性质不同；左侧卧位及呼吸末明显，于坐位或立位时消失。

2. 舒张早期奔马律见于心脏病合并心功能不全患者；S_3 距离 S_2 较远，3 个心音性质相似；舒张早期奔马律不因体位改变而消失。

2) 开瓣音（opening snap）　又称二尖瓣开放拍击音。由于舒张早期，血液自左心房快速经过狭窄的二尖瓣口流入左心室，弹性尚好的二尖瓣迅速开放到一定程度又突然停止，引起瓣叶振动，产生拍击样声音。听诊特点为音调高、响亮、清脆而短促，呼气时增强，在心尖与胸骨左缘之间最易闻及。开瓣音的存在表明二尖瓣的前叶活动度尚好，可作为二尖瓣分离术的指征之一。

3) 心包叩击音　指在 S_2 之后约 0.1 秒处出现一个较响而短促的额外心音，在心尖部和胸骨左下缘能清楚闻及，见于缩窄性心包炎。此外，心音异常还可见于医源性额外音，如人工起搏音、人工瓣膜音等。

（5）心脏杂音（cardiac murmurs）　指在正常心音之外的具有不同频率、不同强度、持续时间较长的异常声音。可与心音分开或连续，甚至掩盖心音。

1) 杂音产生机制　由于血流加速、瓣膜口狭窄或关闭不全、异常通道、心腔内有漂浮物或血管腔异常致血流由层流变为湍流，形成漩涡，致使心壁、瓣膜、腱索或血管壁产生振动而在相应部位产生杂音（图 4-33）。

2) 杂音听诊要点

部位：杂音的最响部位与病变部位密切相关，在某瓣膜听诊区最响，提示病变在该区相应的瓣膜。如杂音在心尖部最响，提示二尖瓣病变；杂音在主动脉瓣区或肺动脉瓣区最响，则分别提示主动脉瓣或肺动脉瓣病变；在胸骨左缘第 3、4 肋间闻及响亮而粗糙的收缩期杂音，则考虑室间隔缺损。

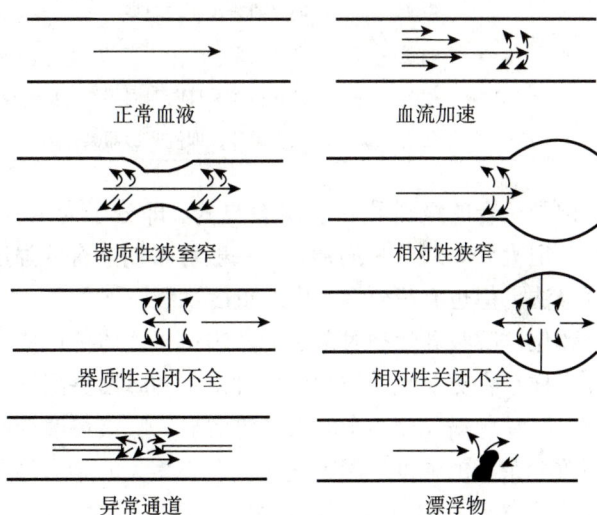

图 4-33　心脏杂音产生机制示意图

时期：可分为收缩期杂音、舒张期杂音、连续性杂音。杂音出现的时期对判断病变有重要意义，如二尖瓣狭窄和主动脉瓣关闭不全的杂音出现在舒张期，二尖瓣关闭不全和主动脉瓣狭窄的杂音则出现在收缩期。一般认为舒张期和连续性杂音为器质性杂音，收缩期杂音则有器质性和功能性之分。

性质：由于振动的频率不同，杂音表现为不同的音色和音调。按音调高低又分为柔和、粗糙两种。功能性杂音多较柔和，器质性杂音多较粗糙。不同病变产生的杂音性质也不同，如舒张期隆隆样杂音是二尖瓣狭窄的特征；叹气样舒张期杂音为主动脉瓣关闭不全的特征；机器样粗糙连续性杂音见于动脉导管未闭；音乐样杂音见于感染性心内膜炎、梅毒性心脏病等；鸟鸣声见于风湿性心脏瓣膜病。

传导方向：杂音可沿血流方向传导。根据杂音最响部位及其传导方向判断杂音的来源及性质（表 4-9）。

表 4 - 9 常见心脏疾病杂音听诊要点

病变	最响部位	时期	性质	传导
二尖瓣狭窄	心尖部	舒张期	隆隆样	局限于心尖部
二尖瓣关闭不全	心尖部	收缩期	吹风样	左腋下、左肩胛下区
主动脉瓣关闭不全	主动脉瓣第二听诊区	舒张期	叹气样	心尖部
主动脉瓣狭窄	主动脉瓣第一听诊区	收缩期	粗糙喷射样	颈部、胸骨上窝
肺动脉瓣狭窄	肺动脉瓣区	收缩期	喷射样	局限
室间隔缺损	胸骨左缘第 3、4 肋间	收缩期	粗糙吹风样	局限

强度：即杂音的响度。杂音的强度取决于以下因素。①狭窄程度：一般狭窄越重，杂音越强；但极度狭窄时，通过的血流极少，则杂音反而减弱或消失。②血流速度：速度越快，杂音越强。③压力差：狭窄口两侧压力阶差越大，杂音越强。④心肌收缩力：推动血流的力量越大杂音越强，心力衰竭时，心肌收缩力减弱，杂音减弱。收缩期杂音一般采用 Levine 6 级分级法表示。具体分级见表 4 - 10 所示。

表 4 - 10 杂音强度分级

级别	响度	听诊特点	震颤
1	最轻	很弱，须在安静环境下仔细听诊才能闻及	无
2	轻度	较易闻及，不太响亮	无
3	中度	明显的杂音，较响亮	无或有
4	响亮	杂音响亮	有
5	很响	杂音很强，且向四周甚至背部传导，听诊器离开胸壁即听不到	明显
6	最响	杂音震耳，即使听诊器离开胸壁一定距离也能闻及	强烈

记录杂音的级别采用分子/分母式，即分子为杂音的级别，分母为 6 级，如杂音为 2 级的收缩期杂音，记为 2/6 级收缩期杂音。一般舒张期杂音的强度不进行分级，若分级，其标准仍采用 Levine 6 级分级法，但也有只分轻、中、重度三级。

体位、呼吸和运动对杂音的影响：某些体位可使杂音更明显。如左侧卧位可使二尖瓣狭窄的舒张期隆隆样杂音更明显；前倾坐位可使主动脉瓣关闭不全的舒张期杂音更明显；仰卧位可使二尖瓣、三尖瓣、肺动脉瓣关闭不全的杂音更明显。呼吸可改变胸腔内压，影响左右心室的排血量及心脏的位置从而改变杂音的强度。深吸气时，右心相关的杂音增强；深呼气时左心相关的杂音增强；Valsalva 动作（指吸气后紧闭声门，用力做呼气动作）时，左、右心发生的杂音减弱，而肥厚型心肌病的杂音增强。运动时心率增快，循环血量和心排血量均增加，可使器质性杂音增强。

3）功能性杂音与器质性杂音 杂音对判定心血管疾病有重要价值，但亦不能单凭杂音来判定有无心脏病。临床上按有无器质性改变分为功能性杂音和器质性杂音，鉴别两者具有重要临床意义（表 4 - 11）。

表 4 - 11 功能性杂音与器质性杂音的鉴别

鉴别点	功能性（生理性）	器质性（病理性）
年龄	儿童、青少年多见	不定
部位	心尖区和（或）肺动脉瓣区	可在任何瓣膜听诊区
时期	收缩期	收缩期、舒张期
性质	柔和，吹风样	粗糙，吹风样，常呈高调
持续时间	短促	较长，常为全收缩期
强度	一般为 2/6 级以下	常在 2/6 级以上

鉴别点	功能性（生理性）	器质性（病理性）
震颤	无	常伴有
传导	局限	沿血流方向传导较远而广
心脏大小	正常	可有心房和（或）心室增大

（6）心包摩擦音（pericardial friction sound） 指壁层和脏层心包由于炎症或其他原因发生纤维蛋白沉着，两层心包表面粗糙，随心脏搏动互相摩擦而产生的声音。其发生机制同心包摩擦感。听诊特点：性质粗糙，与心搏一致，与呼吸无关，屏气时摩擦音仍存在，可据此与胸膜摩擦音鉴别。摩擦音可在整个心前区闻及，但以胸骨左缘3、4肋间最响，坐位前倾时更明显。心包摩擦音最常见于各种感染性心包炎，也可见于急性心肌梗死、尿毒症和系统性红斑狼疮等。

（五）循环系统常见疾病的主要症状与体征

1. 二尖瓣狭窄（mitrai stenosis） 是我国常见的心脏瓣膜病。主要病因为风湿性心脏炎反复发作后遗留的慢性心脏瓣膜损害，进而引起瓣膜狭窄，左心房血液在舒张期流入左心室受阻，左心室充盈减少致使左心房压力增高、左心房增大、肺淤血，继而肺动脉高压，右心室负荷过重，右心室增大，最终导致右心衰竭。

（1）症状 主要症状为劳力性呼吸困难，偶有阵发性夜间呼吸困难，可有咳嗽和咯血。

（2）体征

1）视诊 二尖瓣面容，心尖搏动位置正常或略向左移。

2）触诊 心尖可触及舒张期震颤，左侧卧位时较明显。

3）叩诊 心浊音界可向左扩大，心腰膨出，心浊音界呈梨形。

4）听诊 心尖部可闻及舒张中、晚期隆隆样杂音，左侧卧位时更为清晰；心尖部 S_1 增强，部分可闻及开瓣音；P_2 增强和分裂。

2. 二尖瓣关闭不全 二尖瓣瓣叶、瓣环、腱索、乳头肌及左心室的结构中任何一部分的功能失调和器质性损害均可导致二尖瓣关闭不全（mitmi insufficiency）。常见原因有风湿性心脏病、二尖瓣脱垂、老年性二尖瓣退行性变等。二尖瓣关闭不全使收缩期左心室血液反流至左房，引起左心房容量负荷增加，压力增高；舒张期左心室容量负荷过重，左心室扩大，排血量降低而产生症状，最终发生左心衰竭。

（1）症状 轻度关闭不全者可无症状，较重者可有心悸、乏力、活动时气促。

（2）体征

1）视诊 左心室增大时，心尖搏动向左下移位。

2）触诊 心尖搏动有力，可呈抬举样，重者可触及收缩期震颤。

3）叩诊 心浊音界向左下扩大，晚期可向两侧扩大。

4）听诊 心尖部可闻及响亮粗糙的全收缩期吹风样杂音，并向左腋下或左肩胛下区传导；心尖区 S_1 减弱；P_2 增强和分裂。

3. 主动脉瓣狭窄（aortic stukmd） 主要病因有风湿性疾病、先天性疾病和退行性主动脉瓣钙化。主动脉瓣狭窄使左心室射血阻力增高，产生向心性肥厚，左心室顺应性降低，左心房后负荷增加，最终导致左心室功能衰竭。同时，由于冠状动脉血流量减少也可导致左心衰竭；脑供血不足可出现眩晕、昏厥甚至猝死。

（1）症状 主要症状为头晕、面色苍白，重者可发生晕厥，呼吸困难及心绞痛。

（2）体征

1）视诊 心尖搏动增强，位置正常或向左下移位。

2）触诊 心尖搏动有力，呈抬举样，胸骨右缘第二肋间可触及收缩期震颤。

3）叩诊 心浊音界正常或稍向左下扩大。

4）听诊　胸骨右缘第二肋间可闻及粗糙响亮、收缩期喷射性杂音，向颈部传导；S_1 减弱，A_2 减弱。

4. 主动脉瓣关闭不全（arotic insufficiency）　主要病因为风湿性疾病，其次是主动脉硬化、感染性心内膜炎等。主动脉瓣关闭不全可致舒张期主动脉血液反流，左心室容量和压力增加，出现代偿性肥厚和扩张，进而引起左心衰竭。反流血液对二尖瓣前叶的冲击，使舒张期二尖瓣处于半关闭状态，形成相对性二尖瓣狭窄。血液反流致舒张压降低，脉压增大。

（1）症状　主要症状为心悸、头晕、心绞痛等。

（2）体征

1）视诊　点头运动，心尖搏动向左下移位，重度关闭不全者颈动脉搏动明显。

2）触诊　心尖搏动向左下移位，呈抬举性，有水冲脉及毛细血管搏动现象。

3）叩诊　心界向左下增大，心腰加深，心浊音界呈靴形。

4）听诊　主动脉瓣第二听诊区可闻及柔和叹气样舒张期杂音，可向心尖区传导，坐位前倾最清楚；A_2 减弱；周围血管可闻及枪击音和 Duroziez 双重杂音。

5. 心包积液（pericardial effusion）　是指心包腔内积聚过多液体（正常心包液约50ml）。病因可分为感染性与非感染性。症状轻重取决于积液量与积液速度。大量或迅速生成的积液，使心包腔内压力迅速增高，致使心脏舒张受阻，影响静脉回流，心室充盈及排血均随之降低。积液量较大时可出现急性心包压塞而危及生命。

（1）症状　多有心前区闷胀、心悸、呼吸困难、腹胀、水肿等，以及原发病的症状，如结核的低热、盗汗，化脓性感染的畏寒、高热等。

（2）体征

1）视诊　颈静脉怒张心前区饱满，心尖搏动明显减弱或消失。

2）触诊　心尖搏动减弱或触不到，心尖搏动在心浊音界内侧；心包炎初期积液量少时，可触及心包摩擦感、肝 – 颈静脉回流征阳性，可有奇脉。

3）叩诊　心浊音界向两侧扩大，且随体位改变而变化。

4）听诊　早期少量积液时心前区闻及心包摩擦音，积液量增多时心音弱而遥远。

6. 心力衰竭（heart failure）　是指心肌收缩力降低使心排血量不能满足机体代谢需要的一种综合征。是心血管疾病的严重表现或终末阶段。临床上以肺循环和（或）体循环淤血以及组织灌注不足为特征，又称为充血性心力衰竭（congestive heart failure）。

（1）症状

1）左心衰竭　乏力、进行性劳力性呼吸困难、夜间阵发性呼吸困难、端坐呼吸、咳嗽、咳泡沫样痰，少数出现咯血。

2）右心衰竭　腹胀、食欲不振及少尿，甚至恶心、呕吐。

（2）体征

1）左心衰竭　主要为肺淤血的体征。

①视诊：不同程度的呼吸急促、轻微发绀、高枕卧位或端坐体位。急性肺水肿时咳出大量粉红色泡沫痰，大汗淋漓，呼吸窘迫。

②触诊：重者可有交替脉。

③叩诊：除原发病的特点外，多无特殊发现。

④听诊：心率增快；心尖及其内侧可闻及舒张期奔马律；P_2 亢进；急性肺水肿时，双肺布满湿啰音及哮鸣音。

2）右心衰竭　主要是体循环淤血的体征。

①视诊：颈静脉怒张、周围性发绀、下垂部位凹陷性水肿。

②触诊：可触及不同程度的肝大、压痛及肝 – 颈静脉回流征阳性。

③叩诊：重者可有胸腔积液与腹腔积液征。

④听诊：除原发心脏病的体征外，可闻及右心室舒张期奔马律及三尖瓣相对关闭不全的收缩期吹风样杂音。

五、周围血管 e 微课7

周围血管评估是心血管评估的重要组成部分。本节主要阐述肝 – 颈静脉回流征、血管杂音及周围血管征。

（一）肝 – 颈静脉回流征

用手逐渐用力按压患者右上腹部肿大的肝脏片刻，可见颈静脉充盈更为明显，称肝 – 颈静脉回流征（abdomnal – jugular reflux）阳性，是右心功能不全的重要体征之一。由于右心衰竭，可导致肝淤血与右心室终末压升高，右心室不能完全接受按压时增加的回心血量，因而颈静脉充盈更为明显。此征亦见于心包积液、缩窄性心包炎。临床上常用于鉴别淤血性肝大与肝脏疾病（肝硬化、肝癌等）所致的肝大。

（二）周围血管征

周围血管征包括水冲脉、枪击音、Duroziez 双重音和毛细血管搏动征。系由于脉压增大超过50mmHg 所致，见于主动脉瓣关闭不全、严重贫血、甲状腺功能亢进症等。

1. 水冲脉（water hammer pulse）　指脉搏骤起骤落，急促而有力，犹如潮水涨落。评估时，将患者手臂抬高过头，触其桡动脉，可感到急促有力的冲击。

2. 枪击音（pistol shot sound）　在外周较大动脉处，如肱动脉和股动脉等，闻及短促的类似射击时"Ta – Ta"音，称为枪击音。

3. Duroziez 双重杂音　将听诊器体件置于股动脉或肱动脉上，稍加压力，可闻及收缩期与舒张期吹风样杂音。

4. 毛细血管搏动征（capillary pulsation）　用手指轻压患者指甲床末端，或用一清洁玻片轻压其口唇黏膜，当心脏收缩和舒张时则发白的局部边缘，可见红白交替、节律性微血管搏动现象，称毛细血管搏动征。

（三）血管杂音

1. 静脉杂音　由于静脉压力低，不易出现涡流，一般不出现杂音。临床较有意义的静脉杂音有颈静脉嗡鸣声，以右侧颈根部近锁骨处明显，可闻及低调、柔和的连续性杂音，坐位及站立位更清楚，系颈静脉血流快速回流入上腔静脉所致，见于健康青少年及贫血者。腹壁静脉嗡鸣音于脐周围或上腹部可闻及，系由于门静脉高压，腹壁侧支循环静脉扩张，血流增快所致，见于肝硬化。

2. 动脉杂音　多见于周围动、肺动脉和冠状动脉。如甲状腺功能亢进时在肿大的甲状腺部位，可闻及低调的连续性血管杂音；外周动静脉瘘时可在病变处闻及连续性杂音；肺内动静脉瘘时，在胸部相应部位有连续性杂音；冠状动静脉瘘时可在胸骨中下端出现较表浅而柔和的连续性杂音。

【相关护理诊断/问题】

1. 心排血量减少　与心动过速、左心功能不全、严重心律失常等有关。

2. 有心排血量减少的危险　与主动脉瓣、二尖瓣狭窄或关闭不全有关。

3. 有脑组织灌注无效的危险　与心功能不全有关。

4. 有休克的危险　与心肌梗死、主动脉夹层、心功能衰竭、严重心律失常等有关。

5. 外周组织灌注无效　与血压下降、低血容量有关。

6. 潜在并发症　猝死、肺栓塞。

（刘亚莉）

第四节　腹部评估 📱微课 8

PPT

情境导入

情境： 患者，男，35岁。转移性右下腹痛 2 天入院就诊。患者 2 天前无明显诱因出现脐周钝痛，伴恶心，无呕吐，数小时后逐渐转移至右下腹部。发病以来，食欲不振、乏力、睡眠欠佳、大小便正常。体检：T 36.9℃，腹平坦，右下腹肌紧张，麦氏点压痛、反跳痛，移动性浊音阴性，肠鸣音 4 次/分。

思考： 1. 该患者腹痛病因可能是什么？

2. 患者目前存在的主要护理问题有哪些？

腹部的范围上起横膈，下至骨盆，体表分界上至两侧肋弓下缘和胸骨剑突，下至两侧腹股沟韧带和耻骨联合，前侧面为腹壁，后面为脊柱和腰肌，中间为腹腔。腹部主要由腹壁、腹腔和腹腔内脏器组成，腹腔内脏器很多，与消化、泌尿、内分泌、血液、心血管等系统均有关联，故腹部评估是身体评估的重要组成部分。

腹部评估需充分暴露腹部，上至乳房，下至耻骨联合，女性可遮盖乳头。评估者立于患者右侧，常用评估体位为仰卧位，触诊时双下肢屈曲，必要时可要求患者变换体位。评估前嘱患者排空膀胱，以免充盈的膀胱影响检查结果。要求环境安静、温暖、光线充足。

腹部评估有视诊、触诊、叩诊、听诊，嗅诊较少用到。因叩诊与触诊会刺激肠道蠕动而影响肠鸣音听诊结果，故而腹部检查在实际操作时应按照视诊、听诊、叩诊、触诊的顺序进行检查，其中触诊最为重要，且最难掌握，浅部触诊及深部触诊的所有方法在腹部均有用到，需多加实践练习，提高触诊水平。

一、腹部的体表标志及分区

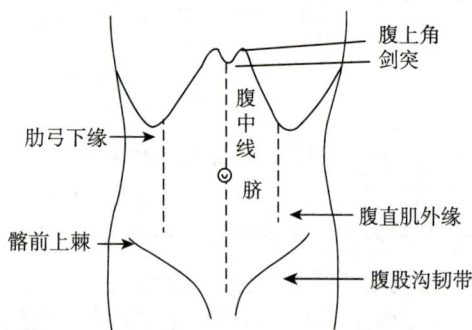

图 4－34　腹部前面体表标志示意图

为了准确描述腹部体征的部位和范围，借助腹部的某些体表标志（图 4－34），人为地将腹部划分为几个区，便于熟悉脏器的位置和其在体表的投影。

（一）体表标志

1. 肋弓下缘 由第 8~10 肋软骨连接形成的肋缘和第 11、12 浮肋构成。肋弓下缘是腹部体表的上界，常用于腹部分区、胆囊点和肝脾测量的定位。

2. 剑突 为胸骨下端的软骨，是体表腹部的上界，常作为肝脏测量的标志。

3. 腹上角 为两侧肋弓至剑突根部的交角，常用于判断体型以及肝脏测量的定位。

4. 脐 位于腹部中心，向后投影平于第 3~4 腰椎之间，是腹部四区分法的标志。

5. 髂前上棘 为髂嵴前方的突出点，是腹部九区分法的标志和骨髓穿刺的部位。

6. 腹直肌外缘 相当于锁骨中线的延续，常用于胆囊点的定位。

7. 腹中线 为胸骨中线的延续，是腹部四分区法的垂直线。

8. 耻骨联合 为两耻骨间的纤维软骨连接，共同组成腹部体表下界。

9. 肋脊角 为两侧背部第 12 肋骨与脊柱的交角，为检查肾区叩痛的位置。

（二）分区

目前常用的腹部分区（图 4 - 35）有以下两种。

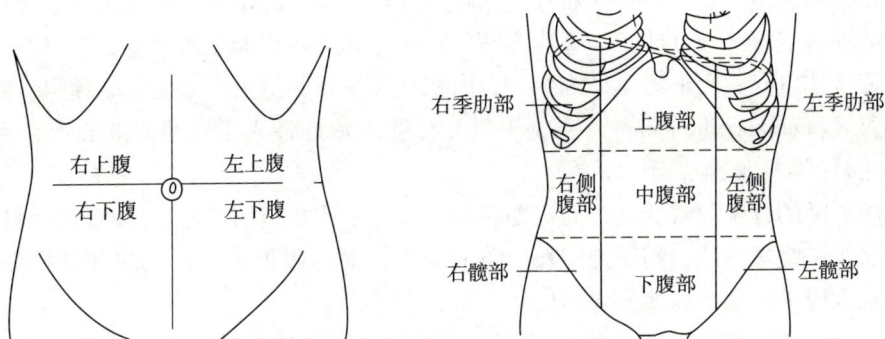

图 4 - 35 腹部体表四区法及九区法示意图

1. 四区分法 通过脐划一条水平线和一条垂直线，两线相交将腹部分为四个区域，分别命名为左、右上腹部和左、右下腹部。

2. 九区分法 需经腹部划两条水平线和两条垂直线。上水平线为两侧肋弓下缘最低点的连线，下水平线为两侧髂前上棘的连线。两条垂直线分别为通过左、右髂前上棘至腹中线连线的中点所作的垂直线。四线相交将腹部分为九个区域，分别命名为左上腹部（左季肋部）、右上腹部（右季肋部）、左侧腹部（左腰部）、右侧腹部（右腰部）、左下腹部（左髂部）、右下腹部（右髂部）、上腹部、中腹部（脐部）和下腹部（耻骨上部）。各区脏器的分布如下。

（1）右上腹部 肝右叶、胆囊、结肠肝曲、右肾和右肾上腺。

（2）右侧腹部 升结肠、右肾下极及部分空肠。

（3）右下腹部 盲肠、阑尾、回肠下段、女性右侧卵巢及输卵管、男性右侧精索。

（4）上腹部 胃体及胃幽门区、肝左叶、十二指肠、胰头及胰体、横结肠、腹主动脉、大网膜。

（5）中腹部 十二指肠下段、空肠及回肠、下垂的胃或横结肠、肠系膜及淋巴结、输尿管、腹主动脉、大网膜。

（6）下腹部 回肠、乙状结肠、输尿管、胀大的膀胱或增大的子宫。

（7）左上腹部 胃体及胃底、脾、胰尾、结肠脾曲、左肾及左肾上腺。

（8）左侧腹部 降结肠、左肾下极、空肠或回肠。

（9）左下腹部 乙状结肠、女性左侧卵巢及输卵管、男性左侧精索。

二、视诊

腹部视诊前，嘱患者排空膀胱，取仰卧位，充分暴露腹部。评估时，光线应充足适宜，以自然光线为佳。护士站于患者右侧，按一定顺序自上而下进行全面视诊。当观察腹部体表细小隆起、蠕动波和搏动时，护士应将视线降低至腹平面，从侧面呈切线方向加以观察。腹部视诊的主要内容有腹部外形、呼吸运动、腹壁静脉、腹部皮肤、胃肠型与蠕动波及疝等。

（一）腹部外形

健康成年人平卧位时，前腹壁处于肋缘至耻骨联合的平面或略低，称为腹部平坦，坐起时脐以下部分稍前凸。肥胖者及小儿平卧位时，前腹壁稍高于肋缘至耻骨联合的平面，称为腹部饱满。消瘦者平卧时，腹部下凹，前腹壁稍低于肋缘至耻骨联合的平面，称为腹部低平。

1. 腹部膨隆 仰卧时，前腹壁明显高于肋缘至耻骨联合的平面，称为腹部膨隆。临床上可分为全腹膨隆和局部膨隆。

（1）全腹膨隆　腹部弥漫性膨隆多因腹腔内容物增多引起，常见于以下情况。①腹腔积液：腹腔内有大量积液，又称为腹水（ascites）。常见于肝硬化门静脉高压症、心力衰竭、缩窄性心包炎、肾病综合征、结核性腹膜炎、腹膜转移癌等。大量腹腔积液者仰卧位时，液体下沉于腹腔两侧，致腹部外形宽而扁，称为蛙腹（frogbelly）。②腹内积气：大量积气可引起全腹膨隆，腹部呈球形，两腰部膨出不明显，变换体位时，腹形无明显改变。腹内积气多在胃肠道内，多见于肠梗阻、肠麻痹。腹腔内积气称为气腹（pneumoperitoneum），多见于胃肠穿孔或治疗性人工气腹。③腹腔巨大包块：如巨大卵巢囊肿、足月妊娠、畸胎瘤等。

为观察全腹膨隆的程度及其变化，需定期在同等条件下测量腹围以比较。测量时嘱患者排尿后平卧，用软尺在脐水平绕腹一周，测得的周长为脐周腹围，简称腹围，也可经腹部最膨隆处绕腹一周，测得的周长为最大腹围，通常以厘米为单位。

（2）局部膨隆　常因脏器肿大、腹内肿瘤、炎性包块、腹壁上的肿物或疝等所致。视诊时应注意膨隆的部位、外形、与体位或呼吸的关系、有无搏动等。脏器肿大一般在该脏器所在的部位，并保持该脏器的外形特征。

左上腹膨隆常见于脾大；上腹部膨隆常见于肝左叶肿大、胃扩张或胃癌、胰腺囊肿或肿瘤；右上腹膨隆常见于肿瘤、脓肿、淤血等所致的肝大或胆囊肿大；左下腹部膨隆见于乙状结肠肿瘤或干结粪块，后者灌肠后可消失；下腹部膨隆多见于妊娠、子宫肌瘤等所致子宫增大、尿潴留等，后者排尿后可消失；右下腹部膨隆见于阑尾周围脓肿、回盲部结核或肿瘤、Crohn病等。有时局部隆起是由于腹壁上的肿块（如皮下脂肪瘤、结核性脓肿等）而非腹腔内疾病。其鉴别方法是嘱患者取仰卧位，双手托于枕部，做起坐动作，使腹壁肌肉紧张。若肿块位于腹壁上，腹壁肌肉收缩时，肿块被紧张的腹肌托起会变得更为明显；若肿块位于腹腔内，腹壁肌肉收缩时，肿块被收缩变硬的腹肌所掩盖，反而不明显或消失。

2. 腹部凹陷　仰卧位时前腹壁明显低于肋缘至耻骨联合的平面，称为腹部凹陷，可分为全腹凹陷和局部凹陷。

（1）全腹凹陷　仰卧时前腹壁明显凹陷，见于消瘦和脱水者。严重者前腹壁凹陷几乎贴近脊柱，肋弓、髂嵴和耻骨联显露，全腹外形呈舟状，称为舟状腹（scaphoid abdomen）。见于恶性肿瘤、结核等慢性消耗性疾病所致的恶病质，也可见于糖尿病、严重的甲状腺功能亢进症、神经性厌食等。

（2）局部凹陷　较少见，多因腹部手术或外伤后瘢痕收缩引起，患者立体或增加腹压时，凹陷更加明显。

（二）呼吸运动

正常人吸气时腹壁上抬，呼气时腹壁下陷，此即腹式呼吸运动。男性及小儿以腹式呼吸为主，而成年女性则以胸式呼吸为主。

腹式呼吸运动减弱多见于急性腹膜炎、大量腹腔积液、腹腔内巨大肿块或妊娠等。腹式呼吸运动消失常见于胃或肠穿孔所致的急性腹膜炎或膈肌麻痹等。腹式呼吸运动增强较少见，常见于胸腔疾病或过度通气综合征。

（三）腹壁静脉

正常人腹壁静脉一般不显露，较瘦或皮肤白皙者隐约可见，但无曲张。正常人腹壁静脉血流方向为脐水平线以上的腹壁静脉血流自下向上，经过胸壁静脉和腋静脉进入上腔静脉，脐水平以下的腹壁静脉血流自上向下，经大隐静脉流入下腔静脉。

腹壁静脉明显可见或迂曲变粗，称为腹壁静脉曲张，常见于门静脉高压或上、下腔静脉回流受阻伴有侧支循环形成时。此时应根据曲张静脉的血流方向判断静脉阻塞部位。

1. 检查方法　选择一段没有分支的腹壁静脉，护士将右手示指和中指并拢压在该段静脉上，然后用一手指紧压并向外移动，挤出静脉内的血液，至一定距离时放松该手指，另一手指仍紧压不动，观察挤空的静脉是否快速充盈，若快速充盈，则血流方向是从放松手指端流向紧压的手指端；再用同法放松另一手指，观察血流的方向（图4-36）。

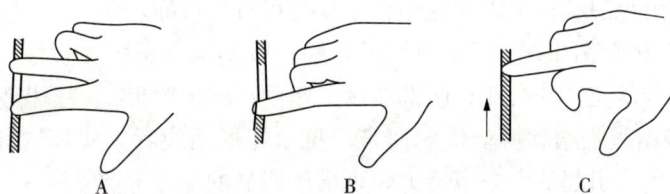

图4-36　指压法检查腹壁浅静脉血流方向示意图

2. 血管阻塞部位的判断　正常时脐水平线以上的腹壁静脉血流自下而上经胸壁静脉和腋静脉进入上腔静脉，脐水平线以下的腹壁静脉血流自上而下经大隐静脉进入下腔静脉。门静脉高压时，腹壁静脉血流方向是以脐为中心呈放射状（图4-37a）；上腔静脉梗阻时，腹壁和胸壁的静脉血流方向向下；下腔静脉梗阻时，腹壁静脉血流向上（图4-37b）。

a.门静脉阻塞　　　　　　　　　　　　b.下腔静脉阻塞

图4-37　腹壁静脉曲张血流方向示意图

（四）胃肠型与蠕动波

正常人腹部一般看不到胃肠型及蠕动波，除腹壁薄或松弛的老年人和极度消瘦者外。胃肠道梗阻时，梗阻近端的胃或肠段因内容物积聚而饱满隆起，显出各自的轮廓，称为胃型或肠型，如同时伴有该部位蠕动增强，可见蠕动波。幽门梗阻时，可见到胃蠕动波自左肋缘下向右缓慢推进，为正蠕动波；有时还可见到自右向左运行的逆蠕动波。小肠梗阻时，横行排列呈多层梯形的肠型多出现在腹中部，并可见到运行方向不一致、此起彼伏的较大蠕动波。结肠梗阻时，宽大的肠型多出现于腹壁的周边；肠麻痹时，蠕动波消失。

（五）腹壁其他情况

正常人腹部皮肤颜色较暴露部位稍淡，肥胖或经产女性下腹部可见白色条纹，但无皮疹、疝等。

1. 皮疹　腹部皮疹常见于某些传染病和药物过敏；一侧腹部或腰部沿脊神经走行分布的疱疹提示为带状疱疹。

2. 皮肤颜色改变　腹股沟及系腰带部位等皮肤皱褶处褐色素沉着见于肾上腺皮质功能减退；左腰部皮肤呈蓝色，为血液自腹膜后间隙渗到侧腹壁的皮下所致Grey-Tumer征，见于急性出血性胰腺炎；脐周或下腹壁呈蓝色为腹腔大出血的体征Cullen征，见于宫外孕破裂或急性出血性胰腺炎。

3. 腹纹　腹纹多分布于下腹部和左、右下腹部。白纹呈银白色条纹，为腹壁真皮结缔组织因张力增高断裂所致，见于肥胖者或经产妇；妊娠纹出现于下腹部和髋部，下腹部条纹以耻骨为中心略呈放射状，条纹处皮肤较薄，妊娠期呈淡蓝色或粉红色，产后转为银白色而长期存在；下腹部紫纹见于皮质醇增多症，出现部位除下腹部外，还可见于臀部、股外侧和肩背部。

4. 瘢痕　多为外伤、手术或皮肤感染所致。

5. 疝　由于腹内压增高，腹腔内容物经腹壁或骨盆壁的间隙或薄弱部分，向体表突出而形成。脐疝多见于婴幼儿或成年人大量腹腔积液者；股疝位于腹股沟韧带中部，多见于女性；腹股沟疝则偏于内侧，男性多见，可降至阴囊；手术瘢痕愈合不良处可有切口疝。

6. 脐　正常脐部平坦或略凹陷。脐深凹见于肥胖；脐膨出见于腹腔积液、巨大卵巢囊肿；脐部感染时有浆液性或脓性分泌物，并臭味；脐部溃疡、坚硬、固定突出，应警惕脐癌。

7. 上腹部搏动　多由腹主动脉搏动传导而来，见于体形消瘦者。病理情况下，腹主动脉瘤、二尖瓣狭窄或三尖瓣关闭不全引起的右心室增大，可出现明显的上腹部搏动。

三、触诊

触诊是腹部评估的主要方法。触诊时，嘱患者排尿后取仰卧位，头垫低枕，双手自然置于身体两侧，双腿屈起并稍分开，以使腹肌尽量松弛，做张口缓慢腹式呼吸，即吸气时横膈向下而腹部上抬隆起，呼气时腹部自然下陷，可使膈下脏器随呼吸上下移动。护士立于患者右侧，面对患者，前臂与患者腹平面在同一水平。先全腹触诊，后脏器触诊。一般自左下腹开始以逆时针方向至右下腹，再至脐部，依次评估腹部各区。有明确病变者，应先触诊健康部位，再逐渐移向病变区域，以免造成患者错误的感受。

评估时手要温暖，动作要轻柔，边触诊边观察患者的反应与表情，并与其交谈，转移其注意力以减少腹肌紧张。评估时根据不同的目的，采用不同的触诊手法。

（一）腹壁紧张度

正常人腹壁有一定张力，但触之柔软，无抵抗感，称腹壁柔软。若触诊手过凉或因患者不习惯被触摸、怕痒而发笑致腹肌自主性痉挛，称肌卫增强，在适当诱导或转移注意力后可消失，不属异常。某些病理情况下，可致腹肌紧张度增加或减弱。

1. 腹壁紧张度增加　根据范围分为全腹壁紧张度增加和局部腹壁紧张度增加。

（1）全腹壁紧张度增加　主要因腹膜炎症刺激引起腹肌痉挛所致，也可因腹腔内容物增加如腹内积气、腹腔积液或巨大腹腔肿块等导致张力增高所引起，但后者无肌痉挛和压痛。腹肌痉挛引起的全腹壁紧张度增加多见于：①急性胃肠道穿孔或脏器破裂所致的急性弥漫性腹膜炎，其特点为腹壁明显紧张，触之硬如木板，称板状腹（board-like rigidity）；②结核性腹膜炎、癌性腹膜炎及其他慢性病变等对腹壁刺激缓和，且有腹膜增厚和肠管、肠系膜粘连，故触诊时感到腹壁柔韧而具抵抗力，不易压陷，称为揉面感或柔韧感（dough kneading sensation）。

（2）局部腹壁紧张度增加　多为脏器炎症累及腹膜所致，如急性胆囊炎可见右上腹壁紧张，急性阑尾炎可见右下腹壁紧张。

2. 腹壁紧张度减弱　多因腹肌张力减低或消失所致，表现为按压时腹壁松弛无力，失去弹性。全腹壁紧张度减弱，见于慢性消耗性疾病、大量放腹腔积液后、严重脱水或年老体弱者；局部腹壁紧张度减弱，见于局部的腹肌瘫痪或缺陷如腹壁疝。

（二）压痛与反跳痛

正常腹部触摸时不引起疼痛，深压时仅有一种压迫感。

1. 压痛（tenderness）　由浅入深触压腹部引起的疼痛，称为腹部压痛（abdominal tenderness）。腹腔内的病变如脏器的炎症、淤血、肿瘤、破裂、扭转以及腹膜炎症的刺激等均可引起压痛。出现压痛的部位常为病变所在部位，如右上腹压痛多见于肝胆疾病；左上腹压痛多见于胃部疾病；右下腹压痛多见于盲肠、阑尾、女性右侧卵巢以及男性右侧精索病变等。局限于一点的压痛称为压痛点，某些位置较固定的压痛点常反映特定的疾病，如位于右锁骨中线与肋缘交界处的胆囊点压痛为胆囊病变的标志，位于脐与右髂前上棘连线中、外1/3交界处的麦氏点（McBurney点）压痛为阑尾病变的标志。此外，胸腔病变可在上腹部或肋下部出现压痛，盆腔病变可在下腹部出现压痛。

2. 反跳痛（rebound tenderness）　触诊腹部出现压痛后，压于原处稍停片刻，待压痛感觉趋于稳定后，迅速将手抬起，若患者感觉疼痛骤然加重，并伴有痛苦表情或呻吟，称为反跳痛。反跳痛是腹膜壁层受炎症累及的征象，提示局限性或弥漫性腹膜炎。腹膜炎患者腹肌紧张、压痛常与反跳痛并存，称为腹膜刺激征（peritonealiritation sign），是诊断急性腹膜炎的可靠体征。

（三）肝脏触诊　 微课9

肝脏触诊时，除保持腹壁放松外，应嘱患者做深而均匀的腹式呼吸，以使肝脏随膈肌运动而上下移动；可用单手或双手触诊法。

1. 触诊方法

（1）单手触诊法　较为常用，护士将右手平放于右锁骨中线上估计肝下缘的下方，四指并拢，掌指关节伸直，示指前端的桡侧与肋缘平行或示指与中指的指端指向肋缘，紧密配合患者的呼吸运动进行触诊。患者深呼气时，腹壁松弛下陷，指端随之压向深部；深吸气时，腹壁隆起，手指缓慢抬起，指端朝肋缘向上迎触随膈肌下移的肝缘。如此反复，自下而上逐渐触向肋缘，直到触及肝缘或肋缘为止。以同样的方法于前正中线上触诊肝左叶。

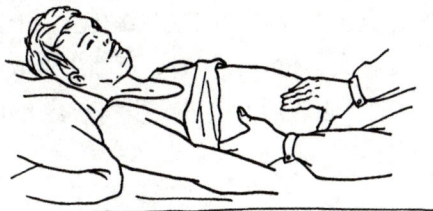

图 4-38　肝脏双手触诊法

（2）双手触诊法　护士右手位置同单手法，左手手掌置于患者右腰部（图4-38），将肝脏向上托起，拇指张开置于右季肋部，限制右下胸扩张，以增加膈肌下移的幅度，使吸气时下移的肝脏更易被触及。

知识链接

肝脏触诊技巧

检查腹肌发达者时，护士右手宜置于腹直肌外缘稍外处向上触诊，否则肝缘被腹直肌掩盖而不能触及，或者将腹直肌肌腱误以为是肝缘。肝脏明显肿大但未触及的常见原因是手指起始即在肝脏上面，应下移起始触诊的部位。

2. 触诊内容　触及肝脏时，应注意其大小、质地、边缘与表面状态、有无压痛等。

（1）大小　正常成年人的肝脏一般在右肋缘下触不到，但腹壁松软的瘦长体型，于深吸气时可触及肝下缘，右肋缘下在1cm以内，剑突下在3cm以内，其质地柔软、表面光滑，无压痛。超出上述标准，且肝上界正常或升高，提示肝大。肝大可分为弥漫性及局限性两种情况：①弥漫性肝大多见于肝炎、肝淤血、脂肪肝、早期肝硬化、白血病、血吸虫病等；②局限性肝大多见于肝脓肿、肝肿瘤及肝囊肿等；肝脏缩小见于急性和亚急性重型肝炎、门脉性肝硬化晚期，病情极为严重。

（2）质地　一般将肝脏质地分为质软、质韧和质硬三级。正常肝脏质软如触口唇；急性肝炎触诊时肝质地稍韧，慢性肝炎及肝淤血质韧如触鼻尖；肝硬化、肝癌质地最坚硬如触前额；肝脓肿或囊肿有液体时呈囊性感，大而表浅者可能触到波动感。

（3）边缘与表面状态　触诊肝脏时注意肝脏边缘的厚薄，是否整齐，表面是否光滑、有无结节。正常肝脏表面光滑、边缘整齐、厚薄一致。肝脏边缘钝圆见于肝淤血、脂肪肝；肝边缘锐利，表面扪及细小结节，多见于肝硬化；肝边缘不规则，表面凹凸不平，呈不均匀的结节状，见于肝癌、多囊肝等；肝表面呈大块状隆起者，见于巨块型肝癌或肝脓肿。

（4）压痛　正常肝脏无压痛。肝炎或肝淤血时，可因肝包膜有炎症反应或受到牵拉而有压痛，叩击时可有叩击痛。肝脓肿的压痛较明显，且局限于病变部位。

当右心衰竭引起肝淤血肿大，用手压迫肿大的肝脏，使回心血量增加，已充血的右心房不能接受回心血液而使颈静脉压上升，表现为颈静脉怒张更明显，称为肝-颈静脉回流征（hepatojugularrefux sign）阳性。

（四）脾脏触诊

正常脾脏位于左季肋区，相当于第 9～11 肋的深面，肋缘下不能触及。内脏下垂、左侧胸腔积液或积气等致膈肌下降时，脾脏可随之向下移位，此时，深吸气时可在肋缘下触及脾脏边缘。除上述原因外，触及脾脏则提示脾大至正常 2 倍以上。

1. 触诊方法 可用单手触诊或双手触诊。单手触诊时，患者取平卧位，手法同肝脏触诊；双手触诊时，患者仰卧，双腿稍屈曲，护士左手绕过患者腹前方，将手掌置于其左胸下部第 9～11 肋处，将脾脏由后向前托起，右手掌平置于脐部，与肋弓大致成垂直方向，如同肝脏触诊，配合呼吸，迎触脾脏，直至触及脾缘或左肋缘为止（图 4-39）。明显脾大且位置较为表浅时，单手触诊即可查到；若轻度脾大，位置较深时，可嘱患者取右侧卧位，双下肢屈曲，此时用双手触诊则容易触及（图 4-40）。触及脾脏后，应进一步判断其大小、质地、表面情况及有无压痛等。

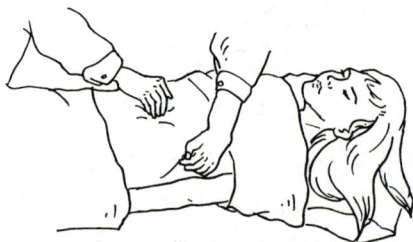

图 4-39　脾脏双手触诊法示意图触诊

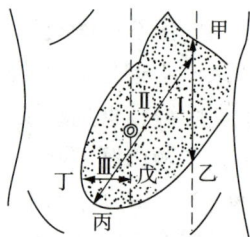

图 4-40　脾大测量法示意图

2. 脾大的测量方法 临床上多采用第 I 线、第 II 线和第 III 线测量描述脾脏的大小，以厘米为单位。第 I 线测量，又称为甲乙线，为左锁骨中线与左肋缘交点至脾下缘的距离。轻度脾大时，只作第 I 线测量。脾脏明显肿大时，需做第 II 线测量和第 III 线测量。第 II 线测量，又称为甲丙线，为左锁骨中线与左肋缘交点至脾脏最远点（脾尖）的距离。第 III 线测量，又称为丁戊线，指脾右缘至前正中线的最大距离。若高度脾大向右超过前正中线，第 III 线测量，以"+"表示；若未超过前正中线，则以"-"表示。

3. 脾肿大分度及临床意义 临床上根据脾下缘至肋下缘的距离，将脾大分为轻、中、高三度。深吸气末，脾缘在肋下不超过 3cm，为轻度脾大，见于急慢性肝炎、伤寒等，质地多较柔软；深吸气末，脾缘超过肋下 3cm，但在脐水平线以上者，为中度脾大，见于肝硬化、慢性淋巴细胞白血病、淋巴瘤等，质地一般较硬；深吸气末，脾缘超过脐水平线或向右超过前正中线，为高度脾大，即巨脾，表面光滑者多见于慢性粒细胞白血病、慢性疟疾等，表面不平而有结节者多见于淋巴瘤或恶性组织细胞病等。

（五）胆囊触诊

正常情况下，胆囊隐藏于肝脏的胆囊窝内，不能触及。

1. 胆囊肿大 肿大的胆囊超过肝缘及肋缘时，可在右肋缘下、腹直肌外缘处触及；肿大的胆囊一般呈梨形或卵圆形，表面光滑，张力较高，随呼吸上下移动；若肿大的胆囊呈囊性感并有明显压痛，常见于急性胆囊炎；呈囊性感无压痛，见于壶腹周围癌；有实性感且伴轻度压痛，见于胆囊结石或胆囊癌；胆囊明显肿大，无压痛、黄疸逐渐加深，称为 Courvoisier 征阳性，见于胰头癌。

2. 胆囊触痛与 Murphy 征阳性 有时胆囊有炎症，但尚未肿大或虽已肿大而未达肋缘下，此时，虽不能触及胆囊，但可探测胆囊触痛。护士将左手掌平置于患者的右肋缘部位，以拇指指腹勾压于右肋缘与腹直肌外缘交界处（胆囊点），然后嘱患者缓慢深吸气，吸气过程中有炎症的胆囊下移碰到用力按压的拇指时，即可引起疼痛，此为胆囊触痛，若因剧烈疼痛而致吸气中止，称为 Murphy 征阳性

（图 4 – 41）。

（六）肾脏触诊

评估肾脏一般用双手触诊法，可采取平卧位或立位。卧位触诊右肾时，嘱患者两腿屈曲并做较深腹式呼吸。护士立于患者右侧，以左手掌托起其右腰部，右手掌平放在右上腹部，手指方向大致平行于右肋缘进行深部触诊右肾，于患者吸气时双手夹触肾脏，触及肾脏时患者有恶心感。触诊左肾时，左手越过患者腹前方从后面托起左腰部，右手掌横置于患者左上腹部，依前法双手触诊左肾。正常人肾脏一般不易触及，有时可触到右肾下极。身材瘦长者，肾下垂、游走肾或肾脏代偿性增大时，肾脏较易触到。在深吸气时能触到 1/2 以上的肾脏即为肾下垂。肾脏肿大常见于肾盂积水或积脓、肾肿瘤、多囊肾等。

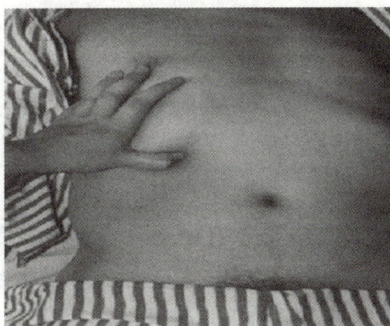

图 4 – 41 Murphy 征检查法

当肾脏和尿路有炎症或其他疾病时，可在相应部位出现压痛点：季肋点在第 10 肋骨前端；上输尿管点在脐水平线上腹直肌外缘；中输尿管点在两髂前上棘连线与腹直肌外缘的相交点；肋脊点在第 12 肋骨下缘与脊柱夹角的顶点；肋腰点在第 12 肋下缘与腰大肌外缘交角的顶点。

（七）膀胱触诊

膀胱触诊多采用单手滑动触诊法。患者仰卧，双下肢屈曲，护士以右手自脐开始向耻骨联合方向触摸。正常膀胱空虚时隐于盆腔内，不易触及。当膀胱因过多尿液积聚，充盈胀大，超出耻骨联合上缘时，方可在下腹部触及。触诊特点为增大的膀胱呈扁圆形或圆形，触之囊性感，不能用手推动，按压时患者感到憋胀，有尿意。极度充盈时，触之质硬，但光滑。膀胱胀大常见于尿路梗阻、脊髓病，也可见于昏迷、腰椎或骶椎麻醉后、手术后局部疼痛患者。

> **知识链接**
>
> #### 膀胱胀大与子宫增大的鉴别
>
> 子宫增大也可超出耻骨联合上缘，在腹下部触及一圆形肿物，但其按压时无尿意，排尿或导尿后不会缩小或消失，借此可与胀大的膀胱鉴别。

（八）液波震颤

患者平卧，护士以一手掌面贴于患者一侧腹壁，另一手四指并拢屈曲，用指端叩击对侧腹壁，同时让另一人将手掌尺侧缘压于脐部腹中线上，以防腹壁本身的震动传至对侧，如有大量液体（3000 ~ 4000ml 以上）存在，则贴于腹壁的手掌有被液体波动冲击的感觉，即波动感（liuctuation），或称液波震颤（fluid thrill）（图 4 – 42）。

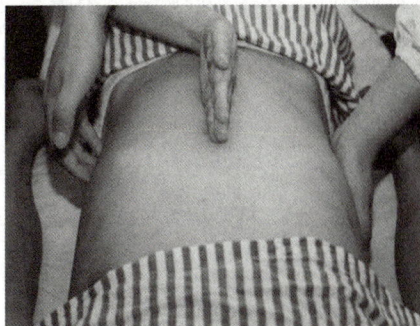

图 4 – 42 液波震颤评估示意图

四、叩诊

腹部叩诊主要用于了解腹腔实质脏器的大小、位置及有无叩痛，胃肠道充气情况，腹腔内有无积气、积液和肿块等。直接叩诊法和间接叩诊法均可用于腹部叩诊，多采用间接叩诊法。

（一）腹部叩诊音

正常情况下，除肝脏、脾脏、增大的膀胱和子宫所占据的部位及两侧腹部近腰肌处为浊音或实音外，其余部位均为鼓音。叩诊一般从左下腹开始沿逆时针方向至右下腹，再至脐部。鼓音范围明显增大见于胃肠高度胀气、胃肠穿孔所致气腹或人工气腹；鼓音范围缩小见于肝、脾或其他实质性脏器极度肿大、腹腔内大量积液或肿瘤时，病变部位叩诊可呈浊音或实音。

知识链接

胃泡鼓音区

胃泡鼓音区为胃底穹隆含气而形成，位于左前胸下部肋缘以上，约呈半圆形。其上界为横膈及肺下缘，下界为肋弓，左界为脾，右界为肝左缘。正常情况下，除非在饱餐后，胃泡鼓音区都应该存在，其大小受胃内含气量多少和周围器官组织病变影响。中重度脾肿大、左侧胸腔积液、心包积液、肝左叶肿大、急性胃扩张或溺水患者，此区明显缩小或消失。

（二）肝脏叩诊

1. 肝上下界叩诊　用叩诊法定肝上界时，一般沿右锁骨中线、右腋中线和右肩胛线，由肺部向下叩诊。当由清音转为浊音时，即为肝上界。此处相当于被肺遮盖的肝上缘，又称肝相对浊音界，再向下叩1～2肋间，则浊音变为实音，此处的肝脏不再为肺遮盖而直接贴近胸壁，称肝绝对浊音界（亦称肺下界）。确定肝下界时，则由腹部鼓音区沿右锁骨中线或正中线向上叩，由鼓音转为浊音处即是。由于肝下缘较薄且与胃、结肠等空腔器官重叠，很难叩准，故临床上多用触诊法确定肝下界。

肝上、下界与体型有一定关系。正常人匀称体型者的肝上界位于右锁骨中线第5肋间，下界位于右季肋下缘；瘦长体型者的肝上、下界均可低一个肋间；矮胖体型者的肝上、下界则可高一个肋间。肝上、下界之间的距离称为肝浊音区上下径，为9～11cm。由于肝脏下缘薄，且与肠道重叠，所以，叩得的肝下界比真实的肝下界高1～2cm。

肝浊音界上移见于右肺纤维化、右下肺不张、右肺切除术后、腹部巨大肿物、大量腹腔积液及气腹鼓肠等；肝浊音界下移见于肺气肿、右侧张力性气胸等。肝浊音界扩大见于肝癌、肝脓肿、病毒性肝炎、肝淤血及多囊肝等；肝浊音界缩小见于肝硬化、急性或亚急性重型肝炎和胃肠胀气等；肝浊音界消失代之以鼓音，为肝表面覆有气体所致，见于急性胃肠穿孔。

2. 肝区叩击痛　采用捶叩法叩击患者肋肝区，检查有无肝区叩击痛。正常人肝区无叩击痛。叩击痛阳性见于肝炎、肝脓肿、肝癌、肝淤血等。

（三）肋脊角叩击痛

患者取坐位或侧卧位，护士左手掌平置于患者肋脊角处（肾区），右手握拳以由轻到中等力量叩击左手背。正常人肋脊角处无叩击痛。肋脊角叩击痛阳性常见于肾炎、肾盂肾炎、肾结石、肾结核及肾周围炎等。

（四）膀胱叩诊

于耻骨联合上方叩诊膀胱区，以判断膀胱充盈的程度。膀胱空虚时，因小肠位于耻骨上方遮盖膀胱，故叩诊呈鼓音，叩不出膀胱的轮廓。当膀胱内有尿液充盈时，耻骨上方叩诊呈圆形浊音区。排尿或导尿后再叩，若耻骨联合上方的浊音区转为鼓音，提示为尿潴留所致的膀胱增大。借此可与妊娠的子宫、卵巢囊肿或子宫肌瘤等致该区出现的浊音进行鉴别。

（五）移动性浊音叩诊

移动性浊音检查是发现腹腔内有无积液的重要方法。腹腔积液的患者仰卧时，液体因重力作用积聚于腹腔低处，含气的肠管漂浮其上，故腹中部叩诊呈鼓音，两侧腹部呈浊音。改取侧卧位后，液体流向下侧腹部，肠管上浮，下侧腹部叩诊由鼓音转为浊音。这种因体位不同而出现浊音区变动的现象，称为移动性浊音（shifting dullness）（图4-43）。正常人无移动性浊音。若出现移动性浊音，提示腹腔内游离腹腔积液达1000ml以上。

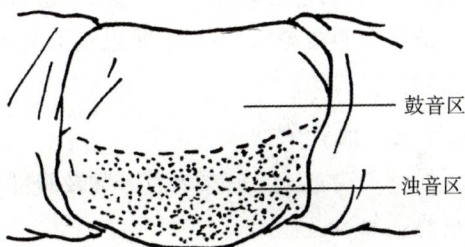

鼓音区

浊音区

图4-43　移动性浊音叩诊示意图

> **知识链接**
>
> #### 巨大卵巢囊肿应与腹腔积液的鉴别
>
> 巨大的卵巢囊肿应与腹腔积液鉴别：①卵巢囊肿患者由于肠管被卵巢囊肿压挤至两侧腹部，所以仰卧位时，叩诊浊音区在腹中部，鼓音区则在腹部两侧；②卵巢囊肿的浊音无移动性；③尺压试验，患者仰卧位，将一硬尺横置于腹壁上，检查者两手将尺下压，如为卵巢囊肿，则腹主动脉的搏动可经囊肿传到硬尺，使尺发生节奏性跳动；如为腹腔积液，则硬尺无此现象出现。

五、听诊

腹部听诊时应全面听诊腹部各区，尤其注意上腹部、脐部和右下腹。听诊内容主要有肠鸣音、振水音及血管杂音。妊娠5个月以上的妊娠期妇女可在脐下方听诊胎儿心音。

（一）肠鸣音

当肠道蠕动时，肠管内气体和液体随之流动，互相碰撞，产生柔和的、多变的水泡音，称为肠鸣音。肠鸣音听诊可在全腹任何部位进行，但以脐部最清楚。听诊时注意其频率、强度和音调，为准确评估肠鸣音的次数和性质，应在固定部位听诊至少1分钟，如未闻及肠鸣音，则应延续至闻及肠鸣音为止或听诊至少5分钟。正常肠鸣音每分钟4~5次，其频率、强度和音调变异较大，餐后频繁而明显，休息时稀疏而微弱，只有靠护士的经验来判断是否正常。

1. 肠鸣音活跃　肠鸣音每分钟超过10次，音调不特别高亢，见于饥饿状态、急性肠炎、服泻药后或胃肠道大出血等。

2. 肠鸣音亢进　肠鸣音次数增多，且响亮、高亢，甚至呈金属音，见于机械性肠梗阻。

3. 肠鸣音减弱　肠鸣音次数明显少于正常，或数分钟才能听到1次，见于老年性便秘、腹膜炎、低钾血症及胃肠动力减弱者等。

4. 肠鸣音消失　若持续听诊3~5分钟仍未闻及肠鸣音，用手叩拍或搔弹腹部，仍不能闻及肠鸣音者，称为肠鸣音消失，见于急性腹膜炎、电解质紊乱、腹部大手术后或麻痹性肠梗阻。

> **知识链接**
>
> #### 机械性肠梗阻患者的肠鸣音
>
> 机械性肠梗阻为肠道内或肠道外器质性病变所致的肠管堵塞。初期梗阻近端肠腔内容物增多，肠蠕动增强，肠壁极度紧张，出现肠鸣音亢进；若肠梗阻持续存在，肠壁肌肉劳损，肠蠕动减弱，肠鸣音也减弱；最后肠肌瘫痪，蠕动消失，肠鸣音也消失。

（二）振水音

患者仰卧，护士一耳凑近患者上腹部或将听诊器体件放于此处，然后用稍弯曲的手指以冲击触诊法连续迅速冲击患者上腹部,若听到胃内液体与气体相撞击的"咣啷"声,称为振水音(succussion splash)。也可用双手左右摇晃患者上腹部以闻及振水音。正常人餐后或饮入大量液体时,可出现振水音。清晨空腹或餐后6~8小时以上仍能听到振水音,提示胃内有较多液体潴留,见于幽门梗阻和胃扩张等。

(三)血管杂音

正常人腹部无血管杂音,若闻及腹部血管杂音则有病理意义。血管杂音可分为动脉性血管杂音和静脉性血管杂音。

1. 动脉性血管杂音 呈喷射性杂音。腹中部的收缩期血管杂音,常提示腹主动脉瘤或腹主动脉狭窄。前者可在该部位触及搏动性包块,后者下肢血压明显低于上肢血压,甚至有足背动脉搏动消失。左、右上腹部听到收缩期杂音,常提示肾动脉狭窄,可见于年轻的高血压患者;下腹两侧的血管杂音,应考虑为髂动脉狭窄。

2. 静脉性血管杂音 为连续的嗡鸣声,无收缩期与舒张期性质。常出现在脐周或上腹部,尤其是腹壁静脉曲张严重处,提示门静脉高压有侧支循环形成。

(四)胎心音

妊娠7周后用超声多普勒可以听到胎心音。妊娠18~20周用木质听筒在妊娠期妇女腹壁上胎背一侧可以听到胎心音,如钟表"滴答"声,正常胎心120~160次/分。头先露时胎心于脐下右侧或左侧;臀先露时胎心于脐上右侧或左侧;肩先露时,胎心于脐周听到。听胎心音时,应注意胎心的频率、节律是否齐。胎心音应与腹主动脉音鉴别,前者速率与妊娠期妇女脉搏一致。

六、消化系统常见疾病的主要症状与体征

(一)消化性溃疡

消化性溃疡(peptic ulcer)主要是指发生在胃、十二指肠的慢性溃疡,是一种常见病和多发病,其发生与胃酸和胃蛋白酶的消化作用有关。

1. 症状 慢性、周期性、节律性上腹部疼痛是消化性溃疡的最主要症状,发作期常伴有腹胀、嗳气、反酸、胃灼热、流涎、恶心、呕吐、食欲不振等症状。饮食不当、过度劳累、嗜烟酒、气候变化和药物等因素可诱发或加剧症状,休息、服用制酸药物等可使症状减轻或缓解。常见并发症有大出血、穿孔、幽门梗阻、癌变等。

2. 体征 缓解期常无明显体征。活动期多见。

(1)视诊 多为瘦长体型,少数患者可有贫血貌。

(2)触诊 上腹部固定而局限的压痛,胃溃疡的压痛在上腹部偏左,十二指肠溃疡在上腹部偏右。

(3)叩诊 多无变化。

(4)听诊 多无变化。

(二)急性腹膜炎

当腹膜受到细菌感染或化学物质如胃液、肠液、胰液及胆汁等的刺激时,引起的腹膜急性炎症,称为急性腹膜炎(acute peritonitis)。

1. 症状 腹痛为最主要的症状,疼痛一般都很剧烈,部位多从原发病灶处开始,随炎症扩散而迅速扩展至全腹。咳嗽、深呼吸、变换体位时疼痛加剧。常伴恶心与呕吐、发热及感染中毒症状如大汗、口干、脉速、呼吸浅速等,严重者可出现血压下降甚至休克等。

2. 体征

(1)视诊 急性危重病容,强迫仰卧位,双下肢屈曲,腹式呼吸运动减弱或消失。

（2）触诊 腹肌紧张、压痛、反跳痛，液波震颤可有可无。

（3）叩诊 胃肠穿孔且膈下有游离气体时，肝浊音界缩小或消失；腹腔内有较多游离液体时，则移动性浊音阳性。

（4）听诊 肠鸣音减弱或消失。

（三）肝硬化

肝硬化（liver cirrhosis）是一种肝细胞弥漫性损害引起肝组织弥漫性纤维化、假小叶和再生结节形成为主要特征的慢性肝病，是各种肝病发展的晚期阶段。我国肝硬化最常见病因为病毒性肝炎。临床上以肝功能减退和门静脉高压为主要表现，病程分为代偿期和失代偿期。

1. 症状 起病隐匿，进展缓慢。代偿期症状较轻微，缺乏特异性，主要表现为乏力、头晕、食欲不振、消化不良、腹胀、恶心、厌油等。失代偿期则上述症状明显加重，并出现肝功能减退和门静脉高压症，以及多种严重并发症。如水肿、腹腔积液、侧支循环形成、出血、发热、意识障碍等。

2. 体征

（1）视诊 肝病面容，皮肤巩膜黄染，面部、颈部和上胸部可见蜘蛛痣，可有肝掌。皮肤瘀点、瘀斑，男性乳房发育。腹腔积液者全腹膨隆呈蛙腹、腹壁静脉曲张、腹式呼吸减弱。

（2）触诊 早期肝增大，表面尚光滑；晚期肝缩小，质地变硬，表面略不平，缘锐利，常无压痛。脾脏轻度至中度肿大，下肢水肿，液波震颤阳性。

（3）叩诊 肝硬化失代偿期出现大量腹腔积液时移动性浊音阳性。

（4）听诊 合并原发性腹膜炎时，肠鸣音减弱或消失。

（四）急性阑尾炎

急性阑尾炎（acute appendicitis）是指阑尾的急性炎症性病变，多由细菌入侵阑尾引起，是外科的多发病，也是最常见的急腹症之一。

1. 症状 腹痛为主要症状，疼痛始于中上腹或脐周，定位较模糊，数小时后因炎症累及浆膜和腹膜壁层出现定位清楚的右下腹疼痛。70%～80%的患者有典型的转移性右下腹痛，常伴有恶心、呕吐、腹泻或便秘、发热等。少数患者病情发展快，疼痛一开始就局限于右下腹部。

2. 体征

（1）视诊 急性痛苦面容，腹式呼吸减弱。

（2）触诊 右下腹 McBurney 点（阑尾点）有显著而固定的压痛，炎症累及腹膜时，可出现腹肌紧张和反跳痛。

（3）叩诊 多无变化。

（4）听诊 多无变化。合并弥漫性腹膜炎时，肠鸣音减弱或消失。

【相关护理诊断/问题】

1. 营养失调 舟状腹与慢性消耗性疾病有关；与严重腹泻有关。

2. 体液过多 腹腔积液与肝硬化、低蛋白血症、心功能不全有关。

3. 尿潴留 膀胱区叩诊浊音/耻骨联合上方可触及圆形囊性肿物与尿道梗阻有关；与服用抗胆碱药物有关；与神经系统病变有关。

4. 便秘 肠鸣音减弱/左下腹部触及类圆形或粗索条状包块与排便习惯不规律有关；与低钾血症有关。

5. 腹泻 肠鸣音活跃与急性胃肠炎有关；与服用泻药有关；与胃肠道大出血有关。

6. 急性疼痛 腹痛与胆囊等炎症或肠道痉挛等有关；与腹膜受炎症等累及有关。

（刘 平）

第五节 肛门、直肠和生殖器评估 ⓔ微课10

PPT

▶▶情境导入

情境：患者，女，52岁。排便后滴血3个月。患者3个月前无明显诱因出现排便后滴血，为鲜红，与粪便不混合，量少许。之后经常反复发作，多于进食煎炸食物、饮酒后诱发加重，多吃果蔬、多休息可减轻，无排便疼痛，无腹痛、腹泻。既往体健，无手术外伤史，无药物过敏史。入院诊断"内痔"。

思考：1. 进行肛门与直肠评估时，该患者可能发现哪些体征？

2. 护士应重点检查哪些内容？

3. 患者目前存在的主要护理问题有哪些？

肛门、直肠和生殖器评估是全身身体不可缺少的一部分。对有评估指征者应说明评估的目的、方法和重要性，使之接受并配合评估。男护士评估女性患者时，必须有女性医护人员或家属陪同。

一、肛门与直肠

肛门与直肠检查通常采用视诊和触诊，必要时辅以内镜检查，可为临床提供许多重要体征，不能忽视，以免造成漏诊或误诊。

（一）体位

肛门和直肠的检查应根据需要选择适宜的体位，常用的检查体位有以下几种。

1. 膝胸卧位 患者两肘关节屈曲，置于检查台上，两膝关节屈曲成直角跪于检查台上，臀部抬高（图4-44a）。此体位常用于检查直肠前部、前列腺、精囊及内镜检查等。

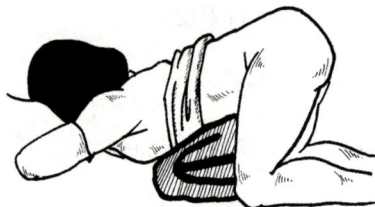 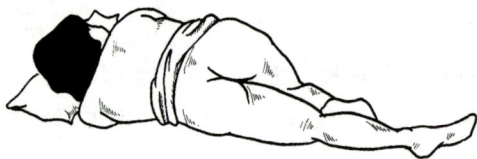

a.膝胸卧位　　　　　　　　　　　　　　b.左侧卧位

图4-44 体位

2. 左侧卧位 患者取左侧卧位，右腿向腹部屈曲、左腿伸直（图4-44b）。此体位适用于重病、年老、体弱者或女性患者。

3. 截石位 患者仰卧，臀部垫高，两腿屈曲抬高外展，置于支腿架上。适用于膀胱直肠窝检查及直肠双合诊等。

4. 蹲位 嘱患者下蹲，呈排便姿势。适用于检查直肠脱出、外痔及直肠息肉等。

（二）视诊

护士用手分开患者臀部，观察肛门及其周围皮肤颜色与皱褶。正常肛门周围皮肤颜色较深，皱褶呈放射状。检查肛门周围有无脓血、黏液、肛裂、外痔、瘘管口或脓肿等。

1. 肛门闭锁（proctatresia）或狭窄 表现为新生儿无排便或排便困难，见于新生儿先天性畸形。

2. 肛裂（anal fissure） 肛管下段（齿状线以下）深达肌层的纵行及梭形裂口或感染性溃疡，称为肛裂。检查可发现肛门黏膜有裂伤，可伴有梭形或纵向小溃疡，排便时疼痛且出血，患者常因惧痛而抑制便意，以致大便干燥，加重症状。

3. 痔疮（hemorrhoid）　为肛门和直肠下端静脉丛扩大和曲张而形成的静脉团。成年人多见，患者常有大便带血、痣块脱出、疼痛或瘙痒感。痔块脱出、嵌顿、水肿、感染时，可有剧烈疼痛。痔临床分为三种：肛门外口（齿状线以下）有紫红色柔软包块，表面为肛管皮肤覆盖者为外痔，由直肠下静脉扩张所致；肛门内口（齿状线以上）有紫红色包块，表面为直肠黏膜覆盖者为内痔，由直肠上静脉扩张所致，排便时可脱出肛门外，严重时大便带血；兼有外痔和内痔表现者称为混合痔。

4. 直肠脱垂（proctoptosis）　又称脱肛（archocele）。是指肛管、直肠或乙状结肠肠壁部分或全层外翻脱出于肛门外。嘱患者取蹲位，用力屏气做排便动作时，可见紫红色球状突出物，即为直肠部分脱垂，停止排便时突出物常可恢复至肛门内；若突出的椭圆形块物表面有环形皱襞为直肠完全脱垂（直肠壁全层脱垂），停止排便时不易回复。

5. 肛门直肠瘘　简称肛瘘（archosyrinx），是直肠、肛管与肛门周围皮肤相通的感染性瘘管。肛瘘有内口和外口，内口在直肠或肛管内，瘘管经肛门软组织开口于肛门周围皮肤。评估时可见肛门周围皮肤有瘘管外口，压之有少量脓液流出，经久不愈，多继发于肛管或直肠脓肿。

6. 肛周脓肿（perianal abscess）　肛门周围有红肿及压痛，有时可有波动感。

（三）触诊

对肛门或直肠的触诊称直肠指诊或肛诊，其评估方法简便易行，对肛门直肠的局部病变和某些盆腔疾病如阑尾炎、髂窝脓肿、前列腺、精囊、子宫及输卵管的病变等，均有重要诊断价值。

1. 适应证　如有肛门瘙痒、肛门疼痛、便血或滴血、排便习惯改变、肛门有分泌物、怀疑直肠附近组织病变等情况之一，可考虑直肠指诊。

2. 方法　患者取仰卧位、左侧卧位或肘膝位，护士右手示指戴指套或右手戴手套，涂以液体石蜡或凡士林等润滑剂。用右手示指轻轻按摩肛缘，待肛门括约肌放松后，将示指缓缓插入肛门、直肠内（图4-45）。先检查肛门及括约肌的紧张度，再检查肛管及直肠的内壁。注意检查肛管直肠的内壁有无触痛及黏膜是否光滑，有无包块、狭窄等。男性可触及前列腺，女性则可触及子宫颈、子宫、输卵管等，必要时配合双合诊。指套取出时注意是否染上血液、黏液或脓液。正常直肠指诊肛管和直肠内壁柔软、光滑，无触痛和包块。

3. 异常改变　直肠指诊常见的异常改变如下：①较剧烈触痛，见于肛裂及感染；②触痛伴波动感，见于肛门、直肠周围脓肿；③触及柔软、光滑而有弹性的包块，多为直肠息肉；④触及坚硬凹凸不平的包块，应考虑直肠癌；⑤肛诊后指套表面附有血液、黏液或脓液，说明有炎症或伴有组织破坏，必要时应取其涂片做镜检或细菌学检查，以明确病因。

图4-45　直肠指诊

4. 记录　肛门与直肠检查结果及发现的病变部位应按顺时针方向记录并注明体位。肘膝位时肛门后正中点为12点钟位，前正中点为6点钟位，而仰卧位的钟位则与此相反。

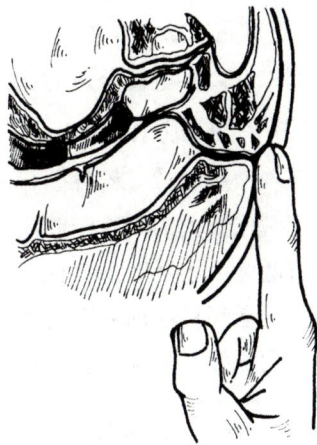

二、男性生殖器

检查时充分暴露下身，患者以取直立体位为宜，先检查外生殖器（阴茎和阴囊），后检查内生殖器（前列腺和精囊）。

（一）阴茎

为前端膨大的圆柱体，分龟、体、尾3个部分。

1. 阴茎大小　正常成年人阴茎长 7~10cm。成年人阴茎过小见于垂体功能减退或性腺功能不全；儿童阴茎过大呈成年型，见于各种原因所致的性早熟。

2. 包茎　正常包皮不应掩盖尿道口，翻起后应露出阴茎头。包皮长达阴茎头，上翻后能露出尿道口和阴茎头为包皮过长；包皮不能上翻或上翻后不能露出阴茎头为包茎。

3. 阴茎头与阴茎颈　观察阴茎头与阴茎颈表面的色泽，有无充血、水肿、分泌物、溃疡及肿块。正常阴茎头红润光滑。硬结伴暗红色溃疡或菜花状，易出血，应怀疑阴茎癌；阴茎颈处单个椭圆形硬质溃疡称下疳，见于梅毒；尿道口红肿，有脓性分泌物及触痛，见于尿道炎症。

（二）阴囊

阴囊是腹壁的延续部分，中间由隔膜分为左右两个囊腔，各含有精索、睾丸和附睾。评估时，患者取立位或坐位，两腿分开，护士双手拇指置于阴囊前面，其余 4 指置于阴囊后面，双手同时触诊，进行对比。正常阴囊皮肤呈深暗色，多皱褶。视诊时注意观察阴囊皮肤有无皮疹、脱屑、溃烂等损害，观察阴囊外形有无肿胀、肿块等。阴囊常见病变如下。

1. 精索、睾丸和附睾　注意其大小、质地，有无结节和压痛。精索局部皮肤红肿，有挤压痛，见于精索急性炎症；一侧睾丸肿大，质硬有结节，应怀疑睾丸肿瘤或白血病细胞浸润；睾丸明显肿大伴压痛，见于急性睾丸炎症。

2. 阴囊水肿　阴囊水肿可为全身水肿的一部分，也可为局部炎症、下腔静脉阻塞等所致。

3. 阴囊象皮肿　阴囊皮肤肿胀增厚如橡皮样。见于丝虫病引起的淋巴管炎或淋巴管阻塞。

4. 阴囊疝　为肠管、肠系膜经腹股沟管下降至阴囊而引起的一侧或双侧阴囊肿大，触之有囊状感。

5. 鞘膜积液　阴囊肿大，触之有水囊样感且总在睾丸前方，透光试验阳性（阴囊透光呈橙红色）。阴囊疝和睾丸肿瘤时阴囊肿大，但不透光。透光试验是用不透明纸卷成圆筒，一端置于肿大的阴囊部位，以手电筒照射对侧阴囊，从纸筒的另一端观看阴囊透光情况。

（三）前列腺和精囊

患者取肘膝位，检查前排空膀胱。护士示指戴好指套，涂以润滑油，慢慢插入肛门，向腹侧触诊。正常成年人前列腺距肛门 4cm，直径不超过 4cm，突出于直肠小于 1cm，质韧有弹性，无压痛，左、右两叶大小及形态对称，叶间可触及中间沟。前列腺肥大时中间沟消失，如表面光滑、质韧、无压痛，为老年良性前列腺肥大；前列腺肥大伴压痛，见于急性前列腺炎；腺体肿大，质硬有结节，多考虑前列腺癌。精囊一般不易触及，前列腺炎症累及精囊时，可触及索条状肿物并有触痛。

三、女性生殖器

女性生殖器包括内外两部分，外生殖器又称为外阴，包括阴阜、大阴唇、小阴唇、阴蒂、阴道前庭，内生殖器包括阴道、子宫、输卵管。一般情况下女性患者的生殖器不做常规评估，如全身性疾病疑有局部表现时可做外生殖器检查，疑有妇产科疾病时应有妇产科医务人员进行检查。检查女性生殖器，主要采用盆腔检查，又称妇科检查，以视诊和触诊为主。检查内容为外阴、阴道、子宫颈、宫体及双侧附件等。

（一）外阴

护士通过视诊观察外阴发育及阴毛的多少及分布，阴蒂的大小、长短，大小阴唇有无畸形或水肿、炎症、湿疹、白斑、溃疡、赘生物、损伤等情况，注意处女膜是否与婚史相符，查看尿道口周围黏膜色泽及有无赘生物。检查时还应让患者用力向下屏气，观察有无阴道前后壁膨出、子宫脱垂或尿失禁等。

1. 阴毛　成熟女性的阴毛呈倒三角形分布，上缘为一水平线，止于耻骨联合上缘处。阴毛稀少或缺如见于席汉病或性腺功能减退症；阴毛明显增多呈男性分布，多由于肾上腺功能亢进所致。

2. 大阴唇 经产妇两侧大阴唇常分开，绝经后呈萎缩状，局部受伤易形成血肿。

3. 小阴唇 小阴唇有红肿、疼痛见于炎症；局部色素脱失见于白斑症；若有结节、溃烂则可能为恶性肿瘤。

4. 阴蒂 阴蒂过小见于性功能发育不全；阴蒂过大则多为两性畸形或雄激素水平过高。

5. 阴道前庭 阴道口两侧红肿、疼痛或有脓液溢出，则可能为前庭大腺脓肿。

（二）阴道和子宫颈

护士检查前先将阴道窥器两叶合拢，用一手拇指、示指分开两侧小阴唇，暴露阴道口，另一手持窥器斜行沿着阴道侧后壁缓慢插入阴道内，边推进边将窥器两叶转正并逐渐张开，暴露宫颈、阴道壁及穹隆部，然后旋转窥器，充分暴露阴道各壁。观察阴道黏膜、阴道分泌物及宫颈有无异常。检查完毕，将窥器前后叶合拢后取出。正常阴道黏膜呈浅红色、柔软、光滑。

1. 阴道黏膜有出血点，提示有炎症的可能。

2. 阴道分泌液增多，呈泡沫样分泌物常见于滴虫性阴道炎；色白并含豆腐渣样分泌物，多是真菌感染所致。

3. 子宫颈呈紫蓝色是妊娠的特征。

4. 子宫颈充血、肥大、糜烂、颈管腺体增生、息肉等，提示子宫颈炎。必要时，可行宫颈细胞学检查或活组织检查明确诊断，特别警惕癌变。

（三）双合诊盆腔检查

护士戴无菌手套，右手（或左手）示、中两指涂润滑剂后，顺阴道后壁轻轻插入，检查阴道通畅度、深度、弹性，有无畸形、瘢痕、肿块及阴道穹隆情况。再扪及宫颈大小、形状硬度及外口情况，有无接触性出血。随后检查子宫体，将阴道内两指放在宫颈后方，另一只手掌心朝下手指平放在患者腹部平脐处，当阴道内手指向上向前抬举宫颈时，腹部手指往下往后按压腹壁，并逐渐向耻骨联合部移动，扪及子宫的位置、大小、形状、软硬度、活动度以及有无压痛。再将阴道内两指由宫颈后方移至一侧穹隆部，尽可能往上向盆腔深部扪触，与此同时另一手从同侧下腹壁髂嵴水平开始，由上往下按压腹壁，与阴道内手指相互对合，以触摸该侧附件区有无肿块、增厚或压痛。

（四）注意事项

1. 排空膀胱，患者取膀胱截石位，仰卧于诊查台上。

2. 护士态度严肃、语言亲切、动作轻柔、细致，每次评估不应超过3人。为避免感染或交叉感染，臀部下面应置放一次性垫单。

3. 男护士评估时，应有女医务人员在场。

4. 避免经期做盆腔评估。若阴道异常出血必须评估，评估前消毒外阴、戴无菌手套，使用无菌器械。

5. 对无性生活史的女性禁做阴道窥器及双合诊评估，可行直肠－腹部触诊。

6. 双合诊评估不满意或评估宫骶韧带、直肠子宫凹陷病变、肿瘤与盆腔关系时应做三合诊。

> **知识链接**
>
> #### 关注老年人便血
>
> 老年人便血很常见，尤其是有便秘的老年人，因为早期症状轻，没有明显不适，很多人不在意，不及时就诊从而耽误了病情。老年人大便出血主要考虑是由于病理因素所引起的，一般包括痔疮、肛裂以及肿瘤等，临床遇到此类情况一定不要大意，建议患者及时到正规医院就诊，尤其要排查恶性疾病的情况，以免耽误病情，错过最佳治疗时机。

【相关护理诊断/问题】

1. 肛周皮肤完整性受损　与长期便秘、肛裂等有关。

2. 有皮肤完整性受损的危险　与腹泻所致的肛周感染有关；与长期便秘有关。

3. 性生活型态无效　与生殖器病变有关。

（刘海军）

第六节　脊柱与四肢关节评估 📱微课11

PPT

情境导入

情境：患儿，女，20个月。家长诉其多汗，夜间睡眠浅易惊醒，爱哭闹。出生后因母乳不足，以人工喂养为主。身体评估：前囟未闭，方颅，出牙9颗，鸡胸，走路鸭步。血生化检查：血清钙、血磷低于正常值。

思考：1. 对患者进行脊柱四肢评估可能会有哪些体征？

2. 患者目前存在的主要护理问题有哪些？

3. 护士如何做好健康教育？

一、脊柱

脊柱是支持体重维持躯体各种姿势的重要支柱。由7块颈椎、12块胸椎、5块腰椎、5块骶椎和4块尾椎组成。脊柱病变的主要表现为疼痛、姿势的异常以及活动障碍。评估方法通常以视、触、叩诊相结合，评估内容包括脊柱的弯曲度、活动度及有无压痛及叩击痛。

（一）脊柱弯曲度

1. 生理弯曲　正常人脊柱有四个生理弯曲，即颈、腰椎段向前凸，胸、骶椎段向后凸，呈"S"形。脊柱过分向前、向后弯曲或侧弯即为病态。评估脊柱时嘱患者取坐位或直立位，双臂自然下垂，从侧面观察有无过度的前后弯曲；用手指沿脊柱棘突以适当压力自上而下划压，致皮肤呈一红线，借此观察脊柱有无侧弯。

2. 病理性弯曲

（1）脊柱侧凸（scoliosis）　脊柱离开正中线向两侧偏曲称为脊柱侧凸。脊柱侧凸分两种。①姿势性侧凸：见于儿童发育期坐位姿势不良、椎间盘脱出症及脊髓灰质炎后遗症等，此类侧凸早期，脊柱曲度不固定，改变体位如平卧或向前弯腰时可使侧凸消失。②器质性侧凸：改变体位不能使侧凸得到纠正，见于佝偻病、脊椎损伤、慢性胸膜粘连肥厚及肩部畸形等。

（2）脊柱前凸（lordosis）　表现为脊柱过度向前凸弯曲，多发生于腰椎。患者腹部明显向前，臀部明显向后突出，见于妊娠晚期、大量腹腔积液、腹腔巨大肿瘤、髋关节结核、先天性髋关节脱位等。

（3）脊柱后凸（kyphosis）　即脊柱过度后弯，俗称驼背（gibbus），多发生于胸段。①小儿脊柱后凸，多为佝偻病引起；②青少年脊柱后凸，多为胸椎结核，病变常发生在胸椎下段；③成年人胸段呈弧形后凸，见于强直性脊柱炎；④老年人脊柱后凸，多发生于胸段上半部，是由于骨质退行性变，导致胸椎椎体压缩而成。

（二）脊柱活动度

1. 正常活动度　正常人脊柱有一定活动度，但各部分不同。颈段和腰段活动范围最大，胸段活动范围较小，骶段几乎不活动。评估时嘱患者做前屈、后伸、侧弯、旋转等动作，以观察脊柱活动情况。检查颈椎活动度时，应固定受检者双肩，使躯干不参与运动；检查腰椎活动度时，应固定受检者臀部，使髋关节不参与运动。正常人直立、骨盆固定的条件下脊柱各段活动范围参考值（表 4 - 12）。若已有外伤性骨折或关节脱位时，应避免脊柱活动，以防止损伤脊髓。

表 4 - 12　脊柱各段活动范围

	前屈	后伸	左右侧弯	旋转度（一侧）
颈椎	35°~45°	35°~45°	45°	60°~80°
胸椎	30°	20°	20°	35°
腰椎	75°~90°	30°	20°~35°	30°
全脊柱	128°	125°	73.5°	115°

注：由于年龄、运动训练及脊柱结构差异等因素影响，脊柱活动范围存在较大个体差异。

2. 脊柱活动受限　脊柱各段活动度不能达到正常范围，出现疼痛甚至僵直，称为活动受限。颈椎段活动受限常见于：①颈部肌纤维组织炎及韧带受损；②颈椎病；③结核或肿瘤浸润；④颈椎外伤、骨折或关节脱位等。腰椎段活动受限常见于：①腰部肌纤维组织炎及韧带受损；②腰椎椎管狭窄；③椎间盘突出；④腰椎结核或肿瘤；⑤腰椎骨折或脱位等。

（三）脊柱压痛与叩击痛

1. 压痛评估方法　嘱患者取端坐位，身体稍前倾，护士用右手拇指从枕骨粗隆开始自上而下逐个按压脊椎棘突及椎旁肌肉。正常情况下，每个棘突及椎旁肌肉均无压痛。如有压痛，提示压痛部位可能有病变，以第 7 颈椎棘突为标志计数病变椎体的位置。

脊柱压痛常见于脊柱结核、椎间盘突出症、外伤或骨折等；若腰椎两旁肌肉压痛，常见于腰背肌纤维炎或劳损。

2. 叩击痛评估方法

（1）直接叩击法　用叩诊锤或手指直接叩击各脊椎棘突，询问有无疼痛。

（2）间接叩击法　嘱患者取端坐位，护士左手掌放置于患者头顶，右手半握拳以小鱼际肌部叩击左手，询问患者脊柱各部位有无疼痛。

正常脊柱无叩击痛。叩击痛阳性见于脊柱结核、脊椎骨折、椎间盘突出症等。叩击痛的部位多为病变所在部位；颈椎病或颈椎间盘突出症患者间接叩诊时可出现上肢放射痛。

二、四肢与关节

评估内容主要包括四肢及其关节的形态、肢体位置、活动度或运动情况等。正常人四肢与关节左右对称、形态正常、无肿胀及压痛、活动自如。评估时，患者应充分暴露被检部位，通过应诊护士观察四肢周径与长度、关节形态与姿势双侧比较，并注意颜色、有无肿胀，触诊时注意有无压痛、肿块。

（一）形态异常

1. 腕关节及手畸形　①腕关节畸形：腕下垂见于桡神经损害；餐叉样畸形见于 Colles 骨折。②梭形关节：指间关节增生、肿胀呈梭状畸形，活动受限，多为双侧性，严重者手指及腕部向尺侧偏斜。常见于类风湿关节炎。③爪形手：掌指关节过伸，指间关节屈曲，骨间肌和大小鱼际萎缩，手呈鸟爪样，见于尺神经损伤、进行性肌萎缩等。④猿掌：拇指不能外展、对掌，大鱼际萎缩，手掌面平坦，见于正中神经损伤。⑤杵状指（趾）（acropachy）：远端指（趾）末端增生、肥厚、增宽呈杵状膨大。与肢端缺氧、代谢障碍及中毒损害有关。见于慢性阻塞性肺气肿、支气管扩张、慢性肺脓肿、支气管肺癌、发绀型先天性心脏病及营养障碍性疾病。⑥匙状甲：亦称反甲，指甲中心部凹陷，边缘翘起，呈匙状。病变指甲变薄、表面粗糙、有条纹。见于缺铁性贫血（图4－46）。

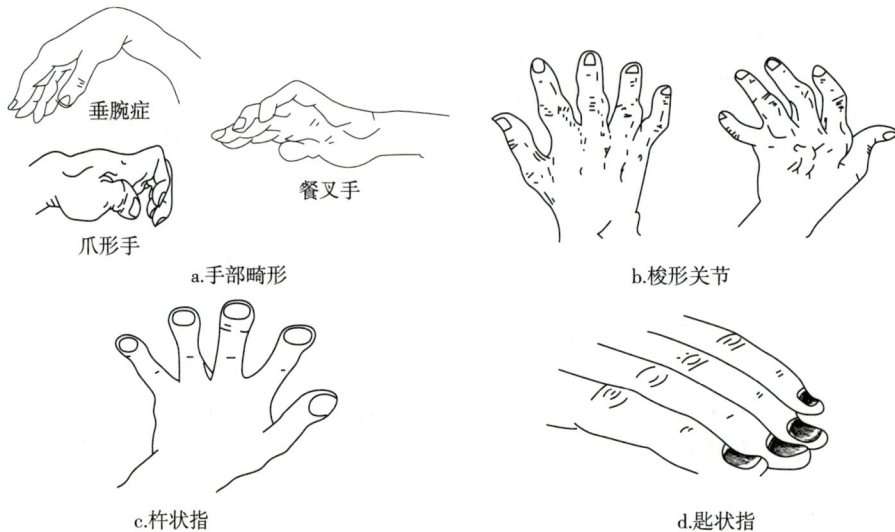

a.手部畸形　　　　　　　　　　　　b.梭形关节

c.杵状指　　　　　　　　　　　　d.匙状指

图 4 － 46　各种腕及手畸形示意图

2. 肢端肥大　成年人腺垂体生长激素分泌过多时，因骨骺已愈合，身体不能再生长，而骨骼末端及韧带等软组织可增生、肥大，使肢端较正常明显粗大，称为肢端肥大症。

3. 膝关节变形　膝关节出现红、肿、热、痛及运动障碍，多为炎症所致。多见于风湿性关节炎活动期，也可见于外伤性关节炎等。当关节有积液时可出现浮髌现象。检查方法为：患者平卧，患肢放松，检查者左手拇指与其余手指分别固定在肿胀关节上方的两侧，并加压压迫髌上囊，使关节液集中于髌骨底面，右手示指将髌骨向后方连续按压数次，如压下时有髌骨与关节面碰触感，放开时髌骨有随手浮起感，为浮髌试验阳性（图4－47），提示膝关节腔积液达中等量以上。检查关节变形的同时要注意关节周围皮肤有无发红、灼热、窦道形成。

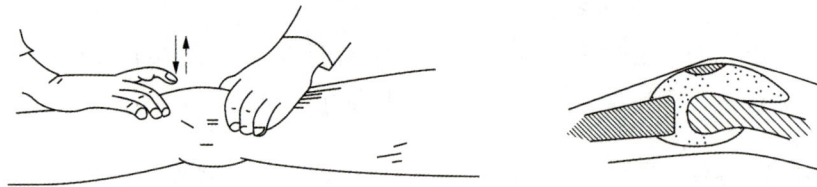

图 4 － 47　浮髌试验示意图

4. 膝内、外翻畸形　正常人两脚并拢直立时双膝和双踝均可靠拢，如双膝靠拢时，两内踝分离，呈 X 形腿，称为膝外翻；若直立时双踝并拢，而双膝关节却远远分离，呈 O 形腿，称膝内翻。这两种畸形（图4－48）多见于佝偻病和大骨节病。

5. 足部畸形　①足内、外翻畸形：正常人脚做内、外翻动作时均可达35°，复原时足掌、足跟可全面着地。足内、外翻畸形者足呈固定型的内翻、内收位或固定的外翻和外展位，多见于先天性畸形及脊髓灰质炎后遗症（图4－49）。②扁平足：足纵弓塌陷，足跟外翻，前半足外展，形成足旋前畸形，横弓塌陷，前足增宽，足底前部形成胼胝。直立时，足底变平，足底中部内侧及前足掌、足趾和足跟都着地，多为先天性异常。

6. 肌肉萎缩　患者肌肉体积缩小，肌肉软弱无力、松弛，可呈一侧肢体、双侧肢体或局限性萎缩，见于周围神经病、脊髓灰质炎及脑血管病的肢体废用萎缩等。

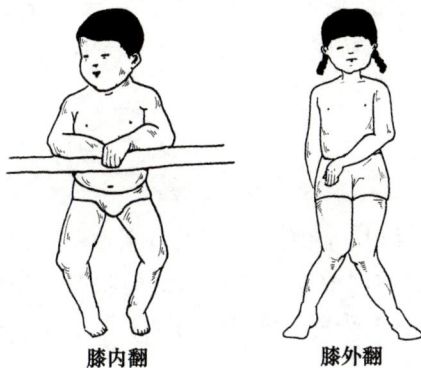

膝内翻　　　　　膝外翻

图 4 – 48　膝关节畸形示意图

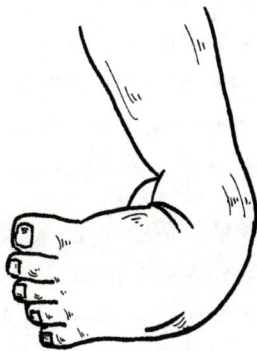

图 4 – 49　足内翻示意图

7. 下肢静脉曲张　表现为小腿静脉呈蚯蚓状弯曲、怒张，重者感腿部肿胀，局部皮肤颜色暗紫、色素沉着，可有下肢浅部溃疡。见于从事直立性工作或栓塞性静脉炎。

8. 水肿　可呈单侧或对称性水肿，指压凹陷或非凹陷性，由局部或全身因素所致。

知识链接

类风湿关节炎与风湿性关节炎的区别

类风湿关节炎：①病变以四肢小关节为主；②关节病变呈双侧性、对称性；③常有晨僵；④关节肿胀、畸形或强直，以指关节最典型；⑤心脏瓣膜病变较少；⑥类风湿因子阳性；⑦X 线摄片骨质疏松、关节腔狭窄等；⑧对水杨酸制剂疗效比风湿差。

风湿性关节炎：①以四肢大关节为主；②关节病变呈非对称性、游走性；③常伴有心脏瓣膜病变；④活动期关节红、肿、热、痛及运动受限；⑤不产生关节畸形及强直；⑥活动期血沉及抗"O"滴定度增高，类风湿因子则阴性；⑦X 线摄片无关节异常；⑧对水杨酸制剂疗效显著。

（二）运动功能障碍

1. 神经、肌肉组织的损害　可出现不同程度的随意运动障碍。评估时，主要测试四肢的屈、伸、内收、外展、旋转及抵抗能力。肢体失去随意运动功能称为瘫痪。

2. 关节的损害　关节的病变可使四肢关节的伸、屈、内收、外展、旋转等运动受限，不能达到各自活动的幅度或出现疼痛。另外，关节周围或邻近受损，牵涉痛、放射痛或反应性关节积液等均可影响关节活动。

【相关护理诊断/问题】

1. 沐浴/穿着自理缺陷　与关节病有关；与肢体外伤有关。

2. 步行障碍　与外伤、肌肉萎缩、脑卒中后功能锻炼不足有关。

3. 有跌倒的风险　与关节病变和脊柱四肢病变等有关。

（王凤瑾）

第七节　神经系统评估　微课 12

PPT

情境导入

情境：患者，男，26 岁。4 小时前如厕大便后突然感觉剧烈头痛，以双侧颞部为主，伴恶心、全身冷汗急诊入院。来院途中呕吐 2 次。身体评估：T38℃，P68 次/分，R22 次/分，Bp130/90mmHg。

神志清楚，语言流利，双侧瞳孔等大等圆，光反应灵敏，心肺无异常，肝脾未触及，双下肢无水肿。血常规：RBC 4.5×10^{12}/L，WBC 19×10^{9}/L。颅脑 CT 提示：蛛网膜下腔出血。

思考：1. 该患者可能的病因与诱因是什么？

2. 神经系统评估可能出现哪些异常体征？

3. 患者目前存在哪些主要护理问题？

神经系统评估包括脑神经、运动神经、感觉神经、神经反射、脑膜刺激征及自主神经等评估。首先要评估患者对外界刺激的反应状态，即意识状态，许多评估均要在患者意识清醒状态下完成。另外，完成神经系统评估常需一些检查工具，如棉签、叩诊锤、大头针、试管、音叉、手电筒、检眼镜以及嗅觉、味觉测试用具等。

一、脑神经

脑神经（cranial nerves）共 12 对，其评估对颅脑疾病的定位极为重要，评估时应按序进行，左右对比，避免遗漏。

（一）嗅神经

嗅神经（olfactory nerve）司嗅觉。评估前先确定患者是否鼻孔通畅、有无鼻黏膜病变。然后嘱患者闭目，依次检查双侧嗅觉。先压住一侧鼻孔，用患者熟悉的、无刺激性气味的物品（如醋、松节油、香烟或香皂等）置于另一鼻孔，让患者辨别嗅到的各种气味。然后，评估对侧，注意双侧比较。根据评估结果判断患者的一侧或双侧嗅觉是否异常。

（二）视神经

视神经（optic nerve）司视觉。评估内容主要包括视力、视野评估。

1. 视力 采用国际标准视力表分别评估两眼远、近视力。对视力减退较严重者，可让患者在 50cm 处说出手指数，如不能辨认眼前手指动，可在暗室中用电筒照射眼，如光感消失为失明。

2. 视野 是两眼固视前方所能看到的最大空间范围，分为周边视野和中心视野。周边视野检查主要采用手动法粗略测试，患者与评估者相对而坐，距离约 1m，两眼分别评估。如评估右眼，则嘱其用手遮住左眼，右眼注视检查者的左眼，此时，评估者亦应将自己的右眼遮盖；然后，评估者将其手指置于自己与患者中间等距离处，分别自上、下、左、右等不同的方位从外周逐渐向眼的中央部移动，嘱患者在发现手指时，立即示意。如患者能在各方向与检查者同时看到手指，则大致属正常视野。中心视野评估时，目标可以是检查者的脸，受检者遮住一眼，然后询问是否可以看到检查者的脸。

（三）动眼、滑车及展神经

动眼神经（oculomotor nerve）、滑车神经（trochlear nerve）、展神经（abducens nerve）共同支配眼球运动，可同时评估。检查时需注意眼裂外观、眼球运动、瞳孔及对光反射等。眼球运动评估详见第四章第二节。

评估中，如发现眼球运动向内、向上及向下活动受限，以及上睑下垂、调节反射消失均提示动眼神经麻痹。如瞳孔反射异常可由动眼神经或视神经受损所致。复视可由单侧眼球运动神经的受损引起。眼球向下及向外运动减弱，提示滑车神经有损害。眼球向外转动障碍则为展神经受损。另外，眼球运动神经的受损可出现相应眼外肌的功能障碍导致麻痹性斜视。

（四）三叉神经

三叉神经（trigeminus nerve）为混合神经，主要支配咀嚼肌运动和面部感觉。

1. 面部感觉 嘱受检者闭眼，以针刺检查痛觉，盛有冷或热水的试管检查温度觉和棉絮检查触觉。注意双侧及内外对比，观察受检者的感觉反应是否减退、消失或过敏，并确定感觉障碍的区域。

2. 角膜反射　嘱受检者睁眼向内侧注视，以捻成细束的棉絮从其视野外接近并轻触外侧角膜，避免触及睫毛。正常反应为被刺激侧迅速闭眼，称为直接角膜反射。如刺激一侧角膜，对侧也出现眼睑闭合反应，称为间接角膜反射。直接反射消失，间接反射存在，见于患侧面神经瘫痪（传出障碍）；直接与间接角膜反射均消失见于三叉神经病变（传入障碍）。

3. 运动功能　以上下门齿中缝为标准，观察受检者张口时下颌有无偏斜；再让其做咬合动作，比较两侧颞肌和咀嚼肌的肌力。一侧运动支病变时，张口时下颌偏向患侧，该侧咀嚼肌肌力减弱或出现萎缩。

（五）面神经

面神经（facial nerve）为混合神经，主要支配面部表情肌运动和舌前 2/3 味觉。

1. 运动功能　先观察额纹、眼裂、鼻唇沟及口角两侧是否对称，然后嘱患者做皱额、闭眼、露齿、微笑、鼓腮或吹哨动作，观察两侧运动是否对称。面神经受损可分为周围性和中枢性损害两种，一侧面神经周围性（核或核下性）损害时，患侧额纹变浅或消失、眼裂增大、鼻唇沟变浅、口角下垂，不能皱额、闭眼，微笑或露齿时口角歪向健侧，鼓腮及吹口哨时病变侧漏气。中枢性（核上的皮质脑干束或皮质运动区）损害时，由于上半部面肌受双侧皮质运动区的支配，皱额、闭眼无明显影响，仅病变对侧眼裂以下额面部肌肉瘫痪，鼻唇沟变浅、口角下垂、不能吹口哨等。

2. 味觉评估　嘱受检者伸舌，用棉签蘸少量不同味感的物质如糖水、盐水、醋或奎宁溶液分次涂于一侧舌面。患者用手指指出事先写在纸上的甜、咸、酸或苦四个字之一。先试可疑侧，再检查另一侧，注意两侧对比。面神经损害者则舌前 2/3 味觉丧失。

（六）位听神经

位听神经（auditory nerve）包括前庭及耳蜗两种感觉神经。主要支配听力和平衡觉。

1. 听力评估　可先用粗略的方法了解被检查者的听力，在静室内嘱受检者闭目坐于椅子上，并用手指堵塞一侧耳道，护士持手表或以拇指与示指互相摩擦，自 1m 以外逐渐移近被检查者耳部，直到受检者听到声音为止，测量距离，同样方法检查另一耳。比较两耳的测试结果并与检查者（正常人）的听力进行对照。正常人一般在 1m 处可闻机械表声或捻指声。粗测发现被检查者有听力减退，则应进行精确的听力测试和其他相应的专科评估。

2. 前庭功能评估　询问被检者有无眩晕、平衡障碍。评估有无自发性眼球震颤；通过外耳道灌注冷、热水试验或旋转试验，观察有无眼球震颤反应减弱或消失。

（七）舌咽神经、迷走神经

舌咽神经（glossopharyngeal nerve）、迷走神经（vagus nerve）两者在解剖与功能上关系密切，临床上常同时受损。

1. 运动功能　注意被检者声音有无嘶哑、饮水呛咳、吞咽困难，并嘱其张口发"啊"音，观察悬雍垂有无偏斜，软腭上抬是否对称。当一侧神经受损时，该侧软腭上抬减弱，悬雍垂偏向健侧；双侧神经麻痹时，悬雍垂虽居中，但双侧软腭上抬受限，甚至完全不能上抬。

2. 咽反射　用压舌板轻触左侧或右侧咽后壁，正常者出现咽部肌肉收缩和舌后缩及作呕表现。

3. 感觉功能　可用棉签轻触两侧软腭和咽后壁，观察有无感觉异常。另外，舌后 1/3 的味觉减退为舌咽神经损害，评估方法同面神经评估。

（八）副神经

副神经（accessory nerve）司胸锁乳突肌和斜方肌运动。评估时，注意肌肉有无萎缩和（或）斜颈，双肩是否在同一水平上。嘱受检者耸肩及转头运动时，评估者给予阻力，对比两侧肌力。副神经受损时，向对侧转颈和同侧耸肩无力或不能，同侧胸锁乳突肌及斜方肌萎缩、垂肩和斜颈。

（九）舌下神经

舌下神经（hypoglossal nerve）司舌肌运动。评估时，嘱受检者伸舌，观察有无伸舌偏斜、舌肌萎缩及肌束震颤。单侧舌下神经麻痹时伸舌舌尖偏向患侧；双侧麻痹者则伸舌不能。

二、运动功能

（一）随意运动与肌力

1. 随意运动　是指意识支配下的动作，随意运动功能的丧失为瘫痪。依程度不同可分为完全性和不完全性瘫痪。依形式可分为偏瘫、单瘫、截瘫、交叉瘫（表4-13）。依病变部位不同分为中枢性瘫痪（上运动神经元性瘫痪）和周围性瘫痪（下运动神经元性瘫痪）。两者鉴别见表4-14。

表4-13　瘫痪的形式及临床意义

形式	临床特点	临床意义
偏瘫	一侧肢体瘫痪，伴有同侧脑神经损害	见于大脑半球内囊病变
单瘫	单一肢体瘫痪	见于大脑皮质运动区局部受损
截瘫	双侧下肢瘫痪	见于脊髓横断性损害（脊髓外伤、炎症等）
高位截瘫	四肢瘫痪	见于颈髓病变
交叉瘫	对侧半身瘫痪和病变同侧周围性脑神经麻痹	见于一侧脑干病变

表4-14　中枢性瘫痪与周围性瘫痪的鉴别

鉴别点	中枢性瘫痪	周围性瘫痪
病损部位	皮质运动区至脊髓前角的锥体束	脊髓前角、前根、神经丛及周围神经
范围	一个以上肢体瘫痪	个别或几个肌群受累
肌张力	增高（痉挛性瘫痪或硬瘫）	降低（弛缓性瘫痪或软瘫）
肌萎缩	无（可因废用引起轻度肌萎缩）	明显萎缩
腱反射	增强或亢进	减弱或消失
病理反射	阳性	阴性

2. 肌力（muscle strength）　指患者主动运动时肌肉的收缩力。肌力评估方法分两种。①主动法是让患者做主动运动，如肢体的伸屈或抬高等，观察其肢体活动的状况；②被动法是给予患者某肢体加以适当的阻力，让其抵抗以测定其肌力。注意两侧肢体的对比，两侧力量显著不等时有重要意义。肌力的记录采用0~5级的六级分级法（表4-15）。

表4-15　肌力分级

级别	临床表现
0级	完全瘫痪，无肌肉收缩
1级	可见肌肉收缩，但无肢体运动
2级	肢体能在床上水平移动，但不能抬离床面
3级	肢体能抬离床面，但不能对抗阻力
4级	能做抵抗一定阻力的运动，但较正常差
5级	正常肌力

3. 肌张力（muscular tension）　是指静息状态下肌肉的紧张度。评估时可通过触诊肌肉的硬度及根据肌肉完全松弛时关节被动运动时的阻力来判断。肌张力异常如下。

（1）肌张力增强　触摸肌肉有坚实感，被动运动时阻力增加。见于锥体束或锥体外系损害。

（2）肌张力减弱　触诊肌肉松软，被动运动时阻力减弱或消失，关节过伸。见于周围神经病变、小脑病变等。

（二）不自主运动

患者意识清楚时，随意肌不自主收缩所产生的无目的异常动作称为不自主运动（inyoluntary movements）。不自主运动表现形式多样，一般在情绪激动时加重，睡眠时停止，为锥体外系病变所致。评估时观察患者有无舞蹈样运动、手足徐动、震颤（静止性、动作性）、抽搐等随意肌不自主收缩所产生的无目的异常动作。

（三）共济运动

正常的随意运动有赖于某组肌群协调一致的运动，称共济运动（coordination movements）。共济运动主要用于评估小脑功能。此外，前庭神经、深感觉、锥体外系亦参与作用。当上述结构发生病变，协调动作出现障碍，称共济失调。评估时首先观察患者日常生活动作，如吃饭、穿衣、取物、书写、站立等活动是否协调，然后再做以下评估。

1. 指鼻试验　嘱患者手臂伸直外展，以手指触鼻尖，先慢后快，先睁眼后闭眼，反复上述动作。正常人动作准确，指鼻有误为阳性。

2. 跟–膝–胫试验　患者取仰卧位，抬起一侧下肢将足置于另一侧膝部下端，再沿胫骨前缘下移。动作不稳或失误为阳性。

3. 快速轮替运动　嘱患者伸直手掌做快速旋前旋后动作。动作缓慢、不协调为阳性。

4. 闭目难立征　嘱患者双足并拢直立，两臂向前平伸，闭目。出现身体摇晃或倾斜即为阳性。上述动作均应先睁眼再闭眼各做一次。睁目闭目皆不稳或不准者示小脑病变，仅闭目不稳或不准者示感觉性共济失调。

三、感觉功能

评估时应在患者意识清晰和闭目状态下进行，以免因主观和暗示作用产生误差，注意左右侧、远近端对比，一般从感觉障碍部位向健康部位逐步移行评估。

（一）浅感觉

1. 痛觉　用针轻刺患者的皮肤，让其回答具体的感觉并注意两侧对比。痛觉障碍见于脊椎血脑束损害。

2. 触觉　用棉签轻触患者皮肤或黏膜，让其描述自己感受，避免暗示。触觉障碍见于脊髓脑前束和后索损害。

3. 温度觉　用盛有热水（40~50℃）或冷水（5~10℃）的玻璃试管交替接触患者皮肤以辨别冷、热感。如有感觉障碍，应记录部位及范围。温度觉障碍见于脊髓丘脑侧束损害。

（二）深感觉

1. 运动觉　轻持患者的手指或足趾两侧，做被动的伸或屈动作，要求患者说出"向上"或"向下"。

2. 位置觉　将患者肢体放置于某种位置，让其回答肢体所处的位置。

3. 震动觉　用震动的音叉置放在患者肢体的骨隆起处（如内、外踝、桡尺骨茎突、髂嵴等），询问患者有无震动感及其持续时间，注意两侧对比。深感觉障碍见于脊髓后索损害。

（三）复合感觉

这些感觉是大脑综合分析的结果，又称皮层感觉。包括皮肤定位觉、两点辨别觉、实体辨别觉和体表图形觉。正常人闭目情况下可正确辨认，皮质病变时发生障碍。

四、神经反射

反射是通过神经反射弧完成。完整的反射弧包括：感受器→传入神经→中枢→传出神经→效应器等五部分。其中任何一部分有病变时，都可使反射活动减弱或消失；若病变发生于高级神经中枢时，如在锥体束以上，则由于高级神经中枢抑制作用的减弱或消失，反射活动可增强、亢进，同时出现病理反射。

（一）生理反射

1. 浅反射　为刺激皮肤、黏膜、角膜引起的反射。

（1）角膜反射（corneal reflex）　嘱患者眼睛向内上方注视，护士用棉签絮轻触角膜外缘，被刺激侧眼睑即刻闭合，称直接角膜反射；刺激一侧角膜，对侧眼睑也闭合，称间接角膜反射。一侧直接与间接角膜反射都消失，见于患侧三叉神经病变（传入障碍）；直接角膜反射消失，间接角膜反射存在，见于该侧面神经麻痹（传出障碍）；双侧角膜反射消失见于深昏迷。

（2）腹壁反射（abdominal reflex）　患者仰卧，双下肢略屈曲使腹壁松弛，用钝头竹签分别沿肋缘下（胸髓 7 ~ 8 节）、脐平面（胸髓 8 ~ 10 节）及腹股沟上（胸髓 11 ~ 12 节）的方向，由外向内轻划腹壁皮肤，分别称为上、中、下腹壁反射。正常可见受刺激部位腹肌收缩。腹壁反射消失见于胸髓或锥体束受损、昏迷及急腹症患者。经产妇、老年人和肥胖者由于腹壁松弛可引起腹壁反射减弱或消失。

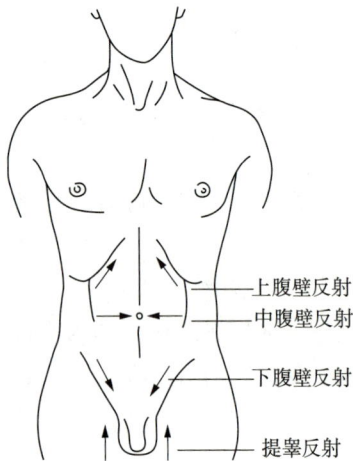

图 4 – 50　腹壁反射和提睾反射示意图

上腹壁反射
中腹壁反射
下腹壁反射
提睾反射

（3）提睾反射（cremasteric reflex）　用钝头竹签从下往上轻划患者大腿内上方皮肤，正常反应为同侧提睾肌收缩，睾丸上提（图 4 – 50）。提睾反射减弱或消失见于锥体束受损，还可以见于老年人或腹股沟疝、睾丸炎等局部病变患者。

（4）跖反射（plantar reflex）　患者仰卧，髋及膝关节伸直。护士手持患者踝部，用钝头竹签沿足底外侧划至小趾关节处转向趾侧，正常反应为足趾跖屈（图 4 – 51）。反射消失为骶髓 1 ~ 2 节病损。

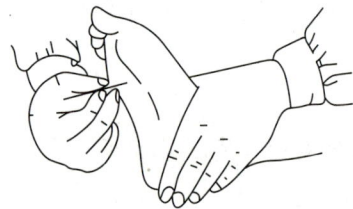

图 4 – 51　跖反射示意图

（5）肛门反射（anal reflex）　用大头针轻划肛门周围皮肤，可引起肛门外括约肌收缩，反射障碍为骶髓 4 ~ 5 节或肛尾神经病损。

2. 深反射　刺激骨膜、肌腱引起的反射，又称为腱反射。评估时患者要合作，肢体肌肉要放松。护士叩击力量要均等，并注意两侧对比。

（1）肱二头肌反射（biceps tendon refex）　患者取坐位，护士以左手扶托患者肘部使前臂屈曲90°，将拇指置于肱二头肌肌腱上，右手持叩诊锤叩击拇指指甲。正常反应为肱二头肌收缩，肘关节快速屈曲（图4 – 52）。反射中枢为颈髓 5 ~ 6 节。

（2）肱三头肌反射（triceps tendon reflex）　患者取坐位，护士左手托起患者肘部，嘱其前臂屈曲，用叩诊锤叩击尺骨鹰嘴上方的肱三头肌肌腱，正常反应为肱三头肌收缩致前臂稍伸展（图 4 – 53）。反射中枢为颈髓 7 ~ 8 节。

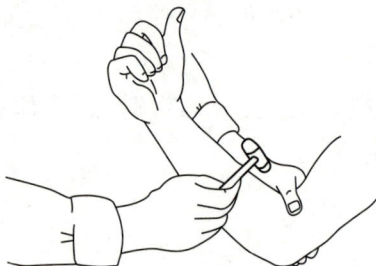

图 4 – 52　肱二头肌反射示意图

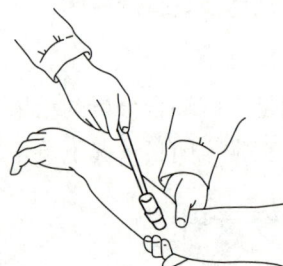

图 4 – 53　肱三头肌反射示意图

（3）桡骨膜反射（brachioradialis tendon reflex） 患者取平卧位，左手托住其前臂，使腕关节自然下垂，以叩诊锤叩击桡骨茎突，可引起肱桡肌收缩，发生屈肘和前臂旋前动作（图4-54）。反射中枢在颈髓5~6节。

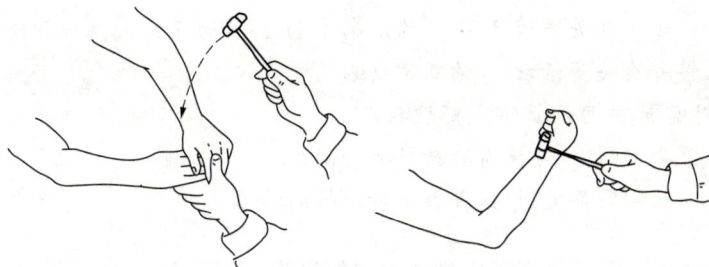

图4-54 桡骨膜反射示意图

（4）膝腱反射（patellar tendon refex） 坐位时小腿完全松弛下垂与大腿成直角。仰卧时护士以左手在窝处托起患者双下肢使与小腿成120°，右手持叩诊锤叩击股四头肌肌腱，正常反应为小腿伸展（图4-55）。反射中枢为腰髓2~4节。

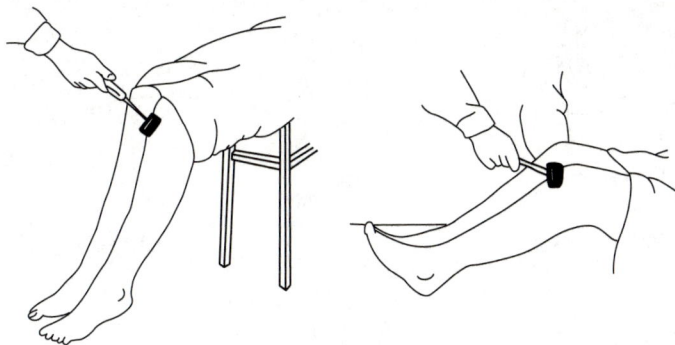

图4-55 膝腱反射示意图

（5）跟腱反射（achilles tendon reflex） 仰卧位时使患者屈膝近90°，下肢外展外旋，护士左手持患者足掌使足呈过伸位，叩击跟腱。正常反应为腓肠肌收缩，足跖屈。如不能引出，使患者跪于凳上，足垂凳边，叩击跟腱，反应同前（图4-56）。反射中枢为骶髓1~2节。

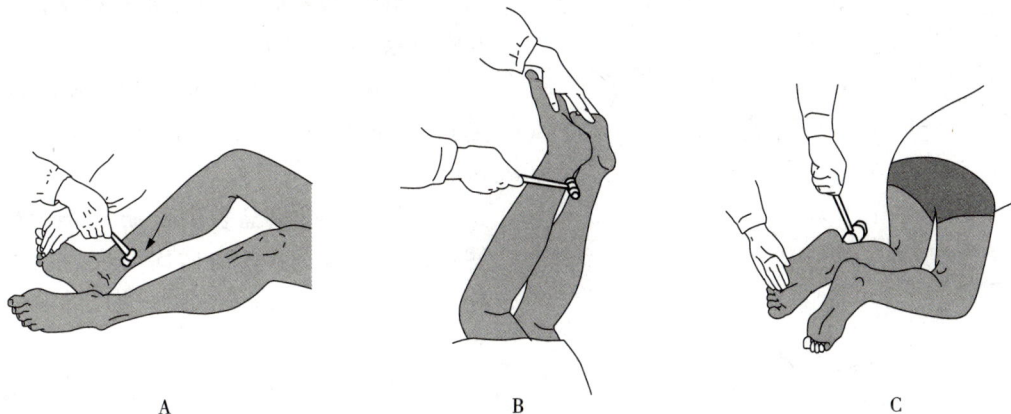

A   B   C

图4-56 跟腱反射示意图

深反射减弱或消失多系周围神经病变，如末梢神经炎、神经根炎、脊髓灰质炎等致使反射弧受损。锥体束病损时，由于解除了控制作用，深反射亢进。

反射程度分级

（－）：反射消失

（＋）：反射存在，但无相关关节活动，为反射减弱，可为正常或病理状态

（＋＋）：肌肉收缩并有关节活动，为正常反射

（＋＋＋）：反射增强，可为正常或病理状态

（＋＋＋＋）：反射亢进，并伴有非持续性的阵挛

（＋＋＋＋＋）：反射明显亢进，并伴有持续性的阵挛

（6）阵挛（clonus）　当深反射高度亢进，如突然强力牵引肌腱可引起肌肉的节律性收缩称为阵挛。临床常见有髌阵挛及踝阵挛，其临床意义同反射亢进。

1）踝阵挛（ankle clonus）　患者仰卧，髋、膝关节稍曲，护士一手托扶患者小腿，一手持患者足掌前端，用力使踝关节过伸，并保持一定的推力，如出现足有节律屈伸运动即为阳性（图4－57）。

2）髌阵挛（patellar clonus）　患者仰卧，下肢伸直，护士以拇指与示指控制住其髌骨上缘，用力向远端快速连续推动数次后维持推力（图4－58）。如股四头肌发生节律性收缩使髌骨上下移动为阳性。

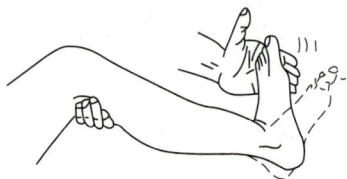

图4－57　踝阵挛示意图

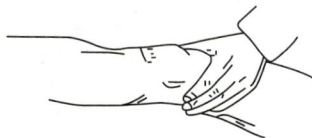

图4－58　髌阵挛示意图

（二）病理反射

病理反射系锥体束受损时失去对脑干和脊髓的抑制作用而出现的异常反射。1岁半内的婴幼儿神经系统尚未发育完善，可出现此类反射，不属于病理性。

1. Babinski（巴彬斯基）征　评估方法同跖反射。阳性反应为拇趾缓慢背伸，其余四趾呈扇形展开。为锥体束受损的体征，见于脑血管意外、脑炎、脑肿瘤等。

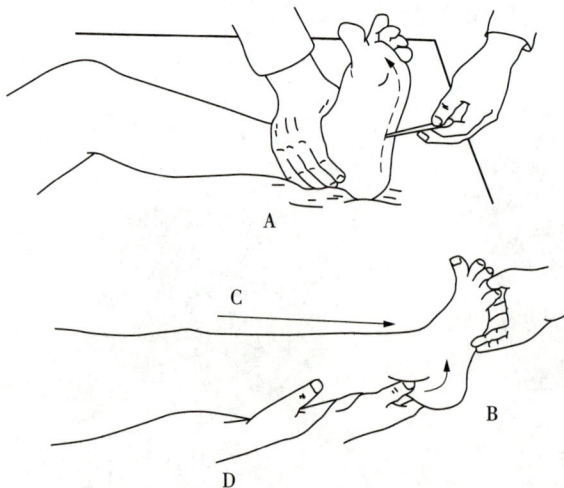

图4－59　几种病理反射示意图

A. Babinski 征；B. Chaddock 征；C. Oppenheim 征；D. Gordon 征

2. Oppenheim（奥本海姆）征　护士以拇指和示指沿患者胫前自上而下加压移动，阳性表现及临床意义同 Babinski 征。

3. Gordon（戈登）征　护士用手以一定力量捏压腓肠肌，阳性表现及临床意义同 Babinski 征。

4. Chaddock（查多克）征　护士用钝头竹签在患者外踝下方，由后向前轻划至趾掌关节处，阳性表现及临床意义同巴彬斯基征（图4－59）。

5. Hoffmann（霍夫曼）征　护士用左手持患者腕关节上方，使其腕关节稍背伸，右手以中指和示指挟持患者中指第二节，稍向上提，并用拇指向下弹刮中指指甲，阳性表现为其他四指出现屈曲动作。此征为上肢锥体束征，一般多见于

颈髓病变（图 4 - 60）。

（三）脑膜刺激征

为脑膜受激惹时出现的一组体征。见于各种脑膜炎、蛛网膜下腔出血、颅内压增高等。脑膜刺激征有以下 3 种。

1. 颈强直　患者去枕仰卧，颈部放松，护士一手托扶患者枕部，另一手置于胸前做屈颈动作。如有抵抗力增强，则为颈强直。颈强直也见于颈椎或颈部软组织病变。

2. Kernig（克匿格）征　患者仰卧，伸直下肢，护士用手握持患者的一侧小腿，将髋关节及膝关节屈曲成直角，然后慢慢抬高小腿伸膝（图 4 - 61），若在 135° 以内出现抵抗且伴疼痛、屈肌痉挛，即为阳性。

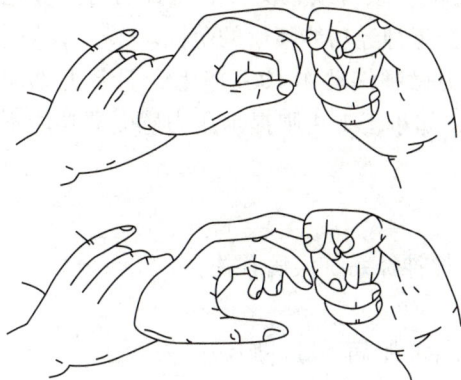

图 4 - 60　Hoffmann 征示意图

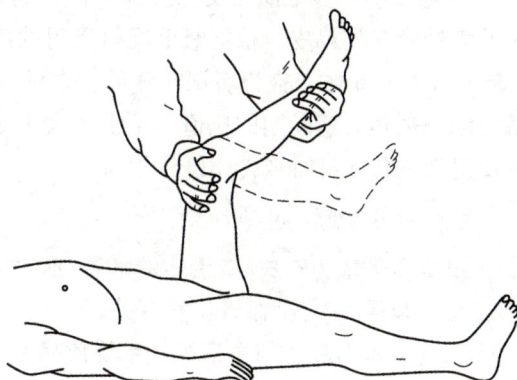

图 4 - 61　Kernig 征示意图

3. Brudzinski（布鲁津斯基）征　患者仰卧，下肢自然伸直，护士一手托患者枕部，一手置于其胸前，然后使其头部前屈，若两侧膝关节和髋关节此时也屈曲（图 4 - 62），则为阳性。

（四）Lasegue（拉塞格）征

为神经根受刺激的表现，又称直腿抬高试验。嘱患者仰卧双下肢伸直，护士抬高患者一侧下肢，正常人伸直的下肢抬高可达 70°，若抬高小于 30° 并出现股后肌群疼痛为阳性（图 4 - 63）。见于腰椎间盘突出或腰骶神经根炎等。

五、自主神经功能

自主神经分为交感神经与副交感神经两个系统，主要调节内脏、血管及腺体等活动，在大脑皮质及下丘脑的调节下，协调整个机体内、外环境的平衡。临床常用评估方法有以下几种。

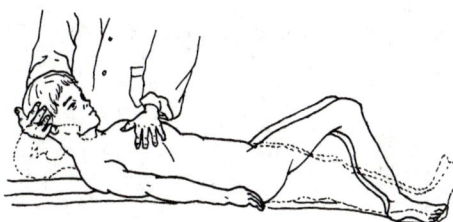

图 4 - 62　Brudzinski 征示意图

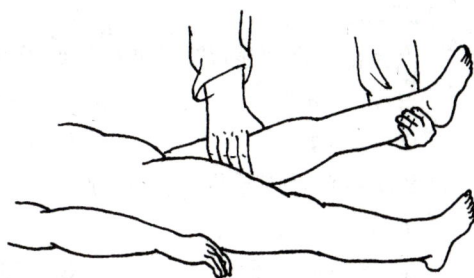

图 4 - 63　Lasegue 征示意图

1. 眼心反射　被检者仰卧，双目自然闭合，计数脉率。然后护士用左手示指和中指分别置于左右两侧眼球，逐渐加压一侧眼球，但不能使被检者感到疼痛，加压 20 ~ 30 秒后计数 1 分钟脉率，与加压前进行比较。正常人加压后每分钟脉搏减少 4 ~ 12 次。减少 12 次/分以上者为阳性，提示副交感（迷走）神经兴奋性增高；加压后脉搏不减少反而增加者，提示交感神经功能亢进。必须指出，操作时不可同时压迫两侧眼球，以防发生心搏骤停的危险。

2. 卧立位试验 先测被检者卧位时脉率，然后迅速起立站直，再计数脉率。如由卧位到立位脉率增加超过 10~12 次/分以上时为阳性，表示交感神经兴奋性增高；由立位到卧位，脉率减慢超过 10~12 次/分以上为阳性，提示迷走神经兴奋性增高。

3. 皮肤划痕试验 通过观察局部毛细血管的舒缩反应来了解自主神经功能的检查法。

（1）白色划纹征 用钝头竹签轻而快地划过皮肤，经 8~12 秒后，因血管收缩，出现白色划纹，正常时可持续 1~5 分钟即自行消失。如果超过 5 分钟为阳性，提示交感神经兴奋性增高。

（2）红色划纹征 用钝头竹签稍加压力划过皮肤，经 5~10 秒后因血管扩张，局部出现红色划纹，正常人可持续 7~8 分钟。如果持续时间较长，而且基底逐渐增宽或皮肤隆起、水肿，提示副交感神经兴奋性增高或交感神经麻痹。

4. 竖毛反射 竖毛肌由交感神经支配。将冰块置于被检者颈后或腋窝，数秒钟后可见竖毛肌收缩，毛囊处隆起如鸡皮。根据竖毛反射障碍的部位来判断交感神经功能障碍的范围。

5. Valsalva 动作 被检者深吸气后，在屏气状态下用力做呼气动作 10~15 秒。计算此期间最长心搏间期与最短心搏间期的比值，正常人大于或等于 1.4，如小于 1.4 则提示压力感受器功能不灵敏或其反射弧的传入纤维或传出纤维损害。

【相关护理诊断/问题】

1. 日常自理能力缺失/有受伤的危险/应对无效 与中枢神经系统疾病有关。

2. 言语障碍 与脑血管疾病有关。

3. 急性意识混乱 与中枢神经系统疾病有关；与肺源性心脏病、肝性脑病有关。

4. 慢性意识混乱 与中枢神经系统疾病有关。

5. 有跌倒的危险 与中枢神经系统疾病所致的意识障碍有关；与中枢神经系统疾病所致的肢体行走障碍有关。

6. 皮肤完整性受损/有皮肤完整性受损的危险 与被动体位及长期卧床有关。

（杜庆伟）

目标检测

答案解析

一、单选题

【A1 型题】

1. 上腹部出现明显胃蠕动波，常见于（ ）
   A. 急性胃炎　　　　　B. 慢性胃炎　　　　　C. 胃癌
   D. 溃疡病　　　　　　E. 幽门梗阻

2. 检查一腹壁静脉曲张患者，脐以上血流方向由下至上，脐以下血流由上至下。该患者符合下列（ ）
   A. 上腔静脉阻塞　　　B. 下腔静脉阻塞　　　C. 门静脉阻塞
   D. 髂内静脉阻塞　　　E. 髂外静脉阻塞

3. 腹部移动性浊音阳性，游离腹腔积液量至少达（ ）
   A. 300ml　　　　　　B. 500ml　　　　　　C. 800ml
   D. 1000ml　　　　　　E. 1500ml

4. 肠鸣音消失常见于（ ）
   A. 大量腹腔积液　　　B. 机械性肠梗阻　　　C. 巨大卵巢囊肿
   D. 麻痹性肠梗阻　　　E. 急性胆囊炎

5. 男，46 岁。全腹剧痛 10 小时，腹部检查发现腹式呼吸运动减弱，腹部稍隆起，触诊全腹腹肌

紧张，压痛和反跳痛。该患者最有可能的诊断是（　　）

    A. 急性腹膜炎　　　　　　B. 急性阑尾炎　　　　　　C. 急性胰腺炎

    D. 门静脉性肝硬化　　　　E. 结核性腹膜炎

6. 匙状甲常见于（　　）

    A. 慢性支气管炎　　　　　B. 支气管肺癌　　　　　　C. 支气管扩张

    D. 肝硬化　　　　　　　　E. 缺铁性贫血

7. 梭形关节见于（　　）

    A. 尺神经损伤　　　　　　B. 正中神经损伤　　　　　C. 类风湿关节炎

    D. 风湿性关节炎　　　　　E. 进行性肌萎缩

8. 下列疾病与杵状指无关的是（　　）

    A. 肺气肿　　　　　　　　B. 发绀型先天性心脏病　　C. 支气管扩张

    D. 慢性肺脓肿　　　　　　E. 肢端肥大症

9. 正常人直立、骨盆固定条件下，颈椎前屈活动度是（　　）

    A. 55°　　　　　　　　　B. 40°　　　　　　　　　C. 45°

    D. 60°　　　　　　　　　E. 65°

10. 正中神经损伤会出现（　　）

    A. 猿掌　　　　　　　　　B. 腕下垂　　　　　　　　C. 匙状甲

    D. 爪行手　　　　　　　　E. 杵状指

11. 左心室增大时，其心尖搏动的位置（　　）

    A. 向左移位　　　　　　　B. 向右移位　　　　　　　C. 向左下移位

    D. 向下移位　　　　　　　E. 向下移位

12. 确定第一心音最有意义的是（　　）

    A. 与心尖搏动凸起冲动同时出现　　　　　　B. 在心尖部最强

    C. 持续时间较第二心音长　　　　　　　　　D. 音调较第二心音长

    E. 确定心脏舒张时期

13. 深反射不包括（　　）

    A. 肱二头肌反射　　　　　B. 肱三头肌反射　　　　　C. 膝反射

    D. 跖反射　　　　　　　　E. 桡骨骨膜反射

【A2 型题】

14. 患者，男，65 岁。反复咳嗽咳痰20 余年，近3 年劳动耐力逐渐下降，吸烟史30 余年，评估可见桶状胸，诊断为慢性阻塞性肺气肿，评估还可发现的异常体征有（　　）

    A. 爪形手　　　　　　　　B. 梭形关节　　　　　　　C. 杵状指

    D. 匙状甲　　　　　　　　E. 腕下垂

15. 患儿，女，3 岁。因进食差，易激惹就诊，护士发现患儿口唇苍白，毛发稀疏，考虑缺铁性贫血，下列体征支持该诊断的是（　　）

    A. 匙状甲　　　　　　　　B. 足外翻　　　　　　　　C. 肢端肥大

    D. 爪形手　　　　　　　　E. 浮髌现象

16. 患者，女，32 岁。低热、盗汗、咳嗽3 个月，头痛、呕吐2 天。身体评估：神志清楚，消瘦体型，脑膜刺激征阳性。为明确诊断首选检查是（　　）

    A. 脑电图检查　　　　　　B. 头颅 CT 检查　　　　　C. 腰椎穿刺

    D. 颅脑 MRI 检查　　　　　E. 诱发电位检查

17. 患者，男，68 岁。因情绪激动时突然讲话含糊不清、右侧肢体无力及活动不灵，半小时后送来医院时，曾呕吐 1 次，测血压为 180/120mmHg，患者示意左侧头痛，身体评估：右侧中枢性面舌瘫，右侧上下肢肌力均为 2 级，右偏身感觉障碍。最可能的诊断是（　　）

A. 小脑半球出血　　　　B. 蛛网膜下腔出血　　　　C. 脑室出血

D. 左侧基底节区出血　　E. 脑干出血

二、简答题

1. 简述脾肿大分度及临床意义。

2. 简述移动性浊音阳性的概念及临床意义。

3. 干啰音形成的机制是什么？有哪些听诊特点？

4. 简述肌力的分级。

书网融合……

| 重点小结 | 微课 1 | 微课 2 | 微课 3 | 微课 4 |

| 微课 5 | 微课 6 | 微课 7 | 微课 8 | 微课 9 |

| 微课 10 | 微课 11 | 微课 12 | 习题 |

第五章 心理与社会评估

学习目标

知识目标：通过本章的学习，掌握心理社会评估的内容及注意事项；熟悉选择心理社会评估的方法；了解心理评估和社会评估的目的。

能力目标：能运用相关心理社会评估相关知识学会对患者的情况进行分析；能根据所获资料综合分析异常表现的临床意义，并作出护理诊断。

素质目标：通过本章的学习，培养尊重患者、爱护患者、保护患者隐私的职业精神；具有与医生、心理治疗师/咨询师等进行团结合作的意识。

第一节　心理评估 e 微课1

情境导入

情境：初产妇，39岁。孕25^{+3}周，诊断为妊娠期糖尿病。患者极其焦虑，担心自己的病情影响胎儿的生长状况，反复向病友和医务人员询问病情相关情况。入院治疗2天，突然出现心跳加快，呼吸急促。

思考：1. 从护理心理方面分析患者出现焦虑原因有哪些？

2. 评估的内容和方法有哪些？

3. 护士应重点评估哪些内容？

健康是人生最宝贵的第一财富。健康是无价的，它是一个人正常工作和生活的基础，如果没有健康，那么一切的外在条件都将失去意义。健康不仅仅是传统的无病即健康，现代人的健康是指一个人在身体、精神、社会等方面都处于良好的状态，具体包括躯体健康、心理健康、心灵健康、社会健康、智力健康、环境健康等。为了健康，不仅要注意饮食、锻炼，还应该保持良好的心态、社交等，如果仅是躯体的健康，不可以称一个人是全面健康的。

现代医学模式是指从生物、心理、社会三个层面，多角度全方位提高健康水平的方式。传统上，卫生界考虑疾病防治时，主要限于对生物学因素（如身体和直接致病因子）的探讨。现代医学模式在包括微观研究的同时，还融入了当代心理学、社会学内涵，强调后两种因素同样会对疾病与健康产生重大影响，从而大大拓展了人类获取高水平健康的视野。

人不仅具有生物学属性，同时还具有心理和社会属性。世界卫生组织将健康定义为"一种躯体、心理和社会功能完全安好的状态，而不只是没有疾病或病症"。因此，心理、社会评估是健康评估的重要组成部分。

心理评估（psychological assessment）是应用心理学的理论与多种方法对患者某一心理现象作全面、系统和深入客观描述的过程。心理评估涉及人的内在心理活动和人对外界环境的压力应对，是对患者进行全面评估的需要，也是健康评估的重点和特色。心理评估的目的包括：评估个体的心理状态，特别是患者在疾病发生、发展过程中的心理活动及心理状态变化；评估个体的个性心理特征，尤其是性格倾向，为选择护患沟通方式提供依据；评估个体的压力，包括压力源、压力反应及应对方式。

心理评估是健康评估的重要内容。护士在为患者制定整体护理计划之前，应于收集评估健康史、身体状况、辅助检查等资料的同时，识别和定义患者在发病前及患病过程中出现的不同程度的心理问题或心理障碍。客观量化的心理评估可以为确定患者的心理问题提供客观依据，是确保整体护理科学性、有效性的前提条件之一，对临床整体护理工作向纵深发展起到促进作用。

【心理评估的方法】

心理评估的主要方法如下。

1. 会谈法　心理评估最基本、最常用的方法，包括正式和非正式会谈。

2. 观察法　包括自然观察法和标准情形下的观察法。

3. 心理测量学方法　心理评估常用的标准化手段，结果较客观，包括心理测量法和评定量表法。

4. 医学检测法　为心理评估提供真实、可靠的客观资料，包括身体评估和各种实验室检查。

【心理评估的注意事项】

1. 重视心理评估的作用　心理评估结果对于制订个体化护理方案具有重要意义，因此要及时、准确、全面地进行心理评估。

2. 注重评估方法的有效性和针对性　护士在选择心理评估方法时要充分考虑患者的个体差异，注重心理评估方法的针对性和有效性。基于患者的文化背景、生活环境、所患疾病和年龄等，选择不同的评估方法，切不可选用同一种方法评估所有的患者。另外，避免护士的态度、观念、情绪和偏见等影响评估结果。

3. 强化评估技巧　心理评估的技巧与评估结果有密切关系，心理评估的过程涉及交流技能、护患关系、医学知识、仪表礼节，以及提供咨询等多个方面。为了有效地进行心理评估，护士必须采用有效的方法与技巧。心理评估过程中应注意：①积极地倾听；②语言友好，不要随意打断患者诉说；③建立良好的护患关系；④与患者进行友好的目光交流；⑤耐心，给患者足够的时间去思考和表达；⑥保护患者的隐私；⑦评估完毕，要感谢患者的配合。

4. 注意主观资料与客观资料的比较　在进行心理评估时，护士不能只注意采集主观资料，而忽视客观资料，应同时采集并比较主观资料和客观资料，分析患者的心理状况。如评估焦虑时，护士不能仅仅依据"我最近容易紧张、着急"等主诉即下结论，应结合所观察到的颤抖、语速等与焦虑有关的生理反应进行综合判断。

5. 以患者目前的心理状态为重点　在心理评估中，应着重评估患者目前的心理状态。

【心理评估的内容】

（一）自我概念评估

1. 自我概念　指个体对自我存在的感知和评价。人们通过对自己的内在和外在特征以及他人对自身特征反应的感知与体验而形成对自我的评价与认识，是个体在与其心理、社会环境相互作用过程中形成的评价性的、动态的"自我肖像"。

2. 自我概念的主要内容

（1）体像（body image）　是自我概念主要组成部分，是个体对自己身体外形以及身体功能的认识与评价。

（2）社会认同（social identity）　是个体对自己的社会人口特征，如年龄、性别、职业或社会团体会员资格以及社会名誉、地位的认识与估计。

（3）自我认同（self-identity）　是个体对自身的智力、能力、性格、道德水平等的认识与判断。

（4）自尊（self-esteem）　是个体尊重自己、维护个人尊严和人格，不容他人任意歧视、侮辱的一种心理意识和情感体验。

3. 自我概念紊乱的表现　主要有生理、心理、行为等方面表现。

（1）心理方面　可出现肌肉紧张、注意力无法集中、容易暴躁、神经质动作、神志恍惚等焦虑的表现；或有心境悲观、情绪低落、自我感觉低沉、感觉生活枯燥无味、伤感等抑郁的表现。

（2）行为方面　可通过个体的语言和非语言行为表现出来。语言行为有"我很没用""看来我是没有希望了"等；非语言行为有不愿见人、不愿与人交往、不愿照镜子、不愿看到身体外形改变等。

（3）生理方面　可出现心悸、食欲缺乏、睡眠质量降低、反应缓慢及其他生理功能的减退。

4. 自我概念的影响因素　个体的自我概念易受多种因素的影响而发生改变。

（1）早期生活经历　个体在早期生活经历中，所获得身体成长、心理及社会状态的评价反馈会影响其自我概念。若得到的反馈是积极的、令人愉快的，建立的自我概念多半是良好的；反之，则是消极紊乱的。

（2）生长发育过程中的正常生理变化　如青春期第二性征的出现，妊娠、衰老过程中皮肤弹性的丧失或脱发等生理变化，可影响个体对自我的感知。

（3）健康状况　健康状况改变，如手术、生理功能障碍、慢性疾病等，尤其是体像的暂时性或久性改变均可影响个体的自我概念。

（4）其他　包括文化、环境、人际关系、社会经济状况、职业与个人角色等，均可对自我概念产生潜移默化的影响。

5. 自我概念紊乱　其高危人群有以下情形者易出现自我概念紊乱，应重点评估。

（1）因疾病或外伤导致身体某一部分丧失　如女性乳房或子宫切除术、截肢术、结肠造口术、喉切除术等。

（2）因疾病或创伤导致容颜或体表外形变化　如关节炎、颌面部手术、烧伤、系统性红斑狼疮、多毛症、脊柱畸形等。

（3）特殊治疗或不良反应　如留置胃管、导尿管；因药物不良反应出现脱发或第二性征改变等。

（4）生理功能障碍　如脑血管意外、帕金森病、脊髓灰质炎、多发性硬化病等所致的神经肌肉功能障碍；视觉或听觉障碍、感觉异常、孤独症或口吃等感知觉或沟通功能缺陷；其他如绝经、流产、不育症等。

（5）性传播疾病　如梅毒、艾滋病等。

（6）心理生理障碍或精神疾病　如神经性厌食、酗酒、药物成瘾、抑郁症、精神分裂症等。

（7）体型变化　如过度肥胖或消瘦。

（8）其他　如失业、退休、衰老等。

6. 评估的内容和方法

（1）观察法　通过对个体的一般外形、非语言性行为、与他人互动关系的观察可以帮助护理人员形成对其自我概念的印象。可依据以下方面进行评估：①患者的外表是否整洁；②在谈话时，患者是否与护士之间存在目光交流；③患者是否主动寻求与他人的交往。

（2）交谈法　交谈是另一种有效评估的手段。①体像：询问护理对象最关注身体哪些部位，最喜欢身体哪些部位，最不喜欢身体哪些部位，最希望改变的身体特征，他人希望自己什么地方有所改变，体像改变对自己有哪些影响，这些改变是否能够影响他人对自己的看法等问题，获得体像的相关信息。②社会认同：通过询问护理对象目前的职业、职务，是否参加学术团体活动，有无担任角色，是否满意目前的工作、家庭与工作情况，最引以为豪的个人成就是什么等问题，来评价其社会认同方面的相关信息。③自我认同与自尊：通过询问护理对象对自己的评价，周围人群对自己的评价，对自己的性格、心理素质和社会能力是否满意，是否常有"我还不错"的感觉等问题，获得自我认同与自尊的相关信息。交谈中的问题纲要如表5-1所示。

表 5 – 1　评估自我概念的常用问题

序号	问题
1	描述你自己。你最喜欢自己什么，希望自己哪个/哪些方面有所改变
2	你生活中最重要的人有哪些？他们随时可以和你进行交流吗
3	何种情况让你感到平静和安全，何种情况令你感到不适和焦虑
4	哪些个人成就最令你满意？你对未来有怎样的计划和打算
5	你的健康状况和生活方式的改变，对你会有哪些影响？你认为这些改变会使别人对你的看法有何改变

（3）评定量表法　目前有许多量表用于评估个体的自我概念，包括儿童自我概念量表、青少年自我概念量表 Rosenberg 自尊量表（表 5 – 2）等。但每份量表都有特定的适用范围，护士在应用这些量表时，应准确把握其适用范围，以获取有效的资料。

表 5 – 2　Rosenberg 自尊量表

自尊项目	应答反应			
1. 总的来说，我对自己满意	SA	A	D *	SD *
2. 有时，我觉得自己一点都不好	SA *	A *	D	SD
3. 我觉得我有不少优点	SA	A	D *	SD
4. 我和绝大多数人一样能干	SA	A	D *	SD *
5. 我觉得我没有什么值得骄傲的	SA *	A *	D	SD
6. 有时，我觉得自己真没用	SA *	A *	D	SD
7. 我觉得我是个有价值的人	SA	A	D *	SD
8. 我能多一点自尊就好了	SA *	A *	D	SD
9. 无论如何我都觉得自己是个失败者	SA *	A *	D	SD
10. 我总是以积极的态度看待自己	SA	A	D	SD

使用说明：该量表含有 10 个有关测评自尊的项目，回答方式为非常同意（SA）、同意（A）、不同意（D）、很不同意（SD）。凡选择标有 * 号的答案表示自尊低下。

（二）认知评估

1. 概念　认知指人们认识活动的过程，即个体对感觉信号接收、检测、转换、简约、合成、编码、储存、提取、重建、形成概念、判断和解决问题的信息加工处理过程。个体的认知水平受其年龄、受教育水平、生活经历、文化背景、疾病等因素的影响。

2. 认知过程　包括思维、语言和定向。

（1）思维（thinking）　是人脑对客观现实的一般特性和规律间接的、概括的反映，是人们对事物本质特征及其内部规律的理性认知过程。思维活动是在感知觉的基础上产生的，借助语言和文字来表达，是人类认知活动的最高形式。思维过程具有连续性，当这种连续性丧失时即出现思维障碍。

（2）语言（language）　是人们进行思维的工具，是思维的物质外壳。思维的抽象与概括总是借助语言得以实现，所以思维与语言不可分割，共同反映人的认知水平。语言可分为接受性语言和表达性语言，前者指理解语句的能力，后者为传递思想、观点、情感的能力。语言能力对判断个体的认知水平很有价值，并可作为护士选择与患者沟通方式的依据。

（3）定向力（orientation）　是指个体对时间、地点、人物及自身状态的判断认识能力，包括时间定向、地点定向、空间定向、人物定向等。

（4）智力（intelligence）　也称智能，是人们认识客观事物并运用知识解决实际问题的能力。智力是认知过程各种能力的综合，与感知、记忆、思维、注意、语言等密切相关。

3. 评估的内容和方法

（1）思维能力评估　主要从思维形式和思维内容两方面进行。可通过与受检者的交流中，根据其对相关问题的回答来进行判断。也可以根据受检者的年龄特征和认知特点等提出相关问题，如让其解释一种自然现象的形成过程；也可借用瑞文标准推理测验（Raven's standard progressive matrices，SPM）对受检者的推理能力进行系统评估。

（2）语言能力评估　通过观察、交谈等可对语言能力进行初步判断，如发现语言能力异常，应进一步明确其语言障碍的类型及可能的原因。可通过观察受检者对问题的理解和回答是否正确，判断其有无感觉性失语和运动性失语。如怀疑受检者有命名性失语，可取出一些常用物品，请其说出名称。可请受检者诵读短句或一段文字，并说出其含义，默写或抄写一段文字等，来判断其有无失读、失写等可能。

（3）定向能力评估　应用观察法和访谈法评估受检者的定向能力。如询问"今天是星期几"评估其时间定向能力；询问"现在在什么地方"以判断其地点定向能力；询问"呼叫器在什么方向"评估其空间定向能力；询问其自己或其熟识者的名字以判断其人物定向能力。

（4）智力评估　可通过观察法、访谈法和智力测验等方法进行评估。通过有目的的简单提问和操作，了解评估对象的常识、理解能力、分析判断能力、记忆力和计算力等，从而对其智力是否有损害及其损害程度作出粗略判断。目前用于测评智力的常用工具有简易精神状态检查量表（mini - mental state examination，MMSE）、长谷川痴呆量表（Hastgawa dementia scale，HDS）、蒙特利尔认知评估量表（Montreal cognitive assessment，MoCA）等。其中 MMSE 简单易行，包括时间与地点定向力、即刻记忆、注意力及计算力、延迟记忆、语言和视空间能力 5 个维度共 30 个题目，是目前公认的一种用于认知功能初步筛查和评价的量表。但由于其敏感性较低，主要用于痴呆的筛查。对于轻度认知功能损害者，目前国内多采用蒙特利尔认知评估量表（MoCA）进行筛查。

（三）情绪和情感评估

1. 情绪与情感

（1）情绪　指伴随着认知和意识过程产生的对外界事物的态度，是对客观事物和主体需求之间关系的反映，是以个体的愿望和需要为中介的一种心理活动。情绪包含情绪体验、情绪行为、情绪唤醒和对刺激物的认知等复杂成分。

（2）情感　是态度中的一部分，它与内心感受、意向具有协调一致性，是态度在生理上的一种较为复杂而稳定的生理评价和体验。情感包括道德感和价值感两个方面，具体表现为爱情、幸福、仇恨、厌恶和美感等。

情绪和情感同属于感情性心理活动的范畴，是同一过程的两个方面。情感是对感情过程的体验和感受，情绪是这一体验和感受的活动过程。积极、快乐的情绪与情感是获得幸福与成功的动力，使人充满生机；焦虑、痛苦等消极情绪会使人心灰意冷、沮丧、消沉，若不妥善处理，可导致发病或病情加重。

（3）情绪与情感的作用

1）适应作用　情绪与情感是个体生存、发展与适应环境的重要手段。如初生婴儿由于脑的发育尚未成熟，还不具有独立生存的基本能力，依靠哭闹等情绪信息的传递，得到成年人的抚育。在危险情境下，人的情绪反应使机体处于高度紧张状态，通过自主神经系统和内分泌系统的活动调动机体能量，促使个体产生适宜的防御反应。各种情绪与情感的发生，时刻提醒个体去了解自身或他人的处境和状态，以求得良好适应。

2）动机作用　情绪与情感能够激励或阻碍人的行为，为人类的各种活动提供动机。情绪与情感是动机的源泉，其动机功能既体现在生理活动中，也体现在认识活动中。如患者对医护人员充满信任时，则更愿意遵照嘱托；有的人会为了追求事业而忽视自己的健康等都充分体现了情绪与情感在不同方面的动机作用。

3）组织作用　作为脑内的一个监察系统，情绪对其他心理活动具有组织作用，正性情绪起协调、组织作用，负性情绪起破坏、瓦解或阻断作用。研究证明，情绪能影响认知操作的效果，该效应取决于情绪的性质和强度。愉快强度与操作效果成倒"U"形，即中等程度的愉快和兴趣为认知活动提供最佳的情绪背景；痛苦、恐惧等负性情绪的强度与操作效果成直线相关，情绪强度越大，操作效果越差。

4）沟通作用　情绪和语言一样，具有服务于人际沟通的功能。情绪通过非语言沟通形式，即由面部肌肉运动、声调和身体姿态变化构成的表情来实现信息传递和人际相互了解，其中面部表情是最重要的情绪信息媒介。

（4）情绪与情感对健康的影响　无论是情绪还是情感均与个体的生理机制和外显行为紧密相关，对人的身心健康有极大的影响。一般来说，积极健康的情绪对促进人体身心健康具有正性作用，如愉快、乐观的情绪状态能提高大脑及整个神经系统活动的张力，充分发挥机体的潜能，提高脑力劳动和体力劳动的效率和耐力，还能增强机体抵抗力，使个体更有效地适应环境、减少疾病发生的机会，即使患有某种疾病，也有利于康复。相反，不良的情绪与情感不仅可以直接作用于人的心理活动导致心理疾病，还可通过神经、内分泌和免疫等一系列中介机制影响人体的生理功能，甚至引起组织、器官的器质性病理改变，导致心身疾病，如长期紧张和焦虑可引起高血压、冠心病和消化性溃疡等疾病。

（5）常见异常情绪

1）焦虑（anxiety）　是人们对即将来临、可能会造成危险或灾难而又难以应付的情况下所产生的紧张、恐惧和担心等不愉快的情绪体验。引起焦虑的原因有很多，如疾病带来的担忧、无法履行家庭和社会职责等。焦虑可引起生理和心理两方面的变化。生理方面的表现有头晕、睡眠障碍，常伴有自主神经系统功能紊乱的表现，如心悸、呼吸加深加快、面色苍白、出汗、口干、尿频等；心理方面的表现为注意力不集中、坐立不安、紧张害怕、惶惶不可终日。由于焦虑的原因不同、个体的承受能力也不同，因此，焦虑的表现具有较大的差别。

2）抑郁（depression）　是个体在失去某种重视或追求的东西时产生的一组以情绪低落为特征的情绪状态，可引起认知、情感、动机以及生理等方面的改变。在情感方面的主要表现为情绪低落、心境悲观、自我感觉低沉、生活枯燥无味、哭泣、无助感；认知方面表现为注意力不集中、思维慢、不能作出决定；动机方面表现为过分依赖、生活懒散、逃避现实甚至想自杀；生理方面表现为易疲劳、食欲减退、体力下降、睡眠障碍、运动迟缓以及机体功能减退。

3）恐惧（phobia）　是个体面临不利或危险处境时的情感反应，常伴有避开不利或危险处境的行为，表现为紧张、害怕，常伴心悸、出汗、四肢发抖，甚至出现排便、排尿失禁等自主神经功能紊乱症状。

4）情绪高涨（elation）　为一种病态的喜悦情感，在连续一段时间内情绪持续在过分满意和愉快的状态，一般保持1周以上甚至更长的时间。多表现为不分场合的兴奋话多、语音高亢、表情丰富、眉飞色舞，常伴联想奔逸、动作增多，多见于躁狂症。

2. 评估的内容和方法

（1）会谈法　通过对话了解患者的情绪、情感，并与其亲属朋友进行核实。常用问题包括"您最近情绪怎样?""什么事使您感到特别高兴或沮丧?""这样的情绪存在多久了?"

（2）观察和测量　通过观察和测量患者的生命体征、皮肤的颜色和温度、食欲、体重变化、睡眠等可以了解其情绪情感的变化，这些变化可作为客观资料，也可用于验证主观资料。

（3）评定量表　是较为准确和客观的评估方法。常用的包括Zung焦虑状态量表（表5-3）、Zung抑郁状态量表、Avillo情绪情感形容词量表。

表 5 – 3 **Zung 焦虑状态量表**

问题	A. 无或很少有	B. 有时有	C. 大部分时间有	D. 绝大多数时间有
1. 我觉得平常容易紧张和着急				
2. 我无缘无故地感到害怕				
3. 我容易烦乱或觉得惊恐				
4. 我觉得我可能要发疯				
5. 我觉得一切都很好				
6. 我手脚发抖打颤				
7. 我因为头痛、颈痛和背痛而苦恼				
8. 我感觉容易衰弱和疲乏				
9. 我觉得心平气和并且容易安静坐着				
10. 我觉得心跳得很快				
11. 我因为一阵阵头晕而苦恼				
12. 我有晕倒发作或觉得要晕倒				
13. 我吸气、呼气都感到很容易				
14. 我手脚麻木和刺痛				
15. 我因为胃痛和消化不良而苦恼				
16. 我常常要小便				
17. 我的手常常是潮湿的				
18. 我脸红发热				
19. 我容易入睡并且睡得很好				
20. 我常做噩梦				

说明：正向计分题 A、B、C、D 按 1、2、3、4 分计；反向计分题按 4、3、2、1 计分。反向计分题号：5、9、13、19。

结果评价：①20 分为完全镇定；②20～35 分为轻度焦虑；③35～40 分为中度焦虑；④40～80 分为严重焦虑。

（2）医学检测 情绪过程往往伴随一系列的生理变化，呼吸系统、心血管系统、神经内分泌系统等变化比较明显。可通过观察和测量受检者的生命体征、皮肤颜色和温度、睡眠和食欲改变，获得相应的客观资料。此外，对于抑郁者，还需要密切关注有无自杀倾向和自伤行为。

（四）个性评估

1. 个性 指区别于他人的、在不同环境中显现出来的、相对稳定的、影响人的内外倾向行为模式的心理特征的总和。个性是一个人在思想、性格、品质、意志、情感、态度等方面不同于其他人的特质，这种特质通过个人的言语方式、行为方式和情感方式表现出来。个性的内容包括能力、气质和性格。

（1）能力 指个体顺利完成某种活动的一种心理特征（特性），总是和人完成一定的活动联系在一起的。离开了具体活动既不能表现能力，也不能发展能力。但是，不能认为凡是与活动有关的，并在活动中表现出来的所有心理特征都是能力，只有那些完成活动所必需的直接影响活动效率的，并能使活动顺利进行的心理特征才是能力。

（2）气质 指个人生来就有的心理活动的动力特征，表现在心理活动的强度、灵活性与指向性等方面的一种稳定的心理特征，具有明显的天赋性，基本上取决于个体的遗传因素。

（3）性格 指一个人对人、对己、对事物（客观现实）的基本态度及与之相适应的习惯化的行为方式中比较稳定的、独特的心理特征的综合。

2. 评估的内容和方法 可采用会谈、观察、作品分析、问卷、投射等方法进行综合评估。主要内容包括以下 3 项。

（1）观察 患者情感意识的外部表现，包括言行、情感、意志和态度等。

（2）交谈 了解患者在处理问题时的态度和行为表现。

（3）收集整理资料 包括患者的书信、图画、日记等，分析其对事物的观点和态度。

（五）压力和压力应对评估

1. 基本概念

（1）压力 是环境中的刺激所引起的人体的一种非特异性反应，即应激。个人关系、工作和经济状况等变化都会形成压力。压力不是一种想象出来的疾病而是身体"战备状态"的反应,这是当意识到某种情形、某个人某件事情具有潜在的威胁和紧张状态时作出的反应。当这种情况发生时,刺激机体分泌肾上腺素,常出现心跳加快、呼吸急促等反应。

(2)压力源 又称应激源或紧张源,指任何能使机体产生压力反应的内外环境的刺激。即能引起机体生理及心理状态发生异常的因素。一般按性质可分为4类:①躯体性,指对个体直接产生刺激作用的各种刺激物,包括各种理化因素、生物因素及生理病理因素的刺激。如冷热刺激、水源污染、细菌、病毒、妊娠、分娩、更年期、外伤、手术等;②心理性,主要指来自大脑中的紧张信息而产生的压力。如考试、比赛、求职竞聘,考试不理想、工作不顺心等易造成心理挫折感、不祥感和心理冲突;③社会性,指因各种社会现象及人际关系而产生的刺激。如战争、自然灾害、下岗、失恋、离婚及人际关系紧张等;④文化性,指文化环境的改变而产生的刺激。如到一个陌生的环境,由于生活习惯语言、信仰、社会价值观等方面的不适应而引起的心理冲突。

2. 评估的内容和方法

(1)交谈 了解患者所面临的压力源、压力反应、压力应对方式以及压力缓解情况。

(2)评定量表 针对应激过程中的不同要素均可以选用相应的评定量表进行测评。常用的有住院患者压力评定量表(表5-4),权重表示各因素影响力大小,可以评估压力源也可以明确压力源的性质和影响力。

表5-4 住院患者压力评定量表

事件	权重	事件	权重
1. 和陌生人同住一室	13.9	26. 担心给医务人员添麻烦	24.5
2. 不得不改变饮食习惯	15.4	27. 想到住院后收入会减少	25.9
3. 不得不睡在陌生的床上	15.9	28. 对药物不能忍受	26.0
4. 不得不穿患者衣服	16.0	29. 听不懂医务人员的话	26.4
5. 四周有陌生的仪器	16.0	30. 想到长期用药	26.4
6. 夜里被护士叫醒	16.9	31. 家人没来探视	26.5
7. 生活上不得不依赖他人的帮助	17.0	32. 不得不手术	26.9
8. 不能在需要时读报、看电视、听广播	17.7	33. 因住院而不得不离家	27.1
9. 同室病友探访者太多	18.1	34. 毫无预测而突然入院	27.2
10. 四周气味难闻	19.1	35. 按呼叫器无人应答	27.3
11. 不得不整天睡在床上	19.4	36. 不能支付医疗费用	27.4
12. 同室病友病情严重	21.2	37. 有问题得不到解答	27.6
13. 排便排尿需他人帮助	21.5	38. 思念家人	28.4
14. 同室患者不友好	21.6	39. 靠鼻饲进食	29.2
15. 没有亲友探视	21.7	40. 用止痛药无效	31.2
16. 病房色彩太鲜艳、太刺眼	21.7	41. 不清楚治疗目的和效果	31.9
17. 想到外貌会改变	22.7	42. 疼痛时未用止疼药	32.4
18. 节日或家庭纪念日住院	22.3	43. 对疾病缺乏认识	34.0
19. 想到手术或其他治疗可能带来的痛苦	22.4	44. 不清楚自己的诊断	34.1
20. 担心配偶疏远	22.7	45. 想到自己可能再也不能说话	34.5
21. 只能吃不对胃口的食物	23.1	46. 想到可能失去听力	34.5
22. 不能与家人、朋友联系	23.4	47. 想到自己患了严重疾病	34.6
23. 对医生护士不熟悉	23.4	48. 想到会失去肾脏或其他器官	39.2
24. 因事故住院	23.6	49. 想到自己可能得了癌症	39.2
25. 不知接受治疗护理的时间	24.2	50. 想到自己可能失去视力	40.6

说明:让患者选择事件,把权重相加,得分越高,说明患者主观感受承受的压力越大。

【相关护理诊断/问题】

1. 情绪失控/冲动控制无效　与疾病所致的精神困扰有关。

2. 焦虑　与担心疾病预后有关；与环境改变有关。

3. 恐惧　与即将进行复杂的手术有关；与神经精神障碍有关。

4. 持续性悲伤　与疾病预后不良有关。

5. 自我认同紊乱　与人格障碍有关。

6. 长期低自尊/有长期低自尊的危险　与自我认同降低、事业失败、家庭矛盾等有关。

7. 睡眠型态紊乱　与疾病所致的情绪异常有关；与环境改变有关。

8. 疲乏　与兴趣缺乏、精力不足有关。

9. 有自残/自杀的危险　与抑郁情绪有关。

10. 有对他人/自己施行暴力的危险　与神经精神障碍所致的自控能力下降有关。

知识链接

虚拟现实技术在医学评估中的应用

　　虚拟现实（virtual reality，简称 VR）是近年来出现的高新技术，是利用电脑模拟产生三维空间的虚拟世界，提供使用者关于视觉、听觉、触觉等感官的模拟。基于 VR 技术的神经心理评估方法生态效度高，它所带来的沉浸感可以使患者忘记正在接受测试而产生更多的自发行为。VR 技术能够模拟现实生活中对患者不可接近、有危险、有压力的环境，在这些模拟环境中患者有安全感，知道不会因为行为不当而受到伤害、讥笑或惩罚，这是在传统评估中观测不到的。VR 评估已被逐渐应用于评估注意、记忆、执行功能等不同认知领域。

（查娟娟）

第二节　社会评估 e 微课2

情境导入

　　情境：患者，女，19 岁。诊断为肺结核，隔离治疗 3 月。因为有传染性，患者情绪低落，担心自己以后被周围人嘲笑，不与其交往，觉得活着没有意思，拒绝服药。

　　思考：1. 从护理心理方面分析患者出现焦虑原因有哪些？

　　　　　2. 护士应重点评估哪些内容？

　　人具有社会属性，要全面了解和认识个体的健康水平，除了评估其生理和心理功能外，还应评估其社会状况。社会评估的内容包括评估个体的角色功能、文化背景、个体的家庭及环境。

　　社会评估的目的包括：评估患者的角色功能，了解其有无角色功能紊乱和角色适应不良；评估患者的人际关系，包括文化背景和家庭背景，找出相关影响因素，为制定有针对性的护理计划奠定基础；评估患者的社会环境，找出现存的或潜在的危险因素，以便制定干预计划和实施干预。

【社会评估的方法】

　　社会评估主要通过观察、交谈、问卷调查、量表评定等方法进行。在对环境进行评估时，应进行实地观察及抽样调查，如居住环境是否存在潮湿、阴暗等居住不舒适因素，是否存在有毒、有害物质等。

【社会评估的注意事项】

1. 安排充足的时间　根据患者的实际情况，护士可分次对患者进行评估，并给予患者足够的时间去思考。

2. 提供适宜的环境 进行社会评估的环境要安静舒适，并注意保护患者的隐私。

3. 选择恰当的方法 根据社会评估要求，护士要选择恰当的评估方法。

4. 学会运用人际沟通的技巧 社会评估的技巧与评估结果有密切关系，社会评估的过程涉及沟通交流技能、护患关系、医学知识、仪表礼节，以及提供咨询等多个方面。为了进行有效的社会评估，护士必须采用有效的方法与技巧。

【社会评估的内容】

（一）角色与角色适应评估

1. 角色 指个体在特定的社会关系中的身份及由此而规定的行为规范和行为模式的总和。具体地说，就是个人在特定的社会环境中相应的社会身份和社会地位，并按照一定的社会期望，运用一定权力来履行相应社会职责的行为。它规定一个人活动的特定范围和与人的地位相适应的权利、义务与行为规范，是社会对一个处于特定地位的人的行为期待。角色可以分为以下3类。

（1）第一角色 即基本角色，决定个体的主体行为，如妇女、老年人、儿童。

（2）第二角色 即一般角色，是个体完成生长发育阶段特定任务所必须承担的角色，如母亲的角色。

（3）第三角色 即独立角色，是完成某些暂时性任务而临时承担的角色，但有时是不能选择的，如患者角色。

三类角色之间是可以相互转化的，如患者角色。疾病是暂时的可视为第三角色，但演变为慢性病时即转化为第二角色。

2. 患者角色的特征 当一个人患病后，便无可选择地进入了患者角色，其原来的社会角色部分或全部被患者角色所替代，以患者的行为来表现自己。患者角色的特征有以下4点。

（1）脱离或减轻日常生活中的其他角色，减轻或免除相应的责任和义务。免除的程度取决于疾病的性质、严重程度、患者的责任心及其支持系统所给予的帮助。

（2）患者对于其陷入疾病状态没有责任，有权利接受帮助。当一个人患病时，除发生许多生理改变外，尚有社会、心理、精神情感等许多方面的问题，处于一种需要照顾的状态，因而也免除了因疾病所造成的问题的责任。

（3）患者有寻求治疗和恢复健康的义务，有享受健康服务、知情同意、寻求健康保健信息和要求保密的权利。疾病会给患者带来痛苦、不适、伤残甚至死亡，因而大多数人患病后都期望早日恢复健康，并为恢复健康作出各种努力。然而，由于患者角色有一定的特权，也可成为继发性获益的来源。因此，一些人努力去寻求患者角色，还有人安于患者角色，甚至出现角色依赖等。

（4）患者有配合医疗和护理的义务。在恢复健康的医疗和护理活动中，患者必须和有关的医护人员合作。例如，患者应根据要求休息、禁食、服药或接受注射等；传染病患者有义务接受隔离，以免疾病扩散等。

3. 角色适应不良 每个个体都扮演着多个不同的角色，其角色行为应随着不同时间、空间和情景进行适当的调整。若个体的角色表现与角色期望不协调或无法达到角色期望的要求时，可发生角色适应不良。角色适应不良是由来自社会的外在压力引起的主观情绪反应，可给个体带来生理和心理的不良反应。生理反应可有头痛、头晕、乏力、睡眠障碍、心率及心律失常等；心理反应可产生紧张、伤感、焦虑、抑郁或绝望等不良情绪。

4. 患者角色适应不良的影响因素

（1）年龄 为影响患者角色适应的重要因素。年轻人对患者角色相对淡漠，而老年人则容易发生患者角色强化。

（2）性别 女性患者比男性患者更容易发生患者角色冲突、患者角色消退等角色适应不良。

（3）经济状况　经济状况差的患者容易出现患者角色缺如或患者角色消退。

（4）家庭、社会支持系统　家庭、社会支持系统强的患者多能较快地适应患者角色。

（5）其他　包括环境、人际关系、病室气氛等，良好、融洽的护患关系是患者角色适应的有利因素。

5. 评估方法与内容　通过交谈、观察等方式收集资料，判断患者有无角色适应不良。

（1）交谈法　访谈的重点是确认个体在家庭、工作和社会生活中所承担的角色，对角色的感知与满意情况，以及有无角色适应不良。

（2）观察法　主要观察有无角色适应不良的心理和生理反应。

1）一般状况　观察有无角色紧张的表现，如疲乏、头痛、失眠、焦虑、愤怒、沮丧等表情。

2）角色行为　重点是受检者角色的行为表现，包括是否能安心诊疗、按时服药、按时按要求进行相关检查等。此外，应注意受检者需要同时承担的其他可能的角色行为。对于儿童，还应重点评估父母的角色表现。胜任父母角色者对自己所承担的父母角色感到满意和愉快，而不胜任者常表现出焦虑、沮丧或筋疲力尽，对孩子的表现感到失望、不满意甚至愤怒等。

（二）文化评估

1. 文化　是人类在社会历史发展过程中所创造的物质财富和精神财富的总和，也是人类生活的反映、活动的记录、历史的积淀，是人们对生活的需要和要求、理想和愿望，是人们的高级精神生活，是人们认识自然，思考自己，使人的精神得以承托的框架。它包含了一定的思想和理论，是人们对伦理、道德和秩序的认定与遵循，是人们生活、生存的方式、方法与准则。

2. 文化的特征　文化具有以下 6 个主要的特征。

（1）获得性　文化不是与生俱来的，是在后天的生活环境及社会化过程中逐渐养成的，如人的观念、知识、技能、习惯、情操等都是后天习得的，是社会化的产物。

（2）民族性　文化总是根植于民族之中，与民族的发展相伴相生。民族文化是民族的表现形式之一，是各民族在长期历史发展过程中自然创造和发展起来的，具有本民族特色的文化。

（3）继承性和累积性　文化是一份社会遗产，是一个连续不断的动态过程。人类生息繁衍，向前发展，文化也连绵不断传承发展。在文化的历史发展进程中，每一个新的阶段在否定前一个阶段的同时，必须吸收它的所有进步内容，以及人类此前所取得的全部优秀成果。任何社会的文化，都是同这个社会一样长久的，是长期积累而成的，并且还在不断地积累下去，是一个永无止境的过程。

（4）共享性　文化是一个社会群体的全体成员共同享有的，主宰着个体的价值观、态度、信念和行为。虽然文化不能决定群体中全部个体的所有行为，但文化对个体行为的影响仍然是不可避免，并且是可以被观察到的。不被社会承认的个别人的特殊习惯和行为模式，不能成为这个社会的文化。

（5）整合性　文化体现在社会生活的各个方面，包括交流形式、亲属关系、教育、饮食、宗教、艺术、政治、经济和健康等，它们相互关联，密不可分，作为一个整体而起作用的。

（6）双重性　文化既含有理想的成分，又含有现实的成分。文化的理想成分是为社会大多数成员认可的在某一特定情况下个体应恪守的行为规范，但现实中却总是存在着一些不被公众接受的不规范的行为。

3. 评估的方法与内容

（1）交谈法　交谈是文化评估中较为重要的获得受检者资料的方式。

（2）观察法　可以通过观察日常进食情况评估个体的饮食习俗；通过观察个体与他人交流时的表情、眼神、手势、坐姿等评估其非语言沟通文化；通过观察个体在医院期间的表现评估其有无文化休克；通过观察个体的外表、服饰，有否宗教信仰活动改变或宗教信仰改变，获取有关其文化和宗教信仰的信息。宗教信仰活动改变或宗教信仰改变多提示个体存在精神困扰。

（三）家庭评估

1. 家庭　是以婚姻和血缘关系为基础的社会单位，成员包括父母、子女和其他共同生活的亲属。

家庭结构与家庭成员的健康有着密切的关系，要完成促进家庭健康，满足家庭的健康需要，处理现存的和（或）潜在的家庭健康问题等护理任务，必须对家庭结构有充分的认识和理解。家庭结构是指构成家庭单位的成员及家庭成员相互关系的特征，包括家庭成员的人数、性别及年龄。

（1）家庭角色结构　家庭角色是指家庭成员在家中的特定位置，角色分配是依照家庭工作性质和责任自行决定的，各成员按角色的规定实施行动并符合社会规范。在家庭里，每个家庭成员都有一个明确的位置，如丈夫、妻子、儿子、女儿。

（2）权力结构　权力是指影响力、控制权和支配权。家庭的权力结构中心即权力中心，指一般意义上的一家之主。家庭的权力结构有四种类型：①传统权威型，权力来源于传统，如父系社会的家庭把父亲视为权威人物；②情况权威型，家庭权力随家庭情况的变化而发生转移，如丈夫失业由妻子赚钱养家，权力自然由丈夫转移到妻子；③分享权威型，家庭成员权力均等，彼此商量决定家庭事务，这类家庭又称民主家庭；④感情权威型，由家庭感情生活中起决定作用的人担当决策者，其他的家庭成员因对他（她）的感情而承认其权威。

（3）沟通过程　沟通是家庭成员情感、愿望、需要、信息和意见的交换过程。沟通是家庭成员调控行为和维持家庭稳定的有效手段，也是评价家庭功能状态的重要指标。沟通通过语言和非语言（如手势、表情、姿势、眼神等）方式进行。

2. 家庭内部沟通过程良好的特征　家庭成员间能进行广泛的情感交流；家庭成员互相尊重对方的感受和信念；家庭成员能坦诚地讨论个人和社会问题；家庭成员间极少有不宜沟通的领域；家庭根据个体的成长发育水平和需求分配权利。

3. 家庭内部沟通过程障碍的特征　家庭成员自卑；家庭成员以自我为中心，不能理解他人的需求；家庭成员在交流时采用间接和掩饰的方式；家庭内信息的传递是不直接的、含糊的、有矛盾或防御性的。

4. 家庭功能　家庭对人类生存和社会发展起着重要的作用，家庭功能健全与否与个体的身心健康密切相关，为家庭评估中最重要的部分。家庭功能主要如下。

（1）生物功能　是指家庭所具有的繁衍后代，满足家庭成员衣、食、住、行等基本生活需求，以保证家庭成员身体健康的功能，是家庭最原始和最基本的功能。

（2）经济功能　表现为家庭在任何条件下所具有的得以维持生存所必需的消费能力。家庭成员主要通过参加社会化劳动而谋生，以不断工作的形式增加家庭的收入，以保证家庭其他功能的正常进行。家庭通过其经济功能进一步影响社会的经济和生产。

（3）文化功能　指家庭通过亲朋往来、文化娱乐、求学就业等活动以传递社会道德、法律、风俗或时尚等的过程。家庭通过其文化功能培养家庭成员的社会责任感、社会交往意识与技能。

（4）教育功能　家庭教育对其成员的影响，是任何教育组织都不可替代的。人的品行个性观念以及健康心理观等，同其最初接受的家庭教育是分不开的，父母作为子女的第一任教师，其言行就是子女模仿的榜样。家庭教育在社会教育中占有特殊的地位和作用，但家庭教育不能取代学校和其他各类的职业教育，只有把家庭教育和其他各类教育结合起来，才能更好地发挥家庭教育和其他教育的作用。

（5）心理功能　指家庭在维持家庭内部稳定，建立爱与归属感，维护家庭成员的安全与健康等方面提供良好的心理支持与照顾。

5. 家庭危机（family crisis）　指当家庭压力超过家庭资源，导致家庭功能失衡的状态。家庭压力主要应激源：家庭经济收入减少，如失业、破产；家庭成员关系的改变与终结，如离婚、分居、丧偶；家庭成员角色改变，如初为人父（母）、退休、患病等；家庭成员的行为违背家庭期望或损害家庭荣誉，如酗酒、赌博、犯罪等；家庭成员生病、残障、无能等。

6. 家庭评估方法与内容

（1）交谈法　重点为个体的家庭类型、生活周期与家庭结构。

（2）观察法 主要内容为观察家庭沟通过程、父母的角色行为及有无家庭虐待。

（3）量表评定法 可采用 Smilkstein 家庭功能量表对被评估者的家庭功能状况及其从家庭中可获得的支持情况进行测评（表 5 - 5）。

表 5 - 5 Smilkstein 家庭功能量表

家庭功能	经常	有时	很少
1. 我遇到困难时，可从家人得到满意帮助			
补充说明：			
2. 我很满意家人同我讨论与分担问题的方式			
补充说明：			
3. 当我从事新的活动或希望发展时，家人能接受并给我支持			
补充说明：			
4. 我很满意家人对我表达感情的方式及对我的情绪的反应			
补充说明：			
5. 我很满意家人与我共度时光的方式			
补充说明：			

评分方法：经常 3 分、有时 2 分、很少 1 分。

结果评价：①总分在 7 ~ 10 分，表示家庭功能良好；②4 ~ 6 分，表示家庭功能中度障碍；③0 ~ 3 分，表示家庭功能严重障碍。

知识链接

心理套娃

套娃是俄罗斯的传统工艺品，具有逐层嵌套、平行嵌套、拆分和摆放的自由性、套娃图案的可改变性四种物理属性。这些属性使来访者能够把结构相似的关系属性投射到心理套娃。不同的家庭层级关系可以通过套娃间的大小不同得到呈现。套娃上设计的图案变化是套娃表现不同情境意义的手段。心理套娃能在家庭评估的过程中帮助来访者表述自己的家庭故事，同时将隐藏在个体感受和家庭故事中的家庭结构信息物化成可观察的客体对象，在展示不同的关系模式的同时，协助治疗师阐述和来访者理解人际交往模式的不同的可能性，以引发来访者的自我观察。

（四）环境评估

1. 环境（environment） 是人类生存或生活的空间。广义的环境是指人类赖以生存、发展的社会与物质条件的总和。狭义的环境指环绕个体的区域，如居室、病房。在护理学中，环境包括影响人们生存与发展的所有内在、外在条件，即内环境和外环境。内环境又称生理心理环境，包括人体所有的组织和系统，如呼吸、循环、消化、内分泌、神经系统以及心理状态。外环境包括物理环境、社会环境、文化环境和政治环境。人体的内外环境相互作用，并不断进行物质、信息与能量的交换，使机体能适应外环境的改变，并维持内环境的稳定。

2. 环境的组成

（1）自然环境 又称物理环境，是一切存在于机体外环境的物理因素的总和，即环绕于人类周围，能直接或间接影响人类生活的物理因素的总和，包括空间、声音、光线、温度、湿度、气味、大气、水源、辐射、电力、磁场、室内装饰与布局等；以及各种与安全有关的因素，如机械性、物理性、化学性、放射性、过敏性、医源性损伤等因素。

（2）社会环境 是人类生存及活动范围内的社会物质与精神条件的总和。包括社会政治制度、经济、法律、文化、教育、生活方式、人口、民族、社会关系、社会支持、医疗卫生服务体系等方面。

3. 评估的方法与内容

（1）自然环境的评估 通过交谈或实地考察等方法进行综合评估。主要包括患者的家庭环境、工作环境及住院环境。

（2）社会环境的评估　通过交谈和观察，了解患者的经济状况、受教育水平、生活方式以及社会关系等。

【相关护理诊断/问题】

1. 角色行为无效　与缺乏有关角色的知识或对角色的自我感知有所改变有关。

2. 父母角色冲突　与父母因病不能照顾子女、子女因病与父母分离等有关。

3. 精神困扰　与由于对治疗的道德和伦理方面的含义有疑问或由于强烈的病痛，其信仰的价值系统面临挑战有关。

4. 社会交往障碍　与社交环境改变有关。

5. 言语沟通障碍　与医院环境中医务人员使用医学术语过多有关；与家庭成员间亲近感减弱或家庭成员间没有沟通交流有关。

6. 有受伤的危险　与感官及视觉障碍有关；与环境缺乏安全设施等有关。

（查娟娟）

目标检测

答案解析

一、单选题

【A1 型题】

1. 患者患病后依赖性增加的心理因素是（　）
　　A. 体力消耗　　　　　B. 食欲减退　　　　　C. 角色身份的转变
　　D. 体温升高　　　　　E. 病痛体验

2. 有病不去就医的主要原因是（　）
　　A. 社会问题　　　　　B. 经济问题　　　　　C. 心理问题
　　D. 对疾病的认识不足　E. 以上都是

3. 情绪情感产生的基础是（　）
　　A. 认知　　　　　　　B. 态度　　　　　　　C. 行为
　　D. 需要　　　　　　　E. 自尊

4. 行为活动有较强的目的性、主动性、持久性和坚定性者的性格类型是（　）
　　A. 理智型　　　　　　B. 情绪型　　　　　　C. 意志型
　　D. 外向型　　　　　　E. 内向型

5. 不是情感式应对方式的是（　）
　　A. 紧张　　　　　　　B. 独处　　　　　　　C. 置之不理
　　D. 接受现实　　　　　E. 体力劳动

6. 护士角色属于（　）
　　A. 第一角色　　　　　B. 第二角色　　　　　C. 第三角色
　　D. 独立角色　　　　　E. 基本角色

7. 家庭成员感情和睦，以参与、商量方式进行决策，这种家庭权利结构属于（　）
　　A. 传统型　　　　　　B. 工具型　　　　　　C. 分享型
　　D. 感情型　　　　　　E. 权威型

8. 人际关系是人与人之间（　）
　　A. 生理上的联系　　　B. 空间上的距离　　　C. 心理上的联系
　　D. 社会上的联系　　　E. 工作上的联系

【A2 型题】

9. 患者，男，68 岁，急性心肌梗死入院。入院后产生的焦虑心理属于患者的（ ）

    A. 心身反应   B. 疾病表现   C. 情绪反应

    D. 情感反应   E. 生理反应

10. 患者，男，58 岁，国企领导。查体发现肾区肿物，觉得现在工作忙，仍坚持工作。患者角色是（ ）

    A. 角色行为缺如   B. 角色冲突   C. 角色行为减退

    D. 角色行为强化   E. 角色行为异常

二、简答题

1. 简述情绪与情感对健康的影响。

2. 家庭危机的主要应激源有哪些？

书网融合……

重点小结

微课 1

微课 2

习题

第六章 实验室检查

知识目标：通过本章的学习，掌握常见实验室检查项目标本的采集要求及注意事项；熟悉常见实验室检查的参考区间与临床意义；了解影响实验结果的影响因素。

能力目标：能正确进行各项实验室检查标本的采集、保存及送检；能正确分析实验室检查结果，结合患者的其他健康资料对其健康状况进行分析和判断，为作出护理诊断提供依据。

素质目标：通过本章的学习，具备与患者及家属沟通、解释的能力，能正确指导患者配合标本采集，保证检验标本的质量；培养观察能力、思考能力、团队协作能力；树立保护患者隐私和维护患者权益的专业伦理意识。

实验室检查（laboratory examination）是综合运用细胞生物学、生物化学、微生物学、免疫学和寄生虫学等检查技术，对患者的血液、体液、排泄物和分泌物等标本进行检查，以获得反映病原学、病理学或脏器功能状态等资料，结合其他检查资料综合分析，为疾病的诊断、鉴别诊断、疗效观察、预后判断以及人体健康状况评估提供依据，指导护士作出准确的护理诊断，制定正确的护理措施。

第一节　标本的采集与处理 📱 微课1

实验室检查与临床护理工作有着密不可分的关系。绝大部分实验室检查标本是由护士采集和运送，部分标本需要在护士的指导下由患者或家属采集，检查结果的准确性与标本的质量有着直接的关系，因此护士要熟练掌握标本的采集方法，并注意排除一些干扰因素。

一、标本的采集与处理要求

1. 完整性　尽可能保持离体标本中各种有形成分和无形成分的质和量基本不变，因此，送检时不能有洒溢丢失，如只取其中一部分则一定要将标本混匀再取。

2. 新鲜性　任何检验标本都要求新鲜，随着时间的推移，标本中的化学成分或有形成分会被分解或破坏，故在采集后应及时送检，尽可能使得标本接近体内的情况。

3. 信息的核对　标本与申请单的信息应核对无误，注明标本采集时间。

4. 运送　专人运送，如不能及时送检应采取必要的保存措施。

5. 生物安全防护　所有来自患者的标本均存在生物危害的风险，故在处理标本及相关器具时应严格按照《实验室生物安全通用要求》进行，对周围环境进行相应的消毒处理，做好生物安全防护。

二、影响实验室检查结果的因素

实验室检查结果可受到多种因素的影响，在分析和判断检验结果异常是否由疾病引起之前，必须排除能干扰检验结果的非疾病因素。

1. 患者因素　患者的年龄、性别、种族、月经周期、妊娠、分娩、精神状态、生活习惯、饮食、药物、运动、体位、居住地区等因素。其中，年龄、性别、种族、居住地区等属于不可控因素，而精神状态、生活习惯、饮食、药物、运动、体位等为可控因素，护士在标本采集时尽量减少这些因素的干扰。

2. 标本的采集与处理 采集部位、时间、标本量、采集后处理以及运送过程均可使结果受到影响，护士应根据检测目的不同选择合适的采集与处理方法。

三、常见标本的采集与处理

（一）血液标本

血液标本在各种检验标本中使用率最高，血液标本的质量可影响许多检验项目的结果。

1. 采血部位

（1）毛细血管采血 一般使用采血针，在消毒后的指端或耳垂等部位采集血液，凡是需血量较少（通常约 10 滴以下）的检验可用此种方法，主要用于静脉采血困难而需血量较少的床边检查项目和急诊项目，成年人首选毛细血管采血部位是指端，婴幼儿可在拇指和足跟处采血。其主要缺点是易受气温的影响，结果没有静脉血准确，目前仅婴幼儿使用。

（2）静脉采血 目前应用最多的，用于需血量较多时，成年人首选肘部静脉，幼儿可选颈外静脉。

（3）动脉采血 主要用于血气分析，多选择肱动脉、桡动脉或股动脉。血液标本必须与空气隔绝，采血后要立即送检。

2. 标本种类

（1）全血 主要用于血沉、血细胞的计数、分类和形态检查等。

（2）血浆 加有抗凝剂的全血经离心、分离血细胞后所得到的液体部分称为血浆，主要用于凝血系列、血流变和少数生物化学项目检查（如内分泌激素的测定），不同项目应选择不同的抗凝剂。

（3）血清 不加抗凝剂的全血经过一定时间自然凝固后所分离的液体部分称为血清。主要用于临床生物化学和免疫学检验项目的测定。

3. 采血时间

（1）空腹采血 要求患者空腹 8 小时，多在晨起早餐前采血。此类标本主要适用于大部分生化检测项目，其优点是可避免饮食成分和白天生理活动对检验结果的影响，同时因每次均在固定时间采血以便于对照比较。

（2）定时采血 要求在规定的时间段内采集的标本，如口服葡萄糖耐量试验、各种肾脏清除率试验、药物浓度监测。

（3）急诊采血和随机采血 采血时间不受限，主要用于体内代谢较稳定或受体内代谢干扰较少的检测项目。采血时申请单上需要注明采血时间，以利解释检查结果的临床意义。

4. 采集后处理

（1）防止凝固 如需要全血和血浆的标本应加有抗凝剂，采血后要充分混匀，防止发生凝血。

（2）冰浴 血氨测定的标本置于冰浴水中，尽快分离出血浆及时测定以防止血氨升高。

（3）保温 冷凝集素测定的标本需要保持于 37℃环境中。

（4）避光 胆红素、维生素 B_{12} 测定的标本应用锡纸包裹或避光的容器采集，以避免血中某些成分遇光分解。

（5）隔绝空气 血气分析的标本采集后应排出气泡，将针头刺入软木塞或橡皮塞。

（6）防溶血和洒溢 送检中避免剧烈震荡导致溶血和容器破损导致标本洒溢。

5. 注意事项

（1）脂血和乳糜血标本 为不合格标本，有效的预防措施为空腹采血。

（2）溶血标本 主要原因为容器不干净、不干燥、标本被强力震荡等。因此，采血时注射器和容器必须干燥，速度不能过快，抽血后将针头拔下，血液沿容器壁徐徐注入，混匀时避免剧烈震荡产生气泡。

（3）标本污染 一般在输液时不采集标本，因为标本易受输注药物的污染，输液后 1 ~ 2 小时再进行采集，如果输注脂肪乳应在输液后 6 ~ 8 小时后采集，必须采集时应在输液对侧的肢体采集。

（4）止血带结扎时间 应不超过 1 分钟，否则会使血液成分发生变化。

（5）体位 以卧位或坐位为佳。

（6）真空采血管采集 应根据项目正确选择采血管及添加剂。

6. 真空采血的正确使用 真空定量采血系统包括持针器、采血针和真空采血管。试管内根据不同检查目的的已加入了一定量的特定添加剂，如抗凝剂、促凝剂或防腐剂等（表 6 - 1），这种采血方式具有计量准确、传送方便、标识醒目、容易保存、一次进针多管采集等优点。

表 6 - 1 真空采血管内所含添加剂及其主要用途

采血管帽颜色	添加剂	主要用途
红色（玻璃管）	无促凝剂	生成血清，生化/免疫学检查
红色（塑料管）	促凝剂	生成血清，生化/免疫学检查
金黄色	促凝剂、分离凝胶	生成血清，生化/免疫学检查
绿色	肝素锂、肝素钠	生成血浆，生化检查
浅绿色	肝素锂、分离凝胶	生成血浆，生化检查
棕色	肝素钠	生化检查、细胞遗传学检查
紫色	EDTA - K_2	血常规检查
灰色	葡萄糖酵解抑制剂（氟化钠）/草酸钾或 EDTA - Na_2	葡萄糖、乳酸测定
浅蓝色	枸橼酸钠：血液 = 1：9	凝血检查、血小板功能检查
黑色	枸橼酸钠：血液 = 1：4	红细胞沉降率检查
黄色	枸橼酸、葡萄糖	HLA 组织分型、亲子鉴定、DNA 检查等
深蓝色	肝素锂、血凝活化剂、乙二胺四乙酸	微量元素检查

应用真空采血管，采血后应立即颠倒试管使血液标本与试剂混匀，蓝色帽试管应颠倒 3 ~ 4 次，其余试管颠倒 5 ~ 8 次。由于不同管内含有不同的添加剂，避免血液交叉污染，以免造成测定结果的错误。

（二）尿液标本

尿液是人体具有重要意义的排泄物，其成分或含量的改变可反映泌尿、血液、内分泌、循环等系统的生理或病理变化。尿液标本的类型与采集方式的选择取决于尿液检查的目的、患者状态与检查要求。尿液标本一般由患者或家属采集，护士应正确指导，保证标本质量符合要求。

1. 容器 选择清洁干燥、不渗漏的容器，最好是一次性、带盖容器。

2. 种类

（1）随机尿 多用于门诊和急诊患者，易受饮食、药物、运动等因素的影响，结果不够准确。

（2）晨尿 指晨起后第一次或第二次尿。尿液比较浓缩，其中细胞、管型等有形成分检出率较高。适用于住院患者和肾脏疾病进一步明确诊断及观察疗效。

（3）餐后尿 指餐后 2 小时留取的尿液，多于午餐 2 小时后留尿。适合于糖尿病和尿胆原检测。

（4）定时尿 指留取 3 小时、12 小时或 24 小时内排出的全部尿液。适合对尿液中所含的微量物质，如 17 - 羟皮质类固醇、17 - 酮皮质类固醇、尿糖、尿蛋白、尿电解质等进行定量检测。

3. 方法

（1）一般检验 通常应留取新鲜尿液 10 ~ 100ml 不等。

（2）细菌培养　留尿前应停用抗生素5天，先清洗外阴部或用1∶1000苯扎溴铵（新洁尔灭）棉球擦拭外阴后再留取中段尿液，必要时用导尿的方法留取尿液标本。

（3）物质的定量检验（多用12小时或24小时尿）　测定开始的当天中餐与晚餐应限制液体摄入量在200ml以下，晚餐后不再饮水；12小时尿留取是晚8时排空膀胱，开始收集此后12小时内全部尿液，注意要包括次晨8时最后一次排出的尿液；24小时尿留取是晨8时排空膀胱，开始收集此后直至次晨8时的24小时内的全部尿液。

（4）婴幼儿尿液检验　先做外阴冲洗，然后将容器紧贴于尿道口外或直接套在阴茎上经适当固定后留尿。

4. 注意事项

（1）防止污染　女性应避开月经周期，男性应避免精液及前列腺液的污染。

（2）细菌培养　中段尿液，无菌容器收集。

（3）保存　如果尿液放置的时间较长，应将尿液4℃冷藏（不超过6小时），必要时可添加防腐剂。

5. 处理

（1）一般尿标本收集后30分钟送检，夏季不超过1小时、冬季不超过2小时，由专人运送，避免洒溢，同时应避免强光照射。

（2）送检单　应仔细核查瓶签与送检单的信息，并注明标本的种类、留取的准确时间、所加防腐剂种类。

知识链接

尿液防腐剂

尿液放置的时间较长，应将尿液4℃冷藏保存6～8小时，必要时可添加防腐剂。根据检测项目不同，防腐剂种类不同：甲醛用于有形成分如细胞检查；甲苯用于化学检查；麝香草酚可适用于细胞和化学检查以及结核分枝杆菌的检查；浓盐酸用于尿液17-羟类固醇、17-酮类固醇、儿茶酚胺、钙、磷等检查；碳酸钠用于尿卟啉的检查。

（三）粪便标本

粪便是食物在体内被消化吸收营养成分后剩余的产物，主要成分有未被消化的食物残渣、消化道分泌物、食物分解产物、肠道脱落的上皮细胞、细菌等。粪便检查对消化道炎症、出血鉴别、寄生虫感染、肿瘤筛查、胃肠道消化吸收功能及黄疸鉴别等有重要价值。粪便标本采集正确与否直接影响检查结果，护士需与患者进行沟通、解释和指导。

1. 容器　应清洁、干燥、不漏不渗；不得混有尿液、消毒剂及防腐剂；如做细菌培养则采用有盖的无菌容器。

2. 部位　选取含有黏液、脓血等病变成分的粪便；肉眼无异常者宜在多部位挑取。

3. 量　常规为拇指头大小（5g）；如为稀便约需半汤匙（5ml）；做毛蚴孵化、虫卵浓集、虫体检查时需收集一次排出的全部粪便并及时送检。

4. 注意事项

（1）原虫标本冬季应注意保温（20～25℃）。

（2）蛲虫检查需在深夜12时或清晨排便前用棉拭子在肛周皱襞处拭取。

（3）化学法隐血试验时，应于前3日禁食动物血、肉类和某些蔬菜、水果等食物，并禁服铁剂和维生素C，以免干扰结果。

（4）灌肠及服用油类泻剂所得的标本不能使用。

（5）采集后应于1小时内送检，否则可出现有形成分分解破坏，影响检查结果的准确性。

（6）粪便标本不能混有尿液、消毒剂及污水等，以免破坏其有形成分。

四、其他标本的采集与处理

（一）痰液标本

应告知患者采集痰液的方法，标本采集前停用抗生素，标本要新鲜及时。

1. 方法　主要为自然咳痰法。留取标本前应先用清水漱口，用力从气管深部或肺部咳出痰液。

2. 细胞学检查　收集上午9~10时的标本。

3. 做痰量和分层检查　应收集24小时标本，加石炭酸防腐。

4. 保存　标本应及时送检。如不能及时送检，应冷藏保存，但不超过24小时。

5. 特殊患者收集　①昏迷患者，可用负压吸引法吸取；②幼儿患者，可用消毒棉拭子刺激喉部引起咳嗽反射，用棉拭子刮取；③无痰或痰少者，可用雾化吸入法或化痰药物，使痰液稀释易于咳出；④若采用纤维支气管镜检查，可直接从病灶处采集标本。

（二）脑脊液标本

脑脊液标本由临床医师采集，在采集过程中护士要密切配合医师做好以下工作。

1. 术前遵医嘱完成利多卡因局部麻醉。

2. 准备相关用物，如消毒液、无菌腰椎穿刺包等。

3. 协助医师进行消毒、铺巾，保持患者穿刺体位。

4. 抽取的脑脊液，按先后顺序分别置于3只无菌试管，每管1~2ml，第一管做细菌学检查，第二管做化学和免疫学检查，第三管做常规检查，疑为肿瘤可收集第四管做脱落细胞学检查。

5. 协助医师在穿刺部位覆盖无菌纱布，并用胶布固定。

6. 脑脊液标本由专人立即送检，一般不超过1小时；如出现标本洒溢应采用0.2%的过氧乙酸或75%的乙醇消毒。

7. 术后嘱患者去枕平卧4~6小时，有严重颅内压增高者需卧床1~2天，并密切观察呼吸、脉搏、意识、瞳孔及血压等。

（三）浆膜腔积液标本

浆膜腔积液的标本采集通常由临床医师完成，护士配合做好术前准备和术后护理（平卧休息，注意观察病情变化）。采集后立即送检，否则应加10%乙醇2~4℃保存，但不超过2小时。采集顺序和量同脑脊液，如做结核分枝杆菌检查需收集10ml，细胞学检查可加 EDTA-K_2 抗凝，化学检查可加肝素抗凝。另外采集一管不加抗凝剂的标本，用于观察凝固现象。如出现标本洒溢应采用0.2%的过氧乙酸或75%的乙醇消毒。

五、特殊项目标本的采集与处理

1. 骨髓标本　由专科医师进行骨髓穿刺采集，护士辅助医师做好术前准备和术后护理（卧床休息1天，注意伤口部位保持清洁，勿沾水），做到新鲜标本及时送检。

2. 精液与前列腺液　由男性专科医师进行采集，采集前禁欲2~7天，及时送检，精液标本需要20~37℃保温送检，容器上注明标本采集时间。

3. 阴道分泌物　采集前24小时应禁止性交、盆浴、阴道检查、阴道灌洗和局部用药。用棉拭子拭取标本浸入含生理盐水的试管中，及时送检。滴虫检查注意保温（37℃）。月经期不宜进行阴道分泌物检查。

第二节　临床血液学检测 e 微课2

情境导入

情境：患者，女，32岁。近半年来乏力、心悸，活动后气短，晕厥3次。既往有痔疮史，大便带血，平时月经量多。近日经常发生头晕，站起来眼前发黑，精神不振，来院就诊。

思考：1. 该患者发生头晕、乏力的病因可能是什么?

2. 根据患者资料应建议进行哪些实验室检查?

3. 标本留取时应注意哪些?

血液检查是临床上最常用的检查项目之一。其检查内容包括：一般检验（红细胞及其参数、白细胞及其参数、血小板及其参数网织红细胞计数、红细胞沉淀降率测定）和其他检验（血栓与止血检查、血型鉴定和交叉配血试验、溶血时检验等）。

一、血液一般检测

【标本要求】毛细血管采血$20\mu l$或EDTA-K_2抗凝的静脉血$2ml$。

(一) 血液常规检查主要指标的参考区间

中国成年人静脉血液血细胞计数主要指标的参考区间见表6-2。

表6-2　中国成年人静脉血血细胞计数参考区间

	单位	人群	参考区间
红细胞检查			
红细胞计数（RBC）	$\times 10^{12}$/L	男	4.3～5.8
		女	3.8～5.1
血红蛋白（Hb）	g/L	男	130～175
		女	115～150
血细胞比容（HCT）	L/L	男	0.40～0.50
		女	0.35～0.45
平均红细胞容积（MCV）	fl	男/女	82～100
平均红细胞血红蛋白含量（MCH）	Pg	男/女	27～34
平均红细胞血红蛋白浓度（MCHC）	g/L	男/女	316～354
白细胞检查			
白细胞计数（WBC）	$\times 10^9$/L	男/女	3.5～9.5
中性粒细胞百分数	%	男/女	40～75
淋巴细胞百分数	%	男/女	20～50
嗜酸性粒细胞百分数	%	男/女	0.4～8.0
嗜碱性粒细胞百分数	%	男/女	0～1
单核细胞百分数	%	男/女	3～10
中性粒细胞绝对值	$\times 10^9$/L	男/女	1.8～6.3
淋巴细胞绝对值	$\times 10^9$/L	男/女	1.1～3.2
嗜酸性粒细胞绝对值	$\times 10^9$/L	男/女	0.02～0.52
嗜碱性粒细胞绝对值	$\times 10^9$/L	男/女	0～0.06
单核细胞绝对值	$\times 10^9$/L	男/女	0.1～0.6
血小板计数	$\times 10^9$/L	男/女	125～350

（二）红细胞检查的临床意义

1. 红细胞计数（red blood cell count，RBC）与血红蛋白（hermogobin，Hb）的测定

（1）红细胞和血红蛋白增多　指单位容积循环血液中红细胞数、血红蛋白量及血细胞比容高于参考区间上限，可分为相对性增多和绝对性增多两类。

1）相对性增多　见于严重呕吐、腹泻、大量出汗、大面积烧伤、尿崩症、糖尿病酮症酸中毒等。

2）绝对性增多　①原发性红细胞增多：是一种原因未明的以红细胞增多为主的骨髓增殖性肿瘤，总血容量增加，白细胞和血小板也不同程度增多。②继发性红细胞增多：胎儿、新生儿、高原地区居民、阻塞性肺气肿、肺源性心脏病等使促红细胞生成素代偿性增加，导致红细胞和血红蛋白增多。

（2）红细胞和血红蛋白减少　指单位容积循环血液中红细胞数、血红蛋白量及血细胞比容低于参考区间下限，通常称为贫血。按贫血的严重程度可将其分为以下几种。①轻度贫血，血红蛋白小于参考区间下限至90g/L；②中度贫血，血红蛋白90～60g/L；③重度贫血，血红蛋白60～30g/L；④极度贫血，血红蛋白<30g/L。

2. 血细胞比容（hematocrit，HCT）测定

（1）增高　见于各种原因引起的血液浓缩，测定血细胞比容，可了解血液浓缩程度，作为输液计算的依据。

（2）减低　见于各种类型贫血。

3. 红细胞平均指数测定　包括平均红细胞体积（MCV）、平均红细胞血红蛋白含量（MCH）、平均红细胞血红蛋白浓度（MCHC）。根据上述三个指数的不同变化，可将贫血进行形态学分类，帮助推断贫血原因。

4. 网织红细胞计数　网织红细胞（reticulocyte，Ret）是介于晚幼红细胞和成熟红细胞之间尚未完全成熟的红细胞。

【参考区间】百分数：成年人0.005～0.015，新生儿0.03～0.06。

绝对值：$(24 \sim 84) \times 10^9/L$。

【临床意义】

（1）反映骨髓的造血功能　溶血性贫血时外周血网织红细胞可高达20%或更高，再生障碍性贫血时网织红细胞低于$15 \times 10^9/L$。常作为诊断指标之一。

（2）作为疗效观察指标　凡骨髓增生功能良好的贫血患者，在给予抗贫血药物后，网织红细胞升高；若网织红细胞不见升高，提示治疗无效或骨髓造血功能障碍。

5. 红细胞沉降率测定　红细胞沉降率（erythrocyte sedimentation rate，ESR）指红细胞在一定条件下沉降的速率，简称血沉。

【参考区间】成年男性：0～15mm/h；成年女性：0～20mm/h。

【临床意义】

（1）生理性变化　妊娠3个月以上、妇女月经期、60岁以上的高龄者可增快。

（2）病理性变化　①增快：各种急性炎症、组织损伤及坏死、贫血、恶性肿瘤、高胆固醇血症、高球蛋白血症时增快，临床上常用来观察结核病及风湿热是否处于活动期，鉴别良恶性肿瘤和心肌损伤程度。②减慢：意义较小，见于各种原因所致的脱水、真性红细胞增多症和弥散性血管内凝血等。

（三）白细胞检查的临床意义

1. 中性粒细胞

（1）中性粒细胞数量的变化

1）生理性增多　与下列因素有关。①年龄，初生儿白细胞较高，以中性粒细胞为主；②日间变化，早晨较低，下午较高；情绪激动、剧烈运动、高温、严寒等应激状态下增多；③妊娠与分娩。

2）病理性增多　见于：①急性感染，尤其是急性化脓性感染；②严重组织损伤或大量血细胞破坏，如急性心肌梗死、急性溶血等；③急性大出血；④急性中毒；⑤恶性肿瘤。

3）中性粒细胞减少　见于：①某些感染，如伤寒、流感、麻疹、风疹等；②某些血液病，如再生障碍性贫血、粒细胞减少症等；③理化因素损伤，如 X 线辐射，应用化学药物如氯霉素、免疫抑制剂等；④脾功能亢进；⑤某些自身免疫性疾病如系统性红斑狼疮等。

2. 嗜酸粒细胞

（1）增多　见于过敏性疾病、寄生虫感染、皮肤病、淋巴瘤、肺癌、猩红热等。

（2）减少　见于伤寒、副伤寒、术后严重组织损伤以及长期应用肾上腺皮质激素或促肾上腺皮质激素后。

3. 嗜碱粒细胞

（1）增多　常见于慢性粒细胞性白血病、溃疡性结肠炎、变态反应、甲状腺功能减退症等。

（2）减少　临床意义不大。

4. 淋巴细胞

（1）增多　某些病毒感染和慢性感染、淋巴细胞性白血病、淋巴瘤、器官移植排斥反应期淋巴细胞增多，再生障碍性贫血时由于中性粒细胞显著减少致淋巴细胞相对性增高。

（2）减少　主要见于接触放射线及应用肾上腺皮质激素或促肾上腺皮质激素后。

5. 单核细胞

（1）增多　某些感染如亚急性感染性心内膜炎、疟疾、黑热病和某些血液病如单核细胞性白血病、骨髓增生异常综合征、恶性组织细胞病可增高。

（2）减少　一般无临床意义。

（四）血小板计数的临床意义

1. 血小板减少　见于：①血小板生成障碍，如再生障碍性贫血、白血病；②血小板破坏或消耗亢进，如弥散性血管内凝血（DIC）、原发性免疫性血小板减少症（ITP）等；③血小板分布异常，如脾肿大、血液稀释。

2. 血小板增多　见于：①原发性增多，如慢性髓细胞白血病、真性红细胞增多症、原发性血小板增多症等；②反应性增多，如急性或慢性炎症等。

二、血液特殊检查

（一）骨髓检查

骨髓是人体出生后主要的造血器官，通过骨髓细胞形态学、组织化学、病理学、免疫学、细胞遗传学、分子生物学等多种检查，对来源于血液和造血组织的原发性血液病及非血液病所致的继发性血液学改变进行诊断、治疗监测等具有重要意义。

> **知识链接**
>
> #### 骨髓检查的适应证与禁忌证
>
> 适应证：①外周血细胞数量及形态异常，如一系、二系或三系细胞的增多或减少；外周血中出现原始、幼稚细胞等；②不明原因的发热，肝、脾、淋巴结肿大；③骨痛、骨质破坏、肾功能异常、黄疸、紫癜、血沉明显增快等；④化疗后的疗效观察；⑤其他，如染色体核型分析、造血祖细胞培养、微生物及寄生虫学检查（如伤寒、疟疾）等。
>
> 禁忌证：由于凝血因子缺陷引起的出血性疾病，如血友病；妊娠晚期的妊娠期妇女做骨髓穿刺术应慎重。

1. 骨髓检查的标本采集

（1）应书面告知患者检查的目的，充分解释骨髓穿刺前局部麻醉、穿刺时和穿刺后可能发生的局部不适、穿刺所需时间（一般约需 20 分钟），要求患者配合穿刺。

（2）严格消毒穿刺部位，采集所需骨髓液并及时床边制备骨髓片。

（3）穿刺后局部伤口无菌性止血至少 24 小时，防止感染，卧床休息 30～60 分钟。有任何异常出血或感染征象时应及时报告。

2. 骨髓检查的主要内容

（1）骨髓细胞形态学检查　制作骨髓涂片，经染色后，依据造血细胞系统各发育阶段的形态特征，在显微镜下进行分类计数，同时观察细胞形态学是否有异常，这也是骨髓其他检查的基础。

（2）细胞化学染色　以细胞形态学为基础，根据化学反应原理，将骨髓涂片进行染色，然后在显微镜下观察细胞化学成分及其分布特点，有助于了解各种血细胞的化学组成及病理改变，可用作血细胞类型的鉴别，对某些血液病的诊断和鉴别诊断有一定价值。常用的细胞化学染色有过氧化物酶染色、特异性酯酶染色、非特异性酯酶染色、中性粒细胞碱性磷酸酶染色、糖原染色、铁染色等。

（3）细胞免疫表型分析　使用单克隆抗体及免疫学技术对细胞膜表面和（或）细胞质存在的特异性抗原进行检查，分析细胞所属系列、分化程度和功能状态。骨髓细胞在分化、发育、成熟过程中，免疫标志如出现异常表达，可反映骨髓细胞的功能异常，甚至肿瘤性改变。因此，骨髓细胞免疫表型分析有助于急性或慢性白血病、淋巴瘤等的诊断分型、治疗方案选择及预后判断。

（4）细胞遗传学分析　自从 20 世纪 70 年代以来染色体分带技术的出现，尤其是高分辨显带技术的应用，细胞遗传学研究在血液学领域迅速发展，特别是在血液肿瘤性疾病的研究中不但确定了某些染色体异常与疾病发生、发展、诊断、治疗及预后有密切关系，而且染色体断裂点也成为寻找癌基因或抑癌基因的标志。

（5）分子生物学检查　通过核酸分子杂交技术、聚合酶链反应技术、DNA 测序技术、基因芯片技术、蛋白质分析技术及转基因技术、基因表达谱分析技术等对血液肿瘤性疾病的分子诊断、临床治疗、预后有重要意义，是个体化精准治疗血液系统疾病的基础。

3. 正常骨髓象特点

（1）骨髓有核细胞增生程度　增生活跃。

（2）粒红细胞比例　（2～4）：1，平均 3：1。

（3）各系细胞比例

1）粒系增生活跃　占有核细胞 40%～60%，其中原粒细胞 <2%，早幼粒细胞 <5%，中、晚幼粒细胞均 <15%，杆状核粒细胞 > 分叶核粒细胞，嗜酸性粒细胞 <5%，嗜碱性粒细胞 <1%。

2）红系增生活跃　占有核细胞 20% 左右，其中原红细胞 <2%，早幼红细胞 <5%，中幼红细胞和晚幼红细胞各 10%。细胞形态无明显异常。

3）巨核系细胞　巨核细胞 7～35 个/骨髓血膜片（1.5cm×3.0cm），以产生血小板的巨核细胞为主，易见血小板。细胞形态无明显异常。

4）淋巴系细胞　占有核细胞 20%，小儿可达 40%。细胞形态无明显异常。

5）单核系细胞　<4%，大多为成熟阶段细胞。细胞形态无明显异常。

6）浆细胞　<2%，大多为成熟阶段细胞。细胞形态无明显异常。

7）其他细胞　可见少量内皮细胞、网状细胞等，是骨髓特有的细胞成分。

（4）无异常细胞和寄生虫。

4. 常见血液病血液学特征

（1）贫血　是指外周血液中红细胞计数、血红蛋白浓度和血细胞比容低于参考区间下限，常用血红蛋白浓度来评价贫血的严重程度。外周血细胞形态有助于贫血的形态学分类，骨髓细胞检查有助于贫血的病因诊断和鉴别诊断。

1）缺铁性贫血　铁是合成血红蛋白必需的元素，当机体铁的摄入不足、需求增加或代谢障碍、丢失过多，出现缺铁状态，进而引起缺铁性贫血（iron deficiencyanemia，IDA）。①血象：贫血的程度不一，轻者表现为正细胞正色素性贫血，重者呈典型的小细胞低色素性贫血，MCV、MCH、MCHC 均下降，血红蛋白浓度的降低较之红细胞数量的减少更为明显。白细胞和血小板一般无特殊改变，钩虫病引起的 IDA 患者嗜酸性粒细胞增高。②骨髓象：骨髓增生明显活跃，粒红比值减低。红系增生，常大于30%，各阶段幼稚红细胞均见增多，以中幼红和晚幼红细胞为主；成熟红细胞胞体积小，中央淡染区扩大。粒系细胞相对减少，但各阶段细胞比例及形态、染色大致正常。巨核细胞系无明显变化，血小板形态一般正常。可见嗜多色性红细胞、低色素小红细胞，严重时可见环形红细胞等。

2）巨幼细胞贫血（megaloblastic anemia，MA）　是指叶酸和（或）维生素 B_{12} 缺乏导致脱氧核糖核酸合成障碍所引起的一类贫血。①血象：属大细胞正色素性贫血，MCV 增大、MCH 升高、MCHC 可正常。血涂片红细胞大小明显不均，形态不规则，可见椭圆形大红细胞，着色较深，嗜多色性红细胞增多。白细胞和血小板常轻度减少，中性粒细胞分叶过多，偶见中、晚幼粒细胞。②骨髓象：骨髓增生明显活跃，粒红比值减低。红系细胞增生，常大于40%，以早、中幼红细胞为主，出现各阶段巨幼红细胞，细胞核质发育失衡；易见嗜多色红细胞、嗜碱点彩红细胞及 Howell - Jolly 小体等；成熟红细胞胞体大，中央淡染区消失。粒系细胞相对减低，可见巨晚幼和巨杆状核粒细胞及分叶核细胞分叶过多现象。巨核细胞系数量正常，但可见巨型变或分叶状核。易见到核分裂象。

3）再生障碍性贫血（aplastic anemia，AA）　是由于化学、生物、物理或原因不明等因素引起的一种以骨髓造血功能衰竭为特征的贫血，临床分为急性型与慢性型。①血象：以全血细胞减少、正细胞性贫血和网织红细胞绝对值减少为特征。②骨髓象：急性型者，多部位骨髓穿刺涂片显示红、粒、巨核三系细胞增生低下或极度低下，有核细胞明显减少，特别是巨核细胞减少，非造血细胞增多。慢性型者，骨髓中有残存的造血灶，可见骨髓增生现象，但巨核细胞仍减少。

（2）白血病（leukemia）　是造血系统的一种恶性肿瘤，按病程和细胞分化程度可分为急性白血病和慢性白血病。

1）急性白血病　1976 年由法国、美国和英国的血液学专家组成 FAB 协作组对白血病进行分型，将急性白血病分为急性髓系白血病（acute myeloideukemia，AML）和急性淋巴细胞白血病（acutelymphocyticleukemia，ALL）两大类及若干亚型。

2）慢性白血病　常见的慢性白血病有慢性髓细胞白血病（chronic myelogenous leukemia，CML）和慢性淋巴细胞白血病（chronic - lymphocyticleukemia，CLL），我国以 CML 占绝大多数，CLL 少见，欧美国家 CLL 常见。①慢性髓细胞白血病。血象：血红蛋白及红细胞计数早期正常或轻度减少，以后逐渐减少，成熟红细胞形态大致正常；白细胞显著增高，早期多在 $50 \times 10^9/L$ 以上，进展时常超过 $100 \times 10^9/L$，可达 $1000 \times 10^9/L$。以中幼粒细胞之后各阶段细胞为主，常伴嗜碱性粒细胞、嗜酸性粒细胞增多；血小板早期增多，可达 $1000 \times 10^9/L$ 或正常，晚期减少。骨髓象：骨髓增生极度 活跃或明显活跃，粒红比值显著增高。粒细胞系极度增生，以中性中幼粒细胞、晚幼粒细胞增多为主，原粒和早幼粒细胞之和少于10%。嗜碱性粒细胞、嗜酸性粒细胞增多；红细胞系受抑制；巨核细胞及血小板早期正常或增多，晚期减少。②慢性淋巴细胞白血病。血象：红细胞及血红蛋白早期正常，晚期减少。白细胞计数增高，多在 $30 \times 10^9/L$ 以上，以成熟小淋巴细胞为主，少见幼淋巴细胞及原淋巴细胞（常 <5%），"篮细胞"多见。血小板早期多正常，晚期减少。骨髓象：骨髓增生明显活跃或极度活跃。淋巴细胞系高度增生，以成熟小淋巴细胞为主；粒系及红系细胞明显减少；巨核细胞减少或无。

（二）出血性及血栓性疾病的实验室检查

1. 出血时间（bleeding time，BT）测定　将皮肤刺破后，让血液自然流出到自然停止所需的时间。BT 的长短主要反映血小板数量与功能、血管壁通透性和脆性的变化，常作为筛检试验，而非诊断试验。

【参考区间】WHO 推荐用模板法或出血时间测定器测定：（6.9 ±2.1）分钟，超过 9 分钟为异常。

【临床意义】

（1）BT 延长　见于：①血小板数量明显减少，如原发性和继发性血小板减少性紫癜；②血小板功能异常，如血小板无力症和巨血小板综合征；③严重缺乏某些凝血因子，如弥散性血管内凝血、血管性血友病；④血管异常，如遗传性出血性毛细血管扩张症；⑤药物影响，如服用抗血小板药物（阿司匹林等）、抗凝药（肝素等）。

（2）BT 缩短　临床意义不大。

2. 血浆凝血酶原时间（plasma prothrombin time，PT）测定　是指在患者血浆中加入组织因子（TF 或组织凝血活酶）和 Ca^{2+}，观测血浆凝固所需的时间。

【参考区间】PT 11～14 秒，比正常对照值延长 3 秒即有病理意义。凝血酶原时间比值（PTR）：即受检者 PT（s）/正常对照 PT（s），参考值为 0.82～1.15。国际标准化比值（INR），即 $PTR5$，参考区间为 0.8～1.2。ISI 为国际敏感指数。

【临床意义】PT 为外源性凝血途径的筛选指标。

（1）延长　主要见于凝血因子 Ⅱ、Ⅴ、Ⅶ、Ⅹ 因子减少或纤维蛋白原的缺乏，如 DIC、原发性纤溶亢进症、严重肝病、阻塞性黄疸和维生素 K 缺乏、血循环中抗凝物质增多等。

（2）缩短　先天性因子 Ⅴ 增多、DIC 高凝期、口服避孕药、其他血栓前状态及血栓性疾病。

（3）口服抗凝剂的监测　PTR 和 INR 是临床抗凝治疗的首选指标，PTR 在 1.0～2.0，INR 一般维持在 2.0～3.0。

3. 活化部分凝血活酶时间（activated partial thromboplastin time，APTT）测定　是指在受检者血浆中加入部分凝血活酶和 Ca^{2+} 后，观察血浆凝固所需要的时间。

【参考区间】男性：（37 ±3.3）秒；女性：（37.5 ±2.8）秒。比正常对照延长 10 秒以上有病理意义。

【临床意义】APTT 是内源性凝血途径的筛选指标。

（1）APTT 延长　先天因子 Ⅷ、Ⅸ 缺乏（如血友病），后天获得性凝血因子缺乏（如 DIC、维生素 K 缺乏、严重肝病等），患者使用普通肝素治疗后 APTT 延长，一般维持在参考值的 1.5～2.5 倍。

（2）APTT 缩短　血栓前状态（如 DIC 高凝期）和其他血栓性疾病。

4. 血浆凝血酶时间（thrombin time，TT）　是指在受检者血浆中加入标准凝血酶溶液，将纤维蛋白原转变为纤维蛋白，测定开始凝固所需的时间。

【参考区间】16～18 秒，较正常对照延长 3 秒以上者为异常。

【临床意义】主要用于反映血浆中纤维蛋白原浓度及结构是否异常，也可反映血浆中的抗凝物质水平高低。

（1）TT 延长　见于低（无）纤维蛋白原血症、异常纤维蛋白原病，更多见于肝病、DIC 晚期等引起的获得性低纤维蛋白原血症，血浆中 FDP 增多以及肝素类物质存在。

（2）用于尿激酶、链激酶的溶栓治疗的监测　一般需控制在 1.5～2.5 倍为佳。

5. 血浆纤维蛋白原（fibrinogen，FIB）测定

【参考区间】2.0～4.0g/L。

【临床意义】

（1）FIB 增高　见于糖尿病、急性心肌梗死、风湿病、急性肾小球肾炎、肾病综合征、大面积灼伤、休克、大手术后、妊娠高血压综合征、急性感染及血栓前状态等。

（2）FIB 降低　见于 DIC、原发性纤溶症、急性重型肝炎、肝硬化、低（无）纤维蛋白原血症。

6. 纤维蛋白原降解产物（fibrinogen and fibrin degradation products，FDP）、D–二聚体（D–Dimer）测定　FDP 在原发性和继发性纤溶时都会升高。D–二聚体是继发性纤溶的标志。

【参考区间】FDP：<5mg/L；D – Dimer：0～0.256mg/L。

【临床意义】

（1）FDP 阳性或增高　见于体内纤溶亢进，但不能鉴别原发性与继发性纤溶。

（2）D – Dimer 增高　是继发性纤溶的标志。

（3）FDP 和 D – Dimer 均显著增高　见于 DIC，两者联合测定更有利于提高 DIC 实验诊断的敏感性和特异性。

7. 凝血酶时间测定　在受检血浆中加入标准凝血酶溶液，测定凝固时间，即凝血酶时间（thrombin time，TT）。

【参考区间】16～18 秒，超过正常对照 3 秒有临床意义。

【临床意义】

（1）TT 延长　①低纤维蛋白原血症、异常纤维蛋白原血症；②纤溶亢进，FDP 增多，如 DIC 时；③肝素样抗凝物质增多，如严重肝病、胰腺疾病及过敏性休克等；④血液循环中抗凝血酶活性明显增强；⑤普通肝素抗凝治疗及溶栓治疗的监测。

（2）TT 缩短　无临床意义。

8. 弥散性血管内凝血（disseminated intravascular coagulation，DIC）　实验室检查 DIC 是由多种致病因素导致全身血管内微血栓形成和多脏器功能衰竭的全身性血栓－出血综合征。可以发生于多种疾病的病程之中，在原发病的基础上，血管内皮受损、血小板和凝血因子激活、抗凝功能减弱，导致机体微血管内广泛性微血栓形成，血小板和凝血因子大量消耗使血液呈低凝状态，并且继发纤溶亢进，引起全身性出血。由于广泛性血栓栓塞，导致各脏器供血不足、功能障碍，出现多器官功能衰竭。急性 DIC 患者病情十分危重，若不能及时诊治常危及生命。

实验室检查是确诊 DIC 的关键，常用的指标包括 PLT 计数、PT 测定、APTT 测定、FIB 测定、FDP 和 D – Dimer 测定等。

（1）PLT 计数　血小板常 $<100 \times 10^9/L$，由于个体间血小板基数不同、骨髓代偿增生和释放血小板的情况不同，血小板减低的程度有差别，少数患者在高凝期时可不减低，必须动态观察血小板的变化，DIC 时 PLT 呈进行性减低。

（2）PT 测定　PT 延长超过对照 3 秒或呈进行性延长有病理意义。不同患者或处于不同病程时可有显著差别，肝病并发 DIC 时 PT 显著延长，在妊娠中后期各种凝血因子含量或活性增高，若发 DIC 时 PT 可仍在参考区间内或延长不明显，故 PT 结果必须紧密结合临床并做动态分析。

（3）APTT 测定　APTT 呈进行性延长。

（4）FIB 测定　FIB <1.5g/L 或呈进行性降低有病理意义。

（5）FDP 和 D – Dimer 测定　FDP >20mg/L，肝病时需 >60mg/L；D – Dimer >0.5mg/L 有病理意义。DIC 时 FDP 和 D – Dimer 呈进行性增高。

三、输血检测和临床用血

血型是人体血液成分的遗传多态性标记，是指存在于血液中各种成分的特异性同种抗原。血液成分包括红细胞、白细胞、血小板及某些血浆蛋白在个体之间均具有抗原成分的差异，受独立的遗传基因控制。血型检查在输血、器官移植、骨髓移植等临床实践中发挥着重要作用。由相互关联的抗原抗体组成的血型体系，称为血型系统。在目前已识别的血型系统中，以红细胞 ABO 和 Rh 血型系统最为重要，本节重点叙述这两种红细胞血型系统。

（一）ABO 血型系统

1. ABO 血型系统分型　根据红细胞表面是否有 A 或 B 抗原，血清中是否存在抗 A 或抗 B 抗体，ABO 血型系统可分为 A、B、O、AB 四型（表 6 – 3）。由于 A 抗原中有 A_1、A_2 两种主要亚型，故 AB

型中也有 A_1B 和 A_2B 两种主要亚型。

表 6-3 ABO 血型系统分型

血型	红细胞表面的抗原	血清中的抗体	基因型
A	A	抗 B	A/A 或 A/O
B	B	抗 A	B/B 或 B/O
AB	AB	无抗体 A 和 B	A/B
O	无抗原 A 和 B	抗 A 及抗 B	O/O

2. ABO 血型鉴定和交叉配血试验

（1）ABO 血型鉴定 ABO 血型抗体能在生理盐水介质中与相应红细胞抗原结合而发生凝集反应。进行 ABO 血型鉴定包括正向定型和反向定型。前者是采用标准的抗 A 及抗 B 血清以鉴定红细胞上的抗原，后者是用标准的 A 型及 B 型红细胞鉴定被检者血清中的抗体。两种实验同时进行，只有被检者红细胞上的抗原鉴定和血清中的抗体鉴定所得结果完全相符时，才能肯定其血型类别。用标准血清及标准红细胞鉴定 ABO 血型（表 6-4）。

表 6-4 红细胞 ABO 血型鉴定

标准血清 + 被检者红细胞			标准红细胞 + 被检者血清			血型
抗 A	抗 B	抗 AB	A 型红细胞	B 型红细胞	O 型红细胞	
+	-	+	-	+	-	A 型
-	+	+	+	-	-	B 型
+	+	+	-	-	-	AB 型
-	-	-	+	+	-	O 型

注："+"表示凝集；"-"表示不凝集。

（2）交叉配血试验 输血前必须进行交叉配血试验，以避免导致输血后严重溶血反应。交叉配血试验常采用试管法进行，其做法是受血者血清加供血者红细胞反应（主侧），供血者血清加受血者红细胞反应（次侧），两者合称为交叉配血。主侧管与次侧管均无凝集、无溶血，才可以同型输血；不论何种原因导致主侧管有凝集、溶血时，则绝对不可输用。在紧急情况下，若需采用异型输血时（指供血者系 O 型，受血者为 A 型或 B 型），如主侧管无凝集，而次侧管凝集较弱，可以试输少量 O 型血液。

3. ABO 血型系统的临床意义

（1）输血 每个人都具有 ABO 血型系统中的某种抗原或抗体，只有选择同型血液，并经过交叉配血试验，证明完全相配才能输血，若输入异型血，则可能引发严重的溶血反应。

（2）新生儿同种免疫溶血病 是母亲与胎儿血型不合而引起的一种溶血疾病。多发生在母亲为 O 型而胎儿为 A 型或 B 型者，可导致新生儿溶血病或流产。

（3）器官移植 供体与受体 ABO 血型不合可加速移植排斥反应。

（4）其他 用于法医学鉴定及某些疾病的相关调查。

（二）Rh 血型系统

Rh 血型系统是应用较广泛的另一种血型系统。

1. Rh 血型系统的抗原和抗体 Rh 抗原主要有 5 种，这 5 种抗原的抗原性强弱依次为 D、E、C、c、e，其中以 D 抗原性最强，常规只用抗 D 血清检查，根据有无 D 抗原将其分为 Rh^+ 和 Rh^-。含有 D 抗原为 Rh^+，不含 D 抗原为 Rh^-。但以 Rh^+ 多见，汉族人中约占 99.6%，在新生儿溶血中意义较大。当有特殊需要如家系调查、父母权鉴定、配血不合等情况时才需用抗 C、抗 c、抗 E、抗 e 等标准血清，做全部表型鉴定。

Rh 血型形成的天然抗体极少，主要是由于 Rh 血型不合输血或通过妊娠所产生的免疫性抗体。Rh 血型系统抗体主要有 5 种，即抗 D、抗 E、抗 C、抗 c 及抗 e 抗体，其中抗 D 抗体是 Rh 系统中最常见的抗体。Rh 抗体有完全抗体和不完全抗体两种。完全抗体一般属 IgM 型，在机体受抗原刺激初期出现，机体继续受抗原刺激，则出现不完全抗体，属 IgG 型，可以引起新生儿溶血症和溶血性输血反应。

2. Rh 血型系统的临床意义

（1）溶血性输血反应　Rh 阴性的受血者接受了 Rh 阳性血液输入则可产生抗 Rh 抗体，如再次输入 Rh 阳性血液，即可出现溶血性输血反应。

（2）新生儿 Rh 溶血病　母亲与胎儿 Rh 血型不合，胎儿一定数量红细胞经胎盘进入母体，则可刺激母体产生抗 Rh 抗体，此抗体进入胎儿体内，即可引起胎儿溶血。

（三）输血

护士在取血时要与检验科人员共同进行三查（血制品的有效期、质量、输血装置）和八对（核对患者床号、姓名、住院号、血袋号、血型、交叉配血试验结果、血制品种类和剂量）。输血前应再次认真核对相关信息（包括供血者与受血者的姓名、血型、采血时间等），检查血袋是否破损、血液是否有污染或气泡产生，并且在输注过程中要严密监视患者的病情，如发生输血反应应立即停止输血并及时报告。

第三节　排泄物、分泌物及体液检测

PPT

> **情境导入**

情境：患者，女，38 岁。间歇性腰部酸胀隐痛 1 年余，再发加重入院。尿常规示：肉眼血尿，呈洗肉水样。

思考：1. 该患者应安排的必要的实验室检查是什么？

2. 需要检查哪种标本？应如何留取？

一、尿液检查

泌尿系统的主要功能是生成和排泄尿液，调节体内水、电解质与酸碱平衡。尿液常规检查可以初步反映泌尿系统病变，也可间接反映全身代谢及循环等系统的功能，是实验室常规检查项目之一。

（一）一般性状检查

1. 尿量

【参考区间】成年人 24 小时尿量为 1000～2000ml。

【临床意义】

（1）尿量增多　成年人 24 小时尿量多于 2500ml 为多尿。生理性多尿见于饮水过多、精神紧张、使用利尿剂或静脉输液过多；病理性多尿见于急性肾功能不全多尿期、糖尿病、尿崩症等。

（2）尿量减少或无尿　成年人 24 小时尿量少于 400ml 或每小时尿量持续少于 17ml 为少尿（oliguria）；24 小时尿量少于 100ml 为无尿（anuria）。常见原因有：肾前性，见于休克、严重脱水、心力衰竭等；肾性，见于急性肾小球肾炎、慢性肾炎急性发作、急性肾衰竭少尿期、肾移植急性排异等；肾后性，如各种原因所致的尿路梗阻。

2. 尿液外观

【参考区间】正常新鲜尿液为淡黄色或橘黄色透明液体，但尿液颜色可受食物、药物等影响。

【临床意义】

（1）无色　见于尿量增多，如因饮水、输液过多或病理情况下的尿崩症、糖尿病等。

（2）淡红色或红色　为血尿（hematuria），由于出血量不同可呈淡红色、血红色、洗肉水样。每升尿液中含血量超过1ml，称为肉眼血尿（macroscopic hematura），如尿液外观无明显变化，但离心沉淀后红细胞超过3个/HP，称为镜下血尿（microscopic hematuria）。血尿可见于泌尿系统炎症、结核、肿瘤、结石以及出血性疾病等。

（3）茶色或酱油色　为血红蛋白尿（hemoglobinuria），系血管内溶血时，血浆中大量游离血红蛋白超过肾小管的重吸收能力而从尿液中排出所致，可见于阵发性睡眠性血红蛋白尿、蚕豆病、血型不合的输血反应等。

（4）深黄色　若尿液的泡沫也呈黄色，为胆红素尿（bilirubinuria），于空气中久置后胆红素可氧化为胆绿素，呈棕绿色，常见于梗阻性黄疸或肝细胞性黄疸。服用呋喃唑酮、大黄、核黄素等药物也可使尿呈黄色，但尿液泡沫不黄。

（5）乳白色　①脓尿（pyuria）和菌尿（bacteriuria），见于泌尿系感染性疾病，如肾盂肾炎、膀胱炎、尿道炎或前列腺炎等；②脂肪尿（lipiduria），见于肾病、挤压伤、骨折、肾病综合征、肾小管变性等；③乳糜尿（chyluria），见于丝虫病、肿瘤、腹部创伤等所致淋巴回流受阻。

（6）浑浊　尿液浑浊程度与其含有混悬物质的种类和数量有关，引起尿液浑浊的主要原因有尿液中含有大量细胞、细菌、结晶、乳糜液等。

3. 尿液气味

【参考区间】健康人新鲜尿液有微弱芳香气味，并受食物影响。尿液久置后因尿素分解可产生氨臭味。

【临床意义】新排出的尿液即有氨臭味提示有慢性膀胱炎或慢性尿潴留；蒜臭味提示有机磷杀虫剂中毒；鼠臭味提示苯丙酮尿症；糖尿病酮症酸中毒者，尿液呈烂苹果味。

4. 尿比密（specific gravity，SG）　又称为尿比重，受肾小管重吸收和浓缩功能的影响，与尿中可溶性物质的数目和质量成正比，与尿量成反比。

【参考区间】成年人在普通膳食条件下尿比密为 1.015 ~ 1.025，晨尿最高，一般 > 1.020。婴幼儿偏低。

【临床意义】

（1）增高　见于急性肾小球肾炎、脱水、出汗过多、心力衰竭等所致的肾血流灌注不足时，尿中含有较多蛋白质或葡萄糖等。

（2）减低　见于大量饮水、尿崩症、肾衰竭等影响尿液浓缩功能的疾病。

（二）尿液化学检查

尿液化学检查包括尿液的酸碱度、蛋白质、葡萄糖、酮体、胆红素、尿胆原、血红蛋白、白细胞酯酶、亚硝酸盐等。临床上常用干化学试纸条浸上尿液，可快速定性或半定量报告尿液中化学成分的含量。

1. 尿酸碱度

【参考区间】在普通膳食条件下新鲜尿液多呈弱酸性，pH 为 6.0 ~ 6.5，可波动在 4.6 ~ 8.0。

【临床意义】

（1）生理性变化　标本放置过久、食用蔬菜类食物、服用碱性药物碳酸钠等可增高，摄入肉类食物、服用酸性药物氯化铵、维生素 C 等 pH 降低。

（2）病理性变化

1）病理性酸性尿　见于酸中毒、糖尿病、低钾血症、痛风等。

2）病理性碱性尿　见于碱中毒、醛固酮增多症、高钾血症、泌尿系感染、应用碱性药物等。

2. 尿蛋白

【参考区间】定性为阴性，定量 <80mg/24h。

【临床意义】24 小时尿蛋白质排出量超过 150mg 称为蛋白尿（proteinuria）。如果尿蛋白含量 ≥ 3.5g/24h 尿，称为大量蛋白尿。蛋白尿的类型、特点及临床意义见表 6 - 5。

表 6 - 5　蛋白尿的分类

蛋白尿类型	特点	临床意义
生理性蛋白尿	泌尿系统无器质性病变，尿内暂时出现蛋白质，诱因解除后消失	剧烈运动、发热、寒冷、精神紧张、交感神经兴奋
肾小球性蛋白尿	为肾小球滤过膜机械和电荷屏障受损所致，尿蛋白 ≥1.0g/24h 尿，多为大中分子蛋白质，以清蛋白为主	原发性肾小球肾炎，肾病综合征继发性如糖尿病、高血压、系统性红斑狼疮、妊娠高血压综合征
肾小管性蛋白尿	为近曲肾小管对低分子量蛋白质重吸收减少所致蛋白排出量过多	肾盂肾炎、间质性肾炎、肾小管酸中毒等
溢出性蛋白尿	血浆中的低分子量蛋白质超过了肾小管的重吸收能力	溶血性贫血、挤压伤综合征，多发骨髓瘤
组织性蛋白尿	为低分子量蛋白尿	肾组织被破坏
假性蛋白尿	尿中混有大量的脓、血、黏液等	肾无损害，见于膀胱炎、尿道炎、尿道出血等

3. 尿糖

【参考区间】阴性。

【临床意义】正常人尿中可有微量葡萄糖。当血中葡萄糖浓度超过肾糖阈（8.88mmol/L）时，尿葡萄糖定性为阳性，称为葡萄糖尿（glucosuria）。

（1）血糖增高性糖尿　多见于内分泌疾病，如糖尿病、库欣综合征、甲状腺功能亢进症、肢端肥大症、嗜铬细胞瘤等。

（2）血糖正常性糖尿　又称为肾性糖尿。见于家族性肾性糖尿，为先天性近曲小管对糖的吸收功能缺损所致；后天获得性肾性糖尿，见于慢性肾炎、药物中毒及肾病综合征等。

（3）暂时性糖尿　见于进食大量碳水化合物或静脉输注大量葡萄糖、颅脑外伤、脑血管意外、大面积烧伤、急性心肌梗死等。

4. 尿酮体　酮体包括丙酮、乙酰乙酸及 β - 羟丁酸，是体内脂肪代谢的中间产物，当糖代谢发生障碍、脂肪分解增多、酮体产生速度超过机体组织利用速度时，可出现酮血症，酮体血浓度超过肾阈值时，可产生酮尿（ketonuria）。

【参考区间】阴性。

【临床意义】尿酮体阳性：见于糖尿病出现酮血症或酮症酸中毒；服用双胍类降糖药，如苯乙双胍等；非糖尿病性酮尿，如高热、严重呕吐（包括妊娠期妇女妊娠剧吐）、长期饥饿、全身麻醉后、肝硬化、嗜铬细胞瘤等。

5. 尿胆红素

【参考区间】阴性。

【临床意义】尿胆红素增高见于：①肝内、外胆管阻塞，如胆石症、胰头癌、胆管肿瘤及门脉周围炎症等；②肝细胞损害，如病毒性肝炎、酒精性肝炎、药物或中毒性肝炎；③先天性高胆红素血症。

6. 尿胆原

【参考区间】弱阳性。

【临床意义】

（1）尿胆原增多　见于：①病毒性肝炎、药物或中毒性肝损伤等；②溶血性贫血或巨幼细胞贫血等红细胞破坏过多时；③肠梗阻、顽固性便秘等使肠道对尿胆原回吸收增加，尿中尿胆原排出增多。

（2）尿胆原减少　见于：①胆道梗阻，如胆石症、胆管肿瘤、胰头癌等，完全梗阻时尿胆原阙如；②新生儿及长期服用广谱抗生素时肠道细菌缺乏，使尿胆原生成减少。

7. 尿亚硝酸盐

【参考区间】阴性。

【临床意义】主要用于尿路感染的筛查。当尿液中有能产生硝酸盐还原酶的细菌（如大肠埃希菌）时，可呈阳性。阳性结果需结合尿白细胞及临床资料综合分析。阴性结果并不能除外泌尿系感染。

8. 尿血红蛋白

【参考区间】阴性。

【临床意义】血尿和血红蛋白尿时呈阳性。

9. 尿白细胞酯酶

【参考区间】阴性。

【临床意义】尿液中性粒细胞增多时呈阳性。

（三）尿液有形成分检查

尿液有形成分包括尿液中的细胞、管型、结晶、微生物等。可通过显微镜或尿液有形成分分析仪来检查不离心或离心后尿液沉渣中的这些有形成分的数量和形态。

【参考区间】

红细胞：玻片法 0~3 个/HP；定量检查 0~5 个/µl。

白细胞：玻片法 0~5 个/HP；定量检查 0~10 个/µl。

肾小管上皮细胞：无。

移行上皮细胞：少量。

鳞状上皮细胞：少量。

透明管型：0~1 个/LP。

病理管型：无。

结晶：可见磷酸盐、草酸钙、尿酸等生理性结晶。

【临床意义】

（1）细胞

1）红细胞　见于泌尿系统炎症、肿瘤、结核、结石、创伤、肾移植排异、出血性疾病、前列腺炎、盆腔炎等。

2）白细胞　见于肾盂肾炎、膀胱炎、尿道炎；女性阴道炎、宫颈炎及附件炎时可因分泌物进入尿中，引起白细胞增多。

3）上皮细胞　见于：①鳞状上皮细胞，正常尿中可见少量，无临床意义，如大量出现同时伴有白细胞增多应考虑泌尿生殖系炎症；②移行上皮细胞，在肾盂、输尿管或膀胱颈部炎症时可增多；③肾小管上皮细胞，急性肾小球肾炎、肾移植术后及肾小管损伤时可见到。

（2）管型（cast）　是尿液中的蛋白质、细胞等在肾小管、集合管内凝固而形成的圆柱体。

1）透明管型（hyaline cast）　正常成年人浓缩尿中可偶见。剧烈运动、发热、麻醉、心功能不全时，尿中可出现透明管型。急慢性肾小球肾炎、肾病、肾盂肾炎、肾淤血等时尿中可见增多。

2）细胞管型（cellularcast）　为含有细胞成分的管型，按细胞类别可分为：①红细胞管型，提示肾单位内有出血，可见于急性肾小球肾炎、慢性肾炎急性发作、急性肾小管坏死、肾出血、肾移植术后产生排斥反应、狼疮性肾炎等；②白细胞管型，提示肾实质有活动性感染，可见于急性肾盂肾炎、间质性肾炎等；③肾上皮细胞管型，提示肾小管病变，如急性肾小管坏死及重金属、化学物质、药物中毒等。

3）颗粒管型（ganular cast）　见于肾实质性病变，如急性、慢性肾小球肾炎、肾病、肾动脉硬化等；药物中毒损伤肾小管及肾移植术发生急性排斥反应时也可见。

知识链接

自动化尿液检测

目前尿液的自动化分析已在全国各地医院普遍应用，主要有干化学分析仪和尿沉渣分析仪，其结果可受到一些因素的影响，只能作为筛查，必要时还需进一步做显微镜检查。尿液干化学分析仪检测项目有pH、PRO（尿蛋白）、GLU（血糖检测）、KET（尿酮体）、BIL（尿素氮）、UBG（尿胆原）、BLD（隐血）、NIT（亚硝酸盐）、LEU（尿白细胞）、SG（比密）、维生素C检测。NIT是泌尿系感染的过筛指标，与LEU结合可诊断泌尿系感染；维生素C检测是用来判断GLU、BLD、BIL和NIT等结果是否受到维生素C的影响而出现假阳性或假阴性。尿沉渣分析仪检测项目有红细胞、白细胞、细菌、上皮细胞、管型、酵母菌、精子细胞、结晶等。

二、粪便检查　📱微课3

粪便检查是临床最常用的检查之一，其主要目的是了解消化道有无炎症、出血、肿瘤等病变。根据粪便的性状、组成，间接地判断胃肠、胰腺、肝胆系统的功能状况。了解是否有肠道菌群失调，检查粪便中有无致病菌以协助诊断肠道感染性疾病。检查内容包括一般性状检查、化学检查、显微镜检查。

（一）一般性状检查

1. 粪便量　正常人大多每天排便1次，排便量随进食量、食物种类及消化器官功能状态而异。

2. 颜色与性状　正常成年人排出的粪便为黄褐色软便，婴儿粪便可为黄色或金黄色。常见的病理改变如下。

（1）黏液便　正常人粪便可有少量黏液均匀混合于粪便之中。小肠炎症时黏液增多，均匀地混于粪便之中；大肠炎症时黏液不易与粪便混合；直肠炎症时黏液附着于粪便表面；单纯性黏液无色透明。细菌性痢疾、阿米巴痢疾时，分泌的脓性黏液便呈黄白色不透明状。

（2）脓性及脓血便　痢疾、溃疡性结肠炎、结肠或直肠癌等病变时，常排脓性及脓血便，阿米巴痢疾以血为主，血中带脓，呈暗红果酱样；细菌性痢疾以黏液及脓为主，脓中带血，多呈鲜血状。

（3）黑便及柏油样便　上消化道出血量达50～75ml时可出现黑便，粪便隐血试验强阳性；若出血量较大，持续2～3天则可为黑色、发亮的柏油样便。服用铁剂、铋剂、活性炭等也可排出黑便，但无光泽，隐血试验阴性。

（4）白陶土样便　粪便呈黄白色陶土样，系各种原因引起胆道阻塞，进入肠道的胆红素减少或缺如，使粪胆素减少或缺如所致，见于梗阻性黄疸；钡餐胃肠道造影术后粪便也可呈白色或黄白色。

（5）鲜血便　见于直肠息肉、直肠癌、肛裂及痔疮等；痔疮时常在排便后有鲜血滴落，其他疾病鲜血附着于粪便表面。

（6）水样便　多由于肠蠕动亢进或肠黏液分泌过多所致。伪膜性肠炎时常排出大量稀汁样便，并含有膜状物；艾滋病患者伴发肠道隐孢子虫感染时，可排出稀水样便；霍乱弧菌感染时可排出米泔样便；小儿肠炎由于肠蠕动加快，粪便呈绿色稀糊状。

3. 气味　正常粪便有臭味。粪便恶臭见于慢性肠炎、胰腺疾病、消化道大出血、结直肠癌溃烂等；鱼腥味见于阿米巴性肠炎；酸臭味见于脂肪分解或糖类异常发酵。

4. 寄生虫   粪便寄生虫检查有助于寄生虫感染的确诊。蛔虫、蛲虫、绦虫等较大虫体及节片混在粪便中肉眼即可辨认；钩虫体则须将粪便冲洗过滤后查验才能发现。

（二）显微镜检查

通过粪便直接显微镜检查，可以发现细胞、寄生虫卵、真菌和原虫等病理成分，以及用于了解消化吸收功能的食物残渣。

1. 细胞

（1）红细胞   正常人粪便中无红细胞，肠道下段炎症或出血，如细菌性痢疾、肠炎、结肠直肠癌、直肠息肉等可见到红细胞。阿米巴痢疾时红细胞多于白细胞；细菌性痢疾时红细胞少于白细胞。

（2）白细胞   正常人粪便中不见或偶见，主要是中性粒细胞。肠道炎症时白细胞可增多，如细菌性痢疾可见大量白细胞，过敏性肠炎、肠道寄生虫病患者粪便中可见嗜酸性粒细胞。

（3）吞噬细胞   为吞噬较大异物的单核细胞，其增多见于细菌性痢疾、溃疡性结肠炎和直肠炎等。

（4）肠黏膜上皮细胞   见于肠道炎症。

（5）肿瘤细胞   见于大肠癌，以直肠部位最为多见，常为鳞状细胞癌或腺癌。

2. 结晶   粪便中有意义的结晶主要是夏科－雷登结晶，与阿米巴痢疾、钩虫病及过敏性肠炎有关，同时可见嗜酸性粒细胞。

3. 微生物和寄生虫卵   正常粪便中可见大量细菌，为正常菌群，球菌和杆菌的比值约为 $1:10$。菌群失调见于长期使用广谱抗生素、免疫抑制剂和各种慢性消耗性疾病。真菌检出见于长期使用广谱抗生素、免疫抑制剂、激素和化学治疗后的患者，以白色假丝酵母菌最常见。寄生虫卵见于寄生虫感染，常见的有蛔虫卵、血吸虫卵、钩虫卵、蛲虫卵、华支睾吸虫卵等，肠道寄生原虫主要有阿米巴滋养体和包囊、隐孢子原虫等。

（三）隐血试验

隐血试验（occult blood test，OBT）指消化道出血少、肉眼不能证实的出血。上消化道出血时红细胞已破坏，显微镜检查也不能发现红细胞，可用化学法或免疫学法检查证实。化学法的基本原理是利用血红蛋白中具有类似过氧化物酶活性的亚铁血红素，催化底物而显色，食物因素（含有血红蛋白的动物血如鱼、肉、肝脏，含有过氧化物酶的新鲜蔬菜）可导致假阳性；服用大剂量维生素 C 可导致假阴性。免疫法常用单克隆抗体胶体金法，特异性强，不受动物血红蛋白和过氧化物酶的干扰，也不受新鲜蔬菜、维生素 C 的干扰，不必限制饮食。

【参考区间】阴性。

【临床意义】阳性结果对消化道出血有重要诊断价值。消化道溃疡时，阳性率为 $40\% \sim 70\%$，呈间歇阳性；消化道恶性肿瘤如胃癌、结肠癌、直肠癌等时，阳性率可达 95%，呈持续性阳性，故粪便隐血试验常作为消化道恶性肿瘤诊断的一个筛查指标，尤其对早期发现中老年患者消化道恶性肿瘤较为重要。其他如钩虫病、肠结核、流行性出血热等此试验也可呈阳性。

三、痰液检查

痰液检查的主要目的是协助诊断某些呼吸系统疾病，如支气管哮喘、支气管扩张、肺结核、肺癌等；评价治疗和护理效果等。

（一）一般性状检查

1. 痰量

【参考区间】健康人一般无痰。

【临床意义】患者的排痰量依病种和病情而异。急性呼吸系统感染者较慢性炎症时痰少；细菌性炎症较病毒性感染痰多；慢性支气管炎、支气管扩张、空洞型肺结核和肺水肿患者痰量可显著增多。

2. 颜色及性状

【参考区间】正常人偶有少量的白色或透明、水样或黏液痰。

【临床意义】病理情况下可见：①黄色脓性痰，提示呼吸道有化脓性感染，见于金黄色葡萄球菌肺炎、支气管扩张、肺脓肿等；②铁锈色痰，可见于肺炎球菌性肺炎；③粉红色泡沫痰，见于急性左心功能不全、肺水肿患者；④烂桃样痰，见于肺吸虫病引起肺组织坏死分解时；⑤棕褐色痰，见于阿米巴性肺脓肿、慢性肺淤血时；⑥灰色或灰黑色，见于矿工、锅炉工、长期吸烟者。

3. 气味

【参考区间】正常人咳出的新鲜、少量痰液无气味。

【临床意义】血性痰可带血腥味，厌氧菌感染有显著臭味，晚期肺癌有恶臭。

（二）显微镜检查

【参考区间】正常人无红细胞，可见少量中性粒细胞和上皮细胞。

【临床意义】

（1）肺结核、肺癌、肺梗死和肺水肿等疾病时可出现血性痰；血性痰中可见大量红细胞。

（2）呼吸系统有细菌感染时痰中白细胞显著增加，常成堆存在，多为脓细胞。支气管哮喘、过敏性支气管炎、肺吸虫病患者痰中嗜酸粒细胞增多。

（3）急性喉炎和咽炎时可有大量鳞状上皮细胞混入痰液；气管和支气管黏膜炎症或癌变时柱状上皮细胞较多；肺组织遭到严重破坏时可出现肺泡上皮细胞。

（4）癌细胞出现提示恶性肿瘤存在。

（5）夏科－莱登结晶常与嗜酸性粒细胞及库施曼螺旋体共存，见于支气管哮喘和肺吸虫病患者。

四、脑脊液检查

脑脊液（cerebrospinal fuid，CSF）是来源于脑室和蛛网膜下腔的无色透明液体，健康成年人脑脊液总量为120~180ml。血液和脑脊液之间存在血－脑脊液屏障，对血浆中各种物质的通透性具有选择性，脑脊液中含有一定的细胞和化学成分，检查脑脊液这些指标的变化有助于诊断神经系统感染、脑出血、颅内占位性病变以及治疗监测和预后的评估。

（一）一般性状检查

【参考区间】无色透明液体，放置24小时不形成薄膜，无凝块和沉淀。

【临床意义】

1. 颜色　脑脊液颜色改变可反映中枢神经系统的疾病，主要的颜色改变如下。

（1）乳白色　多因白细胞增多所致，见于各种化脓性脑膜炎。

（2）黄色　见于脑陈旧性出血、脊髓肿瘤压迫或蛛网膜下腔粘连梗阻等。

（3）红色　提示脑脊液中混有一定量血液，如果是穿刺损伤所致的出血，第1瓶为血性，第2瓶和第3瓶依次因红细胞数量减少而颜色变浅或消失；蛛网膜下腔或脑室出血时3瓶脑脊液呈均匀血性。

（4）微绿色　见于铜绿假单胞菌、肺炎链球菌、甲型链球菌感染所致脑膜炎。

（5）褐色或黑色　见于脑膜黑色素瘤等。

2. 透明度　病毒性脑膜炎、流行性乙型脑炎、神经梅毒等疾病时，脑脊液中细胞数轻度增加，可呈清晰或微浑；结核性脑膜炎时，可呈毛玻璃样浑浊。化脓性脑膜炎时，常呈现明显浑浊。

3. 凝固物　结核性脑膜炎时，脑脊液放置12~24小时后，可见液面形成纤细的网状薄膜；急性化脓性脑膜炎时，脑脊液静置1~2小时后即可出现凝块或沉淀；蛛网膜下腔阻塞时，脑脊液因蛋白质含量显著增高，常呈黄色胶冻状。

（二）化学检查

1. 蛋白质测定

【参考区间】脑脊液中蛋白质的参考区间因年龄和标本来源不同而有差异，成年人腰池的蛋白质为 0.20 ~ 0.45g/L，小脑延髓池内蛋白质为 0.10 ~ 0.25g/L，脑室内蛋白质为 0.05 ~ 0.15g/L。新生儿因血 – 脑屏障尚不完善，蛋白质含量相对较高。

【临床意义】脑脊液蛋白质含量增高可见于：①中枢神经系统炎症，化脓性脑膜炎时，明显增加；结核性脑膜炎时，中度增加；病毒性脑膜炎时，仅轻度增加；②脑或蛛网膜下腔出血时，轻度增加；③椎管内梗阻，如脊髓肿瘤、蛛网膜下腔粘连、神经根病变引起脑脊液循环梗阻时，显著增加。

2. 葡萄糖测定

【参考区间】2.5 ~ 4.5mmol/L（腰椎穿刺）。

【临床意义】中枢神经系统受细菌或真菌感染时，病原体大量分解葡萄糖，细胞破坏后释放的酶也可降解葡萄糖使脑脊液中葡萄糖降低，尤以化脓性脑膜炎时最为显著；结核性脑膜炎、隐球菌性脑膜炎的脑脊液中葡萄糖亦可轻度降低；病毒性脑膜炎、脑脓肿等其他中枢神经系统疾病时，多无显著变化。

3. 氯化物测定

【参考区间】120 ~ 130mmol/L（腰椎穿刺）。

【临床意义】细菌性脑膜炎时氯化物减少，尤以结核性脑膜炎时降低明显；病毒性脑膜炎、脑脓肿等无显著变化。其他非中枢神经系统疾病，如呕吐、脱水、腹泻等大量丢失氯化物情况造成血氯减低时，脑脊液氯化物也可减少。

（三）显微镜检查

【参考区间】成年人脑脊液无 RBC；仅有少量 WBC，成年人为 $(0 ~ 10) \times 10^6/L$；儿童为 $(0 ~ 15) \times 10^6/L$，多为单个核细胞，其中淋巴细胞多于单核细胞；无细菌。

【临床意义】

1. 细胞数增多

（1）化脓性脑膜炎时，脑脊液细胞数明显增高，可达数千 $\times 10^6/L$ 以上，主要为中性粒细胞。

（2）结核性脑膜炎时，脑脊液细胞数增高，但很少超过 $500 \times 10^6/L$。在发病初期以中性粒细胞为主，但很快下降，以后淋巴细胞增多。

（3）病毒性脑炎、脑膜炎时，脑脊液细胞数轻度增加，多为数十 $\times 10^6/L$ 以下，以淋巴细胞为主。

（4）新型隐球菌性脑膜炎时，细胞总数中度增加，可达数百 $\times 10^6/L$，以淋巴细胞为主。

（5）急性脑膜白血病时，细胞数增加，分类时可见相应的白血病细胞。中枢神经系统肿瘤时，脑脊液中细胞总数正常或稍高，以淋巴细胞为主。

（6）蛛网膜下腔出血时，为血性脑脊液，除了红细胞增多外，可见白细胞，以中性粒细胞为主。

（7）寄生虫性脑病时，可见嗜酸性粒细胞增多。

2. 细菌学检查
怀疑有细菌感染者可进行细菌学检查。将脑脊液直接涂片或离心沉淀后取沉淀物涂片，经革兰染色后显微镜检查，或经抗酸染色查找结核分枝杆菌、用墨汁染色查找隐球菌，还可用培养法检查。

五、浆膜腔积液检查

胸腔、腹腔、心包腔及关节腔统称为浆膜腔。生理状态下，浆膜腔有少量液体，主要起润滑作用。病理状态下，腔内液体聚积形成浆膜腔积液，因发生部位不同分别称为胸腔积液（胸水）、腹腔积液（腹水）及心包积液等。按积液的性质分为漏出液和渗出液两大类。通过积液检查，可区分积液性质，有助于疾病的诊断和治疗。

知识链接

渗出液与漏出液产生机制及常见原因

渗出液是由于微生物毒素、组织缺氧及炎症介质作用使血管内皮受损，血管通透性增加，血液中大分子物质渗出血管壁所致。细菌感染是产生渗出液的主要原因，也可见于恶性肿瘤、血液、胆汁、胰液、胃液等刺激、外伤等。

漏出液主要是由于血管流体静压增高、血浆胶体渗透压降低、淋巴回流受阻、水钠潴留等所致。常见原因有晚期肝硬化、肾病综合征、重度营养不良、充血性心力衰竭、丝虫病或肿瘤压迫淋巴管等。

（一）一般性状检查

1. 颜色 漏出液常为淡黄色，渗出液常为深黄色。恶性肿瘤、结核性胸（腹）膜炎、出血性疾病、内脏损伤等时可呈红色血性；铜绿假单胞菌感染可呈绿色；化脓性感染时多呈黄色脓样；淋巴管阻塞时常为乳白色。

2. 透明度 漏出液常为清晰透明液体；渗出液因含大量细胞、细菌等呈不同程度的浑浊，乳糜液因含大量脂肪也呈浑浊外观。

3. 凝固性 漏出液因含纤维蛋白原少，不易凝固。渗出液因含较多纤维蛋白原、细菌及组织裂解产物，多自行凝固或出现凝块。

4. 比密 漏出液比密常在 1.018 以下，渗出液常高于 1.018。

（二）化学检查

1. 黏蛋白定性试验（Rivalta test） 漏出液常为阴性，渗出液常为阳性。

2. 蛋白质定量 渗出液蛋白质含量常 >30g/L，漏出液蛋白质含量常 <25g/L。

3. 葡萄糖定量 漏出液葡萄糖含量与血糖近似，渗出液中因含细菌或细胞酶的分解作用，葡萄糖含量减少，尤其是化脓性细菌感染时更低，结核分枝杆菌感染次之。

4. 酶学检查 ①乳酸脱氢酶（LD）：积液 LD >200U/L 或与血清 LD 比值超过 0.6，提示可能为渗出液。②腺苷脱氨酶（ADA）：结核性积液时 ADA 明显增高，有助于结核的诊断及疗效观察。③淀粉酶（AMY）：大多数胰腺炎、胰腺癌或胰腺创伤所致的腹腔积液中淀粉酶活性增高。

（三）显微镜检查

1. 细胞计数 RBC 计数对渗出液和漏出液的鉴别意义不大；WBC 计数对鉴别有参考价值，漏出液 WBC 较少，常 $<100 \times 10^9/L$；渗出液常 $>500 \times 10^9/L$。

2. 细胞分类 漏出液中主要是淋巴细胞和间皮细胞。渗出液细胞较多，各种细胞增多的临床意义如下：①中性粒细胞增多，常见于化脓性积液及结核性积液的早期；②淋巴细胞增多，常见于慢性炎症，如结核、梅毒及肿瘤性积液等；③嗜酸性粒细胞增多，常见于变态反应及寄生虫感染引起的积液；④炎症时，大量中性粒细胞出现的同时，常伴有组织细胞出现。浆膜刺激或受损时，间皮细胞可增多。狼疮性浆膜炎时，偶可找到狼疮细胞。

3. 脱落细胞学检查 疑有恶性肿瘤时可将积液离心沉淀，检查是否有肿瘤细胞。

（四）病原体检查

肯定或疑为渗出液时应做细菌学检查，将积液离心沉淀、涂片、染色后查找病原菌。必要时做细菌培养，一旦培养阳性应做药物敏感试验供临床用药参考。

（五）漏出液与渗出液鉴别

漏出液与渗出液的鉴别见表 6−6。

表6-6　漏出液与渗出液的鉴别

检查项目	漏出液	渗出液
原因	非炎症所致	炎症、肿瘤、化学或物理刺激等
外观	淡黄色、浆液性	黄色、血性、脓性或乳糜性
透明度	清晰透明或微混	浑浊
比重	<1.015	>1.018
凝固性	不易凝固	易凝固
黏蛋白定性	阴性	阳性
蛋白质定量（g/L）	<25	>30
葡萄糖定量（mmol/L）	与血糖相近	低于血糖
细胞总数（$\times 10^6$/L）	<100	>500
细胞分类	以淋巴细胞为主	中性粒细胞增多主要见于化脓性或结核性积液早期；淋巴细胞增多主要见于结核性或癌性积液；嗜酸性粒细胞增多见于寄生虫感染或结缔组织病
细菌	无	可有
积液/血清蛋白比值	<0.5	>0.5
乳酸脱氢酶（LD，U/L）	<200	>200
积液/血清 LD 比值	<0.6	>0.6
肿瘤细胞	无	可有

（刘　平）

第四节　临床生物化学检查

>> **情境导入** ///

情境：患者，男，45岁。主要症状为乏力、体重下降、食欲不振。血常规检查结果显示：白细胞计数正常，红细胞计数略低，血红蛋白水平正常，血小板计数正常。这些结果暗示患者可能存在轻度贫血。经过详细询问和检查后，医生决定进行生化检查，以确定患者的具体病情。

思考：1. 该患者发生乏力、体重下降的病因可能是什么？

　　　2. 护士应建议进行哪些生化检查？

临床生物化学（clinical biochemistry）检查是化学、生物学与临床医学相结合，通过对人体血液、体液和组织中的物质进行检验，为证实临床推测（纳入诊断或排除诊断），确诊或筛查疾病，协助治疗方案的选择、优化和疗效监测，判断和监测功能紊乱的严重性等提供依据。临床生物化学检查多采用非抗凝血标本，应严格按照标本采集要求采集标本。

一、血清脂质与脂蛋白检查

血浆脂类简称血脂，包括胆固醇（cholesterol，CHO）、甘油三酯（triglyceride，TG）、游离脂肪酸（free fatty acid，FFA）等。由于脂类水溶性低，不便于运输，故脂类均与溶解度较大的载脂蛋白结合以复合体形式在血液循环中运输，无论外源性或内源性脂类都与蛋白质结合成水溶性较高的复合体，称为脂蛋白（lipoprotein，LP）。

血脂和脂蛋白是临床生物化学检查的常规项目，辅助诊断动脉粥样硬化症，评估心脑血管疾病的危险度，检测评价健康饮食与药物治疗效果等方面有重要意义。

PPT

（一）血清脂质测定

1. 总胆固醇测定

【参考区间】合适水平：5.18mmol/L；边缘升高：5.18~6.19mmol/L；升高：>6.22mmol/L。

【临床意义】血清总胆固醇水平受遗传、年龄、性别、饮食、精神等多种因素影响，胆固醇水平往往随年龄增长而增高，新生儿很低，哺乳后很快接近成年人水平，但70岁后略有下降。中青年女性低于男性，50岁以后女性高于同龄男性；血清总胆固醇浓度增高，冠心病等心血管疾病发生的危险性增高。

（1）胆固醇升高 见于冠心病等心脑血管疾病；长期高胆固醇、高饱和脂肪酸摄入可造成升高；脂蛋白代谢相关酶或受体基因发生基因突变等。

（2）胆固醇降低 见于暴发性肝衰竭、肝硬化、甲状腺功能亢进症、严重营养不良和严重贫血等。

2. 甘油三酯测定 临床上测定的甘油三酯（triglyceride，TG）是指血浆中各脂蛋白所含甘油三酯的总和，甘油三酯受饮食和时相影响较大，同一个体在多次测定时，检测值也有较大的变异。

【参考区间】理想范围：<1.7mmol/L；边缘升高：1.70~2.25mmol/L；升高：>2.26mmol/L。

【临床意义】

（1）甘油三酯升高 生理性增高见于高脂肪饮食、运动不足和肥胖；成年后随年龄上升水平升高。病理性增高见于冠心病、原发性高脂血症、动脉硬化症等。

（2）甘油三酯降低 见于低β-脂蛋白血症和无β-脂蛋白血症、严重肝脏疾病、甲状腺功能亢进症、慢性肾上腺皮质功能不全等。

（二）血浆脂蛋白测定

1. 高密度脂蛋白胆固醇（high density lipoprotein cholesterol，HDL-C）测定 高密度脂蛋白是血清中颗粒最小密度最大的一组脂蛋白，被视为具有抗动脉粥样硬化的脂蛋白，HDL在胆固醇逆转运中将外周组织多余沉积的胆固醇带回肝脏，调节再分布。血清HDL-C水平与冠心病程负相关，在评估心血管发病风险中具有重要参考价值。

【参考区间】理想范围：≥1.04mmol/L；升高：≥1.55mmol/L；降低：<1.04mmol/L。

【临床意义】HDL-C被证实是动脉粥样硬化和心血管疾病的保护因子，随着HDL-C水平降低，患缺血性心血管病危险性增加。HDL-C对于冠心病的二级预防、风险评估和指导预后具有重要作用。

（1）HDL-C增高 见于长期足量运动、饮酒等；雌激素类药物、烟酸和苯氧乙酸类降脂药、洛伐他汀等。

（2）HDL-C减低 见于高糖及素食时、肥胖、吸烟；使用睾酮等雄性激素、降脂药等。

2. 血清低密度脂蛋白胆固醇（low density lipoprotein cholesterol，LDL-C）测定 LDL-C在体内主要将内源性脂质自肝脏运到外周组织利用，LDL-C水平更能反映个体的血脂水平。

【参考区间】理想范围：<3.40mmol/L；边缘升高：3.40~4.10mmol/L；升高：≥4.10mmol/L。

【临床意义】

（1）LDL-C为富含胆固醇的脂蛋白，是导致动脉粥样硬化的主要脂类危险性因素，LDL-C水平增高还见于家族性高胆固醇血症。

（2）与HDL测定相同，高脂血症对LDL-C检测可产生干扰，影响HDL-C测定的因素也很多，包括年龄、性别、种族、遗传、饮食、疾病等，LDL-C水平的高低要结合流行病和临床综合评估。

3. 血清脂蛋白（a）[lipoprotein（a），Lp（a）]测定 Lp（a）是一种特殊的脂蛋白，其结构在蛋白质方面与LDL很相似，但带有一个富含碳水化合物、高度亲水性的Apo（a）蛋白。Lp（a）可促进LDL在血管壁上聚集，增加动脉粥样硬化和动脉血栓形成的危险性。

【参考区间】0 ~ 300mg/L。

【临床意义】

（1）Lp（a）是动脉粥样硬化性心、脑血管性疾病的独立危险因素，测定 Lp（a）水平可用于评估该类疾病发生的危险性。

（2）Lp（a）水平高低主要由遗传因素决定，受性别、年龄、饮食、营养和环境影响较小。

（3）Lp（a）病理性增高见于：①缺血性心、脑血管疾病；②心肌梗死、外科手术、急性创伤和急性炎症时，Lp（a）和其他急性时相蛋白一样增高；③肾病综合征和尿毒症；④除肝癌以外的恶性肿瘤；⑤糖尿病肾病。Lp（a）病理性减低见于：肝脏疾病（慢性肝炎除外），因为 Lp（a）合成于肝脏。

（三）血清载脂蛋白测定

1. 血清载脂蛋白 A（apo – lipoproteinA，ApoA）测定 ApoA 是 HDL 的主要结构蛋白，ApoA Ⅰ 和 ApoA Ⅱ 约占蛋白质的 90%，其中 ApoA Ⅰ 的意义最明确，且含量最高，为临床常用检测指标。

【参考区间】ApoA Ⅰ：男性（1.42 ± 0.17）g/L，女性（1.45 ± 0.14）g/L。

【临床意义】ApoA Ⅰ 水平反映血液中 HDL 的数量，与冠心病发生危险性呈负相关。冠心病、脑血管病患者 ApoA Ⅰ 水平降低。

2. 血清载脂蛋白 B（apo – lipoproteinB，ApoB）测定 ApoB 分为两个亚型，即 ApoB48 和 ApoB100 两种，前者主要存在于乳糜微粒中，参与外源性脂质的消化、吸收和运输；后者存在于低密度脂蛋白中。

【参考区间】男性（1.01 ± 0.21）g/L，女性（1.07 ± 0.23）g/L。

【临床意义】ApoB 是 LDL 的主要结构蛋白，血清 ApoB 水平反映血液中 LDL 的数量。血清 ApoB 浓度升高与冠心病发生危险性呈明显正相关，主要见于冠心病、高脂血症、糖尿病、肾病综合征等。ApoB 降低主要见于肝硬化、药物疗法及感染等。临床检测 ApoB 的浓度主要用于心脑血管疾病危险性的预测。

3. 其他载脂蛋白测定 载脂蛋白 A Ⅱ、载脂蛋白 C Ⅱ、载脂蛋白 E 等也可测定，其临床价值尚需进一步明确。

二、心血管疾病的实验室检查

PPT

1. 肌酸激酶（creatine kinase，CK）及同工酶测定 肌酸激酶存在于心肌、骨骼肌、肾脏、脑等组织细胞质和线粒体中的微酶，通过可逆地催化肌酸形成磷酸肌酸，参与细胞内能量运转、肌肉收缩、ATP 再生等过程。肌酸激酶同工酶（creatine kinase isoenzyme）是由 M 和 B 两个亚基组成的一种二聚体。它有四种不同的形式：在线粒体内的 CK – Mt（线粒体同工酶）和胞浆内的同工酶 CK – MM（肌型）、CK – BB（脑型）和 CK – MB（心型）。正常人血清中以 CK – MM 为主，有 80% CK – MB 较少并主要来源于心肌，CK – BB 含量极微。因此，血清中 CK – MB 明显升高，可以提示各种原因导致的心肌损伤。

【参考区间】CK：男性 50 ~ 310U/L，女性 40 ~ 200U/L。

【临床意义】

（1）CK 活性的水平受性别、年龄、种族、生理状态影响，但在多种病理状态下，血清 CK 和 CK – MB 活性水平可出现显著的改变。临床上还可根据血清 CK 的变化评估 AMI 溶栓治疗后的效果，如在发病 4 小时内 CK 即达峰值，提示冠状动脉再通的能力为 40% ~ 60%。

（2）CK – MB 是早期诊断 AMI 的指标之一，CK – MB 的敏感性和特异性均高于 CK，CK – MB 活性水平在 AMI 发病后 4 ~ 6 小时出现增高，9 ~ 24 小时即可达到峰值，在 48 ~ 72 小时后恢复正常。因此，CK – MB 活性可用于 AMI 的诊断、评估梗死范围大小和判断再梗死。

2. 乳酸脱氢酶（lactic dehydrogenase，LD）及同工酶测定 LD 是一种糖酵解酶，广泛存在于机体所有组织细胞的胞质内，其中以心肌、骨骼肌和肾脏含量最为丰富，其次存在于肝、脾、胰、肺和肿瘤组织。LD 由两种亚基（M、H）构成四聚体，形成 5 种同工酶，即 $LD_1(H_4)$、$LD_2(H_3M)$、LD_3（H_2M_2）、$LD_4(H_3M)$ 和 $LD_5(M_4)$。LD_1 和 LD_2 主要存在于心肌、红细胞、白细胞中，LD_3 存在于肺、脾、肝、淋巴组织中；LD_4 和 LD_5 主要存在于肝脏、骨骼肌。

【参考区间】速率法：120 ~ 250U/L。

【临床意义】

（1）AMI 发病后，有半数患者血清 LD_1 和 LD_2 显著升高；AMI 发病 48 小时后，有 80% 患者血清 LD_1 和 LD_2 显著升高，并且血清 LD_1 升高更为明显。LD_1/LD_2 比值的峰时在发病后 24 ~ 36 小时，4 ~ 7 天恢复正常。

（2）血清 LD 是诊断心肌梗死发生 1 周以上的指标；血清 LD 活性水平在心肌炎、心包炎、心力衰竭等疾病导致心肌损害时可出现上升；AM1 患者伴有肝脏淤血或肝功能衰竭时，LD_1/LD_2 比值增高合并 LD_5 增高。

（3）测定血清 LD 同工酶特别是 LD_1/LD_2 比值有助于提高 AMI 诊断的特异性。但血清 LD_1/LD_2 比值升高还可见于生殖细胞恶性肿瘤、肾脏肿瘤和恶性贫血等疾病，须加以鉴别。LD 及同工酶用于诊断 AMI 的敏感性、特异性均不高，目前已经不推荐用于 AMI 的诊断。

3. 心肌肌钙蛋白 T（cTnT）检测 血清中心肌肌钙蛋白 T 分子量为 37kD，绝大多数的细胞质中以复合物形式存在于细丝上，当心肌细胞损伤时，cTnT 便释放入血清中。因此，cTnT 浓度变化对诊断心肌缺血损伤的严重程度有重要价值。

【参考区间】cTnT 0.02 ~ 0.13μg/L。

【临床意义】

（1）cTnT 是诊断 AMI 的确定性标志物，AMI 发病后 3 ~ 6 小时血清 cTnT 升高，10 ~ 24 小时达峰值，需要 10 ~ 15 天恢复正常。

（2）不稳定型心绞痛患者常发生微小心肌损伤，cTnT 在判断微小心肌损伤方面也有价值，这种损伤只有检测血清 cTnT 才能确诊。

（3）cTnT 还可用于评估溶栓疗法成功与否，观察冠状动脉是否复通。

4. 心肌肌钙蛋白 I（cTnI）检测 分子量为 22kD，血浆中的 cTnI 多以复合物的形式存在，在心肌细胞胞浆中约 3% 的 cTnI 以游离形式存在，97% 与心肌结构蛋白结合。当心肌细胞因缺血缺氧等因素遭破坏时，游离型 cTnI 首先从细胞中释放入血。因此，急性心肌梗死发生后，cTnI 在循环血中较早出现并能持续较长时间。

【参考区间】cTnI < 0.03μg/L，诊断 AMI 的 cut - off 值 0.5μg/L。

【临床意义】

（1）cTnI 是急性心肌梗死标志物。心肌损伤后 4 ~ 6 小时释放入血，达到诊断决定值，心肌缺血症状发作后 14 ~ 36 小时达到高峰，恢复正常参考区间内需要 5 ~ 10 天后，但部分病例 14 天时仍升高。有文献报道检测血清 cTnI 诊断 AMI 的敏感性为 97%，特异性为 98%，预测值为 99.8%。

（2）cTnI 可用于溶栓后再灌注的判断，溶栓疗法成功地使冠状动脉复通后 30 ~ 60 分钟，cTnI 还会继续升高，其敏感性约为 80%。

5. 肌红蛋白（myoglobin，Mb）测定 肌红蛋白是一种含氧结合蛋白，有贮氧和输氧的功能。正常人血清中含量甚微，当心肌或骨骼肌受损时释放入血。

【参考区间】定性：阴性。定量：男性 28 ~ 72μg/L，女性 25 ~ 58μg/L。

【临床意义】

（1）Mb 在心肌梗死发作 12 小时内诊断敏感性很高，有利于早期诊断，是至今出现最早的急性心肌梗死标志物。

（2）用于评估再灌注是否成功。

（3）用于判断再梗死。

6. 尿肽（B－type natriuretic peptides，BNP） 又称脑钠肽（brain natriuretic peptides），是调节体液、钠平衡和血压的重要激素，具有排钠、利尿、扩血管的作用。心室肌细胞为 BNP 主要储存和释放部位，当容积负荷增大，心室压力增高时心肌细胞合成 B 型利钠肽前体（proBNP）释放入血，于心肌细胞外生成具有利尿利钠等生理活性的 BNP 和非活性的 N－末端 BNP（NT－proBNP）。BNP 与 NT－proBNP 是临床常用的、最稳定的心功能损伤标志物。

【参考区间】BNP：<50ng/L（<65 岁者），<100ng/L（>65 岁者）。

NT－proBNP：<125ng/L（<65 岁者），<250ng/L（>65 岁者）。

【临床意义】

（1）血（浆）BNP 及 NT－pro－BNP 水平是预测心力衰竭发生危险性及判断心力衰竭较佳的标志物。患者出现心力衰竭时，血中 BNP 及 NT－pro－BNP 水平增加；当心力衰竭通过治疗得到控制时，血中 BNP（NT－pro－BNP）水平下降，但仍高于心脏正常的人。

（2）BNP（NT－pro－BNP）有很高的阴性预测价值，BNP（NT－prO－BNP）正常可排除心力衰竭的存在。

（3）呼吸困难鉴别指标，心源性呼吸困难 BNP 水平升高，肺源性呼吸困难不升高，据此可鉴别诊断。

三、肝脏疾病的实验室检查

肝脏是体内最大的多功能实质性器官，肝脏在机体的生物转化功能和物质代谢中具有极其重要的作用。肝病时血清酶学检查按临床用途分为四类：反映肝实质细胞损害为主的酶类、反映胆汁淤积为主的酶类、反映肝纤维化为主的酶类及反映肝脏合成能力的酶。反映肝细胞蛋白合成代谢功能的指标有总蛋白、白蛋白、前白蛋白、胆碱酯酶及凝血酶原时间。当肝脏合成功能下降时，以上指标在血液中浓度也随之降低，其降低程度与肝脏合成功能损害程度呈正相关。胆汁酸在肝内合成、分泌、摄取、加工转化。当肝细胞损伤或胆道阻塞时会引起胆汁酸代谢障碍，导致患者血清胆汁酸增高。临床上常用酶比色法测定血清总胆汁酸浓度。通过对血中结合胆红素、未结合胆红素及尿液中尿胆红素、尿胆原的测定对黄疸诊断及鉴别诊断有重要价值。

（一）血清酶学检查

1. 血清氨基转移酶测定 血清氨基转移酶主要有丙氨酸氨基转移酶（ALT）和天冬氨酸氨基转移酶（AST）。氨基转移酶主要存在于肝细胞内，细胞内/外酶活性为 5000U/L，只要有 1% 的肝细胞破坏，其所释放入血的氨基转移酶即足以使血清中氨基转移酶水平升高 1 倍。当肝细胞变性坏死时，只要有 1/1000 肝细胞中的 ALT 进入血液就足以使血中 ALT 升高 1 倍。因此，血清氨基转移酶能敏感地反映肝细胞受损及其程度。

【参考区间】ALT：男性 9~50U/L，女性 7~40U/L。

AST：男性 15~40U/L，女性 13~35U/L。

【临床意义】ALT 和 AST 能敏感地反映肝细胞受损及其程度。一直被认为是肝细胞损伤的标准试验。进一步检测 ALT 和 AST 同工酶及其比值，可提高肝胆疾病的诊断和鉴别诊断。ALT 缺乏特异性，存在于多种组织，并且有多种原因（疲劳、饮酒、感冒甚至情绪因素）能造成肝细胞膜通透性的改变，导致 ALT 在血清中增加。ALT 活性变化与肝脏病理组织改变并不完全一致，在严重肝损伤患者 ALT 并不升高。因此需要综合其他情况来判断肝功能。

（1）急性肝损伤时（如各种急性病毒性肝炎、药物或酒精中毒性肝炎），血清指标 ALT 水平在黄疸等临床症状出现前就会急剧升高，并且以细胞质中的 ALT 为主。一般情况下，急性肝炎血清中 ALT 水平与临床病情严重程度相关，往往是恢复期后才降至正常水平，是判断急性肝炎恢复程度的良好指标。

（2）AST/ALT 比值对于急慢性肝炎的诊断、鉴别诊断以及判断疾病转归亦很有价值。患有急性肝炎时，血清 AST/ALT 比值小于 1；患有肝纤维化时，血清 AST/ALT 比值大于或等于 2；对于肝癌患者，血清 AST/ALT 比值大于或等于 3；重症肝炎患者由于大量肝细胞坏死，血中 AST 逐渐下降，而胆红素却进行性升高，出现"酶胆分离"现象，提示肝细胞坏死的前兆。

（3）其他肝胆系统疾病，如胆石症、胆囊炎、肝癌和肝淤血时，部分 ALT 通过肝细胞膜进入血液，致使 ALT 中度升高。一般情况下，AST 升高幅度多低于参考范围上限 10 倍，即低于 400U/L。若超过 400U/L，大多数可能为肝炎患者。

（4）血中 AST 升高，多来自心肌或肝脏损伤。肾脏或胰腺损伤时，AST 也有可能升高；慢性肝炎特别是肝纤维化时，AST 升高程度超过 ALT。

2. 血清 γ-谷氨酰转移酶（γ-glutamyl transferase，GGT）测定 GGT 广泛存在于人体各组织及器官中，主要功能是参与体内蛋白质代谢。以肾脏最为丰富，其次是胰肝等处。某些药物和乙醇可使其合成增加。GGT 属于膜结合性糖蛋白酶类，因此当肝内合成亢进或胆汁排出受阻时，血清中 GGT 增高。

【参考区间】 男性 10～60 U/L；女性 7～45 U/L。

【临床意义】

（1）急性肝炎时，谷氨酰转移酶呈现中等程度升高；慢性肝炎、肝纤维化的非活动期，谷氨酰转移酶在正常区间；如谷氨酰转移酶持续升高，则表示病情可能恶化。

（2）酒精性肝炎、酒精性肝纤维化者也几乎都上升；酒精性中毒患者如不伴有肝病，戒酒后 GGT 迅速下降；如有肝病存在，即使戒酒后 GGT 仍持续升高。

（3）胆道阻塞性疾病时谷氨酰转移酶活性亦升高；肝内阻塞诱使肝细胞产生大量的谷氨酰转移酶，甚至达到参考区间上限 10 倍以上。

（4）脂肪肝、胰腺炎、胰腺肿瘤及前列腺肿瘤等疾病可以导致谷氨酰转移酶轻度增高。

（5）服用某些药物如安替比林、苯巴比妥及苯妥英钠等，血清 GGT 活性亦常升高；过度食用高蛋白补品将会增加肝脏负担，导致谷氨酰转移酶活性升高。

（6）原发性肝癌时，血清 GGT 活性显著升高，大于正常范围的几倍到几十倍，而其他系统发生肿瘤时多为正常。特别是在诊断患者有无肝转移和肝癌术后有无复发时，GGT 的阳性率可以达 90%。

（7）GGT 是反映肝内占位性病变、胆汁淤积及胆道梗阻敏感的酶学指标之一。

3. 血清碱性磷酸酶（alkaline phosphatase，ALP）测定 血清中的 ALP 主要来源于肝脏和骨骼，临床上测定 ALP 主要用于骨骼、肝胆系统疾病的诊断和鉴别诊断，尤其是黄疸的鉴别诊断。

【参考区间】 成年男性 45～125U/L；成年女性（20～49 岁）为 35～100U/L，（50～79 岁）为 50～135U/L。

【临床意义】

（1）病理性升高 见于骨骼疾病如佝偻病、软骨病、骨恶性肿瘤、恶性肿瘤骨转移等；肝胆疾病如肝外胆道阻塞、肝癌、肝纤维化、毛细胆管性肝炎等；其他疾病，如甲状旁腺功能亢进症。

（2）病理性降低 见于重症慢性肾炎、儿童甲状腺功能不全及贫血等。

（3）生理性增高 见于儿童生理性的骨骼发育期，碱性磷酸酶活力可比正常人高 1～2 倍。处于生长期的青少年，以及妊娠妇女和进食脂肪含量高的食物后均可以升高。

4. 胆碱酯酶（cholinesterase，ChE）测定 胆碱酯酶 ChE 是一类催化酰基胆碱水解的酶类，又称酰基胆碱水解酶。一般情况下，肝脏疾病患者都会发生不同程度的肝细胞变性、坏死和（或）纤维化；病变程度越重，肝细胞合成 ChE 越少，ChE 活力下降亦越明显。

【参考区间】 成年人血清 ChE：5000～12000 U/L。

【临床意义】

（1）急性病毒性肝炎　患者血清胆碱酯酶降低与病情严重程度有关，与黄疸程度不一定平行，若活力持续降低，常提示预后不良。

（2）慢性肝炎　慢性迁延型肝炎患者此酶活力变化不大，慢性活动型肝炎患者此酶活力与急性肝炎患者相似。

（3）肝纤维化　若处于代偿期，血清胆碱酯酶多为正常，若处于失代偿期，则此酶活力明显下降。

（4）肝性脑病　血清胆碱酯酶明显降低，且多呈持久性降低。

（5）肝外胆道梗阻性黄疸　血清胆碱酯酶正常，若伴有胆汁性肝纤维化则此酶活力下降。

（6）血清 ChE 活性增加　主要见于肾病综合征，测定血清 ChE 可以协助有机磷中毒的诊断。

5. 单胺氧化酶（monoamine oxidase，MAO）测定　单胺氧化酶（MAO）是反映肝纤维化的酶。MAO 可分为两类：一类存在于肝、肾等组织的线粒体中，参与儿茶酚胺的分解代谢；另一类存在于结缔组织，是一种细胞外酶。血清中 MAO 和结缔组织中的 MAO 性质相似，促进结缔组织的成熟。因此，测定 MAO 能反映肝脏纤维化的程度。

【参考区间】 0～3U/L。

【临床意义】

（1）肝硬化　早期肝硬化 MAO 增高不明显，重症肝硬化及肝硬化伴肝癌时 MAO 活性明显增高。临床将 MAO 用于肝硬化辅助诊断，其增高程度与肝纤维化程度成正比。

（2）其他肝脏疾病　如急性重型肝炎时血清中 MAO 增高，轻度慢性肝炎 MAO 大多正常，中、重度慢性肝炎近半数 MAO 增高。

（3）肝外疾病　如甲状腺功能亢进症、糖尿病、肢端肥大症、结缔组织病、慢性充血性心力衰竭时，MAO 也可增高。

（二）血清蛋白质检查

肝脏是机体蛋白质代谢的主要器官，肝细胞蛋白合成功能的指标有总蛋白（total protein，TP）、白蛋白（albumin，ALB）、前白蛋白（prealbumin，PA）。它们都是由肝细胞合成的，当肝细胞蛋白合成功能下降时，以上指标在血液中浓度也降低，其降低程度与肝细胞合成功能损害程度呈正相关。测定血清蛋白含量及各种蛋白质的比例有助于了解肝脏合成蛋白质的功能状况，对肝脏疾病诊断和预后判断有重要意义。

1. 血清总蛋白、清蛋白、球蛋白和清蛋白/球蛋白比值检查　血清总蛋白（serum total protein，STP）是血清清蛋白（albumin，A）和球蛋白（globulin，G）的总和。清蛋白由肝实质细胞合成，在血浆中半衰期为 19～21 天，是血浆中重要的运输蛋白。在维持血浆胶体渗透压、缓冲血液酸碱及营养等方面起着重要作用。

【参考区间】 血清总蛋白：65～85g/L；血清清蛋白：40～55g/L；血清球蛋白：20～40g/L；清蛋白/球蛋白比值（A/G）：（1.2 - 2.4）∶1。

【临床意义】 血清总蛋白降低一般与清蛋白降低相平行；血清总蛋白增高则常伴有球蛋白增高。由于清蛋白的半衰期较长，只有当肝脏病变达到一定程度和持续一定时间之后才能出现血清总蛋白和清蛋白的降低。

（1）急性肝脏损伤　早期血清清蛋白可正常或轻度下降，球蛋白可轻度升高，TP 和 A/G 均可正常。急性、亚急性重型肝炎早期血清 TP 多明显下降，γ - 球蛋白增加；晚期发生肝坏死，TP 明显下降。

（2）慢性肝病　如慢性肝炎、肝硬化及肝癌时，常见清蛋白减少和球蛋白增加，A/G 比值下降；出现 A/G 比值倒置，提示肝功能严重损害；清蛋白持续下降者多预后不良；治疗后清蛋白上升，表明治疗有效。清蛋白减少到 30g/L 以下，易发生腹腔积液。

（3）肝外疾病 血清总蛋白或血清清蛋白减少还可见于：①蛋白质丢失过多，如肾病综合征、大面积烧伤等；②蛋白质分解过盛，如恶性肿瘤、甲状腺功能亢进症等；③蛋白质摄入不足，如慢性营养障碍等。球蛋白增加还可见于系统性红斑狼疮、多发性骨髓瘤、黑热病和血吸虫病等。

2. 血清蛋白电泳 在碱性环境中（pH 8.6）血清蛋白质均带负电，在电场中均会向阳极泳动，由于蛋白质等电点的差异，电泳后由正极到负极分为清蛋白、α_1-球蛋白、α_2-球蛋白、β-球蛋白和 γ-球蛋白 5 个区带，血清蛋白电泳是初步了解血清蛋白中主要组分的一种技术方法。

【参考区间】醋酸纤维膜法 清蛋白：62%~71%；α_1-球蛋白：3%~4%；α_2-球蛋白：6%~10%；β-球蛋白：7%~11%；γ-球蛋白：9%~18%。

【临床意义】

（1）肝炎 急性肝炎早期或病变较轻时，电泳结果多无异常。随病情加重和时间延长，清蛋白、α-球蛋白及 β-球蛋白减少，γ-球蛋白增高。γ 球蛋白增高的程度与肝炎的严重程度成正比。

（2）肝硬化 清蛋白中度或高度减少，α_1-球蛋白、α_2-球蛋白和 β-球蛋白也有降低倾向，β-球蛋白明显增加，并可出现 β-γ 桥，即电泳图谱上从 β 区到 γ 区带连成一片难以分开。

（3）肝癌 α_1-球蛋白、α_2-球蛋白明显增高，有时可见在清蛋白和 α_1-球蛋白区带之间出现一条甲胎蛋白区带，具有诊断意义。

（4）肝外疾病 ①肾病综合征者，由于尿中排出大量清蛋白而使血清中清蛋白水平明显下降，α_2-球蛋白及 β 球蛋白升高；②多发性骨髓瘤、巨球蛋白血症、良性单克隆免疫球蛋白增生症者，血清蛋白电泳图谱 β 至 γ 区带处出现一特殊单克隆区带，称为 M 蛋白；③系统性红斑狼疮、风湿性关节炎等，可有不同程度的清蛋白下降及 γ-球蛋白升高。

3. 血清前清蛋白（prealbumin，PAB）测定 PAB 是肝细胞合成的小分子蛋白质，电泳位置在清蛋白之前，半衰期仅 1.9 天，测定其血清浓度可灵敏反映肝脏合成和分泌蛋白质的功能状况。

【参考区间】成年人（透射浊度法）为 280~360mg/L，1 岁为 100mg/L，1~3 岁为 168~281mg/L，儿童约为成年人水平的一半，青春期急剧增加达成年人水平（mg/L 与 μmol/L 的换算公式为 mg/L × 0.0182 = μmol/L）。

【临床意义】PAB 血清浓度明显受肝功能改变和营养状况的影响。由于其半衰期短，比清蛋白更能反映早期肝细胞损害。

（1）PAB 减低 见于营养不良、慢性感染、恶性肿瘤晚期；肝胆系统疾病，如肝炎、肝硬化、肝癌及阻塞性黄疸，尤其早期肝炎和急性重型肝炎时有特殊诊断价值（其减低早于其他血清成分）。

（2）PAB 增高 见于霍奇金淋巴瘤。

（三）血清胆红素检查

胆红素是胆色素的一种，它是体内铁卟啉化合物的主要代谢产物。胆红素是临床上判定黄疸的重要依据，也是肝功能的重要指标。血液中胆红素在进入肝细胞前为非结合胆红素（UCB，又称间接胆红素）；非结合胆红素被肝细胞摄取并与葡萄糖醛酸结合后，形成结合胆红素（CB，又称直接胆红素）；血清总胆红素（STB）是 UCB 和 CB 的总和。检查血清 STB、CB 及 UCB 浓度，对了解肝功能、鉴别黄疸类型以及病情判断有重要意义。

【参考区间】血清总胆红素：成年男性 ≤26μmol/L，成年女性 ≤21μmol/L。

血清直接胆红素：≤4μmol/L。

【临床意义】血清胆红素测定主要用于黄疸诊断及其类型鉴别。

（1）血清总胆红素测定 总胆红素浓度明显升高反映有严重的肝细胞损害。但某些疾病如胆汁淤积型肝炎时，尽管肝细胞受累较轻，血清总胆红素可升高。对于新生儿溶血症，血清总胆红素有助于了解疾病严重程度。再生障碍性贫血及数种继发性贫血（主要见于癌症或慢性肾炎引起），血清总胆红素减少。

（2）血清结合胆红素　结合胆红素与总胆红素比值可用于鉴别黄疸类型：比值 <20%，见于溶血性黄疸、阵发性血红蛋白尿、恶性贫血及红细胞增多症等；比值 40% ~ 60%，主要见于肝细胞性黄疸；比值 >60%，主要见于阻塞性黄疸。但以上几类黄疸，尤其是肝细胞性黄疸、阻塞性黄疸之间有重叠。

（3）协助鉴别黄疸类型　通过血清中结合胆红素、未结合胆红素的测定及其尿液中的尿胆红素、尿胆原的测定对黄疸诊断与鉴别诊断有重要价值，鉴别要点见表 6 - 7。

表 6 - 7　不同类型黄疸的实验室检查鉴别要点

黄疸类型	直接胆红素	间接胆红素	尿胆原	尿胆红素	粪便颜色
溶血性黄疸	↑	↑↑↑	↑↑↑	-	深棕色
肝细胞性黄疸	↑↑	↑↑	-/↑	+	浅黄或正常
梗阻性黄疸	↑↑↑	↑	↓	++	浅黄或灰白

（四）血清总胆汁酸代谢检查

胆汁酸（bile acid，BA），肝细胞以胆固醇为原料直接合成的胆汁酸，在肝细胞内合成为初级胆汁酸，其主要成分有胆酸（CA）、鹅脱氧胆酸（CDCA），经胆汁排入小肠，经肠内细菌分解形成次级胆汁酸，主要成分有脱氧胆酸（DCA），还有少量石胆酸（LCA）及微量的熊脱氧胆酸（UDCA），约95%的胆汁酸被重吸收经门静脉至肝，肝细胞将90%~95%所摄取的胆汁酸经过肝细胞转变为结合胆汁酸后，连同新合成的初级胆汁酸一起再分泌至胆汁中，形成胆汁酸的"肠肝循环"。血清总胆汁酸（TBA）测定可反映肝细胞合成、摄取和排泌功能，是较其他指标更敏感的肝功能检查指标，也可用于检查肠道、胆道和门脉系统病变。

【参考区间】TBA（酶法）：0 ~ 10μmol/L；CA/CDCA 比值：0. 5 ~ 1. 0。

【临床意义】

（1）TBA 增高　见于：①肝脏疾病，如急性肝炎、慢性活动性肝炎、肝硬化和肝癌等时，TBA 显著增高；②胆道阻塞性疾病，如胆石症、胆道肿瘤等肝内、肝外胆管阻塞；③其他疾病，如门脉分流、肠道疾病、胆结石等。

（2）CA/CDCA 比值　有助于判断肝损害类型。肝胆疾病，以肝细胞损害为主者（如肝硬化）CA/CDCA 比值常 <1. 0；以胆汁淤积为主者 CA/CDCA 比值常 >1. 0。

四、肾脏疾病的实验室检查

（一）肾小球滤过功能检查

1. 血清肌酐（serum creatinine，Scr）测定　肌酐为肌肉中磷酸肌酸的代谢产物，在严格控制饮食的情况下，血浆内生肌酐浓度比较稳定。肌酐主要从肾小球滤过，仅少量由近端小管排泌，不被肾小管重吸收，其血浆浓度取决于肾脏排泄能力，一定程度上可反映肾小球滤过功能。

【参考区间】成年男性（20 ~ 59 岁）57 ~ 97μmol/L，成年女性（20 ~ 59 岁）41 ~ 73μmol/L。成年男性（60 ~ 79 岁）57 ~ 117μmol/L，成年女性（60 ~ 79 岁）41 ~ 81μmol/L。

【临床意义】

（1）血肌酐增高　见于各种肾病、肾衰竭、心肌炎、肌肉损伤等。肾功能不全的代偿期肌酐可不增高或轻度增高；尿毒症时肌酐可达 1. 8mmol/L，为尿毒症的诊断指标之一。

（2）血肌酐减低　见于进行性肌肉萎缩、白血病、贫血、肝功能障碍及妊娠等。尿肌酐排泄量增高也可导致血肌酐降低，如甲状腺功能减退症等。

2. 血清尿素（blood urea Mtrogen，BUN）测定　尿素是体内蛋白质的终末代谢产物，主要经肾小球滤过后随尿排出。血清尿素浓度取决于机体蛋白质的分解代谢速度、食物中蛋白质摄取量及肾脏的排泄能力。尿素可自由通过肾小球滤过膜滤入原尿，约50%可被肾小管重吸收。在食物摄入及体内分解代谢比较稳定的情况下，其血浓度取决于肾排泄能力。当肾功能受损时，血中尿素浓度升高。

【参考区间】成年男性（20～59岁）3.1～8.0μmol/L，成年女性（20～59岁）2.6～7.5μmol/L。成年男性（60～79岁）3.6～9.5μmol/L，成年女性（60～79岁）3.1～8.8μmol/L。

【临床意义】

（1）器质性肾功能损伤时血尿素增高，如各种原因所致的慢性肾衰竭，血尿素对慢性肾衰竭，尤其是尿毒症患者，血尿素的增高程度通常与病情严重性一致，但不能作为早期肾功能损伤的指标。

（2）血尿素增高还可见于严重脱水、大量腹腔积液、心脏循环功能衰竭、输尿管结石等疾病引起的尿路阻塞。

（3）血尿素可作为肾衰竭透析充分性的评估指标。

3. 血清胱抑素C测定 胱抑素C又称半胱氨酸蛋白酶抑制剂C（cystatinC），机体内几乎所有组织的有核细胞均能持续恒定地产生胱抑素C。可自由地透过肾小球滤过膜，在近曲小管全部重吸收并迅速代谢分解，是一种反映肾小球滤过率变化的理想的内源性标志物。

【参考区间】成年人0.6～2.5mg/L。

【临床意义】血胱抑素C浓度与肾功能损害程度高度相关，能够准确反映肾小球滤过率的变化。还可用于糖尿病性肾病肾脏滤过功能早期损伤的评价、高血压肾功能损害早期诊断、肾移植患者肾功能的恢复情况评估、血液透析患者肾功能改变监测、老年人肾功能评价、儿科肾病的诊断、肿瘤化疗中肾功能的监测等。

4. 内生肌酐清除率（endogenous creatinine clearance rate，Ccr）测定 内生肌酐清除率指肾脏在单位时间内将肌酐从一定量血浆中全部清除并由尿排出时被处理的血浆量。内生肌酐为人体肌肉中磷酸肌酸的代谢产物，是正常人体内肌酐的主要来源。在严格控制饮食情况下，同一个体每天内生肌酐生成量与尿液排出量相对恒定。肌酐主要从肾小球滤过，不被肾小管重吸收，仅少量由近端小管排泌，公式如下。

$$Ccr = \frac{尿肌酐浓度 \times 每分钟尿量（ml/min）}{血肌酐浓度}（ml/min）$$

$$标准化 Ccr = Ccr \times 标准体表面积（1.73m^2）/受试者体表面积（m^2）$$

【参考区间】成年人Ccr为80～120ml/（min·1.73m²）。40岁后随年龄增加，Ccr逐年下降，70岁时约为青壮年的60%，血肌酐水平无相应增高。

【临床意义】

（1）判断肾小球滤过功能损害的敏感指标 如急性肾小球肾炎，当血清肌酐和尿素两项指标尚在正常范围时，Ccr即可降低。

（2）评估肾小球滤过功能损害程度 慢性肾衰竭患者Ccr 51～70ml/min为轻度肾功能损害；31～50ml/min为中度肾功能损害；＜30ml/min为重度肾功能损伤；＜20ml/min为肾衰竭；＜10ml/min为终末期肾衰竭。

（3）指导临床治疗和用药 当Ccr＜40ml/min时，应限制患者蛋白质摄入；＜30ml/min时，使用噻嗪类利尿剂常无效；＜10ml/min时，可作为血液透析治疗的指征，此时呋塞米等利尿药物对患者的疗效明显减低。

（4）监测肾移植术后排斥反应 若移植物存活Ccr会逐步回升，否则提示失败。Ccr一度上升后又下降，提示发生排斥反应。

（二）肾近端小管功能检查

1. β₂-微球蛋白（β₂-microglobulin，β₂-MG）测定 β₂-MG是由淋巴细胞和肿瘤细胞产生的一种小分子球蛋白。可以从肾小球自由滤过，约99.9%被近端肾小管上皮细胞重吸收并分解破坏，

正常情况下 β_2 - MG 由尿排出的量极低，测定尿 β_2 - MG 和血清游离 β_2 - MG 含量可用于监测肾小管重吸收和肾小球滤过功能。

【参考区间】成年人：尿 β_2 - MG <0.3mg/L，血清 β_2 - MG 1～2mg/L。

【临床意义】

（1）尿液 β_2 - MG 测定是反映近端小管受损的非常灵敏和特异的指标。

（2）血清 β_2 - MG 可反映肾小球滤过功能。GFR 及肾血流量降低时，血清 β_2 - MG 升高与 GFR 呈直线负相关，并且较血肌酐浓度增高更早、更显著。

（3）系统性红斑狼疮活动期，造血系统恶性肿瘤，如慢性淋巴细胞性白血病时，β_2 - MG 生成明显增多，血、尿 β_2 - MG 均升高。

2. α_1 - 微球蛋白（α_1 - microglobulin，α_1 - MG）测定 α_1 - 微球蛋白是肝细胞和淋巴细胞产生的一种糖蛋白，分为游离型及与免疫球蛋白、白蛋白结合型。结合型不能通过肾小球滤膜，游离型可自由透过肾小球滤膜，原尿中 α_1 - MG 绝大部分被肾小管重吸收降解，尿中含量极微，目前已成为检测尿中低分子量蛋白质的首选指标。

【参考区间】成年人：血清游离 α_1 - MG 10～30mg/L，尿液 α_1 - MG <15mg/24h。

【临床意义】

（1）尿 α_1 - MG 增高提示近端肾小管功能受损；血清 α_1 - MG 增高提示肾小球滤过率降低；尿 α_1 - MG 和血清 α_1 - MG 都增高提示肾小球滤过功能和肾小管重吸收功能均受损。

（2）血清 α_1 - MG 降低见于严重肝质性病变所致生成减少，如急性重型肝炎、肝坏死等。

3. 视黄醇结合蛋白（retinol - binding protein，RBP）测定 RBP 是视黄醇（维生素 A）转运蛋白。当肾脏疾患或感染等导致肾小管重吸收功能障碍时，尿 RBP 浓度升高，血清 RBP 浓度下降。因此，尿 RBP 测定是诊断早期肾功能损伤和疗效判定的敏感指标。

【参考区间】血清 RBP 为 45mg/L，尿 RBP 为（0.11±0.07）mg/L，男性高于女性，成年人高于儿童。

【临床意义】RBP 灵敏度、特异性与 β_2 - MG 相近，但不受 pH、温度的影响，比 β_2 - MG 更实用、更可靠。

（1）尿 RBP 升高　见于早期肾小管损伤、急性肾衰竭。

（2）血清 RBP 升高　常见于肾小球滤过功能减退、肾衰竭。

（三）肾远端小管功能检查

1. 尿比重与尿渗量 尿比重是指在 4℃ 条件下尿液与同体积纯水的重量之比，它取决于尿中溶解物质的浓度，与固体总量成正比。

【参考区间】成年人尿比重为 1.015～1.025，晨尿常 1.020 左右。

【临床意义】尿比重的高低与饮水量和当时的尿值有关，主要取决于肾脏的浓缩功能。尿比重增高可见于脱水、糖尿病、急性肾炎等；尿比重降低可见于尿崩症、慢性肾炎等，尿比重只作为初筛试验。

2. 尿渗量（urine osmolality，Uosm） 指溶解在尿液中具有渗透作用的全部溶质微粒总数量（含分子和离子）。

【参考区间】尿渗量（Uosm）为 600～1000mOsm/（kg·H_2O），平均 800mOsm/（kg·H_2O），24 小时波动范围为 50～1200mOsm/（kg·H_2O）。

血浆渗量（Posm）为 275～305mOsm/（kg·H_2O），平均 300mOsm/（kg·H_2O）。尿渗量/血浆渗量（Uosm/Posm）=（3～4.5）:1。

【临床意义】Uosm 测定作为肾脏浓缩与稀释功能检验指标，优于尿比重测定。Uosm 下降，反映肾小管浓缩功能减退；尿、血渗量比值（Uosm:Posm）可以直接反映尿中溶质浓缩的倍数；Uosm:

Posm 越大，肾小管重吸收水的能力越强，Uosm：Posm 变小往往是肾功能紊乱的指征。

五、葡萄糖及其代谢物的实验室检查

PPT

（一）空腹血糖测定

空腹血糖（fasting blood glucose，FBG）是指在隔夜空腹（至少禁食 8 小时，空腹期间可少量饮水）后，早餐前采血所测定的葡萄糖浓度，为糖尿病最常检测的指标。

【参考区间】成年人血清（浆）空腹血糖：3.9～6.1mmol/L。

【临床意义】

（1）空腹血糖是诊断糖尿病最主要的依据，若两次重复测定都≥7.0mmol/L，即可确诊为糖尿病，大多数糖尿病患者是依据此标准进行诊断的。根据空腹血糖水平将高血糖症分为轻、中、重度。①轻度增高：血糖 7.0～8.4mmol/L；②中度增高：血糖 8.4～10.1mmol/L；③重度增高：血糖＞10.1mmol/L。当血糖水平超过肾糖阈值（8.89mmol/L）时则出现尿糖阳性。

1）高糖饮食、剧烈运动或情绪激动等情况下可引起空腹血糖生理性增高。

2）各型糖尿病、内分泌疾病，如甲状腺功能亢进症、巨人症、肢端肥大症、皮质醇增多症、嗜铬细胞瘤和胰高血糖素瘤等；另外，各种因素如颅内压增高、颅脑损伤、中枢神经系统感染、心肌梗死、大面积烧伤、急性脑血管病等；长期使用噻嗪类利尿剂、口服避孕药、肾上腺糖皮质激素等可引起病理性增高。

（2）空腹血糖低于 3.9mmol/L 为空腹血糖减低；空腹血糖低于 2.8mmol/L 时称为低血糖症，当空腹血糖低于 1.7mmol/L 时，可出现低血糖性昏迷。

1）由于饥饿、长期剧烈运动和妊娠期，可引起空腹血糖降低。

2）胰岛素用量过大、口服降糖药、胰岛 B 细胞增生或肿瘤等；暴发性肝衰竭、急性肝炎、肝癌、肝淤血等；急性酒精中毒；先天性糖原代谢酶缺乏，如 1 型糖原累积病、3 型糖原累积病等；消耗性疾病，如严重营养不良、恶病质等，以上因素可引起空腹血糖降低。

（二）口服葡萄糖耐量试验

正常人葡萄糖耐受性是指口服或注射一定量葡萄糖后，血糖浓度可暂时增高，同时胰岛 B 细胞分泌胰岛素增多，血葡萄糖被合成肝糖原贮存，使血糖于短时间内即恢复至空腹腔积液平。

糖耐量异常或糖耐量减低是指在病理状态下，口服或注射一定量葡萄糖后，血糖急剧增高，短时间内不能恢复至原有水平。

口服或注射一定量葡萄糖后间隔一定时间测定血糖浓度称为糖耐量试验，临床常用口服葡萄糖耐量试验（oral glucose tolerance test，OGTT）。

【标本采集】受试者于试验日清晨采集空腹血糖标本后，将 75g 葡萄糖溶于 300ml 水中，5 分钟内饮完，其后 0.5 小时、1 小时、2 小时和 3 小时各采集静脉血标本 1 次，采血的同时留取尿标本，分别测定血糖和尿糖。采血时取坐位姿势，整个试验过程期间不能吸烟、饮茶或咖啡。

【参考区间】健康成年人 OGTT：FBG≤6.1mmol/L；服糖后 0.5～1 小时血糖升高达峰值，一般在 7.8～9.0mmol/L，应＜11.1mmol/L；服糖后 2 小时血糖≤7.8mmol/L；服糖后 3 小时血糖基本恢复至空腹血糖水平；各检测时间点的尿糖均为阴性。

【临床意义】OGTT 主要用于诊断症状不明显或血糖升高不明显的可疑糖尿病，对糖尿病的诊断有重要意义。

（1）作为诊断糖尿病的依据 有以下情况之一者，即可诊断为糖尿病。①具有糖尿病症状，空腹血糖≥7.0mmol/L；②服糖后 2 小时血糖≥11.1mmol/L；③具有临床症状，随机血糖≥11.1mmol/L，且伴有尿糖阳性者。

（2）空腹血糖＜7.0mmol/L，服糖后2小时血糖为7.8～11.1mmol/L，且血糖达到高峰的时间可延至1小时以后，血糖恢复正常的时间延至2～3小时以后，同时伴有尿糖阳性，此为糖耐量降低。多见于2型糖尿病、肥胖症、甲状腺功能亢进症、肢端肥大症及皮质醇增多症等。

（三）糖化血红蛋白测定

糖化血红蛋白是在长时间、高浓度血糖存在的条件下，血红蛋白与葡萄糖进行非酶促反应结合的产物，生成量与血糖浓度、结果高血糖存在的时间以及红细胞寿命相关。可分为HbA_{1a}、HbA_{1b}、HbA_{1c}，其中HbA_{1c}浓度相对稳定，因HbA_{1c}是真正的葡萄糖化的血红蛋白，测定HbA_{1c}能更好地反映血糖的水平。

【参考区间】HbA_{1c}：4.0%～6.0%。

【临床意义】

（1）HbA_{1c}可以反映检查前2～3个月血糖的平均水平，是监测糖尿病患者血糖控制情况的指标之一，尤其是对一些血糖波动较大的患者更为适合。

（2）糖尿病性高血糖HbA_{1c}水平多增高，应激性高血糖HbA_{1c}水平正常。

（四）糖化血清蛋白测定

糖化血清蛋白（glycated albumin，GA）是人体内葡萄糖与清蛋白发生非酶促的糖基化反应，由于90%以上糖化血清蛋白是糖化白蛋白，且清蛋白的半衰期为17～19天，所以GA可以反映糖尿病患者测定前2～3周血糖的平均水平。

【参考区间】10.8%～17.1%。

【临床意义】GA是糖尿病近期血糖控制水平的一个监测指标，可反映患者过去2～3周的平均血糖水平，尤其适合糖尿病患者住院期间治疗效果的评价。

GA监测的是短期血糖的改变，因此，GA应与HbA_{1c}结合应用而不是替代使用。当患者有血红蛋白异变体（如HbS或HbC）存在时，会使红细胞寿命下降，此时HbA_{1c}的意义不大，而GA更有价值。但清蛋白浓度和半衰期发生明显变化时会对糖化清蛋白产生很大的影响，因此肾病综合征、肝硬化、异常蛋白血症或急性时相反应之后的患者，不宜采用GA作为血糖的监测指标。

（五）血清胰岛素测定和胰岛素释放试验

胰岛素是调节血糖浓度的重要激素，糖尿病患者由于胰岛素绝对或相对不足，导致血糖升高。胰岛素是胰岛B细胞所产生的多肽激素，主要作用是促进肝、骨骼肌和脂肪组织对葡萄糖的摄取，促进葡萄糖转换成糖原或脂肪储存，抑制肝脏的糖异生、刺激蛋白质合成并抑制其分解，总效应是降低血糖。糖尿病时，胰岛B细胞分泌功能障碍或有胰岛素抵抗现象，从而产生高血糖症，也可伴有高胰岛素血症。

正常人体中胰岛素呈脉冲式分泌，基础分泌量约1U/h，每天总量约40U。健康人在葡萄糖的刺激下，胰岛素呈二时相脉冲式分泌，静脉注射葡萄糖后的1～2分钟内是第一时相，10分钟内结束，呈尖而高的分泌峰，代表贮存胰岛素的快速释放；紧接着为第二时相，持续60～120分钟，直到血糖水平回到正常，代表了胰岛素的合成和持续释放能力。

胰岛素释放试验，即患者空腹时口服定量葡萄糖，使血糖升高刺激胰岛B细胞释放胰岛素，可反映基础状态和葡萄糖刺激下的胰岛素释放功能。血糖浓度受胰岛素的调控，血糖浓度高，可刺激胰岛B细胞分泌胰岛素，可反映胰岛B细胞贮备功能。

【参考区间】空腹胰岛素：1.9～23mU/L。

胰岛素释放试验：口服葡萄糖后胰岛素高峰在0.5～1小时，峰值为空腹胰岛素的5～10倍，服糖后2小时胰岛素＜30mU/L，3小时后达到空腹水平。

【临床意义】

（1）对空腹低血糖症患者进行评估 1型糖尿病，空腹胰岛素明显减低，服糖后仍很低；2型糖尿病，空腹胰岛素水平可正常、稍高或稍低，服糖后胰岛素呈延迟性释放反应。

（2）预测 2 型糖尿病的发展　并评估患者状况，预测糖尿病易感性。测定血胰岛素浓度和胰岛素抗体来评估胰岛素抵抗机制。

（3）胰岛素释放试验的意义　①1 型糖尿病患者在基础和葡萄糖刺激下的胰岛素分泌均减少，即无反应，该类患者需要胰岛素治疗而且很可能发生微血管病变；②2 型糖尿病患者胰岛 B 细胞功能进行性损坏，常表现为外周胰岛素抵抗，对葡萄糖刺激反应的第一时相分泌减少，因而可出现空腹血糖正常而餐后血糖升高的情况，最终餐后血糖水平可达到非糖尿病的生理状态时的 4 倍，并且在进餐后血糖升高持续数小时，大多数 2 型糖尿病仍保留第二时相的反应，该类患者发生微血管并发症概率较小，能够靠饮食控制。

（六）血清 C‑肽测定

C‑肽（C peptide）是胰岛素原水解成活性胰岛素过程中产生的无活性的氨基酸残基，没有生物活性，但对保证胰岛素的正常结构却是必需的。C 肽主要在肾脏中降解，部分以原形从尿液排出。检查空腹血清 C‑肽水平、C‑肽释放试验可更好地评价胰岛 B 细胞的分泌和贮备功能。

【参考区间】空腹血清 C‑肽：0.3～1.3nmol/L。

C‑肽释放试验：口服葡糖后 0.5～1 小时出现高峰，其峰值为空腹 C‑肽的 5～6 倍。

【临床意义】C‑肽测定常用于糖尿病的分型诊断，可真实地反映实际胰岛素水平，用于指导胰岛素用量的调整。

（1）C‑肽水平增高　空腹血清 C‑肽增高、C‑肽释放试验呈高水平曲线见于胰岛 B 细胞瘤；空腹血清 C‑肽增高、C‑肽/胰岛素比值降低见于肝硬化。

（2）C‑肽水平减低　①空腹血清 C‑肽降低，见于糖尿病；②C‑肽释放试验，口服葡萄糖后 1 小时血清 C‑肽水平降低提示胰岛 B 细胞贮备功能不足；释放曲线低平提示 1 型糖尿病；释放延迟或呈低水平见于 2 型糖尿病；③C‑肽水平不升高，而胰岛素增高，提示为外源性高胰岛素血症，如胰岛素用量过多等。

（七）糖尿病相关抗体测定

1. 胰岛素自身抗体（insulin autoimmunity antibody，IAA）测定

【参考区间】阴性。

【临床意义】胰岛素自身免疫综合征患者的体内存在针对自身胰岛素而产生的抗体。1 型糖尿病患者中的阳性率较高，IAA 测定对 1 型糖尿病的诊断和治疗具有重要的意义。

2. 胰岛素抗体（insulin antibody，INS‑Ab）测定

【参考区间】阴性。

【临床意义】胰岛素抗体是患者使用异源性胰岛素后，体内产生的针对异源性胰岛素的抗体。INS‑Ab 在血液循环中与注射到体内的胰岛素结合形成复合物，导致胰岛素治疗失效，是胰岛素治疗剂量或胰岛素制剂调整的依据。目前临床广泛使用基因工程制备的人源胰岛素制剂，可有效减少胰岛素抗体的产生。

3. 胰岛细胞自身抗体（islet cell antibody，ICA）测定

【参考区间】阴性。

【临床意义】胰岛细胞自身抗体在 60% 的 1 型糖尿病新发患者中呈阳性，表明有胰岛细胞受损；ICA 阳性用于糖尿病的分型，1 型糖尿病阳性。

4. 谷氨酸脱羧酶自身抗体测定

【参考区间】阴性。

【临床意义】谷氨酸脱羧酶自身抗体在新诊断的 1 型糖尿病患者中阳性率达到 60%～96%，有较高的灵敏度和特异性。新发糖尿病患者结果阳性者为 1 型糖尿病，可及时进行胰岛素治疗。

六、胰腺疾病的实验室检查

（一）血清淀粉酶与尿淀粉酶测定

淀粉酶（amylase，AMY）是最重要的水解碳水化合物的酶，主要有丙种同工酶，即同工酶 P（来源于胰腺）和同工酶 S（来源于唾液腺和其他组织）。另一些少量的同工酶为两者的表型或翻译后的修饰物。同工酶用以提高淀粉酶诊断胰腺炎的特异性，可通过肾小球滤过，自尿液中排出。血液中的淀粉酶主要来自胰腺和唾液腺，尿液中淀粉酶则来自血液。胰腺病变时，其分泌的淀粉酶不能进入十二指肠而进入血液循环，可致血中淀粉酶增高，尿淀粉酶也增高，测定血或尿淀粉酶有助于胰腺疾病的诊断。

【参考区间】血清淀粉酶：35～135U/L；尿淀粉酶：＜1000U/L。

【临床意义】

（1）急性胰腺炎、流行性腮腺炎，血和尿中淀粉酶显著升高。一般认为在急性胰腺炎发病 2 小时血清淀粉酶开始升高。尿淀粉酶在发病后 12～24 小时开始升高，达峰值时间较血清慢，当血清淀粉酶恢复正常后，尿淀粉酶可持续升高 5～7 天，故在急性胰腺炎后期测尿淀粉酶更有价值。

（2）胰腺癌、胰腺外伤、胆石症、胆囊炎、胆总管阻塞、急性阑尾炎、肠梗阻和溃疡病穿孔、腹部手术、休克、外伤、使用麻醉剂和注射吗啡后，淀粉酶均可升高；合成淀粉酶的组织发生肿瘤（如卵巢癌、支气管肺癌）等也可使淀粉酶升高。

（3）当肾功能严重障碍时，血清淀粉酶可增高，而尿淀粉酶降低。

（4）由于血清中的淀粉酶主要在肝脏产生，故血清及尿中的淀粉酶同时减少见于肝病。

（二）血清脂肪酶测定

脂肪酶（lipase，LPS）是一种能水解长链脂肪酸甘油酯的酶，主要来源于胰腺，其次由胃和小肠产生。LPS 经肾小球滤过后，全部被肾小管重吸收，所以尿液中无 LPS。

【参考区间】色原底物法：13～63 U/L（所用试剂不同参考区间有较大差异）。

【临床意义】

（1）脂肪酶增高　常见于急性胰腺炎及胰腺癌，急性胰腺炎时脂肪酶和淀粉酶均可升高，AMY 与 LPS 联合检测的灵敏度可达 95%。由于 LPS 增高持续时间较长，在病程后期检测 LPS 更有利于观察病情变化和判断预后。此外，慢性胰腺炎 LPS 也可增高，但增高的程度较急性胰腺炎低；消化性溃疡穿孔、肠梗阻、急性胆囊炎等非胰腺疾病 LPS 也可增高。

（2）脂肪酶降低　常见于胰腺癌或胰腺结石所致胰腺导管阻塞；LPS 减低的程度与梗阻部位、梗阻程度及剩余胰腺组织的功能有关；LPS 减低也可见于胰腺囊性纤维化。

七、水、电解质与酸碱平衡紊乱的实验室检查

正常情况下，机体的内环境相对稳定。机体通过各种缓冲体系、肺和肾脏等调控系统维持内环境平衡，调节细胞内外水、电解质和酸碱平衡。当这些动态平衡因外部因素或内部因素受到干扰时，机体通过生理调控系统的代偿功能对平衡紊乱予以纠正。超出机体代偿能力后则出现水、电解质和酸碱平衡紊乱，进而表现出水肿、脱水、酸中毒、高钾血症等多种症状和疾病。临床上通过电解质及血液气体分析等实验室检查，及时了解机体内环境情况的变化，以指导临床诊断、病情监测和治疗。

（一）体液离子测定

1. 血钠测定　钠是细胞外液的主要阳离子，维持血浆的一半晶体渗透压。钠的主要功能是维持体液的正常渗透压、酸碱平衡以及肌肉和神经的应激作用。

【参考区间】137～147mmol/L。

【临床意义】

（1）血钠减低　血清钠＜130mmol/L为低钠血症。见于：①摄取不足，如长期低盐饮食、饥饿、营养不良、低盐疗法及不适当的输液；②胃肠道失钠，如幽门梗阻、呕吐、腹泻及胃肠造瘘等；③肾失钠，如肾小管病变、反复使用利尿剂、慢性肾衰竭、肾上腺皮质功能减退、糖尿病酮症酸中毒；④皮肤性失钠，如大面积烧伤、大量出汗只补充水不补充钠；⑤大量引流浆膜腔积液。

（2）血钠增高　血清钠＞150mmol/L为高钠血症。见于：①摄入过多，如进食过量钠盐或注射高渗盐水且伴有肾功能障碍，心脏复苏时输入过多碳酸氢钠，透析液比例失调等；②体内水分摄入过少或丢失过多，如渗透性利尿或肾小管浓缩功能不全、出汗过多、甲状腺功能亢进症等；③肾上腺皮质功能亢进，如库欣综合征、原发性醛固酮增多症等使肾小管对钠的重吸收增加；④脑性高钠血症，如脑外伤、脑血管意外、垂体肿瘤等。

2. 血钾测定　细胞内钾占总钾量的98%，细胞外液钾仅占2%，血浆钾占总钾的0.3%。钾的主要生理功能是维持细胞代谢、细胞内渗透压、酸碱平衡、神经肌肉应激性和心肌的节律性。

【参考区间】3.5～5.3mmol/L。

【临床意义】

（1）低钾血症　血清钾＜3.5mmol/L为低钾血症。见于：①摄入不足，如胃肠功能紊乱、长期无钾饮食、手术后长期禁食等未及时补钾；②丢失过度，如严重呕吐或腹泻、肾上腺皮质功能亢进、长期使用强利尿剂、肾小管功能障碍、大面积烫伤等；③细胞外钾进入细胞内，如代谢性碱中毒、胰岛素治疗、甲状腺功能亢进症等。

（2）高钾血症　血清钾＞5.5mmol/L为高钾血症。见于：①摄入过多，如输入大量库存血液、补钾过多过快、过度应用含钾药物等；②钾排泄障碍，如急性肾衰竭少尿或无尿期、慢性肾衰竭、肾上腺皮质功能减退症、长期大量使用潴钾利尿剂和长期低钠饮食等；③细胞内钾移出，如重度溶血、挤压综合征、组织破坏、大面积烧伤、运动过度、呼吸障碍所致组织缺氧和酸中毒、休克、组织损伤、中毒、化疗、注射高渗盐水或甘露醇等。

3. 血氯测定　氯是细胞外液中主要的阴离子，常伴随钠的摄入与排出。人体细胞内氯的含量仅为细胞外的一半。氯的主要功能为调节体内酸碱平衡，渗透压、水、电解质平衡，以及参与胃液中胃酸的生成。

【参考区间】99～110mmol/L。

【临床意义】

（1）血氯降低　血清氯＜90mmol/L为低氯血症。血清氯降低大多为稀释性，不伴酸碱平衡失调的低氯血症一般无重要的临床意义。见于：①摄入不足，如饥饿、营养不良、低盐治疗后等；②丢失过多，如严重呕吐、腹泻、胃肠道引流、反复应用利尿剂、肾上腺皮质功能减退、糖尿病酮症酸中毒；③氯向组织内转移过多，如急性肾炎、肾小管疾病、酸中毒等；④水摄入过多，如尿崩症。

（2）血氯增高　血清氯＞110mmol/L为高氯血症。见于：①摄入过多，如摄入或静脉输入过量氯化钠溶液；②排泄减少，如急性肾小球肾炎少尿期、心功能不全等致肾血流量减少；③脱水，如腹泻、呕吐、出汗等致血氯浓缩性增高；④换气过度，如呼吸性碱中毒；⑤肾上腺皮质功能亢进，如肾小管对氯化钠重吸收增加。

4. 血钙测定　人体钙主要存在于骨骼及牙齿中。钙离子的主要生理功能为调节神经肌肉的兴奋性、维持心肌传导系统的兴奋性和节律性、参与肌肉收缩及神经传导、激活多种酶、参与凝血过程。

【参考区间】血清总钙：2.11～2.52mmol/L。

【临床意义】

（1）血钙增高　见于：①溶骨作用增强，如原发性甲状旁腺功能亢进症、甲状腺功能亢进症、转移性骨癌、急性白血病、多发性骨髓瘤和淋巴瘤等；②钙吸收作用增强，如维生素A或维生素D摄入过多；③摄入过多，如静脉用钙过量、大量饮用牛奶等；④肾脏功能损害，如急性肾功能衰竭。

（2）血钙降低　见于：①摄入不足或吸收不良，如长期低钙饮食、腹泻、胆汁淤积性黄疸、急性出血坏死型胰腺炎、妊娠后期等；②钙吸收作用减弱，如佝偻病、软骨病；③成骨作用增强，如甲状旁腺功能减退症、恶性肿瘤骨转移；④肾脏疾病，如急性或慢性肾功能衰竭、肾病综合征、肾小管性酸中毒。

5. 血磷测定　体内的磷主要存在于骨骼以及软组织和细胞内，血液中的磷以有机磷和无机磷两种形式存在，血清磷测定通常指测定无机磷。磷的生理功能主要为调节酸碱平衡，参与多种酶促反应和糖、脂类及氨基酸代谢，构成生物膜和维持膜的功能，参与骨骼组成。

【参考区间】成年人：0.85～1.51mmol/L；儿童：1.29～1.94mmol/L。

【临床意义】

（1）血清无机磷升高　见于：①慢性肾脏疾病、急慢性肾功能衰竭患者；②甲状腺功能亢进症同时出现高钙血症与高磷血症；③磷酸盐摄入过多；④乳酸中毒、酮症酸中毒、细胞溶解致细胞内磷酸盐外移。

（2）血清无机磷降低　见于：①摄入不足或吸收不良，如佝偻病、脂肪泻、长期服用含铝的制酸剂、饥饿或恶病质、维生素D缺乏；②丢失过多，如呕吐和腹泻、血液透析、肾小管性酸中毒、急性痛风；③磷转入细胞内，如静脉注射葡萄糖或胰岛素、过度换气综合征、妊娠、急性心肌梗死、甲状腺功能减退症；④其他，如乙醇中毒、糖尿病酮症酸中毒、甲状旁腺功能亢进症、维生素D抵抗性佝偻病等。

6. 血镁测定　镁离子主要存在于细胞内，红细胞中含量高于血清。血清镁以游离镁，与碳酸、磷酸或枸橼酸结合的镁盐以及蛋白结合镁3种形式存在。前两者具有生物活性。

【参考区间】成年人：0.75～1.02mmol/L。

【临床意义】

（1）血镁升高　见于：①肾功能不全少尿期；②甲状旁腺功能减退症；③艾迪生病；④多发性骨髓瘤；⑤镁制剂用量过多。

（2）血镁降低　见于：①摄入不足，如禁食、呕吐、慢性腹泻；②尿排出过多，如肾功能不全、服用利尿剂；③其他，如甲状旁腺功能亢进症、原发性醛固酮增多症、糖尿病酮症酸中毒等。

（二）血气分析

血气分析是指通过血气分析仪直接测定血液的酸碱度（pH）、氧分压（PaO_2）、二氧化碳分压（$PaCO_2$）三项指标，再利用公式计算出其他指标，由此对酸碱平衡及呼吸、氧化功能进行判断的分析技术。

血气分析的样本一般采集动脉血，采血部位可选用桡动脉、肱动脉、股动脉和足背动脉，以桡动脉最常用，静脉血一般在动脉血采集困难时才使用。采集标本前，要求患者处于安静状态。穿刺时要尽量减轻患者的紧张感和疼痛感，因为短暂的急促呼吸或屏气都会使测定结果发生改变。当患者正进行氧吸入而不能停止吸氧时，要注明氧气流量，以便计算该患者每分钟吸入的氧量，而对于可暂停吸氧的患者，在停止吸氧后20分钟再进行采血。

采集标本时，将2ml或5ml无菌注射器用1000U/ml浓度的肝素充分湿化抗凝，排出多余的肝素，然后排尽注射器内的气体，于皮肤消毒后穿刺，让动脉血自动流入注射器，采集动脉血2ml，抽出针头后立即将针头插入小橡皮塞以隔绝空气，随后双手搓动注射器，使肝素与血液彻底混匀，标本应无凝块，10分钟内送检。如因特殊情况不能及时检测，应将血标本置于0～4℃冰箱中保存，最多不超过2小时。采血结束后，用无菌干棉签按压穿刺处止血10～15分钟，以防形成血肿。如患者凝血时间异常或正在口服抗凝剂，则压迫止血时间可根据实际情况延长。

1. pH测定　正常人血液pH相对恒定，其变化取决于血液中［HCO_3^-］/［H_2CO_3］缓冲体系，该体系的比值为20：1，当［HCO_3^-］或［H_2CO_3］其中任一因素发生改变即可影响血液pH，两者同时增高或降低，若比值不变则血液的 pH 不变。血液 pH 是判断碱平衡调节中机体代偿程度最重要的指标。

【参考区间】成年人：动脉血 pH 7.35 ~ 7.45；静脉血 pH 7.31 ~ 7.41。

新生儿血液 pH：7.32 ~ 7.49。

【临床意义】pH < 7.35 为失代偿性酸中毒；pH > 7.45 为失代偿性碱中毒。但 pH 测定只能确定是否有酸中毒或碱中毒，pH 正常不能排除无酸碱失衡，亦不能区别是代谢性还是呼吸性酸碱失衡，应结合其他酸碱平衡检查指标进行综合判断。

2. 氧分压（PaO_2） 指血液中物理溶解的氧产生的压力。PaO_2 升高，有利于氧合血红蛋白（HbO_2）的生成，PaO_2 降低，有利于 HbO_2 的解离。

【参考区间】成年人：80 ~ 100mmHg（10.64 ~ 13.30kPa）。

【临床意义】主要是判断机体缺氧程度及呼吸功能：PaO_2 < 55mmHg（7.31kPa），提示呼吸功能衰竭；PaO_2 < 30 mmHg（4.0kPa），生命难以维持。

3. 氧饱和度（SO_2） 指血液中实际含氧量与氧容量的比值。SO_2 反映的是 Hb 结合氧的能力，该能力与 PaO_2 有关。SO_2 与 PaO_2 的关系曲线称氧离曲线，呈 S 形。

【参考区间】91.9% ~ 99%。

【临床意义】SaO_2 与 $PaCO_2$ 测定的意义相同，均是反映机体有无缺氧的指标。不同的是前者受血液血红蛋白量的影响，如贫血、红细胞增多或血红蛋白变性等，后者则不受影响。

4. 二氧化碳分压（partial pressure of carbon dioxide，$PaCO_2$） 是指动脉血液中物理溶解的二氧化碳产生的压力。$PaCO_2$ 是反映呼吸性酸、碱中毒的重要指标。

【参考区间】成年人：35 ~ 45mmHg（4.65 ~ 5.98kPa）；儿童：26 ~ 41mmHg（3.5 ~ 5.5kPa）。

【临床意义】①$PaCO_2$ < 35mmHg（4.65kPa）时为低碳酸血症，提示肺通气过度，存在呼吸性碱中毒或代谢性酸中毒的代偿期；②$PaCO_2$ > 50mmHg（6.65kPa）时为高碳酸血症，提示存在呼吸性酸中毒或代谢性碱中毒代偿期；③反映肺泡通气状况。因二氧化碳弥散能力很强，$PaCO_2$ 与肺泡二氧化碳分压（$PaCO_2$）接近，可反映 $PaCO_2$ 的平均值。$PaCO_2$ 增高提示肺泡通气不足，二氧化碳潴留；$PaCO_2$ 减低提示肺泡通气过度，二氧化碳排出过多；④是否存在呼吸衰竭及其类型。$PaCO_2$ > 50mmHg（6.65kPa），表明为 II 型呼吸衰竭；肺源性心脏病呼吸衰竭患者 > 超过 70 ~ 80mmHg（9.31 ~ 10.64kPa），肺性脑病的发生率明显上升。

5. 碳酸氢盐（HCO_3^-） 为体内主要的碱储备成分，对酸有较强的缓冲能力，反映代谢性因素，是判断酸碱平衡的主要指标。实际碳酸氢盐（actual bicarbonate，AB）是血中 HCO_3^- 的实际浓度；标准碳酸氢盐（standard bicarbonate，SB）是指在 37℃、血红蛋白饱和，经 $PaCO_2$ 为 40mmHg 的气体平衡后的标准状态下所测得的血浆 HCO_3^- 的含量。

【参考区间】AB：22 ~ 27mmol/L；SB：21 ~ 25mmol/L。

【临床意义】AB 反映酸碱平衡中的代谢性因素，与 SB 不同之处在于 AB 在一定程度上受呼吸因素的影响。AB 与 SB 的差数，反映呼吸因素对血浆 HCO_3^- 影响的程度。临床上常将 AB 与 SB 两个指标结合起来分析和判断有否血液酸碱失衡。当 AB = SB，且处于正常范围时，为酸碱平衡；AB = SB < 22mmol/L，为代谢性酸中毒失代偿；AB = SB > 27mmol/L，为代谢性碱中毒失代偿；AB > SB，为呼吸性酸中毒，提示二氧化碳潴留，通气不足；AB < SB，为呼吸性碱中毒，提示二氧化碳排出过多，通气过度。

6. 缓冲碱（buffer base，BB） 为全血中具有缓冲作用阴离子的总和，包括 HCO_3^-、血浆蛋白和血红蛋白（Hb）等。

【参考区间】45 ~ 55mmol/L。

【临床意义】BB 降低提示代谢性酸中毒或呼吸性碱中毒；BB 升高提示代谢性碱中毒或呼吸性酸中毒。

7. 碱剩余（base excess，BE） 是指在 37℃，血红蛋白完全饱和，经 $PaCO_2$ 为 40mmHg 的气体平衡后的标准条件下，将 1L 全血的 pH 调整到 7.4 时所需的酸或碱的量，血液偏碱性时，用酸滴定，BE 为正值；血液偏酸性时，用碱滴定，BE 为负值，可反映血液中碱贮备增加或减少的情况。

【参考区间】 -3 ～ +3mmol/L。

【临床意义】 BE > +3mmol/L，为代谢性碱中毒；BE < -3mmol/L，为代谢性酸中毒。

8. 阴离子间隙（anion gap，AG）测定 阴离子间隙指未测定阴离子（unmeasured anion，UA）与未测定阳离子（unmeasured cation，UC）之差。UA 指除经常测定的 Cl^- 和 HCO_3^- 外的其他阴离子，如某些无机酸（磷酸、硫酸等）、有机酸（乙酰乙酸、乳酸、丙酮等）。UC 指除 Na^+ 外的其他阳离子，如 K^+、Ca^{2+}、Mg^{2+} 等。血液中阴、阳离子总当量数相等，两者保持电中性，故 AG 可用血浆中常规测定的阳离子与常规测定的阴离子的差值计算得出，即 AG (mmol/L) = Na^+ - [Cl^- + HCO_3^-]。

【参考区间】 10 ～ 14mmol/L。

【临床意义】 AG 是反映血浆中固定酸含量的指标，可鉴别不同类型的代谢性酸中毒，辅助诊断混合性酸碱平衡失调。AG 增高为代谢性酸中毒，如肾功能衰竭、酮症酸中毒和乳酸中毒等；但并非所有的代谢性酸中毒 AG 均升高，如肠瘘、肾小管病变等引起的代谢性酸中毒，AG 则变化不大。

9. 血浆二氧化碳总量（total CO_2，T - CO_2） 指存在于血浆中各种形式的二氧化碳的总和。由 3 个部分组成，即 HCO_3^-、物理溶解的二氧化碳及碳酸（H_2CO_3）。T - CO_2 是代谢性酸碱中毒的指标之一，但受体内呼吸及代谢两方面因素的影响。

【参考区间】 成年人：23 ～ 28mmol/L。

【临床意义】 T - CO_2 升高，提示体内 HCO_3^- 增多，见于二氧化碳潴留或代谢性碱中毒；T - CO_2 降低，见于代谢性酸中毒或呼吸性碱中毒。

八、内分泌激素实验室检查

（一）下丘脑 - 垂体功能检查

1. 生长激素（growth hormone，GH）测定 GH 由腺垂体嗜酸细胞合成，其生理作用最主要的是对成年前长骨生长的促进，加速 RNA、DNA 及蛋白黏多糖合成及软骨细胞分裂增殖，使骨骺板增厚，身体得以长高。由于 GH 分泌具有脉冲式节律，白天于餐后 3 小时分泌，夜间熟睡后 1 小时多次脉冲式分泌。因而宜在午夜采血测定 GH，且单项测定意义有限，应同时进行动态监测。

【参考区间】 男性：0 ～ 10 岁 0.094 ～ 6.29μg/L；11 ～ 17 岁 0.077 ～ 10.8μg/L，18 岁 0.03 ～ 2.47μg/L；女性：0 ～ 10 岁 0.12 ～ 7.79μg/L；11 ～ 17 岁 0.123 ～ 8.05μg/L；18 岁 0.126 ～ 9.88μg/L。

【临床意义】

（1）GH 增高 最常见于垂体肿瘤所致的巨人症或肢端肥大症，也可见于外科手术、灼伤、低血糖症、糖尿病、肾功能不全等。

（2）GH 减低 主要见于垂体性侏儒症、垂体功能减退症、遗传性 GH 缺乏症、继发性 GH 缺乏症等；高血糖、皮质醇增多症、应用肾上腺糖皮质激素也可使 GH 减低。

2. 催乳素（prolactin，PRL）测定 PRL 也称泌乳素，由腺垂体细胞合成分泌的糖蛋白类激素。腺垂体分泌 PRL 主要受下丘脑催乳素抑制激素的调节，具有昼夜节律变化。PRL 的主要生理功能是促进乳腺发育和泌乳，也可促进性腺的发育。

【参考区间】 电化学发光免疫测定法。

男性：4.04 ～ 15.2μg/L；女性（未怀孕）：4.79 ～ 23.3μg/L。

【临床意义】 妊娠期妇女血液中 PRL 的水平随妊娠期升高，可 >400μg/L；哺乳期血液中 PRL 也升高。非妊娠及哺乳期女性，血浆 PRL >300μg/L 时，可诊断为催乳素瘤；PRL 介于 100 ～ 300μg/L 时，应进行催乳素瘤与功能性高催乳素血症的鉴别。

PPT

3. 促甲状腺激素（thyroid stimulating hormone，TSH）测定　TSH 为腺垂体合成分泌的糖蛋白，是下丘脑–垂体–甲状腺调节系统的主要调节激素。在反映甲状腺功能紊乱方面，血清 TSH 较甲状腺激素更为敏感。目前国际上推荐以血清 TSH 作为甲状腺功能紊乱的首选筛查指标。

【参考区间】成年人 0.34～5.60mIU/L。

【临床意义】测定配合甲状腺激素水平的测定，对甲状腺功能紊乱的诊断及病变部位的判断很有价值。①原发性甲状腺功能亢进时，T_3、T_4 增高，TSH 降低，主要病变在甲状腺；继发性甲状腺功能亢进时，T_3、T_4 增高，TSH 也增高，主要病变在垂体或下丘脑；②原发性甲状腺功能减退时，T_3、T_4 降低而 TSH 增高，主要病变在甲状腺；继发性甲状腺功能减退时，T_3、T_4 降低而 TSH 也降低，主要病变在垂体或下丘脑。

4. 促肾上腺皮质激素（adrenocorticotropic hormone，ACTH）测定　ACTH 是腺垂体分泌的多肽激素，与皮质醇具有相同的生理昼夜变化。在皮质功能紊乱时，ACTH 和皮质醇的昼夜变化分泌节律消失。

【参考区间】早晨（8 时）：2.2～12.0pmol/L（10～55.1ng/L）；夜间（24 时）：＜2.2pmol/L（＜10ng/L）；早晨和夜间的比值＞2。

【临床意义】ACTH 检测可用于皮质醇增多症、肾上腺皮质功能减退的诊断以及疑有异位 ACTH 分泌的鉴别诊断。午夜血浆 ACTH 增高，见于下丘脑垂体性皮质醇增多症；早晨血浆 AGTH 降低，见于下丘脑垂体性皮质醇减退症、原发性皮质醇增多症，两者均存在昼夜节律消失的情况。

（二）甲状腺功能检查

甲状腺分泌的甲状腺激素对机体的许多生命活动均有重要的调节作用。甲状腺激素包括甲状腺素（T_4）和三碘甲腺原氨酸（T_3），两者均为酪氨酸含碘衍生物。在促甲状腺激素（TSH）的作用下，T_3 和 T_4 从甲状腺滤泡中释放入血。血中 T_3 和 T_4 绝大部分与血浆中甲状腺结合球蛋白（TBG）结合，少部分为有生理活性的游离形式。甲状腺激素的分泌受 TSH 调节，TSH 受下丘脑分泌的促甲状腺素释放激素（thyrotropin releasing hormone，TRH）调节，甲状腺激素对 TRH 具有负反馈调节作用。

1. 血清游离 T_4（free thyroxine，FT_4）和游离 T_3（free triiodothyronine，FT_3）测定　血清 FT_4 和 FT_3 是反映甲状腺功能的重要指标，对甲状腺功能紊乱的诊断有重要价值。

【参考区间】成年人 FT_4：10～23pmol/L；FT_3：5.4～8.8pmol/L。

【临床意义】

（1）FT_4 改变　①FT_4 增高，见于甲状腺功能亢进症，诊断甲状腺功能亢进症的灵敏度较高。此外，FT_4 增高也可见于甲状腺危象。②FT_4 降低，主要见于甲状腺功能减退症，应用抗甲状腺、肾上腺皮质激素、苯妥英钠、多巴胺等药物，也可见于肾病综合征。

（2）FT_3 改变　①FT_3 增高，见于甲状腺功能亢进症，为诊断甲状腺功能紊乱灵敏可靠的指标，早期或具有复发前兆时即可明显增高；②FT_3 减低，见于低 T_3 综合征、慢性淋巴细胞性甲状腺炎晚期、应用肾上腺糖皮质激素等。

2. 反三碘甲状腺原氨酸（reverse triiodothyronine，rT3）测定　也由在外周组织脱碘而生成。生理情况下，rT_3 含量极少，其活性仅为 T_4 的 10%，但也是反映甲状腺功能的一个指标。

【参考区间】0.2～0.8nmol/L。

【临床意义】

（1）rT_3 增高　见于：①甲状腺功能亢进症，rT_3 增高诊断甲状腺功能亢进的符合率为 100%；②非甲状腺疾病，如急性心肌梗死、肝硬化、尿毒症、糖尿病、脑血管病、心力衰竭等 rT_3 可增高；③药物影响，如普萘洛尔、地塞米松、丙硫嘧啶等可致 rT_3 增高。当甲状腺功能减退应用甲状腺激素替代治疗时，rT_3、T_3 正常说明用药量合适；若 rT_3、T_3 增高，而正常或偏高，提示用药量过大。

（2）rT_3 减低　见于：①甲状腺功能减退时 rT_3 明显减低；②慢性淋巴细胞性甲状腺炎，rT_3 减低常提示发生甲状腺功能减退；③药物影响，应用抗甲状腺药物治疗时，rT$_3$减低较 T$_3$缓慢，当低于参考值时，提示用药过量。

（二）肾上腺功能检查

肾上腺是由中心部的髓质和周边部的皮质两个独立的内分泌器官组成。肾上腺皮质分泌类固醇激素，对维持机体的基本生命活动和生理功能非常重要。肾上腺皮质激素的分泌活动受下丘脑分泌的促肾上腺皮质激素释放激素（corticotropin – releasing hormone，CRH）、垂体分泌的促肾上腺皮质激素（adrenocorticotropic hormone，ACTH）调控。肾上腺髓质主要分泌肾上腺素、去甲肾上腺素和少量多巴胺，三者的化学结构相似，临床统称为儿茶酚胺。儿茶酚胺类激素在机体的应激反应中起重要作用。

1. 肾上腺皮质激素检查

（1）血清皮质醇测定　肾上腺皮质激素有多种，在腺垂体促肾上腺皮质激素调控下由肾上腺抗体在桥本腺皮质细胞所分泌，释放入血后，大部分与皮质激素结合球蛋白结合，肾上腺皮质激素属类固醇激素，抗炎明显。皮质醇（cortisol）是最主要的糖皮质激素，在体内主要影响糖、脂、蛋白质的代谢，具有抗炎、意义抗过敏和抗毒的作用，对维持血管紧张度和反应性具有重要意义，能使心肌收缩力增强，增强中枢神经系统的兴奋性。临床上常以血清皮质醇作为筛检肾上腺皮质功能异常的首选指标，也可以作为 ACTH、GRH 兴奋试验的观察指标。

【标本采集】使用新鲜的血清或肝素血浆，溶血、血脂、黄疸不影响结果，但若不能在 8 小时内测定，4~8℃血清可保存 2 天，延长保存需在 -20℃下低温冰冻，避免反复冻融。

【参考区间】血清 FC：上午 8 时，140~630nmol/L；午夜 2 时，55~165nmol/L；峰谷比 >2。

【临床意义】

1）皮质醇的升高　常见于皮质醇增多症、高皮质醇结合球蛋白血症、肾上腺癌、垂体促肾上腺皮质激素腺瘤、异位促肾上腺皮质激素综合征、休克、严重创伤等。

2）皮质醇降低　常见于肾上腺皮质功能减退症、Graves 病、家族性皮质醇结合球蛋白缺陷症；服用苯妥英钠、水杨酸钠等药物后也可使皮质醇的水平降低；严重的肝病、肾病和低蛋白血症，其血皮质醇降低。

（2）醛固酮测定　醛固酮是一种由肾上腺皮质分泌的类固醇类激素，作用于肾脏远曲小管，具有保钠排钾、调节水电解质平衡的作用，是人体内调节血容量的激素。醛固酮通过作用于肾脏，与肾小管上皮细胞内受体结合，使膜上钠泵的活动性增加，导致水、Na 的重吸收增强，K 的排出增加。维持体内水盐平衡，进行钠离子及水分的再吸收。

【标本采集】患者在普通饮食 5~7 天后，静脉采血，同时留取 24 小时尿液。

【参考区间】血浆：卧位（238.6±104.0）pmol/L，立位（418.9±245.0）pmol/L。

【临床意义】

1）增高　见于原发性醛固酮增多症、假性醛固酮增多症（双侧肾上腺球状带增生）、利尿剂、心功能衰竭、肝硬化、肾功能衰竭、肾病综合征等所致的继发性醛固酮增多症，原发性周期性水肿、Bartter 综合征、肾球旁器增生、手术后、低血容量、各种原因所致的低钾血症，部分恶性最强的雌激素高血压及缓进型高血压等。

2）降低　见于腺垂体功能减退症、肾上腺皮质功能减低（如 Addison 病）。

2. 肾上腺髓质激素检查

（1）肾上腺素（epinephrine，E）和去甲肾上腺素（norepinephrine，NE）测定

【标本采集】要求患者情绪稳定，于安静卧位时采血（红色、黄色或绿色管帽真空采血管采血）。留取 24 小时尿液时，要求患者前 2 天开始禁食咖啡、茶等兴奋性饮料及药物等。

【参考区间】血液：E 0.615~3.24nmol/L；NE 109~437nmol/L。

24 小时尿液：E 0 ~ 20μg/24h；NE 15 ~ 80μg/24h。

【临床意义】嗜铬细胞瘤时，血液和尿液 E 和 NE 均增高。

（2）尿液香草扁桃酸（vanillylmandelic acid，VMA）测定　VMA 是儿茶酚胺的代谢产物。体内儿茶酚胺的代谢产物中有 60% 是 VMA，其性质较儿茶酚胺稳定，且 63% 的 VMA 自尿液排出，故测定尿液 VMA 可以了解肾上腺髓质的分泌功能。VMA 的分泌有昼夜节律性变化，测定其浓度应收集 24 小时混合尿液。

【标本采集】留取 24 小时混合尿液，留取尿液标本时，要求患者提前 2 天禁食咖啡、茶等兴奋性饮料及药物等。

【参考区间】2 ~ 7mg/24h。

【临床意义】尿 VMA 增高主要见于嗜铬细胞瘤发作期、交感神经母细胞瘤、交感神经细胞瘤及肾上腺髓质增生等。

（三）性激素检查

性激素（sex hormone）可分为雄激素（androgen）和雌激素（estrogen），后者包括雌激素和孕激素。性激素除少量由肾上腺皮质分泌外，男性主要在睾丸产生，女性非妊娠期主要由卵巢产生，妊娠期由胎盘产生。雄性激素主要为睾酮（testosterone）及少量脱氢异雄酮（dehydroepiandrosterone，DHEA）和雄烯二酮（androstenedione）。雌激素主要为雌二醇（estradiol，E_2）及少量雌三醇（estriol，E_3）和雌酮（estrone），孕激素即孕酮（progesterone）。

实验室多采用免疫学的方法测定性激素，包括对血浆中各种性激素总浓度和游离浓度的测定。由于性激素浓度与年龄关系密切，雌激素水平与月经周期相关，同一个体不同时期血中性激素水平差异巨大，单次测定结果不能全面真实地反映腺体的功能状况，必须对测定结果进行综合分析。

1. 孕酮测定　孕酮由黄体和卵巢分泌，是类固醇激素合成的中间代谢产物，对维持正常月经周期及正常妊娠有重要的作用。

【参考区间】男性：0.2 ~ 1.4μg/L。

女性：卵泡期 0.2 ~ 1.5μg/L；排卵期 0.8 ~ 3.0μg/L；黄体期 1.7 ~ 27μg/L；停经后 0.1 ~ 0.8μg/L；妊娠早期 16.4 ~ 49μg/L；妊娠中期 19.7 ~ 52μg/L；妊娠晚期 25.3 ~ 93μg/L。

【临床意义】

（1）孕酮增高　主要见于葡萄胎、妊娠高血压综合征、原发性高血压、卵巢肿瘤、多胎妊娠、先天性肾上腺皮质增生等。

（2）孕酮减低　主要见于黄体功能不全、多囊卵巢综合征、胎儿发育迟缓、死胎、原发性或继发性闭经、无排卵性子宫功能型出血等。

2. 雌二醇测定　雌二醇（E_2）是雌激素的主要成分，由睾丸、卵巢和胎盘分泌，或由雌激素转化而来。血浆中 70% E_2 与清蛋白结合，其余为游离型。E_2 随月经周期和年龄而变化，其生理功能是促进女性生殖器官的发育和副性征的出现，并维持在正常状态。男性随年龄增长，E_2 水平也逐渐增高。E_2 对代谢也有明显的影响。

【参考区间】男性：成年人 7.63 ~ 42.6ng/L。

女性：卵泡期 12.5 ~ 166ng/L；排卵期 85.8 ~ 498ng/L；黄体期 43.8 ~ 2ng/L；停经后 < 5.00 ~ 54.7ng/L；妊娠早期 215 ~ 4300ng/L；妊娠中期 810 ~ 5760ng/L；妊娠晚期 1810 ~ 13900ng/L。

【临床意义】

（1）E_2 增高　常见于女性性早熟、男性女性化、卵巢肿瘤、性腺母细胞瘤、垂体瘤等，也可见于肝硬化、妊娠期。

（2）E_2 减低　常见于各种原因所致的原发性性腺功能减退，如卵巢发育不全，也可见于下丘脑和垂体病变所致的继发性性腺功能减退等。卵巢切除、青春期延迟、原发性或继发性闭经、绝经、口服避孕药等也可使 E_2 减低。

3. 睾酮测定 睾酮由男性的睾丸或女性的卵巢分泌。血液循环中具有活性的游离睾酮仅为 2%。睾酮分泌具有昼夜节律性变化，上午 8 时为分泌高峰，测定上午 8 时的睾酮浓度对评价男性睾丸分泌功能具有重要价值。

【参考区间】 成年男性：20 ~ 49 岁 2.49 ~ 8.36μg/L；≥50 岁 1.93 ~ 7.40μg/L。

成年女性：20 ~ 49 岁 0.084 ~ 0.481μg/L；≥50 岁 0.029 ~ 0.408μg/L。

【临床意义】

（1）睾酮增高 主要见于睾丸间质细胞瘤、男性性早熟、先天性肾上腺皮质增生症、肾上腺皮质功能亢进症、多囊卵巢综合征等。也可见于女性肥胖症、中晚期妊娠及应用雄激素等。

（2）睾酮减低 主要见于原发性小睾丸症（Klinefelter syndrome）、睾丸不发育症、嗅神经 - 性发育不全综合征（Kallmann syndrome）、男性 Turner 综合征等，也可见于睾丸炎症、肿瘤、外伤、放射性损伤等。

4. 人类绒毛膜促性腺激素（human chorionic gonadotropin，hCG）测定 hCG 是目前妊娠期检测最重要的激素，是一种主要由人体胎盘滋养层细胞产生的糖蛋白类激素，某些低分化的肿瘤细胞也可少量合成。妊娠早期绒毛组织形成后，合体滋养层细胞就开始大量合成分泌 hCG，妊娠期的前 8 周，母体血清 hCG 浓度呈对数上升。妊娠 8 ~ 10 周时达到高峰，妊娠 12 周开始，由于胎儿肾上腺抑制滋养细胞，hCG 呈特征性下降，至妊娠 20 周时降至较低水平，并维持到妊娠末。产后血清 hCG 以半衰期 24 ~ 36 小时的速度下降，2 周左右可降至不能测出。

【参考区间】 化学发光法 男性：< 2.67 IU/L；未妊娠女性：0.5 ~ 2.90IU/L。0.2 ~ 1 孕周：5 ~ 50IU/L；1 ~ 2 孕周：50 ~ 500IU/L；2 ~ 3 孕周：100 ~ 5000IU/L；3 ~ 4 孕周：500 ~ 10000IU/L；4 ~ 5 孕周：1000 ~ 50000IU/L；5 ~ 6 孕周：10000 ~ 100000IU/L；6 ~ 8 孕周：15000 ~ 200000IU/L；8 ~ 12 孕周：10000 ~ 100000IU/L。

【临床意义】 用于妊娠早期诊断，于停经后 2 ~ 3 天即可测出并逐步升高，妊娠前 3 个月测定 hCG 特别重要。此期间 hCG 升高也可能提示绒毛膜癌、葡萄胎或多胎妊娠；hCG 升高还可见于生殖细胞、卵巢、膀胱、胰腺、胃、肺和肝脏等肿瘤患者；hCG 含量降低提示流产、宫外孕、妊毒症或死胎。

（邱吉刚）

第五节 临床常用免疫学检查 🅔微课4

PPT

一、免疫球蛋白测定

免疫球蛋白（immunoglobulin，Ig）存在于人体的血液、体液、分泌液中及 B 细胞膜上，由浆细胞分泌，多数具有抗体活性。一般根据免疫球蛋白的结构不同可分为 5 种：即 IgG、IgM、IgA、IgD、IgE。免疫球蛋白检测是检查机体体液免疫功能的一项重要指标。

IgG 主要由脾和淋巴结中的浆细胞合成与分泌，约占血清中总 Ig 的 75%，是血清中主要的抗体成分，在机体的免疫防御中发挥重要作用，大多数抗细菌抗体、抗病毒抗体、抗毒素抗体为 IgG 类。另外 IgG 是唯一能通过胎盘的 Ig，可以使新生儿获得免疫抗体。

IgA 主要由肠道、呼吸道、乳腺、唾液腺和泪腺的淋巴组织中的浆细胞产生，约占血清中总 Ig 的 10%，分为血清型与分泌型两种。IgA 具有抗细菌、抗病毒、抗毒素的作用，其中分泌型 IgA（SIgA）在抵抗呼吸道、消化道和泌尿生殖道的局部感染中发挥重要作用。

IgM 为五聚体，是 Ig 中相对分子质量最大者，分子结构呈环形，由 5 个 IgM 单体通过 J 链连接而成。IgM 是机体受到抗原刺激后最早出现的抗体，其杀菌、溶菌、溶血、促吞噬以及凝集作用比 IgG 高 500~1000 倍，因此，IgM 在机体早期的免疫防御中发挥重要作用。同时，由于 IgM 出现早，也是病原体感染的早期实验诊断指标。在急性自限性感染性疾病中检测 IgM 诊断意义较大，检测 Ig 类抗体具有流行病学调查意义。

IgE 主要由鼻咽部、扁桃体、支气管和胃肠道等黏膜固有层的浆细胞分泌，血清含量低，仅为血清总 Ig 的 0.002%，在个体发育中合成较晚。IgE 是介导 I 型变态反应性疾病的主要抗体。

【标本要求】血清，不抗凝静脉血 4~5ml。

【参考区间】IgG：7.0~16.6g/L；IgA：0.7~3.5g/L；IgM：0.5~2.6g/L（免疫比浊法）；IgE：0.1~0.9mg/L（ELISA 法）。

【临床意义】

1. 生理性变化　可受年龄和性别的影响，IgG 在儿童中含量低于成年人，青春期最高，30 岁以后逐渐下降；女性稍高于男性。儿童的 IgA 水平比成年人低，且随着年龄的增加而增加，到 16 岁前达到成年人水平。

2. 病理性变化

（1）增高　见于浆细胞增殖性疾病，如多发性骨髓瘤、巨球蛋白血症、浆细胞性白血病等；慢性感染、自身免疫性疾病、慢性肝病、淋巴瘤等；变态反应性疾病、寄生虫感染、皮肤过敏时 IgE 可增高。

（2）减少　当 IgG<6.0g/L、IgA<0.4g/L、IgM<0.4g/L 时称免疫球蛋白减少症。见于先天性无丙种球蛋白血症、长期应用免疫抑制剂。

二、血清补体测定

补体（complement，C）是与免疫有关、经活化后具有酶样活性的不耐热球蛋白，由传统途径的 C_1~C_9、旁路途径的 B、D、P 因子及其衍生物组成。活化后可促进机体防御功能，利于清除病原微生物，稳定内环境，参与变态反应等。

（一）总补体溶血活性检测

总补体溶血活性（total hemolytie complement activity，CH_{50}）检测的是补体经典途径的溶血活性，主要反映补体 9 种成分（C_1~C_9）的综合水平。补体最主要的活性是溶细胞作用，溶血程度与补体量呈正相关，一般以 50% 溶血作为检测终点（CH_{50}）。

【参考区间】试管法：50~100kU/L；脂质体法：75~160kU/L。

【临床意义】

1. CH_{50} 活性增高　见于急性炎症、组织损伤、某些恶性肿瘤等。

2. CH_{50} 活性减低　见于各种免疫复合性疾病（如肾小球肾炎）、自身免疫性疾病活动期（如系统性红斑狼疮、类风湿关节炎、强直性脊柱炎）、亚急性感染性心内膜炎、病毒性肝炎、慢性肝病、肝硬化、重症营养不良和遗传性补体成分缺乏症等。

（二）血清补体 C_3 检测

补体 C_3（complement 3，C_3）是一种由肝脏合成的 β_2-球蛋白，由 α 和 β 两条多肽链组成。C_3 在补体系统各成分中含量最多，是经典途径和旁路途径的关键物质，它也是一种急性时相反应蛋白。

【参考区间】成年人 C_3：0.8~1.5g/L。

【临床意义】

1. C_3 含量增高　常见于急性炎症、传染病早期、肿瘤、排斥反应、急性组织损伤等。

2. C_3 含量降低　见于：①补体合成能力降低，如慢性肝病、肝硬化、肝坏死；②补体合成原料不足，如营养不良（多见于儿童）；③补体消耗或丢失太多，如系统性红斑狼疮活动期、急性链球菌感染后肾小球肾炎、基底膜增殖性肾小球肾炎、狼疮性肾炎、慢性活动性肝炎、疟疾、冷球蛋白血症、白血病化疗后、血液进行体外循环后、大失血和大面积烧伤等；④先天性补体缺乏，如遗传性C_3缺乏症。

（三）血清补体 C_4 检测

补体 C_4（complement 4，C_4）由巨噬细胞和肝细胞合成。在补体经典途径活化中，C_4 被水解为 C_{4a}、C_{4b}，它们在补体活化、促进吞噬、防止免疫复合物沉着和中和病毒等方面发挥作用。

【参考区间】成年人 C_4：$0.20 \sim 0.60g/L$。

【临床意义】基本与 C_3 相似。血清 C_4 含量降低见于自身免疫性溶血性贫血、IgA 性肾病、多发性骨髓瘤、遗传性 IgA 缺乏症、遗传性血管神经性水肿等。在 SLE，C_4 的降低常早于其他补体成分，且缓解时较其他成分回升迟。

三、感染性疾病的免疫学检查

各种感染时可激发机体产生免疫反应，通过检查相应的反应物质可帮助诊断感染原因。

【标本要求】静脉血 $3 \sim 4ml$，不抗凝，HBV、HCV、HIV 等检测应注意防止医源性交叉感染，做好生物安全防护。

（一）病毒性肝炎标志物检查

目前认为病毒性肝炎病原体常见的有五种，包括甲型肝炎病毒（HAV）、乙型肝炎病毒（HBV）、丙型肝炎病毒（HCV）、丁型肝炎病毒（HDV）、戊型肝炎病毒（HEV），在我国以甲型肝炎病毒（HAV）、乙型肝炎病毒（HBV）、丙型肝炎病毒（HCV）感染多见。

【检测目标】

1. 甲型肝炎病毒标志物 包括 HAV - Ag、HAV - RNA、抗 HAV - IgM、抗 HAV - IgG。

【参考区间】HAV - Ag：阴性；HAV - RNA：阴性；抗 HAV - IgM：阴性；抗 HAV - IgG：部分成年人可阳性。

【临床意义】

（1）HAV - Ag 和 HAV - RNA 阳性 诊断 HAV 感染，HAV - RNA 对早期诊断意义更大。

（2）抗 HAV - IgM 阳性指标 说明机体正处于 HAV 感染期，是早期诊断甲肝的特异性指标。

（3）抗 HAV - IgG 阳性感染 恢复期出现并持续很久，是获得免疫力的标志，可提示既往感染。

2. 乙型肝炎病毒标志物 包括 HBsAg、抗 - HBs、抗 - HBc、HBeAg、抗 - HBe。

【参考区间】均为阴性。

【临床意义】

（1）HBsAg 与抗 - HBs ①HBsAg 阳性，见于急性乙型肝炎的潜伏期或急性期、慢性乙型肝炎、肝炎后肝硬化或原发性肝癌等、无症状 HBV 携带者；②抗 - HBs 阳性，表示曾感染过 HBV、注射过乙肝疫苗或抗 - HBs 免疫球蛋白，对 HBV 有一定的免疫力，是保护性抗体。

（2）HBeAg 和抗 - HBe ①HBeAg 阳性是 HBV 复制的指标，表示患者血液有较强的传染性；②抗 - HBe 阳性是机体复制 HBV 减少的标志，传染性较前减轻。

（3）抗 - HBc ①总抗体阳性，主要反映抗 - HBc - IgG，比 HBsAg 敏感，可作为 HBsAg 阴性的 HBV 感染的敏感指标，是既往感染指标，不能早期诊断，常用于流行病学调查，也作为乙肝疫苗和血液制品的安全鉴定和献血员筛选指标；②抗 - HBc - IgM 阳性，表示新近有过 HBV 感染或体内有 HBV 增殖。

临床上常将 HBsAg、HBeAg、抗 - HBc 阳性称"大三阳"，传染性强；HBsAg、抗 - HBe、抗 - HBc 阳性称"小三阳"。

3. 丙型肝炎病毒标志物 抗－HCV－IgG 和 HCV－RNA 的测定。

【参考区间】阴性。

【临床意义】

（1）HCV－RNA 的测定 阳性是 HCV 感染最直接、最灵敏和最特异的检测指标。

（2）抗－HCV 为非保护性抗体，阳性结果是诊断 HCV 感染的重要依据。抗－HCV－IgM 阳性，见于急性 HCV 感染，为诊断丙型肝炎的早期敏感指标；抗－HCV－IgG 阳性表明体内有 HCV 感染，但不能作为早期诊断指标。

（二）抗链球菌溶血素"O"的测定

【参考区间】胶乳凝集法＜1∶400；免疫比浊法为 0～200IU/L。

【临床意义】增高见于上呼吸道感染、皮肤及软组织化脓性感染，A 群溶血性链球菌所致的败血症等，结合临床可辅助诊断风湿热、风湿性心肌炎、风湿性关节炎和急性肾小球肾炎等。

（三）艾滋病血清学测定

艾滋病是由人类免疫缺陷病毒（human immunodeficiency virus，HIV）感染引起的一种传染性疾病，临床常通过检测血清中对应的抗体（抗 HIV）来诊断 HIV 感染。

【参考区间】抗 HIV 阴性。

【临床意义】抗 HIV 检测分初筛试验和确证试验，作初筛阳性后应进一步用确证试验检测。如确诊为阳性，表明 HIV 感染，潜伏期即可出现阳性，是重要的健康查体和献血员筛查项目。

（四）梅毒的血清学测定

梅毒螺旋体（treponema pallidum，TP）是引起人类梅毒的主要病原体。临床检测常用：甲苯胺红不加热血清反应（TRUST）、快速血浆反应素环状卡试验（RPR）、抗梅毒螺旋体抗体微量血凝试验（MHA－TP）、荧光密螺旋体抗体吸收试验（FTA－ABS）。

【参考区间】均为阴性。

【临床意义】TRUST 和 RPR 常用来做过筛试验。Ⅰ期患者阳性率为 53%～83%，Ⅱ期患者阳性率为 100%，Ⅲ期患者为 58%～85%；MHA－TP 和 FTP－ABS 是梅毒抗体的确证试验，阳性可确诊梅毒。

四、自身免疫性疾病的实验室检查

自身免疫性疾病（autoimmune diseases，AID）是由于某种原因使自身免疫应答过强或持续时间过久，对自身成分产生免疫应答并生成抗体，对机体自身组织进行攻击，导致损伤或造成功能障碍，并出现相应的临床表现。临床常见的有系统性红斑狼疮（SLE）、类风湿关节炎（RA）、混合性结缔组织病（MCTD）、进行性系统性硬化症（PSS）、干燥综合征（SS）、自身免疫性肝炎、桥本甲状腺炎、重症肌无力、皮肌炎等。检查血清中自身抗体，可协助诊断 AID。

【标本要求】静脉不抗凝血 5ml。

【检测目标】抗核抗体（ANA）、类风湿因子（RF）、抗线粒体抗体（AMA）、抗脱氧核糖核酸抗体（anti－DNA）、抗甲状腺球蛋白抗体（A－TG）。

【参考区间】阴性。

【临床意义】阳性见于 SLE、RA、MCTD、自身免疫性肝炎、桥本甲状腺炎、重症肌无力、皮肌炎等。RF 诊断类风湿性关节炎。A－TG 对桥本甲状腺炎有意义，anti－DNA 主要诊断 SLE。

五、肿瘤标志物检测

肿瘤标志物（tumor marker）是由肿瘤细胞本身合成、释放，或是机体对肿瘤细胞反应而产生或升高的一类物质。肿瘤标志物存在于血液、细胞、组织或体液中，反映肿瘤的存在和生长，通过化学、免疫学以及基因组学等方法测定肿瘤标志物，对肿瘤的诊断、疗效和复发的监测、预后的判断具有一定的价值。肿瘤标志物主要包括蛋白质类、糖类、酶类和激素类肿瘤标志物。

理想的肿瘤标志物具有以下特性：①灵敏度高，使肿瘤能早期发现，早期诊断；②特异性好，即肿瘤患者为阳性，而非肿瘤患者为阴性，因此能对良、恶性肿瘤进行鉴别；③能对肿瘤进行定位，即具有器官特异性；④与病情严重程度、肿瘤大小或分期有关，即肿瘤越大或越晚期，肿瘤标志物浓度越高；⑤监测肿瘤治疗效果，即肿瘤标志物浓度增高或降低与治疗效果密切相关；⑥监测肿瘤的复发，即肿瘤治疗后肿瘤标志物浓度降低，肿瘤复发时明显增高；⑦预测肿瘤的预后，即肿瘤标志物浓度越高，预后越差，反之亦然。但至今还没有一种肿瘤标志物能完全满足上述要求。

（一）蛋白质类肿瘤标志物的检测

1. 甲胎蛋白检测 甲胎蛋白（alphafetoprotein，AFP）是在胎儿早期由肝脏和卵黄囊合成的一种血清糖蛋白，出生后 AFP 的合成很快受到抑制。当肝细胞或生殖腺胚胎组织发生恶性病变时，细胞中合成 AFP 的基因重新被激活，以致血中 AFP 含量明显升高。因此，血中 AFP 浓度检测对诊断肝细胞癌及滋养细胞恶性肿瘤有重要的临床价值。

【参考区间】 $<25\mu g/L$（RIA、CLIA、ELISA）。

【临床意义】

（1）原发性肝细胞癌患者血清 AFP 增高，阳性率为 67.8% ~ 74.4%。约 50% 的患者 AFP > $300\mu g/L$，但约有 18% 的原发性肝癌患者 AFP 不升高，值得注意。

（2）病毒性肝炎、肝硬化时 AFP 有不同程度的升高，通常 $<300\mu g/L$。

（3）生殖腺胚胎肿瘤（睾丸癌、卵巢癌、畸胎瘤等）、胃癌或胰腺癌时，血中 AFP 含量可升高。

（4）妇女妊娠 3 ~ 4 个月后，血清 AFP 开始升高，7 ~ 8 个月达高峰，但多低于 $400\mu g/L$，分娩后 3 周恢复正常。胎儿神经管畸形、双胎、先兆流产等均会使妊娠期妇女血液和羊水中 AFP 升高。

2. 癌胚抗原检测 癌胚抗原（carcinoembryonic antigen，CEA），最初发现于成年人结肠癌组织中，是一种富含多糖的蛋白复合物。早期胎儿的胃肠道及某些组织均有合成 CEA 的能力，但妊娠 6 个月以后含量逐渐降低，出生后含量极低。胃肠道恶性肿瘤时可见血清 CEA 升高，在乳腺癌、肺癌及其他恶性肿瘤患者的血清中也有升高。CEA 是一种广谱性肿瘤标志物，可在多种肿瘤中表达，脏器特异性低，在临床上主要用于辅助恶性肿瘤的诊断、判断预后、监测疗效和肿瘤复发等。

【参考区间】 血清 $<5\mu g/L$（RIA、CLIA、ELISA）。

【临床意义】

（1）CEA 升高 主要见于胰腺癌、结肠癌、直肠癌、乳腺癌、胃癌、肺癌等，其他恶性肿瘤也有不同程度的阳性率。

（2）动态观察 血清 CEA 连续随访检测，可用于恶性肿瘤手术后疗效观察及预后判断，也可用于对化疗患者的疗效观察。一般病情好转时，CEA 浓度下降，病情恶化可升高。

（3）结肠炎、胰腺炎、肝脏疾病、肺气肿及支气管哮喘等也常见 CEA 轻度升高。

（4）96% ~ 97% 非吸烟健康人血清 CEA 浓度 $<2.5\mu g/L$，大量吸烟者中有 20% ~ 40% 的人 CEA > $2.5\mu g/L$，少数人 $>5.0\mu g/L$。

3. 组织多肽抗原测定 组织多肽抗原（tissue polypeptide antigen，TPA）是存在于胎盘和大部分肿瘤组织细胞膜和细胞质中的一种单链多肽，在恶性肿瘤患者血清中的检出率高达 70% 以上，但它的增高与肿瘤发生部位和组织类型无相关性，是一种非特异性肿瘤标志物。血液内 TPA 水平与细胞分裂增殖程度密切相关，恶性肿瘤细胞分裂、增殖越活跃，血清中 TPA 水平越高，临床上常用于迅速增殖的恶性肿瘤的辅助诊断，特别是已知肿瘤的疗效监测。

【参考区间】 $<130U/L$（ELISA）。

【临床意义】

（1）恶性肿瘤患者血清 TPA 水平可显著升高。

（2）经治疗好转后，TPA 水平降低；若 TPA 再次升高，提示肿瘤复发。

（3）TPA 和 CEA 同时检测有利于恶性与非恶性乳腺肿瘤的鉴别诊断。

（4）急性肝炎、胰腺炎、肺炎、胃肠道肿瘤、妊娠后 3 个月也可见 TPA 升高。

4. 前列腺特异抗原测定 前列腺特异抗原（prostate specific antigen，PSA）是一种由前列腺分泌的单链糖蛋白，它存在于前列腺管道的上皮细胞中，前列腺癌患者正常腺管结构发生变化时，可见血清中 PSA 含量升高。近年研究发现，血清总 PSA（t－PSA）中有 80% 以结合形式存在，称复合 PSA（c－PSA）；20% 以游离形式存在，称游离 PSA（f－PSA）。t－PSA 及 f－PSA 升高，而 f－PSA/t－PSA 比值降低，考虑诊断前列腺癌，提高了诊断的正确性和特异性。

【参考区间】 t－PSA < 4.0μg/L，f－PSA < 0.8μg/L（RIA、CLIA、ELISA），f－PSA/t－PSA 比值 > 0.25。

【临床意义】

（1）前列腺癌患者可见血清 PSA 升高，以血清 t－PSA > 4.0μg/L 判断为阳性，60% ~ 90% 患者血清 t－PSA 水平明显升高；当行外科切除术后，90% 患者血清 t－PSA 水平明显降低。若前列腺癌切除术后 t－PSA 浓度无明显降低或再次升高，提示肿瘤转移或复发。前列腺增生、前列腺炎等良性疾病，约有 14% 的患者血清 t－PSA 轻度升高（一般 4.0 ~ 10.0μg/L），此时应注意鉴别。

（2）当 t－PSA 处于 4.0 ~ 10.0μg/L 时，f－PSA/t－PSA 比值对诊断更有价值，若 f－PSA/t－PSA 比值 < 0.1 提示前列腺癌。

（3）肛门指诊、前列腺按摩、膀胱镜等检查及前列腺手术会引起前列腺组织释放 PSA 而引起血清浓度升高，建议在上述检查前或检查后数日、手术后数周进行 PSA 检查。

5. 鳞状上皮细胞癌抗原测定 鳞状上皮癌细胞抗原（squamous cell carcinoma antigen，SCC）是肿瘤相关抗原 TA－4 的亚型，是一种糖蛋白，其对鳞癌判断效果最佳。

【参考区间】 < 1.5μg/L（RIA、CLIA）。

【临床意义】

（1）血清中 SCC 水平升高，可见于 25% ~ 75% 的肺鳞状细胞癌，30% 的 I 期食管癌、89% 的 III 期食管癌，83% 的宫颈癌。血清 SCC 浓度与宫颈鳞癌分期、肿瘤体积、治疗后肿瘤残余、肿瘤复发和病情进展、肿瘤患者生存率有关，美国国家临床生化学会（NACB）推荐 SCC 用于宫颈鳞癌患者的预后评估、监测疗效和肿瘤复发。临床上也常用于监测肺鳞状细胞癌、食管癌等的治疗效果、复发、转移及预后判断。

（2）部分良性疾病如银屑病、天疱疮、特应性皮炎等皮肤疾病、肾功能不全、良性肝病、乳腺良性疾病、上呼吸道感染性疾病等也可引起 SCC 浓度升高。

（3）SCC 不受性别、年龄、吸烟的影响，但因它在皮肤表面的中层细胞内高浓度存在，因而采血技术不佳可引起假阳性。因此血液标本采集需避免汗液、唾液和其他体液的污染。

（二）糖脂类肿瘤标志物检测

1. 癌抗原 50 测定 癌抗原 50（cancer antigen 50，CA50）是一种肿瘤糖类相关抗原，主要由唾液酸糖脂和唾液酸糖蛋白所组成。它对肿瘤的诊断无器官特异性。

【参考区间】 < 2.0 万 U/L（IRMA、CLIA）。

【临床意义】

（1）增高见于 87% 的胰腺癌，80% 的胆囊（道）癌，73% 的原发性肝癌，50% 的卵巢癌，20% 的结肠癌、乳腺癌、子宫癌等。

（2）动态观察其水平变化对癌肿瘤疗效及预后判断、复发监测颇具价值。

（3）对鉴别良性和恶性胸、腹腔积液有价值。

（4）在慢性肝病、胰腺炎、胆管病时，CA50 也升高。

2. 糖链抗原 199 测定　糖链抗原 199（carbohydrate antigen 199，CA199）是一种糖蛋白，属于唾液酸化 Lewis 血型抗原。正常人唾液腺、前列腺、胰腺、乳腺、胃、胆管、胆囊、支气管的上皮细胞存在微量 CA199。胰腺癌、肝胆和胃肠道疾病时血中 CA199 的水平可明显升高，连续检测对病情进展、手术疗效、预后估计及复发诊断有重要价值。

【参考区间】　<3.7 万 U/L（CLIA、RIA、ELISA）。

【临床意义】

（1）目前认为，CA199 是胰腺癌的首选肿瘤标志物，胰腺癌早期，当特异性为 95% 时，敏感性可达 80%～90%，若与 CEA 同时测定，敏感性还可进一步提高。

（2）有 5%～10% 的人不表达 Lewis 类抗原，因此部分胰腺癌患者 CA199 的血清浓度不升高。

（3）诊断胆囊癌和胆管癌的阳性率为 85% 左右，胃癌、结肠癌为 40%，直肠癌为 30%～50%；但无早期诊断价值，对早期患者的敏感度仅为 30%。

（4）CA199 结合 CEA 检测，对胃癌诊断符合率可达 85%。

（5）急性胰腺炎、胆汁淤积型胆管炎、胆石症、急性肝炎、肝硬化等，血清 CA199 也可出现不同程度的升高。

3. 癌抗原 125 测定　癌抗原 125（caneer antigen 125，CA125）是一种很重要的卵巢癌相关抗原，存在于上皮性卵巢癌组织及患者的血清中，在胎儿体腔上皮分泌物及羊水中以及成年人的输卵管、子宫和宫颈内膜也可发现 CA125。

【参考区间】　<3.5 万 U/L（CLIA、RIA、ELSA）。

【临床意义】

（1）卵巢上皮癌患者的 CA125 浓度可明显升高，早期诊断和复发诊断的敏感性可达 50%～90%，故对诊断卵巢癌有较大临床价值，尤其对观察治疗效果和判断复发较为灵敏。

（2）CA125 可用于鉴别卵巢包块，特别适用于绝经后妇女。

（3）宫颈癌、乳腺癌、胰腺癌、胆道癌、肝癌、胃癌、结肠癌、肺癌等也有一定的阳性反应。

（4）3%～6% 的良性卵巢瘤、子宫肌瘤患者血清 CA125 有时也会明显升高，但多数不超过 10 万 U/L。

（5）肝硬化失代偿期血清 CA125 明显升高。

（6）生理状态下，如妊娠早期（3 个月）CA125 也可升高。

4. 癌抗原 72－4 测定　癌抗原 72－4（cancer antigen 72－4，CA72－4）是一种肿瘤相关糖蛋白（tumor associated glyeoprotein），它是胃肠道和卵巢肿瘤的标志物。

【参考区间】　<6.7μg/L（CLIA、RIA、ELISA）。

【临床意义】

（1）CA72－4 是监测胃癌的首选肿瘤标志物，灵敏度优于 CA199 和 CEA，若三者联合可以提高诊断胃癌的敏感性和特异性。但是，正常人和良性胃肠道疾病的阳性率分别为 3.5% 和 6.7%。CA72－4 与 CA125 联合检测，可提高卵巢癌的检出率。

（2）其他肿瘤时，CA72－4 也可升高，见于 67% 的卵巢癌、47% 的大肠癌、45% 的胃癌、40% 的乳腺癌、42% 的胰腺癌。

（三）酶类肿瘤标志物检测

1. 前列腺酸性磷酸酶测定　前列腺酸性磷酸酶（prostatie acid phosphatase，PAP）是一种前列腺外分泌物中能水解磷酸酯的糖蛋白。PAP 和 PSA 一样是诊断前列腺癌、监测前列腺癌疗效及前列腺癌术后是否复发转移的辅助指标。

【参考区间】　≤2.0μg/L（RIA、CLIA）。

【临床意义】

（1）前列腺癌时，血清 PAP 浓度明显升高，其升高程度与癌瘤发展基本呈平行关系。当病情好转时，PAP 浓度降低，而其水平升高常提示癌症有复发、转移及预后不良。

（2）前列腺肥大，前列腺炎等，也可见血清 PAP 水平升高。

（3）某些肾和前列腺检查可导致血清 PAP 升高，在判断测定结果时需考虑。

2. 神经元特异性烯醇化酶测定　神经元特异性烯醇化酶是在糖酵解途径中催化甘油分解的酶，存在于神经元和神经内分泌组织，称为神经元特异性烯醇化酶（neuron specifie enolase，NSE），它与神经内分泌起源的肿瘤有关。

【参考区间】 $<15\mu g/L$（RIA、ELISA）。

【临床意义】

（1）小细胞肺癌的 NSE 水平显著高于肺鳞癌、腺癌、大细胞癌的 NSE 水平，因此它对小细胞肺癌的诊断、鉴别诊断有较高价值，并可用于监测放疗、化疗的效果。

（2）NSE 是神经母细胞瘤的标志物，其灵敏度可达 90% 以上。发病时，NSE 水平明显升高，有效治疗后降低，复发后又升高。

（3）正常红细胞中存在 NSE，标本溶血影响结果，因此采血时需特别注意避免溶血。

（四）激素类肿瘤标志物检测

1. 降钙素测定　降钙素（calcitonin，CT）是甲状腺滤泡细胞 C 细胞合成和分泌的一种单链多肽激素，由 32 个氨基酸残基组成，分子量 3500，它的生理作用主要是抑制破骨细胞的生成，促进骨盐沉积，增加尿磷，降低血钙和血磷。

【参考区间】 $<100ng/L$

【临床意义】

（1）甲状腺髓样癌患者血清降钙素明显升高，而且由于降钙素的半减期较短，因此可作为观察临床疗效的标志物。CT 是用于诊断和监测甲状腺髓样癌的特异而敏感的肿瘤标志物。甲状腺髓样癌手术前 CT 浓度高，手术后数小时内 CT 下降，如手术后 CT 值长期持续增高，提示肿瘤切除不完全或有可能转移。

（2）其他疾病，如部分肺癌、乳腺癌、胃肠道癌及嗜铬细胞癌患者可因为高血钙或产生异位分泌而使血清降钙素增加，另外肝癌和肝硬化患者偶见血清降钙素增高。

（邵小娇）

目标检测

答案解析

一、单选题

【A1 型题】

1. 中性粒细胞增多最常见的原因是（　　）
    A. 急性溶血　　　　　　B. 大面积烧伤　　　　　　C. 急性感染
    D. 恶性肿瘤　　　　　　E. 急性中毒

2. 内生肌酐清除率测定反映（　　）
    A. 近端肾小管排泌功能　　B. 肾小球滤过功能　　　　C. 远端肾小管排泌功能
    D. 肾脏浓缩稀释功能　　　E. 肾血流量

3. 不宜做脑脊液检查的是（　　）
    A. 疑有颅内出血　　　　　B. 疑有中枢神经系统白血病　C. 疑有病毒性乙型脑炎
    D. 有脑膜刺激症状　　　　E. 颅内压明显升高

4. 下列指标通常被作为心肌损伤确诊标志物的是（　　）

    A. CK－MB
    B. cTn
    C. LDH_1

    D. LDH_2
    E. CK

5. 肾上腺皮质功能紊乱的临床生化诊断试验的首选项目是（　　）

    A. 血皮质醇及24小时尿游离皮质醇测定
    B. 血糖皮质激素水平

    C. 17－酮类固醇
    D. 17－羟黄体酮

    E. 血浆 ACTH

6. 能够通过胎盘的免疫球蛋白是（　　）

    A. IgA
    B. IgG
    C. IgD

    D. IgE
    E. IgM

7. 以下对诊断原发性肝癌最有意义的是（　　）

    A. CK－MB
    B. HDL
    C. BUN

    D. AFP
    E. CEA

8. 对乙型肝炎病毒具有保护作用的抗体是（　　）

    A. 抗－HBc
    B. 抗－HBs
    C. 抗－HBe

    D. 抗－HBc－IgG
    E. 抗－HBc－IgM

【A2 型题】

9. 患者，男，57岁。近日多饮、多尿，随机血糖值为18.25mmol/L，如果想了解在这之前2~3个月的情况，应做的检查是（　　）

    A. 糖化血红蛋白
    B. 果糖
    C. 胰岛素

    D. C 肽
    E. OGTT

10. 患者，男，25岁。乏力，腹部不适，恶心和黄疸，如果怀疑急性肝细胞损伤时，不应进行的检查是（　　）

    A. 血清 ALT 和 AST 水平检查
    B. 胆汁酸测定

    C. 血清总胆红素测定
    D. 血清前清蛋白测定

    E. 透明质酸测定

二、简答题

1. 简述贫血的分度。

2. 简述中性粒细胞增多的临床意义。

书网融合……

第七章　心电图检查

学习目标

知识目标：通过本章的学习，掌握临床常见异常心电图的图形特征（心房与心室肥大、心肌缺血与损伤、心肌梗死、常见心律失常、高钾血症、洋地黄效应与洋地黄中毒等），心肌梗死的心电图图形演变特征与分期；熟悉心电图导联体系及各导联的连接方法，正常心电图各波段的命名、波形特点及正常值；了解解释心电图产生的原理，常规心电图、动态心电图及心电图运动负荷试验的临床应用范围。

能力目标：能进行常规心电图描记、动态心电图检查；能够对临床常见的异常心电图进行分析，作出相应的诊断。

素质目标：具有尊重、爱护和保护受检者隐私的职业精神；具备将心电知识与临床疾病结合进行辩证临床思维的素养。

第一节　心电图的基本知识 ⓔ微课1

情境导入

情境：患者，女，35 岁。自诉近 2 日出现心慌、胸闷、乏力。身体评估：血压 120/80mmHg，心率 100 次/分，心律不规则，各瓣膜听诊区未闻及杂音。

思考：1. 为明确该患者有无心律失常应做哪项检查？

　　　　2. 检查结果是否正常？

心脏在机械收缩之前，首先产生电激动，电激动产生的微小电流能经组织传导到体表。心电图（electrocardiogram，ECG）是利用心电图机从体表记录心脏每一心动周期所产生的电活动变化的曲线图形。心电图检查是临床上广泛应用的一项操作，对心血管疾病诊断及指导治疗具有重要意义。

一、心电图产生原理

（一）心肌细胞电位变化

心电图反映了整个心脏电激动的综合过程，其基础是单个心肌细胞的电激动。单个心肌细胞的电活动可分为以下 3 个阶段（图 7-1）。

1. 极化阶段　当心肌细胞处于静息状态，细胞膜外排列着一定数量的带正电荷的阳离子，细胞膜内排列同等数量的带负电荷的阴离子。细胞膜内外离子的这种外正内负的排列状态称为极化状态。尽管此时膜内外存在电位差，但由于细胞膜外正电荷排列均匀，各点之间无电位差，因此细胞表面没有电流形成，如用检测电极在细胞表面描记，则描记出一水平线，称为等电位线或基线。

2. 除极阶段　当心肌细胞膜的一端受到刺激（阈刺激）时，其通透性发生改变，使细胞内外正负离子的分布发生逆转，膜电经由极化状态的外正内负迅速逆转为外负内正状态，这一过程称为心肌细胞除极过程。由于已除极的部分膜外为负电荷，未除极的部分膜外仍然是正电荷，两者之间形成一对电偶，沿着除极方向总是电源（正电荷）在前，电穴（负电荷）在后，电流从电源流向电穴，并沿一定的方向迅速扩展，直至整个心肌细胞完全除极。此时，放在细胞外的检测电极，如面对除极的

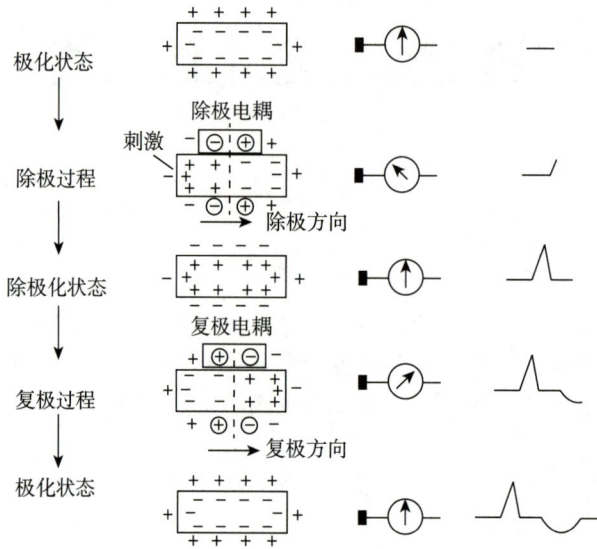

图 7-1 单个心肌细胞电位变化过程及检测描记波形

前方，可描记出向上的曲线；背离除极的方向，则描记出向下的曲线；在细胞中部，描记出双向波形。除极结束，膜外均匀分布负电荷，电位差消失，电流消失，曲线回到基线。

3. 复极阶段 心肌细胞除极后，膜内外的离子分布又逐渐恢复到极化状态，这一过程称为复极。复极的过程与除极相同，先除极的部位先复极。在复极过程中，已复极部分的细胞膜外重新带有正电荷，未复极的部分仍为负电荷，膜外形成电位差，产生电流，电流的方向为从已复极的部位流向未复极的部位，即电穴（负电荷）在前，电源（正电荷）在后，其方向正好与除极过程相反，所以描记的复极波方向与除极波相反。由于复极过程进行缓慢，其波起伏迟缓、形宽、振幅较低（图 7-2）。复极完毕后，细胞膜外均带正电荷，电位差消失，电流曲线回到基线。

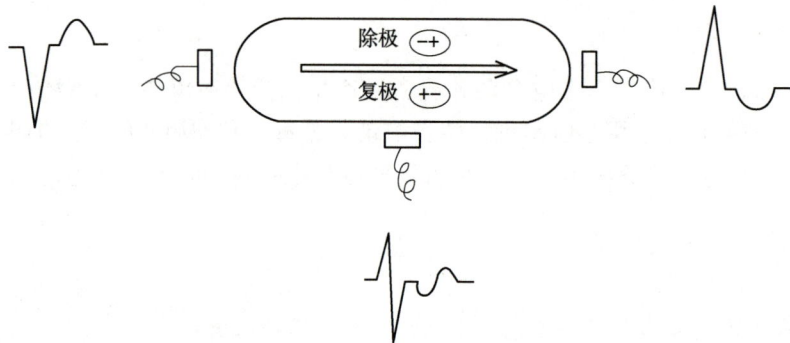

图 7-2 单个心肌细胞检测电极方位与除极、复极波形方向的关系

（二）心电向量基本概念

1. 向量与心电向量 物理学上将既有数量大小又有方向的量，称为向量。向量通常用箭头表示，箭头所指方向代表向量的方向，箭杆的长短代表向量大小。心肌细胞在除极与复极时产生电偶，电偶两极之间存在着电位差，既有数量大小，又有方向性，称为心电向量。

心电向量的大小与下列因素相关：①与心肌细胞数量成正比关系；②与探查电极位置和心肌细胞之间的距离成反比关系；③与探查电极方向和心肌除极的方向构成的角度有关，夹角越大，心电位在导联上的投影越小，电位越弱，反之则相反（图 7-3）。

2. 综合心电向量与瞬间综合心电向量 单个心肌细胞激动会产生一个心电向量，多个心肌细胞

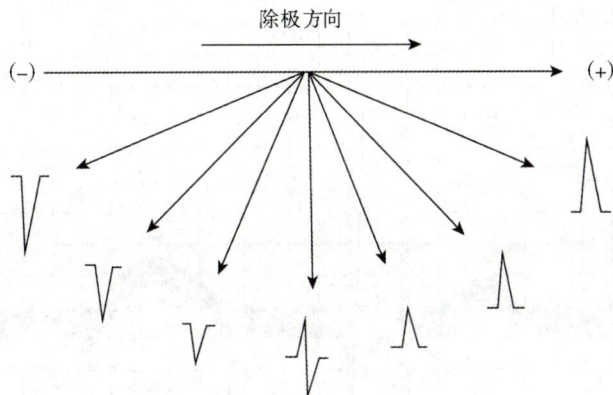

图 7 - 3　检测电极电位和波形与心肌除极方向的关系

产生的心电向量的总和称为综合心电向量。

心脏在除极或复极过程中，在每一瞬间有很多心肌细胞同时产生除极或复极，产生很多方向和大小均不相同的心电向量。如按向量综合法则对心脏激动每一瞬间的众多心电向量进行合成，即可得到该瞬间综合心电向量，瞬间综合心电向量代表某一瞬间无数心肌细胞电活动的总和。规则如下：①如两个向量方向相同，则方向不变，幅度相加；②如两个向量方向相反，则方向与较大向量一致，幅度相减；③互成角度的两个向量，按平行四边形法则求得其对角线为综合向量（图 7 - 4）。体表测得的心电变化是全部参与电活动的心肌细胞所产生的电位变化按上述法则综合的结果。

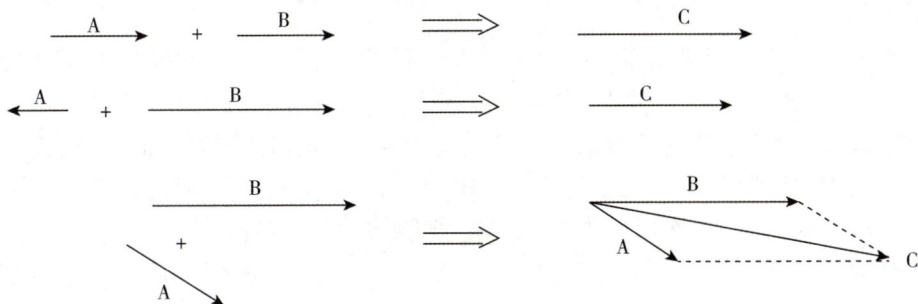

图 7 - 4　心电向量综合示意图

二、心电图各波段的组成与命名

正常心脏的电激动起源于窦房结，兴奋心房的同时，激动沿结间束、房室结、希氏（kent）束、左右束支、浦肯野（Mahaim）纤维顺序传导，最后兴奋心室（图 7 - 5）。

这种先后有序的电激动的传播，引起一系列电位变化，形成了心电图上的相应波段（图 7 - 6）。在心电图上，一个正常完整的心动周期主要包括四波（P 波、QRS 波群、T 波及 u 波）、两段（PR 段和 ST 段）和两间期（PR 间期和 QT 间期）。

心电图各波段的名称及意义如下。

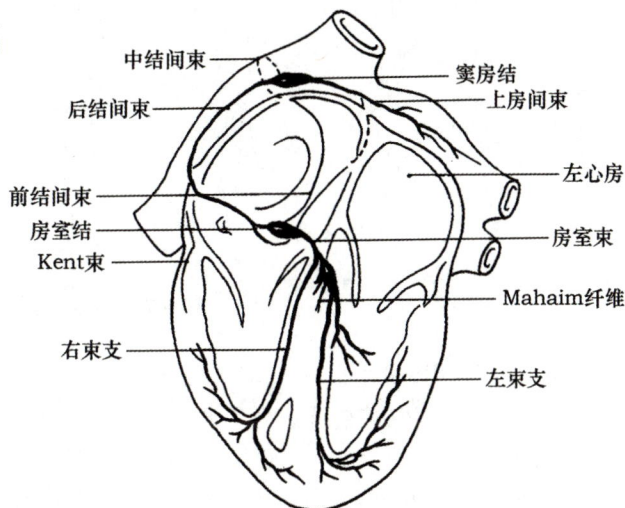

图 7 - 5　心脏传导系统

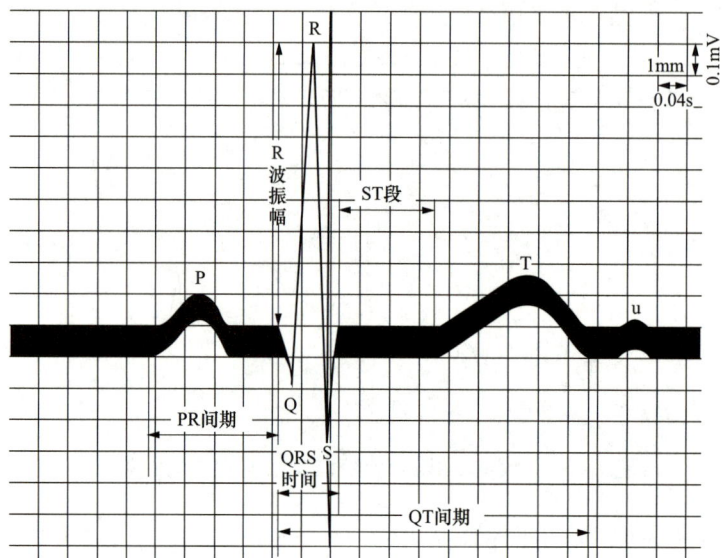

图 7-6 心电图各波段示意图

1. P 波 为心房除极波，由心房激动产生，反映心房除极时的电位、时间和方向的变化。

2. PR 段 从 P 波终点至 ORS 波群起点之间的线段，反映心房复极过程及房室结、希氏束、束支的电活动。

3. PR 间期 从 P 波起点至 QRS 波群起点间的线段，包括 P 波和 PR 段，反映心房开始除极到心室开始除极的时间。

4. QRS 波群 为心室除极波，由心室激动产生，反映心室除极时的电位、时间和方向的变化。QRS 波群可因探测电极的位置不同而呈多种形态，其统一命名如下：首先出现于基线以上的第一个正向波称为 R 波；R 波前的负向波称为 Q 波；在 R 波后的第一个负向波称为 S 波；S 波后的正向波称为 R'波；R'波后的负向波称为 S'波，依此类推。如 QRS 波群只有负向波，则称为 QS 波。如果在基线同侧一个波的描记线可见 2 个或 2 个以上转折点，称为切迹或顿挫。各波的大小，以英文字母的大小写形式来表示：波幅≥0.5mV 者，书写时用大写字母 Q、R、S 表示；波幅＜0.5mV 者，则用小写字母 q、r、s 表示；同一导联中，若波幅小于最高波幅的 1/2，记为小写英文字母（图 7-7）。

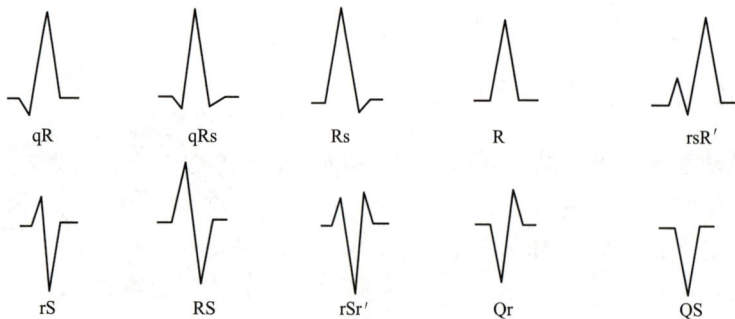

图 7-7 QRS 波群命名示意图

5. J 点 为 QRS 波群终末与 ST 段起始之交接点，多在基线上，常随 ST 段偏移而发生移位。

6. ST 段 从 QRS 波群终点至 T 波起点间的线段，反映心室缓慢复极过程的电位变化。正常 ST 段多为一等电位线。

7. T 波 为 ST 段后一个圆钝且较大的波，反映心室快速复极过程的电位变化。

8. QT 间期 从 QRS 波群起点至 T 波终点的水平距离，反映心室除极和复极全过程所需的时间。

9. u 波　为 T 波之后出现的振幅很小的波。其产生机制尚未完全清楚，近年研究认为心室肌舒张的机械作用可能是 u 波形成的原因。

三、心电图导联体系

在人体的不同部位放置电极，并通过导联线与心电图机电流计的正负极相连，这种记录心电图的电路连接方法称为心电图导联。由于电极位置和连接方法不同，可组成不同的导联，目前临床上广泛应用的是国际通用的常规 12 导联体系。

（一）肢体导联

肢体导联包括标准肢体导联Ⅰ、Ⅱ、Ⅲ和加压肢体导联 aVR、aVL、aVF。标准肢体导联反映两个肢体之间的电位差，具体的连接位置见表 7 - 1，连接方式见图 7 - 8。加压肢体导联基本上代表的是正极（探查电极）所置部位的电位变化，其负极为连接其余两个肢体的电极分别串联 5000Ω 电阻后并联起来构成的中心电端。加压肢体导联具体的连接位置见表 7 - 2，连接方式见图 7 - 9。

表 7 - 1　标准导联正负电极的连接位置

标准导联	正电极位置	负电极位置
Ⅰ	左上肢	右上肢
Ⅱ	左下肢	右上肢
Ⅲ	左下肢	左上肢

表 7 - 2　加压肢体导联正负电极的连接位置

加压肢体导联	正电极位置	负电极位置
aVR	右上肢	左上肢 + 左下肢
aVL	左上肢	右上肢 + 左下肢
aVF	左下肢	右上肢 + 左上肢

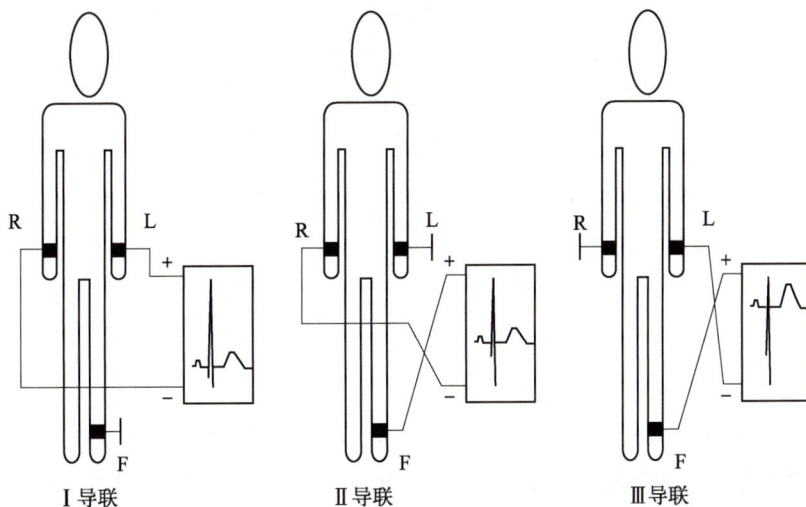

图 7 - 8　标准肢体导联的连接方式示意图

肢体导联的电极主要放置于右上肢（R）、左上肢（L）和左下肢（F），将这三个点连接起来，形成一个以心脏为核心的等边三角形，其中心点相当于中心电端。在导联正负极间画一假想的直线，称为该导联的导联轴，方向由负极指向正极。6 个肢体导联形成了 6 个导联轴，Ⅰ、Ⅱ、Ⅲ导联的导联轴分别是三角形的 3 条边，aVR、aVL、aVF 导联的导联轴分别是自三角形的中心点（中心电端）指向 3 个顶点的 3 条线。为便于表明 6 个导联轴之间的方向关系，将Ⅰ、Ⅱ、Ⅲ导联的导联轴平移，

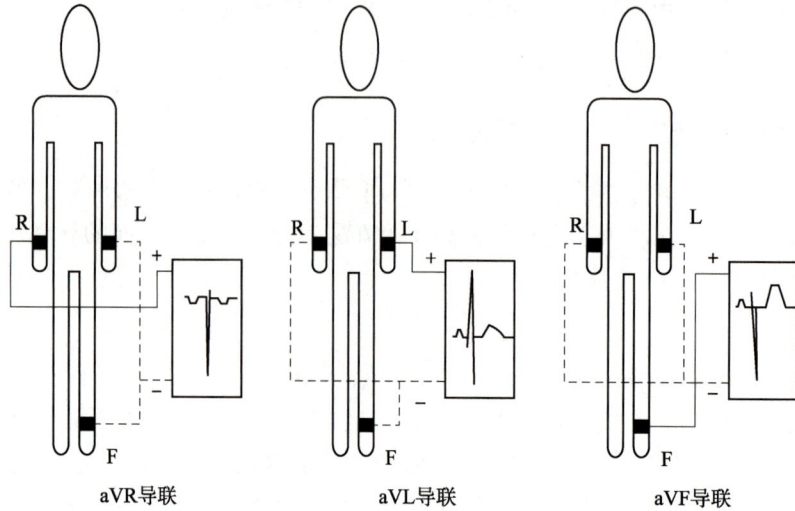

aVR导联　　　　　aVL导联　　　　　aVF导联

图7-9　加压肢体导联的连接方式示意图

使之与aVR、aVL、aVF的导联轴一并通过三角形的中心点，便构成了额面六轴系统（图7-10）。此坐标系统采用±180°的角度标志，以左侧为0°，顺钟向的角度为正，逆钟向的角度则为负。每个导联轴从中心点被分成正负两半，每个相邻导联轴间的夹角为30°。此对测定心脏额面心电轴颇有帮助。

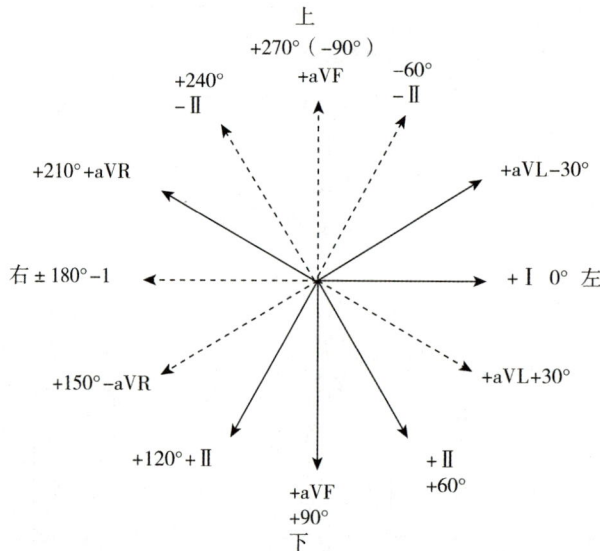

图7-10　肢体导联的额面六轴系统示意图

（二）胸导联

包括$V_1 \sim V_6$导联，检测之正电极应安放于胸壁规定的部位，另将肢体导联3个电极分别通过5000Ω电阻与负极连接构成中心电端。胸导联正电极位置及主要作用见表7-3、连接方式见图7-11。

表7-3　胸导联正电极位置及主要作用

胸导联	正电极位置	主要作用
V_1	胸骨右缘第4肋间	反映右心室壁电位变化
V_2	胸骨左缘第4肋间	反映右心室壁电位变化
V_3	V_2与V_4连线中点	反映左、右心室移行电位变化
V_4	左锁骨中线与第5肋间相交处	反映左、右心室移行电位变化

续表

胸导联	正电极位置	主要作用
V_5	左腋前线与V_4同一水平	反映左心室壁电位变化
V_6	左腋中线与V_4同一水平	反映左心室壁电位变化

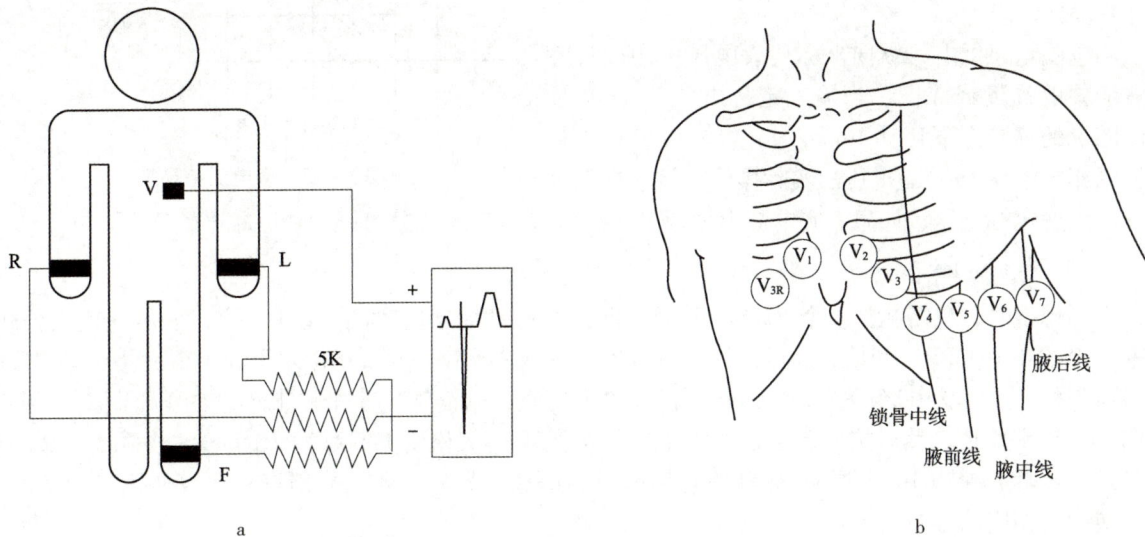

图 7 - 11　胸导联连接方式示意图

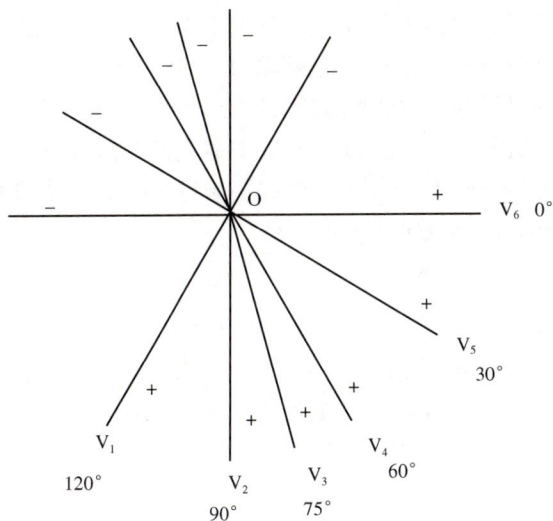

图 7 - 12　胸导联的导联轴系统示意图

胸导联均以中心电端为中心，探查电极侧为正，其对侧为负，以此构成胸导联轴系统。6 个胸导联的导联轴分别从人体水平面的不同部位探查心电活动，对于判断胸导联心电图波形有一定帮助（图 7 - 12）。

常规 12 导联心电图检查基本能满足心电图诊断的需要，但在特殊情况下，可选用其他导联。临床上诊断后壁心肌梗死还常用 $V_7 \sim V_9$ 导联：V_7 位于左腋后线 V_4 水平处；V_8 位于左肩胛骨线 V_4 水平处；V_9 位于左脊旁线 V_4 水平处。对于小儿心电图或诊断右心病变（如右心室心肌梗死）有时需要选用 $V_{3R} \sim V_{5R}$ 导联，电极放置于右胸部与 $V_3 \sim V_5$ 对称处。

（马　莹）

第二节　正常心电图 微课2

一、心电图测量

（一）心电图记录纸

心电图是一组具有正、负向波的波形曲线，多描记在特殊的记录纸上，心电图记录纸由纵线与横线交织的方格组成，小方格的边长为 1mm，即细线间距为 1mm，粗线间距为 5mm（图 7 - 13）。

心电图记录纸上，横向坐标代表时间，用以计算各波和各间期所占的时间。若按 25mm/s 的走纸速度来描记心电图时，横坐标上每小格的距离表示 0.04 秒。根据需要可以提高走纸速度，如果提高至 50 mm/s或100mm/s，则每小格 1mm 分别表示为 0.02 秒或 0.01 秒。

心电图记录纸上，纵向坐标代表电压，用以计算各波振幅的高度或深度。当输入定标电压为 1mV 使心电图机的描笔上下移动 10mm 时，纵坐标上每小格的振幅相当于 0.1mV 的电压。实际操作时可根据具体情况而改变定标电压，如患者心电波形振幅过小者可加倍输入，振幅过大者可减半输入。

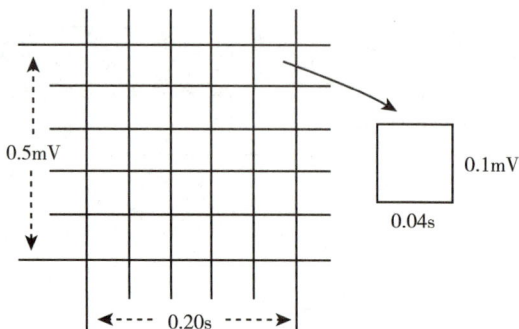

图 7-13　心电图记录纸

（二）心率的测量

心律规整时，只需测量 1 个 RR 或 PP 间期即一个心动周期的时间，以秒（s）表示，代入公式：心率 =60/RR（或 PP）间期，即可计算出每分钟心室或心房率。例如 RR 间距为 4 个大格，则 RR 间期为 0.8 秒，心率为 60/0.8 =75 次/分。若心律不规整，则需测定 5 个以上连续的 RR 间期（或 PP 间期）算出平均值，然后按照上述方法计算。也可数 30 个大格（共 6 秒）内的 QRS 波群或 P 波的个数（压线不算）乘以 10，即为每分钟的心室率或心房率。另外，还可采用查表法或使用专门的心率尺直接读出相应的心率数。

（三）各波段时间的测量

12 导联同步心电图仪近年来已开始广泛应用，因而对各波、段时间测量的定义已有如下新的规定：测量 P 波及 QRS 波时间，应分别从 12 导联同步记录中最早的 P 波起点测量至最晚的 P 波终点以及从最早 QRS 波起点测量至最晚的 QRS 波终点；PR 间期应为从 12 导联同步心电图中最早的 P 波起点测量至最早的 QRS 波起点；QT 间期应为 12 导联同步心电图中最早的 QRS 波起点至最晚的 T 波终点的间距。若采用单导联心电图仪记录，仍应采用既往的测量方法：P 波和 QRS 波时间应选择 12 个导联中最宽的 P 波及 QRS 波进行测量；PR 间期应选择 12 个导联中 P 波宽大并有 Q 波的导联进行测量；QT 间期测量应取 12 个导联中最长的 QT 间期。通常规定测量各波时间应自波形起点的内缘测至波形终点的内缘。

（四）各波振幅的测量

P 波振幅测量的参考水平应以 P 波起始前的水平线为准。测量 QRS 波群、J 点、ST 段、T 波和 u 波振幅，统一采用 QRS 起始部水平线作为参考水平。如 QRS 起始部为一斜段，应以 QRS 波起始点作为测量的参考点，测量正向波形的高度，应以参考水平线上缘垂直测量到波的顶端；测量负向波形的深度时，应以参考水平线下缘垂直测量到波的底端。

（五）平均心电轴

平均心电轴通常是指平均 QRS 心电轴，是心室除极过程中各瞬间向量的综合，代表心室除极过程内的平均电势方向和强度。一般常用平均心电轴与 I 导联正侧段之间的夹角的度数来表示。

1. 测量方法　常用以下 3 种方法。

（1）目测法　一般根据 I 和 III 导联 QRS 波群的主波方向大致估计心电轴有无偏移（表 7-4、图 7-14）。

表 7-4　目测法判断心电轴

I 导联 QRS 波群主波方向	III 导联 QRS 波群主波方向	心电轴
向上	向上	不偏
向下	向上	右偏
向上	向下	左偏

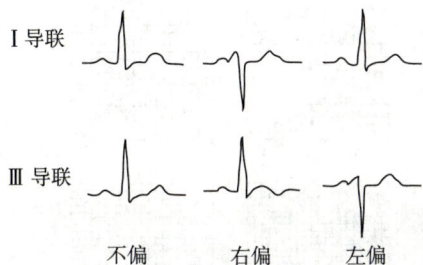

图 7 - 14　目测法判断心电轴示意图

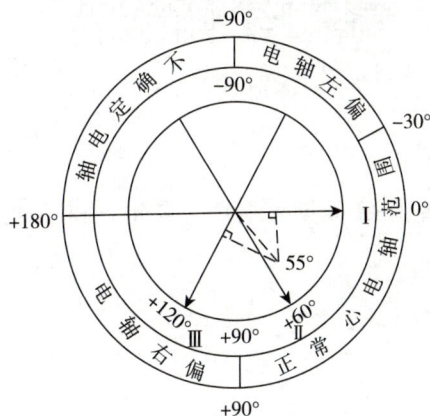

图 7 - 15　心电轴正常范围及偏移

（2）作图法　分别测算 I 和 III 导联 QRS 波群振幅的代数和，之后在 I 和 III 导联轴上分别通过这两个数值点画垂直线，求得两垂直线的交叉点。电偶中心 O 点与此交叉点相连即为心电轴，该轴与 I 导联轴正侧的夹角即为心电轴的角度。

（3）查表法　将测算的 I、III 导联 QRS 波群振幅代数和值通过查表直接求得相应的心电轴。

2. 临床意义　正常心电轴的范围为 $-30° \sim +90°$；电轴位于 $-90° \sim -30°$ 范围为心电轴左偏；位于 $+90° \sim +180°$ 范围为心电轴右偏；位于 $-180° \sim -90°$ 范围，为"不确定电轴"（图 7 - 15）。心电轴偏移常受心脏在胸腔内的解剖位置、双侧心室质量比例、心室内传导系统功能、激动在室内传导状态及年龄、体型等因素影响。左心室肥厚、左前分支阻滞等可使心电轴左偏；右心室肥厚、左后分支阻滞等可使心电轴右偏；不确定电轴可发生在正常人（正常变异），亦可见于某些病理情况，如肺源性心脏病、冠状动脉粥样硬化性心脏病及高血压等。

（六）心脏循长轴转位

由心尖部朝心底部方向观察，设想心脏可循其本身长轴做顺钟向或逆钟向转位。正常时 V_3 或 V_4 导联 R/S 大致相等，为左、右心室过渡区波形。"顺钟向转位"时，正常在 V_3 或 V_4 导联出现的波形转向左心室方向，即出现在 V_5、V_6 导联上。"逆钟向转位"时，正常在 V_3 或 V_4 导联出现的波形转向右心室方向，即出现在 V_1、V_2 导联上。"顺钟向转位"可见于右心室肥大；"逆钟向转位"可见于左心室肥大。两种亦均可见于正常人。（图 7 - 16）

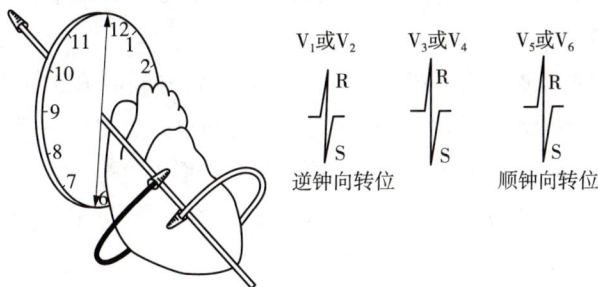

图 7 - 16　心脏的钟向转位

二、正常心电图波形特点和正常值

正常心电图波形特点如图 7 - 17 所示。

（一）P 波

1. 时间　正常人 P 波一般小于 0.12 秒。

2. 形态　正常 P 波呈圆钝形，可有轻度切迹。P 波方向在 I、II、aVF、$V_4 \sim V_6$ 导联均直立，aVR 导联倒置，其余导联可以直立、双向或倒置。

3. 振幅　肢体导联小于 0.25mV，胸导联小于 0.20mV。

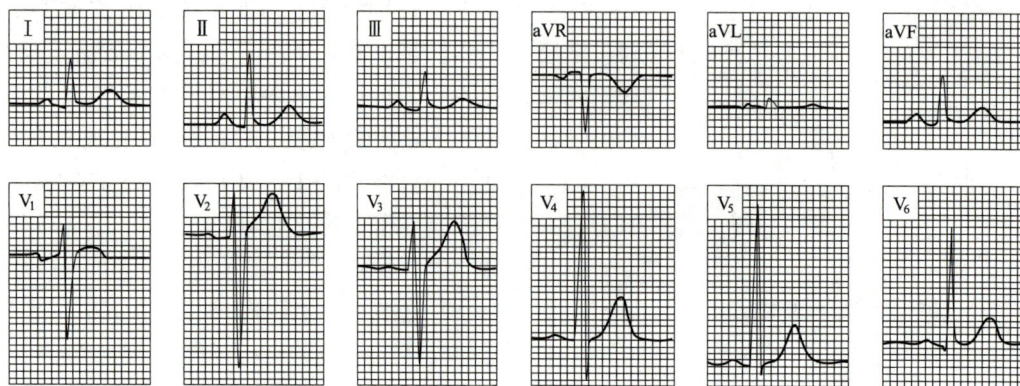

图 7-17 正常心电图

（二）PR 间期

心率正常时，PR 间期为 0.12~0.20 秒。幼儿及心动过速者，PR 间期可缩短。老年人和心动过缓者，PR 间期可略延长，但通常不超过 0.22 秒。

（三）QRS 波群

1. 时间 正常人多为 0.06~0.10 秒，一般不超过 0.11 秒。

2. 形态

（1）肢体导联 Ⅰ、Ⅱ、aVF 导联的 QRS 波群主波向上，aVR 导联的 QRS 波群主波向下，Ⅲ、aVL 导联变化较多。

（2）胸导联 一般从 V_1 至 V_5 导联，R 波逐渐增高，S 波逐渐变浅。其中 V_1、V_2 导联多呈 rS 型，R/S < 1，V_5、V_6 导联可呈 qR、qRs、Rs 或 R 型，R/S > 1，V_3 或 V_4 导联多呈 RS 型，R/S 接近于 1。

3. 振幅

（1）肢体导联 Ⅰ导联 R 波小于 1.5mV，aVR 导联 R 波一般小于 0.5mV，aVL 导联 R 波小于 1.2mV，aVF 导联 R 波小于 2.0mV。

（2）胸导联 V_1 导联的 R 波一般不超过 1.0mV，V_5、V_6 导联的 R 波一般不超过 2.5mV。

6 个肢体导联的 QRS 波群振幅（正向波与负向波振幅的绝对值之和）一般不应都小于 0.5mV，6 个胸导联的 QRS 波群振幅（正向波与负向波振幅的绝对值之和）一般不应都小于 0.8mV，否则称为低电压。

4. R 峰时间 正常人 R 峰时间在 V_1、V_2 导联一般不超过 0.03 秒，在 V_5、V_6 导联一般不超过 0.05 秒。

5. Q 波 正常人 Q 波的时间不超过 0.03 秒（Ⅲ和 aVR 导联除外），振幅不超过同导联 R 波的1/4。正常 V_1、V_2 导联不应有 Q 波，但偶尔可呈 QS 型。

（四）ST 段

正常 ST 段多为一等电位线，可以有轻微向上或向下移位。在任何导联中，ST 段下移通常不超过 0.05mV。成年人 ST 段抬高在 V_2、V_3 导联较明显，可达 0.2mV 或者更高，且男性抬高程度常大于女性，在肢体导联和 V_4~V_6 导联通常不超过 0.1mV。

（五）T 波

1. 形态 T 波圆钝，双支不对称，前半部斜度较平缓，而后半部斜度较陡。

2. 方向 T 波方向大多与 QRS 波群的主波方向一致，在 Ⅰ、Ⅱ、V_4~V_6 导联均直立，在 aVR 导联倒置，其他导联可以直立、双向或倒置。如果 V_1 导联 T 波向上，V_2~V_6 导联 T 波则不应向下。

3. 振幅 除了 Ⅲ、aVL、aVF、V_1~V_3 导联外，其他导联 T 波振幅通常不应低于同导联 R 波的1/10。胸导联的 T 波有时可高达 1.2~1.5mV，尚属正常。

（六）QT 间期

QT 间期的长短与心率有密切关系，心率增快，QT 间期缩短；反之则延长。心率在 60 ~ 100 次/分时，QT 间期的范围在 0.32 ~ 0.44 秒。

（七）u 波

u 波是 T 波之后 0.02 ~ 0.04 秒出现的振幅很低的波，其方向多与 T 波的方向一致，u 波在胸导联较易见到，以 V_2、V_3 导联较明显；u 波明显增高常见于低血钾患者；u 波倒置可见于高血压及冠心病。

三、小儿心电图的特点

小儿心电图受小儿心脏结构及小儿生理解剖特点的影响，同成年人存在较大的差异，在不同个体差异也较大。小儿的胸廓结构相对较薄，小儿心电图描记过程中对于电极的位置更为敏感，在心电图检查过程中要严格按照标准位置安放电极，防止人为因素对心电图描记结果造成影响。总的趋势可概括为自起初的右心室占优势型转变为左心室占优势型的过程，总结其特点如下。

1. 小儿心率比成年人快，至 10 岁以后可保持为成年人的心率水平，即 60 ~ 100 次/分。小儿的 PR 间期较成年人为短，7 岁以后趋于恒定在 0.10 ~ 0.17 秒，小儿的 QTc 间期较成年人略长。

2. 小儿的 P 波时间较成年人稍短，P 波电压于新生儿较高，以后较成年人为低。

3. 小儿常呈右心室占优势的 QRS 图形特征，主要表现为：I 导联有深 S 波；V_1（V_{3R}）导联常呈高 R 波而 V_5、V_6 导联常出现深 S 波；R_{V_1} 电压随年龄增长逐渐减低，R_{V_5} 逐渐增高，Q 波较成年人深（常见于 II、III、aVF 导联）等。

4. 小儿 T 波变异性较大，新生儿的肢体导联及右胸导联常出现 T 波低平、倒置。在 T 波出现明显异常的情况下，仍要结合其与 QRS 波群的主波方向的一致性、比例等因素进行综合判定。

（马 莹）

第三节　异常心电图 🅔 微课3

情境导入

情境：患者，男，48 岁。近 1 年来每于剧烈活动时或饱餐后发作剑突下疼痛，向咽部放射，持续数分钟可自行缓解。2 周来发作频繁且有夜间睡眠中发作，2 小时来疼痛剧烈，不能缓解，向胸部及后背部放射，伴有憋闷，大汗。考虑急性心肌梗死。

思考：1. 此时最有助诊断的辅助检查是什么？

2. 患者心电图可能出现哪些特征性改变？

一、心房、心室肥大

（一）心房肥大

心房肥大多表现为心房扩大而较少表现为心房肌肥厚。心房扩大引起心房肌纤维变粗、增长及房间传导束牵拉与损伤，导致整个心房肌除极综合向量的振幅和方向发生改变。心房肥大的心电图特征主要表现为 P 波的形态、时间及振幅的改变。

1. 左心房肥大　心房的激动顺序，自位于右心房顶部的窦房结处开始，随后向下及左部传导，右房略先于左房激动，终于左房，使心房肌全部除极。因此心房除极产生的 P 波，开始部分为右房除极，中间部分为左右心房同时除极，终末部分则为单纯左房除极。当左心房扩大时 P 波终末部时间延长，导致 P 波时间增宽，呈双峰型，第一峰代表右心房除极波，第二峰代表左心房除极波。因左心房位于心脏的左后方，左心房肥大（left atrial enlargement）除了使 P 向量环环体增大（尤以向量向后增大最为显著）外，还使其方向偏向左方及后方，所以心电图以偏左侧的导联上 P 波改变较为明显，即 P 波时间相应延长，超过正常范围。心电图表现为心房的除极时间延长。

（1）心电图表现（图 7-18）　①P 波增宽，时间≥0.12 秒，其顶端常有切迹，呈双峰状，两峰间距≥0.04 秒，这些改变以Ⅰ、Ⅱ、aVL 导联较明显；②V_1 导联 P 波常呈先正后负的双向波，且负向波深而宽，PtfV_1 绝对值超过 0.04mm·s（图 7-19）；③P 波电压在正常范围。

（2）常见病因　这种形态的 P 波多见于风湿性心脏病二尖瓣狭窄，故称为"二尖瓣型 P 波"，也可见于扩张型心肌病、高血压、慢性左心衰竭等引起的左心房增大。

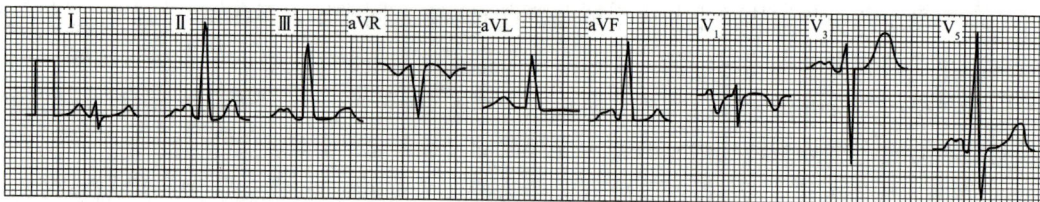

图 7-18　左心房肥大（二尖瓣狭窄）

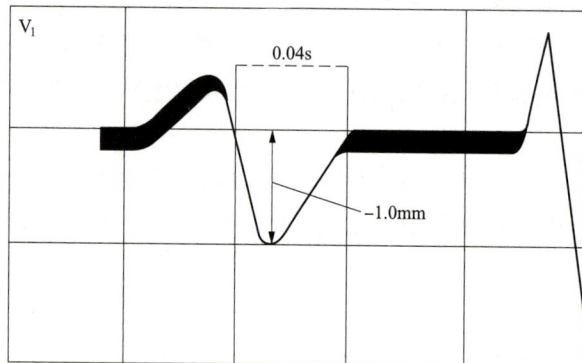

图 7-19　PtfV_1 测量示意图

2. 右心房肥大　右心房位于心脏的右前方。由于窦房结位于右房顶部，正常右房除极系自上而下，最先除极，且在左房完成除极前完毕。当右心房扩大时，其除极时间虽较正常有所延长，但仍不致延长至左心房除极结束之后，故整个心房除极时间不致超过正常时限。P 波时间并不延长，心电图主要表现为 P 波振幅增高。

（1）心电图表现（图 7-20）　①P 波高尖，电压≥0.25mV，以Ⅱ、Ⅲ、aVF 导联较明显；②V_1、V_2 导联 P 波直立时，振幅≥0.15mV，如 P 波呈双向波时，其振幅的算术和≥0.20mV；③P 波时间在正常范围。

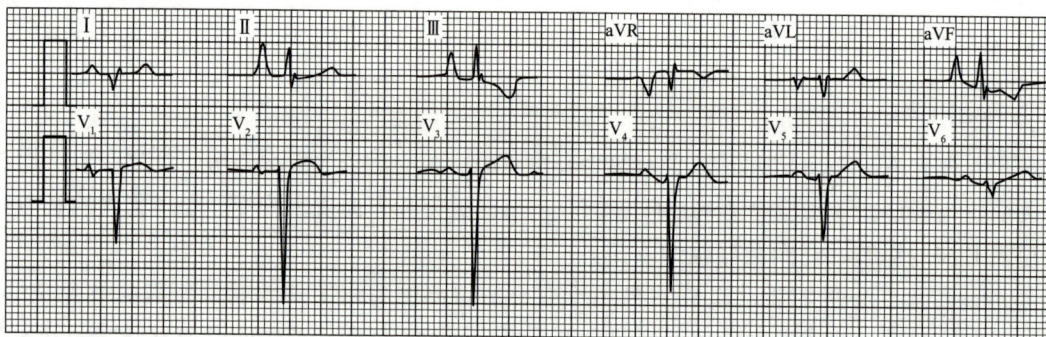

图 7-20　右心房肥大

（2）常见病因 这种形态的 P 波常见于各种原因引起的肺源性心脏病、肺动脉高压等，故称为"肺型 P 波"。

3. 双侧心房肥大 双心房肥大（biatrial enlargement）时，心房除极向量增大，除极时间延长，因心房除极是右心房在前，左心房在后，所以双侧心房肥大时，各自增大的除极向量都可显示出来。在心电图上表现为 P 波电压增高及时间延长。

（1）心电图表现（图 7-21） ①P 波高大、增宽，时间≥0.12 秒，电压≥0.25mV；②V_1 导联 P 波高大双相，上下振幅均超过正常范围。

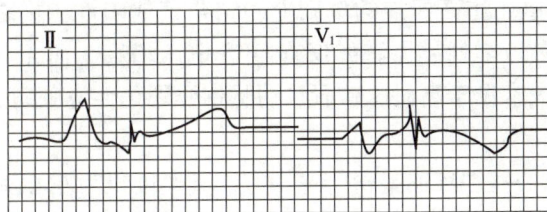

图 7-21 双侧心房肥大

（2）常见病因 多见于较严重的先天性心脏病及风湿性心脏病联合瓣膜病。

（二）心室肥大

当左或右心室的心肌发生了肥厚，一般不涉及心脏的传导系统，因此传导的程序理应仍与正常心室相同。但是由于一侧心室肌肥厚，必然会影响心脏除极面的方向及大小，而且该侧自内膜至外膜除极的时间也将有所延长。除极过程发生了上述的变化，即使心肌并未因肥厚而有器质性变化，复极过程也会有"继发性"改变。若心肌肥厚达到一定程度，则心室肌可能产生相对的缺血、纤维化等组织学改变，复极过程既有"继发性"改变，也多伴有"原发性"改变。心室肌除极及复极过程的这些变化，将使心室除极及复极时的心电综合向量产生相应的改变，因而在不同导联的心电图中可以看出 QRS 波群及 ST-T 的异常表现。心电图诊断心室肥大的敏感性较低，临床实用价值远不如超声心动图，不能单凭某一项指标而作错论。如轻度心室肥大时，心电图可在正常范围；双侧心室肥大时，方向相反的心电向量进行综合，相互抵消，心电图可正常；除心室肥大外，同样类型的心电图改变尚可由其他因素引起。因此，通过心电图诊断心室肥大时，需结合临床资料及其他检查结果，综合分析，以便得出正确结论。

1. 左心室肥大 正常左心室位置位于心脏的左后方且左心室壁明显厚于右心室，故正常时心室除极综合向量左心室占优势。左心室肥大（left ventricular hypertrophy）可使左室优势更为突出，引起面向左心室导联（I、aVL、V_5 和 V_6）的 R 波振幅增加，而面向右心室导联（V_1 和 V_2）则出现较深的 S 波。心电图表现如图 7-22 所示。左心室肥大可有以下心电图表现。

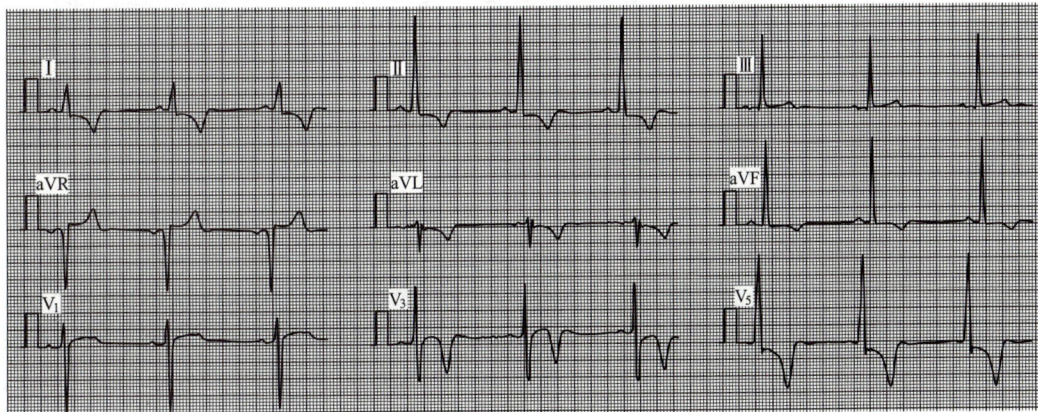

图 7-22 左心室肥大

（1）QRS 波群电压增高或左心室高电压　①肢体导联：$R_{aVL} > 1.2mV$；$R_{aVF} > 2.0mV$；$R_I > 1.5mV$，$R_I + S_{III} > 2.5mV$；②胸导联：R_{V_5} 或 $R_{V_6} > 2.5mV$ 或 $R_{V_5} + S_{V_1} > 3.5mV$（女）或 $> 4.0mV$（男）。

（2）额面心电轴可以左偏，一般不超过 $-30°$。

（3）VAT $V_5 > 0.05$ 秒，QRS 波群时间延长到 $0.10 \sim 0.11$ 秒，但一般 < 0.12 秒。

（4）ST - T 改变以 R 波为主的导联，其 ST 段压低达 0.05mV 以上，T 波低平、双向或倒置。在以 S 波为主的导联（如 V_1 导联），则可见直立的 T 波。

在符合一项或几项 QRS 电压增高标准的基础上，结合其他阳性指标之一，左心室肥大的诊断可以成立。符合条件越多，诊断可靠性越大。如仅有 QRS 电压增高，而无其他任何阳性指标，诊断左心室肥大应慎重。左心室肥大常见于高血压、冠状动脉粥样硬化性心脏病、风湿性心脏病及某些先天性心脏病等。

2. 右心室肥大　由于右心室厚度明显薄于左心室，其厚度仅为左心室壁的1/3，只有当右心室肥大（right ventricular hypertrophy，RVH）达到一定程度，甚至超过左心室时，改变了正常以左心室占优势的心室除极特征，转为右心室占优势，使右心室面导联如 V_1、aVR 导联 R 波增高，而左室面导联如 I、aVL、V_5 导联 S 波变深。心电图表现如图 7 - 23 所示。右心室肥大可有以下心电图特点。

（1）QRS 波群形态及电压增高或右心室高电压　①V_1 或 V_2 导联 R/S ≥ 1；②$R_{V_1} > 1.0mV$ 或 $R_{V_1} + S_{V_5} > 1.05mV$（重度 $> 1.2mV$）；③$R_{aVR} > 0.5mV$ 或 aVR 导联 R/S ≥ 1。

（2）额面心电轴右偏 ≥ $+90°$（重症可 $> +110°$）。

（3）VAT $V_1 > 0.03$ 秒，QRS 波群时间多正常。

（4）ST - T 改变　右胸导联 $V_1 \sim V_3$ 可表现为 ST 段压低，伴 T 波双向或倒置，为继发性 ST - T 改变。

诊断右心室肥大，有时依据 V_1 导联 QRS 波群形态及电轴右偏等的定性诊断比定量诊断更有价值。一般来说，阳性指标越多，诊断的可靠性越高。虽然心电图对诊断明显右心室肥大准确性较高，但敏感性较低。右心室肥大常见于肺源性心脏病、二尖瓣狭窄、房间隔缺损等。

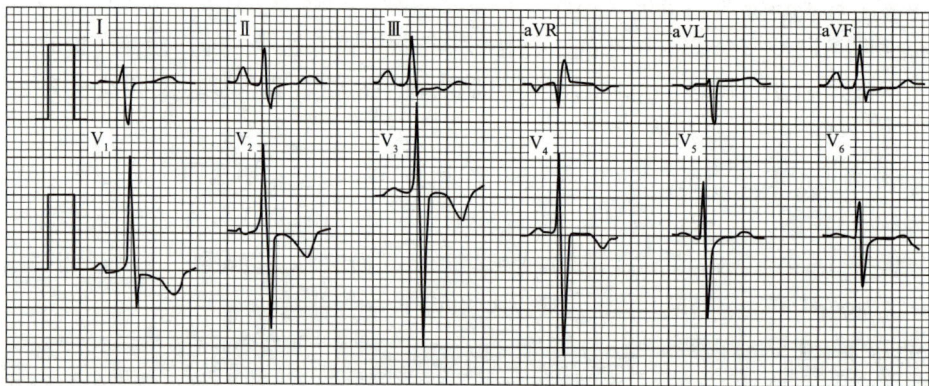

图 7 - 23　右心室肥大

3. 双侧心室肥大　多见于各种心脏病晚期，由于左、右心室除极向量增大，时间延长，其 QRS 向量环的方向和大小的改变取决于左心室或右心室肥厚的程度，并不是简单地将左、右心室的异常表现相加，而在心电图上表现各自相应或抵消的心电图特征。其心电图可表现为以下几种情况：①大致正常心电图是由于双侧心室肥厚程度较轻，不能在心电图上表现出来，或双侧心室电压同时增高，增大的向量互相抵消所致；②只表现出一侧心室肥大，而另一侧心室肥大的心电图被掩盖。一般以仅显示左心室肥厚多见；③同时出现双侧心室肥大　既表现右心室肥大的心电图特征，如 V_1 导联 R 波为主、电轴右偏等，又存在左心室肥大的某些征象，如 V_5 导联 R/S > 1、R 波振幅增高等。

二、心肌缺血

心肌缺血（myocardial ischemia）是指冠状动脉的供血不能满足心肌代谢需要。冠状动脉粥样硬化是导致心肌缺血的主要因素，某一部分心室肌发生缺血时，心肌的复极就不能正常进行，并可在缺血区相关导联上发生 ST-T 异常改变。心肌缺血的心电图改变类型取决于缺血的严重程度、持续时间和缺血发生部位。

（一）T 波改变

正常情况下，心室复极过程是从心外膜开始向心内膜方向推进，心肌缺血时，根据心室受累的层面，复极过程发生改变，心电图上出现 T 波改变（图 7-24）。

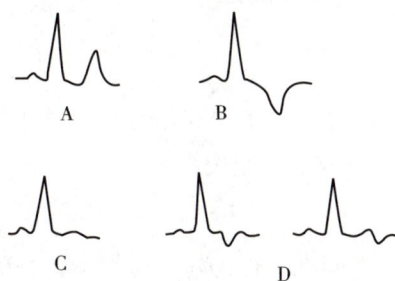

图 7-24 冠状动脉供血不足各种类型缺血表现
A. T 波巨大高耸；B. T 波倒置；C. T 波低平；D. T 波双相

1. T 波高大直立 当心内膜下心肌缺血时，该处心肌复极较正常时更加延迟，使原来存在的与心外膜复极向量相抗衡的心内膜复极向量减小或消失，致使 T 波向量增加。由于向量方向指向缺血处的探查电极，因此在相应的导联上产生与 QRS 波群主波方向一致的高大直立的 T 波。

2. T 波倒置 当心外膜下心肌缺血时（包括透壁性心肌缺血），此时心肌复极顺序逆转，即心内膜先复极，再向心外膜下心肌扩展，使复极方向与正常相反，此时面向缺血区的导联表现出 T 波倒置，甚至对称或倒置逐渐加深。由于这种倒置、深尖、双肢对称的 T 波多在冠状动脉供血不足时出现，亦被称为冠状 T 波。

3. T 波低平或双向 心脏双侧对应部位的心内膜下心肌均缺血，或心内膜和心外膜下心肌同时缺血时，心肌上述两种心电向量的改变可综合出现，部分相互抵消，心电图上可以表现为 T 波低平或双向。

（二）ST 段改变

心肌缺血早期可只出现 T 波改变，当心肌持续缺血时，将出现心肌损伤。心肌细胞的除极速度也会减慢，出现心肌在除极的同时复极已经开始。心电图可出现损伤型 ST 段的改变，表现为 ST 段的压低及 ST 段抬高两种类型。心肌损伤时，ST 向量由正常心肌指向损伤心肌。当心内膜下心肌损伤时，ST 向量由心外膜指向心内膜，使面向心外膜面的导联出现 ST 段压低；心外膜下心肌损伤时，ST 向量指向心外膜面导联，引起相应导联的 ST 段抬高。发生损伤型 ST 段改变时，对侧部位的导联可记录到相反的 ST 段改变。当心内膜下心肌损伤时，ST 段多表现为下移超过 0.05mV，而当心外膜下心肌损伤时，ST 段多表现为高 >0.1~0.3mV。ST 段下移有 3 种类型：①水平型下移，即 R 波顶点垂线与 ST 段的交角等于 90°，ST 段下移持续时间 0.08 秒以上；②下斜型下移，即上述交角大于 90°；③上斜型下移，即上述交角小于 90°。

目前认为 ST 段水平型及下斜型下移对诊断心肌缺血意义更大。变异型心绞痛多引起暂时性 ST 段抬高并常伴有高耸 T 波和对应导联的 ST 段下移，这是急性严重心肌缺血表现，如 ST 段持续抬高，提示将可能发生心肌梗死（图 7-25）。

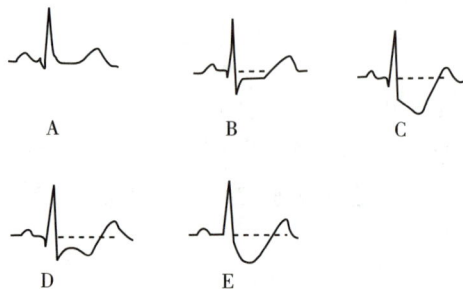

图 7 - 25　各类型 ST 段下降
A. 正常 ST 段；B. 水平型 ST 段降低；C. 下垂型 ST 段降低；
D. 弓背型 ST 段降低；D. 下陷型 ST 段降低

（三）u 波倒置

在心肌缺血中较少见，诊断中易被忽视。在 R 波为主的导联中，若出现 u 波倒置应怀疑心肌缺血的存在，但 u 波倒置还可见于高血压及左心室肥大。

（四）QT 间期延长

QT 间期延长标准采用校正的 QT 间期，即 QTc。男性 QTc ≥ 0.45 秒，女性 QTc ≥ 0.46 秒即属延长。

（五）ST - T 改变的临床意义

心肌缺血的心电图可仅仅表现为 T 波改变或者 ST 段改变，也可同时出现 ST - T 改变。临床上约一半的冠心病患者未发生心绞痛时，心电图可以正常，而仅于心绞痛发作时才记录到 ST - T 改变。约 10% 的冠心病患者在心绞痛发作时心电图可以正常或仅有轻度 ST - T 改变。典型的心肌缺血发作时，面向缺血部位的导联呈现缺血型 ST 段压低（水平型、下斜型下移 ≥ 0.01mV）和（或）T 波倒置。有些冠心病患者心电图可呈持续性 ST 改变（水平型或下斜型下移 ≥ 0.05mV）和（或）T 波低平、负正双向和倒置，而于心绞痛发作时出现 ST - T 改变加重或伪性改善。冠心病患者心电图上出现倒置深尖、双肢对称的 T 波（称之为冠状 T 波），反映心外膜下心肌缺血或有透壁性心肌缺血，这种 T 波改变亦见于心肌梗死患者。变异型心绞痛（冠状动脉痉挛为主要因素）表现为缺血部位导联出现暂时性 ST 段抬高并伴有高耸 T 波和对应导联出现 ST 段压低，这是严重急性心肌缺血表现，若 ST 段持续抬高，提示将发生心肌梗死。

除冠心病外，ST - T 改变尚可见于心肌炎、心肌病、心包炎、脑血管意外（尤其是颅内出血）等各种器质性疾病，电解质紊乱（低钾、高钾）、药物（洋地黄、奎尼丁）影响以及自主神经功能失调等也可引起非特异性 ST - T 改变。此外，心室肌肥大束支传导阻滞预激综合征等可引起继发性 ST - T 改变。在作出心肌缺血或冠状动脉供血不足的心电图诊断之前，必须结合临床资料进行鉴别诊断。

三、心肌梗死

心肌梗死（myocardial infarction）是急性心肌缺血性坏死，大多是在冠状动脉病变的基础上，发生冠状动脉血供急剧减少或中断，使相应的心肌严重而持久的急性缺血所致。绝大多数是由冠状动脉粥样硬化引起，属于冠状动脉粥样硬化性心脏病的严重类型。由于心肌梗死后心电图呈现特征性改变，具有一定演变规律，故心电图对确定心肌梗死诊断和判断预后具有重要意义。

（一）心肌梗死的基本图形

冠状动脉急性闭塞后，依靠该支冠状动脉供血的心肌由于得不到血液供应而发生一系列变化，在心电图上可先后出现缺血、损伤和坏死 3 种类型的图形。

1. "缺血型"改变　当冠状动脉急性闭塞后，立即产生心肌缺血。心电图上主要表现为 T 波改变。心内膜下心肌缺血时，面向缺血区的导联早期 T 波高耸直立，两肢对称，随后高耸的 T 波开始逐渐降低，进而转为正负双向、倒置，然后倒置 T 波逐渐加深，持续数周后又逐渐变浅，最后直立。若缺血首先发生在心外膜下心肌，则面向缺血区的导联将出现倒置的 T 波（冠状 T 波）。

2. "损伤型"改变　如果缺血时间进一步延长，缺血程度进一步严重，则会出现心肌损伤。心电图上主要表现为 ST 段的移位。心内膜下心肌损伤时，在面对损伤区（心包膜外）导联上 ST 段压低；心外膜心肌损伤时，在面对损伤区导联上 ST 段逐渐抬高，并与 T 波融合，形成弓背向上高于基线的单向曲线（图 7－26）。此种改变多不持久，于心肌供血改善后仍可恢复；亦可进一步加重发生坏死。

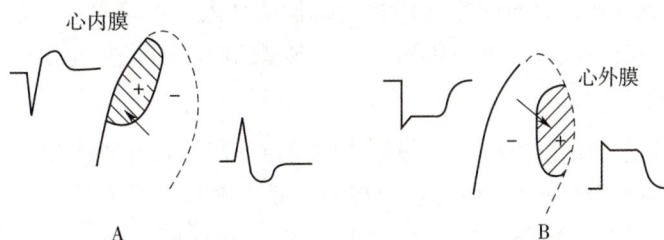

图 7－26　心肌损伤与 ST 段偏移的关系

A. 心内膜下损伤；B. 心外膜下损伤

3. "坏死型"改变　当心肌长时间严重缺血时，损伤进一步加重将导致细胞变性、坏死和一系列修复过程。由于坏死的心肌细胞丧失了电活动，该部位心肌不再产生心电向量，而正常健康心肌仍照常除极，致使产生一个与梗死部位方向相反的综合向量，心电图表现为面向坏死区的导联出现异常 Q 波（时间≥0.04 秒，电压≥同导联 R 波 1/4）或呈 QS 型。

临床上，当冠状动脉某一分支发生闭塞，则受损伤部位的心肌发生坏死，直接置于坏死区的电极记录到异常 Q 波或呈 QS 波；靠近坏死区周围受损心肌呈损伤型改变，记录到 ST 段抬高；而外边受损较轻的心肌呈缺血型改变，记录到 T 波倒置。体表心电图导联可同时记录到心肌缺血、损伤和坏死的图形改变。因此，若上述三种改变同时存在，则急性心肌梗死的诊断基本确立。

（二）心肌梗死的图形演变及分期

心肌梗死从心电图上的表现可分为 Q 波型与无 Q 波型，临床上称 Q 波型心肌梗死为透壁性心肌梗死，无 Q 波型心肌梗死为非透壁性心肌梗死或心内膜下心肌梗死。这里仅介绍急性 Q 波型心肌梗死的心电图演变及分期。心肌梗死时不仅具有前述的特征性图形改变，图形本身还具有一系列的演变过程，这对急性心肌梗死的动态观察具有重要意义。根据心肌梗死发生的时间及心电图演变特点，可将其分为早期（也称超急性期）、急性期、亚急性期和陈旧期（图 7－27）。

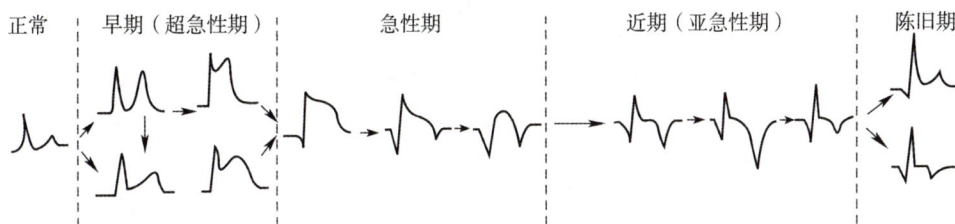

图 7－27　心肌梗死的图形演变及分期

1. 早期（超急性期）　心肌梗死数分钟到数小时，此时仅发生心肌缺血和损伤的心电图改变。心电图表现为：①高尖 T 波，是心肌梗死最早的改变；②ST 段上斜型抬高，有时可与高耸直立 T 波相连形成单向曲线；③不出现异常 Q 波。此期是溶栓治疗的最佳时期。

2. 急性期　梗死后数小时至数天，少数可持续数周。心电图表现为：①出现异常 Q 波；②ST 段呈弓背向上抬高，抬高显著者可呈单向曲线，继而逐渐下降；③高耸的 T 波逐渐降低，可演变为缺血型冠状 T 波，并逐渐倒置达最深。此期可同时出现心肌缺血、损伤和坏死的心电图改变。

3. 亚急性期（近期或演变期）　梗死后数周至数月。心电图表现为：①ST 段基本恢复到基线；②异常 Q 波持续存在；③心电图的主要演变是倒置的 T 波由深逐渐变浅，直至恢复正常或恒定不变。

4. 陈旧期（愈合期）　心肌梗死 3~6 个月或数年后。心电图表现为：ST 段和 T 波不再变化，只存留异常 Q 波或 QS 波，此期异常 Q 波或 QS 波是陈旧性心肌梗死的唯一证据。如梗死后 ST 段持续抬高超过半年，一般认为发生了室壁瘤。

近年来，急性心肌梗死心肌坏死标记物的检测水平诊断手段及治疗技术已取得突破性进展，通过对急性心肌梗死患者早期实施有效的治疗（溶栓、抗栓或介入性治疗等），已显著缩短整个病程，并可改变急性心肌梗死的心电图表现，可不再呈现上述典型的心电图演变过程。

（三）心肌梗死的定位诊断

冠状动脉的闭塞引起冠状动脉所分布区域的心肌缺血中断导致心肌梗死，其范围基本上与冠状动脉分布一致。一般根据异常 Q 波或 ST 段移位出现的导联来确定心肌梗死的部位（表 7-5）。急性前间壁心肌梗死时，异常 Q 波或 QS 波主要出现在 V_1 ~ V_3 导联（图 7-28），常为左前降支发生梗死。下壁心肌梗死时，在 Ⅱ、Ⅲ、aVF 导联出现异常 Q 波或 QS 波，多为右冠状动脉梗死，少数为左回旋支梗死。广泛前壁心肌梗死时，在大部分胸导联（V_1 ~ V_6）出现异常 Q 波或 QS 波，多为左前降支梗死。

表 7-5　常见心肌梗死的定位诊断

Ⅰ 导联 QRS 波群主波方向	Ⅲ 导联 QRS 波群主波方向	心电轴
向上	向上	不偏
向上	向下	左偏
向下	向上	右偏

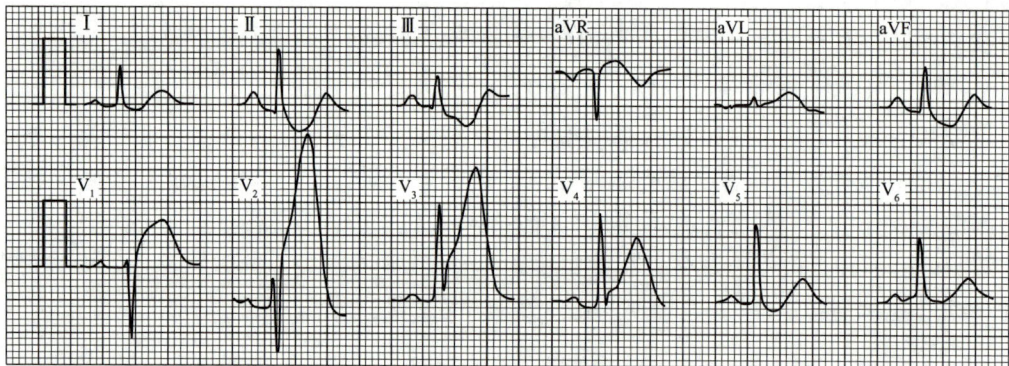

图 7-28　急性前间壁心肌梗死

（四）心肌梗死分类

1. Q 波型和非 Q 波型心肌梗死　根据急性心肌梗死后数天内心电图检查通常将急性心肌梗死分为 Q 波型和非 Q 波型心肌梗死，非 Q 波型心肌梗死多为非透壁性或心内膜下心肌梗死，Q 波型心肌梗死通常被认为是透壁性心肌梗死，但实际上并非完全如此。非 Q 波型心肌梗死既可为非透壁性亦可为透壁性。与典型的 Q 波型心肌梗死比较此种不典型的心肌梗死较多见于多支冠状动脉病变。此外，发生多部位梗死（不同部位的梗死向量相互作用发生抵消），梗死范围弥漫或局限梗死区位于心电图常规导联记录的盲区（如右心室、基底部、孤立正后壁梗死等）均可产生不典型的心肌梗死图形。

2. ST 段抬高型和非 ST 段抬高型心肌梗死 部分不稳定型心绞痛常发生心肌坏死而没有 ST 段抬高，而将急性心肌梗死分为 ST 段抬高型和非 ST 段抬高型，并与不稳定心绞痛统称为急性冠脉综合征。ST 段抬高型心肌梗死可以不出现 Q 波，而非 ST 段抬高型心肌梗死亦可出现 Q 波。以 ST 段的改变进行分类，体现了对急性心肌梗死早期诊断、早期干预的理念。在坏死型 Q 波出现之前及时进行干预（溶栓、抗凝、介入治疗等），可挽救面临坏死的心肌或减小梗死面积。另外，ST 段抬高型梗死和非 ST 段抬高型梗死，两者的干预治疗对策是不同的，可以根据心电图上是否出现 ST 段抬高而选择合理的治疗方案。ST 段抬高型梗死是指 2 个或 2 个以上相邻的导联出现 ST 段抬高（ST 段抬高的标准为：在 V_2 ~ V_3 导联男性 J 点抬高 ≥0.2mV，女性抬高 ≥0.15mV，在其他导联男、女性 J 点抬高 ≥0.1mV）；非 ST 段抬高型梗死是指心电图上表现为 S 段压低和（或）T 波倒置或无 ST - T 异常。由于心肌损伤的范围、梗死的时间及其位置、传导阻滞等因素限制了心电图对心肌梗死的诊断和定位能力，在作出 ST 段抬高或非 ST 段抬高心肌梗死诊断时，应结合临床病史并注意排除其他原因引起的 ST 段改变。

四、心律失常

正常心脏冲动起源于窦房结，并按一定的传导速度和顺序沿传导系统下传，使房室先后除极。当各种原因使心脏冲动的起源或（和）冲动的传导异常，称为心律失常。在多数情况下，心律失常并不是一种独立的疾病，而是众多心内外疾患或生理情况下引起的心肌细胞电生理异常。在少数情况下，心律失常以综合征的形式出现，如预激综合征、病态窦房结综合征、长 QT 综合征等。心电图是诊断心律失常最主要的方法。

（一）心律失常分类

心律失常的发生原因包括心脏激动起源异常、传导异常和起源与传导异常等。

1. 冲动起源异常所致的心律失常

（1）窦性心律失常 窦性心动过速、窦性心动过缓、窦性心律不齐、窦性停搏、病态窦房结综合征等。

（2）异位心律

1）被动性异位心律 逸搏及逸搏心律（房性、交界性、室性）。

2）主动性异位心律 期前收缩（房性、交界性、室性）、阵发性心动过速（室上性、室性）、心房扑动、心房颤动、心室扑动、心室颤动。

2. 冲动传导异常所致的心律失常

（1）生理性 干扰及房室分离。

（2）病理性 窦房传导阻滞、房内传导阻滞、房室传导阻滞、室内传导阻滞（左、右束支及左束支分支传导阻滞）。

（3）传导途径异常 预激综合征。

3. 冲动形成异常伴传导异常 并行心律。

（二）窦性心律及窦性心律失常

1. 窦性心律 凡是起源于窦房结的心律称为窦性心律（图 7 - 29）。正常成年人窦性心律的心电图特点：①P 波规律出现，在 Ⅰ、Ⅱ、aVF 导联直立，aVR 导联倒置；②P 波频率为 60 ~ 100 次/分，婴幼儿可达 130 ~ 150 次/分；③PR 间期大于 0.12 秒。

3. 窦性心动过速（sinus tachycardia） 成年人安静状态窦性心律的频率大于 100 次/分称为窦性心动过速（图 7 - 30）。常见于运动、精神紧张、发热、贫血、甲状腺功能亢进症、休克、心功能不全以及应用阿托品、肾上腺素等。其心电图特点：①窦性心律；②心率大于 100 次/分。

3. 窦性心动过缓 成年人窦性心律的频率 <60 次/分称为窦性心动过缓（图 7 - 31）。常见于老

年人、运动员、睡眠状态、病态窦房结综合征、颅内压增高、甲状腺功能减退症、洋地黄过量以及应用 β 受体阻滞剂等。其心电图特点：①窦性心律；②心率＜60 次/分。

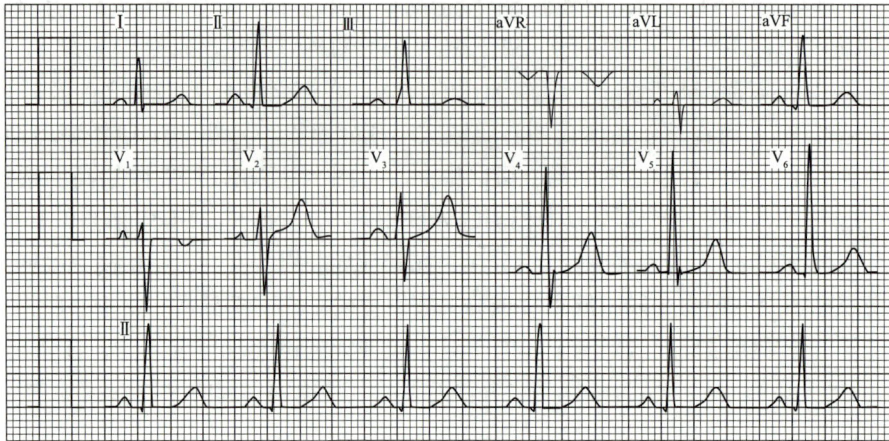

图 7 - 29　正常窦性心律

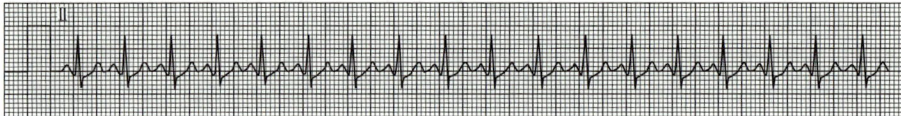

图 7 - 30　窦性心动过速

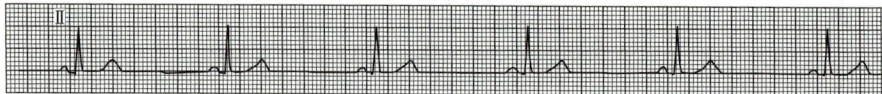

图 7 - 31　窦性心动过缓

4. 窦性心律不齐（sinus arrhythmia）　常与窦性心动过缓同时发生（图 7 - 32），常见于青少年时期、自主神经功能失调、更年期综合征等生理情况，也可见于器质性心脏病及洋地黄中毒等。其心电图特点：①窦性心律；②同一导联两个 PP 间距之差＞0.12 秒。

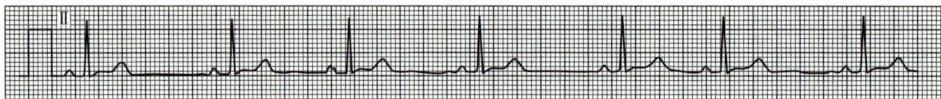

图 7 - 32　窦性心律不齐

5. 窦性静止或窦性停搏（sinus arrest）　可见于迷走神经张力增高、急性心肌梗死、心肌炎、心肌病等器质性心脏病，以及洋地黄、奎尼丁等药物使用过量。其心电图特点（图 7 - 33）：①窦性心律；②规律的 PP 间距中突然出现 P 波脱落，形成长 PP 间距，且长 PP 间距与正常 PP 间距无倍数关系。

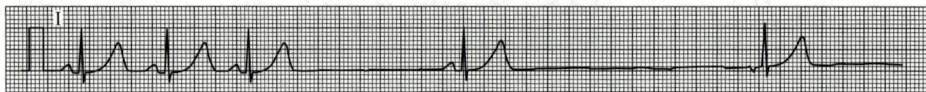

图 7 - 33　窦性停搏

6. 病态窦房结综合征（sick sinus syndrome，SSS）　是由于窦房结或周围组织病变，导致多种心律失常的综合表现，简称病窦综合征（图 7 - 34）。常见于起搏传导系统退行性病变以及冠状动脉粥样硬化性心脏病、心肌炎、心肌病等。其心电图特点：①持续而显著的心动过缓，心率＜50次/分，且不宜用阿托品等药物纠正；②窦性停搏或严重的窦房阻滞；③在明显的窦性心动过缓基础上，常同时伴有室上性快速心律失常，如房性心动过速、心房扑动、心房颤动等，称为慢 - 快综合征；④如病变同时累及房室交界区，则窦性停搏时可不出现交界性逸搏，或伴有房室传导阻滞，称为双结病变。

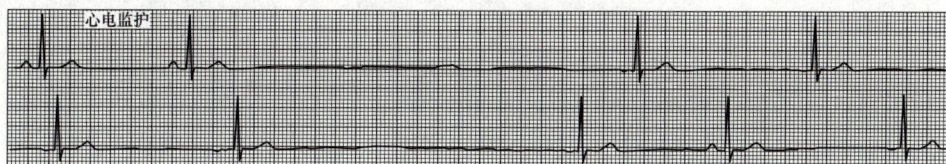

图7－34　病窦综合征（窦缓伴窦性停搏 - 短暂房颤发作）

（三）期前收缩

期前收缩（premature contraction）是指起源于窦房结以外的异位起搏点提前发出激动，又称过早搏动。根据异位起搏点的部位不同，期前收缩可分为房性、交界性和室性三种，其中以室性期前收缩最为常见。期前收缩之后的长间歇称为代偿间歇。①室性期前收缩的联律间期与代偿间歇之和恰好等于正常心动周期的2倍，称为代偿间歇完全；②房性期前收缩的联律间期与代偿间歇之和小于正常心动周期的2倍，称为代偿间歇不完全；③交界性期前收缩的代偿间歇多完全。

期前收缩常见于情绪激动、饱餐、体力过劳、烟酒过量等，各种器质性心脏病如急性心肌梗死、心肌炎、风湿性心脏病等，也可见于急性感染、心脏手术、麻醉、体外循环、低血钾、洋地黄过量等。

知识链接

期前收缩

如果期前收缩在每分钟5次以下，称偶发性期前收缩；在每分钟5次以上，称频发性期前收缩；如1次正常窦性搏动之后出现1次期前收缩称为二联律；2次正常窦性搏动之后出现1次期前收缩称三联律。期前收缩与其前正常搏动的间距称为联律间期。期前收缩来自同一异位起搏点或有固定的折返途径，为单源性期前收缩，其形态、联律间期相同；在同一导联上出现两种或两种以上形态及联律间期互不相同的异位搏动为多源性期前收缩。

1. 室性期前收缩（premature ventricular contraction）　异位起搏点的激动来源于心室。心电图特点（图7－35）：①QRS波群提早出现，其前无P波或无相关P波；②QRS波群宽大畸形，时间＞0.12秒，T波方向常与QRS主波方向相反；③代偿间歇完全。

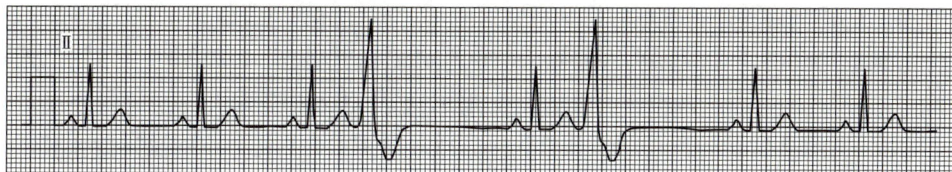

图7－35　室性期前收缩

频发、联律（图7－36）、成对、连续出现、多源性室性期前收缩（图7－37），R on T 或 R on P 性室性期前收缩多为病理性，且多为更严重心律失常的先兆。

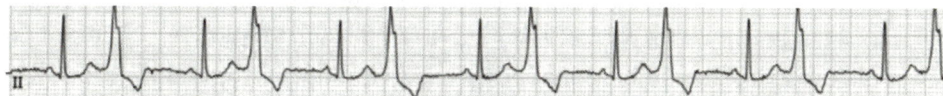

图7－36　室性期前收缩呈二联律

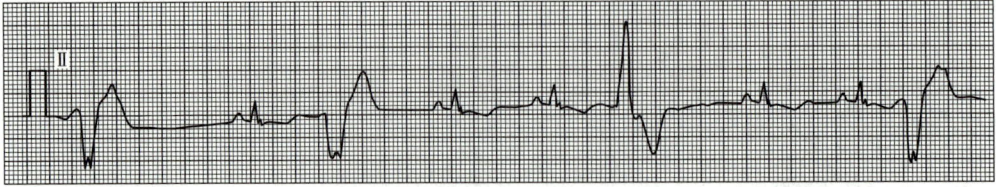

图 7 – 37　多源性频发室性期前收缩

2. 交界性期前收缩（premature junctional contraction）　异位起搏点的激动来源于房室交界区（图 7 – 38）。心电图特点：①提前出现的 QRS 波群，形态多正常；②逆行 P'波可出现于 QRS 波群之前（P'R 间期 < 0.12 秒）、之后（RP'间期 < 0.20 秒）或者与 QRS 波群相重叠不易辨认；③代偿间歇多完全。

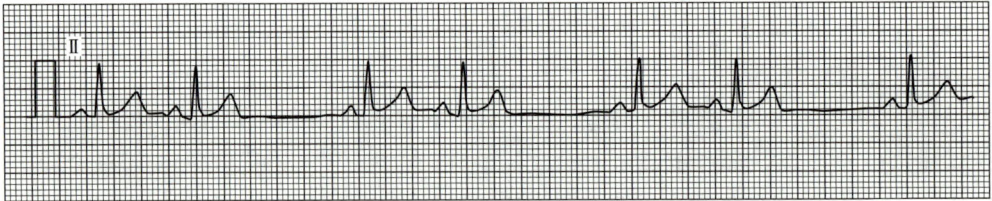

图 7 – 38　交界性期前收缩

3. 房性期前收缩（premature atrial contraction）　异位起搏点的激动来源于心房（图 7 – 39）。心电图特点：①提前出现的 P'波，其形态与窦性 P 波略有不同；②P'R 间期 > 0.12 秒；③QRS 波群形态和时间基本正常；④多为不完全性代偿间歇。

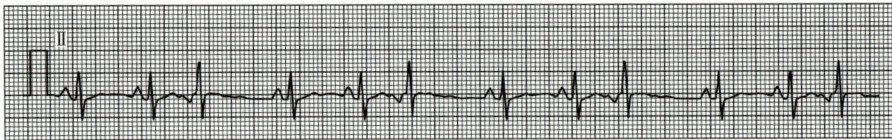

图 7 – 39　房性期前收缩

（四）阵发性心动过速

阵发性心动过速（paroxysmal tachycardia）是指连续出现 3 次或 3 次以上的期前收缩，其特点是突发骤止，频率较快，常有复发的倾向，再次发作一般持续数秒、数分钟至数小时，少数持续数天、数周至数月。根据异位起搏点的位置不同可分为房性、交界性和室性三种，其中房性和交界性阵发性心动过速在心电图上常难以区别，且异位起搏点均位于房室束以上，故统称为阵发性室上性心动过速。

1. 阵发性室上性心动过速（paroxysmal supraventricular tachycardia，PSVT）　常见于无明显器质性心脏病的儿童和青年人，亦可见于风湿性心脏病、心肌梗死或甲状腺功能亢进症等（图 7 – 40）。心电图特点：①连续 3 个或 3 个以上快速均齐的 QRS 波群，形态及时限正常，当伴有室内差异传导时，QRS 波群变宽；②心率 160~250 次/分，节律规整；③P 波或 P'波往往不易辨认；④可有继发性 ST – T 改变。

2. 阵发性室性心动过速（paroxysmal ventricular tachycardia，PVT）　是一种严重的心律失常，常可发展为致命的室扑或室颤，对心脏功能影响严重，易出现严重的血压下降、休克或急性泵衰竭，甚至死亡。多见于严重的器质性心脏病，以急性心肌梗死多见，也可见于风湿性心脏病、心肌病等，偶发于正常人。心电图特点：①连续 3 个或 3 个以上快速、宽大畸形的 QRS 波群，时限常大于 0.12秒；②心室率 140~220 次/分，节律可稍不齐；③常无 P 波，如能发现 P 波，其 P 波与 QRS 波群无固定关系，形成房室分离现象；④常伴有继发性 ST – T 改变；⑤偶尔心房激动夺获心室（QRS 波群提前出现，形态似窦性心律）或发生室性融合波（QRS 波群形态介于窦性心律与室性异位心律之间）（图 7 – 41）。心室夺获和室性融合波是诊断阵发性室性心动过速的重要诊断依据。尖端扭转型室速是

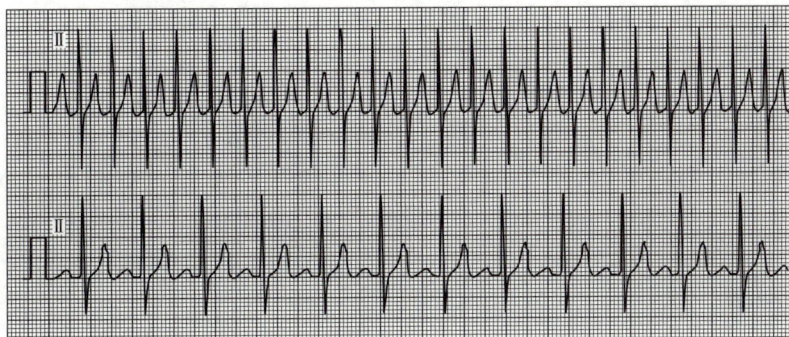

图 7 - 40 阵发性室上性心动过速

较为严重的一种室性心律失常，因发作时 QRS 波的振幅与波峰呈周期性改变，宛如围绕等电位线连续扭转得名，频率 200～250 次/分，常反复发作，易致昏厥，可发展为室颤致死（图 7 - 42）。

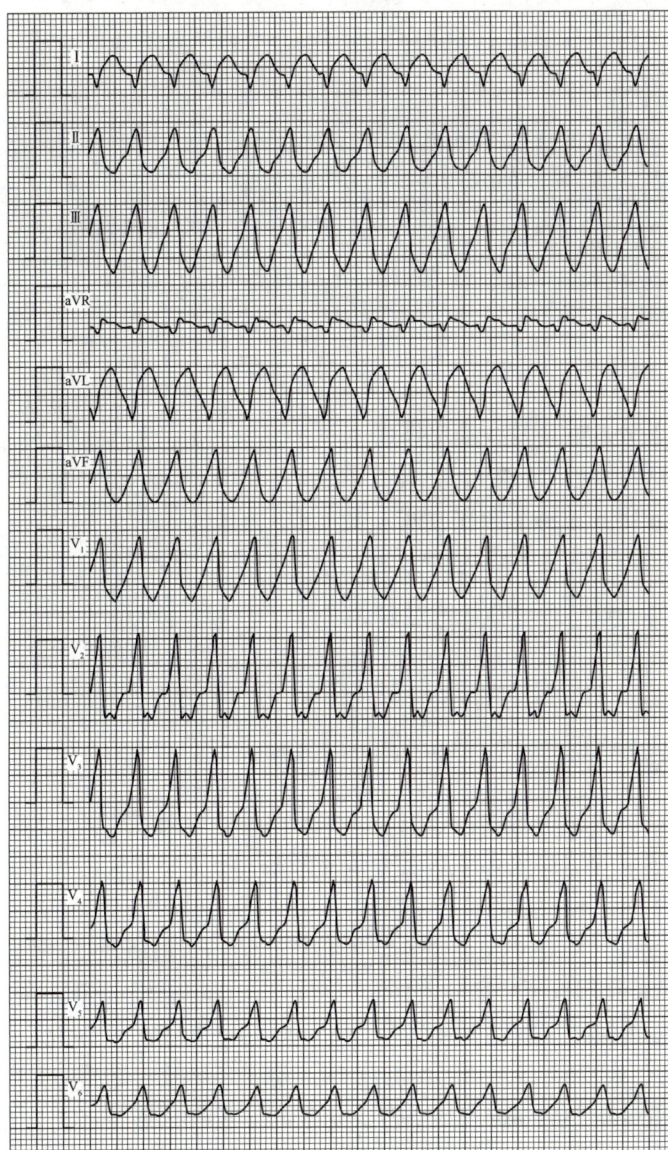

图 7 - 41 阵发性室性心动过速

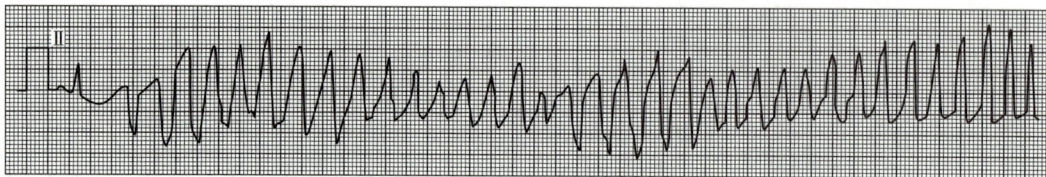

图7-42 尖端扭转型室性心动过速

（五）扑动与颤动

扑动与颤动（flutter and fibrillation）是一种较阵发性心动过速频率更快的主动性异位心律，根据异位心律的起源与节律不同，可分为心房扑动及颤动，心室扑动及颤动，扑动和颤动间常相互转换。

1. 心房扑动（atrial flutter） 心电图特点（图7-43）：①正常P波消失，代之以波形大小一致、间隔规则的大锯齿状扑动波（F波），在Ⅱ、Ⅲ、aVF导联中明显，频率250~350次/分；②房室传导比例多为2∶1或4∶1，心室律规则；③QRS波群形态和时间一般正常。

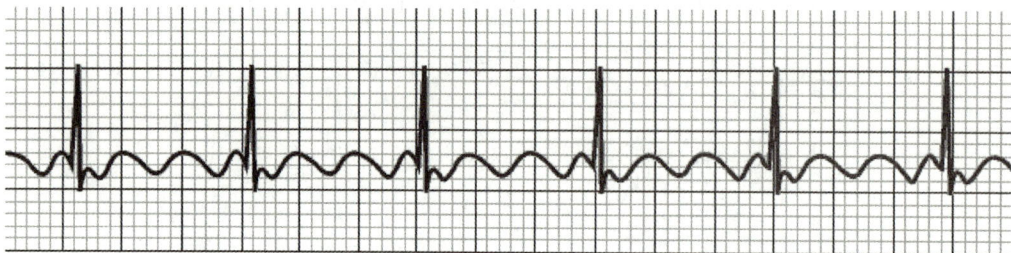

图7-43 心房扑动

2. 心房颤动（atrial fibrillation） 心电图特点（图7-44）：①P波消失，代之以大小不等、快慢不均、形态不一的心房颤动波（f波），在Ⅱ、Ⅲ、aVF和V_1导联比较明显，频率350~600次/分；②心室律绝对不规则；③QRS波群形态和时间一般正常。

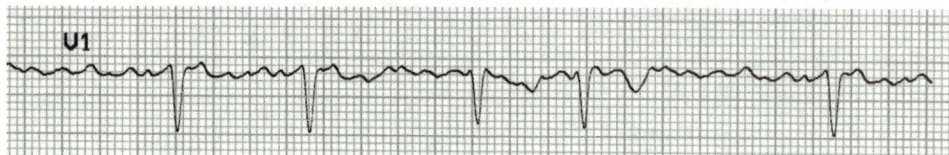

图7-44 心房颤动

心房扑动与心房颤动主要见于器质性心脏病，如风湿性心脏病二尖瓣狭窄、冠状动脉粥样硬化性心脏病和甲状腺功能亢进症等。少数心房颤动无原因可循，称为特发性心房颤动。心房扑动和心房颤动虽然可引起心排血量下降，但一般不太严重。

3. 心室扑动（ventricular flutter） 多数人认为心室扑动是心室肌产生环形激动的结果，其出现一般具备两个条件：一是心肌明显受损、缺氧或代谢失常；二是异位激动落在易颤期。心室扑动常不能持久，不是很快恢复，便会转为心室颤动而导致死亡。心电图特点（图7-45a）：①无正常QRS-T波，P、QRS与T波不能分辨，被波形一致且宽大均齐的大正弦波所替代；②频率为200~250次/分。

4. 心室颤动（ventricular fibrillation） 往往是心脏停搏前的短暂征象，也可以因急性心肌缺血或心电紊乱而发生。由于心脏出现多灶性局部兴奋，以致完全失去排血功能。心电图特点（图7-45b）：①P、QRS与T波消失，被形态、振幅、时限均被不规则的颤动波所替代；②频率180~500次/分。

心室扑动及颤动多见于严重的心肺功能障碍、电解质紊乱、药物中毒、器质性心脏病晚期等。心室扑动尤其是心室颤动时，心室完全失去收缩能力，呈蠕动状态，相当于心室停搏。患者迅速出现意

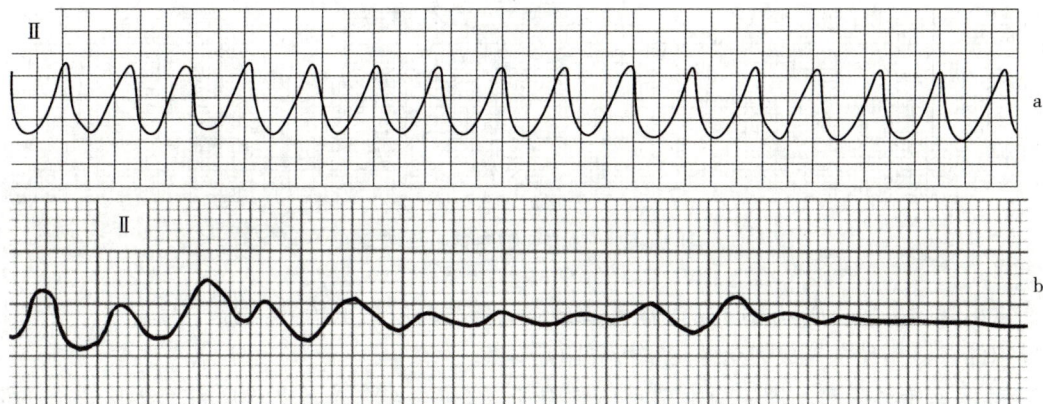

图 7 – 45　心室扑动与心室颤动

识丧失、呼吸停止、心音及大动脉搏动消失、血压无法测到，因此是一种极为严重的致死性心律失常，应立即抢救。

（六）房室传导阻滞

当激动从心房向心室传导过程中发生障碍，造成传导延缓或中断，称为房室传导阻滞（atrioventricular block，AVB）。按阻滞的程度可分为三度：一度仅有房室传导时间延长，但每个冲动均能下传到心室；二度为部分冲动不能传入心室，造成心室漏搏；三度则为完全性传导阻滞，即心房的冲动完全不能下传到心室，心房与心室各自受相应起搏点控制，呈现房室完全脱节。一度或二度 I 型房室传导阻滞与迷走神经张力增高有关，可见于正常人。二度 II 型以上的房室传导阻滞多见于病理情况，如心肌病变、急性心肌梗死、冠状动脉粥样硬化性心脏病、药物中毒及传导系统退行性变等。一般阻滞部位越低，阻滞程度越重，危险性越大。

1. 一度房室传导阻滞　心电图特点（图 7 – 46）：①PR 间期延长（成年人 PR 间期 >0.20 秒，老年人 PR 间期 >0.22 秒）；②对比两次检测结果，在心率没有明显改变时，PR 间期较前延长超过 0.04 秒；每个 P 波后均有一相关 QRS 波群，无 QRS 波群脱落。

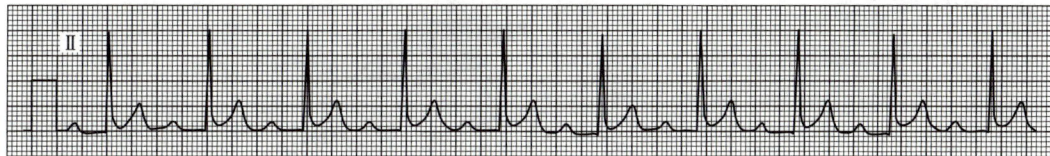

图 7 – 46　一度房室传导阻滞

2. 二度房室传导阻滞　主要表现为部分 P 波后出现 QRS 波群脱落。按脱落的特点分为两型。

（1）二度 I 型房室传导阻滞　亦称莫氏 I 型（MobitzI）。心电图特点：P 波规律出现，PR 间期逐渐延长，直至一个 P 波后脱漏一个 QRS 波群，漏搏后 PR 间期又趋缩短，之后又复逐渐延长，直至再次心搏脱落，如此周而复始地出现，又称为文氏现象（图 7 – 47）。

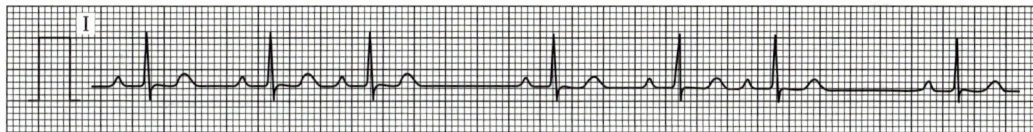

图 7 – 47　二度 I 型传导阻滞

（2）二度 II 型房室传导阻滞　亦称莫氏 II 型（Mobitz II）（图 7 – 48）。心电图特点：PR 间期固定（可正常或延长），部分 P 波后脱漏 QRS 波。

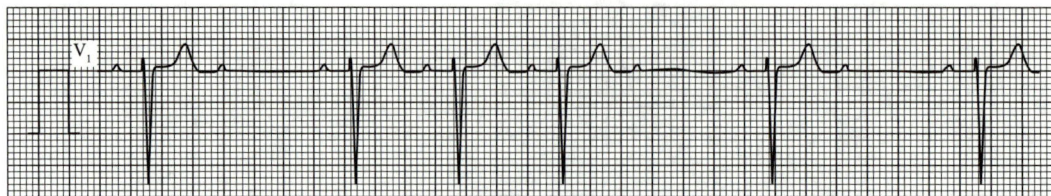

图 7 – 48　二度 Ⅱ 型房室传导阻滞

凡连续出现 2 次或 2 次以上的 QRS 波群脱漏者，称为高度房室传导阻滞，如 3 : 1、4 : 1 传导的房室传导阻滞。该型易发展成完全性房室传导阻滞。

3. 三度房室传导阻滞　即完全性房室传导阻滞（图 7 – 49）。当来自房室交界区以上的激动完全不能通过阻滞部位时，在阻滞部位以下的潜在起搏点就会发放激动，出现交界性逸搏心律或室性逸搏心律。心电图特点：P 波规律出现，QRS 波规律出现，两者无固定关系，P 波频率大于 QRS 波频率。

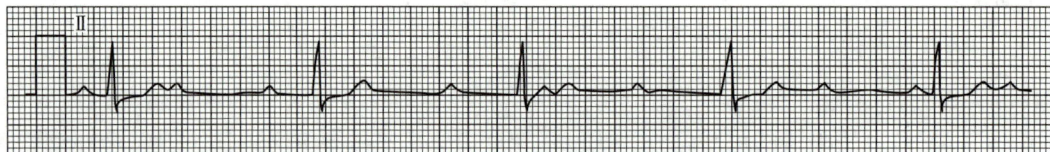

图 7 – 49　三度房室传导阻滞

4. 临床意义　房室阻滞多数是由器质性心脏病，如冠心病、急性心肌梗死、心肌炎、心肌病高血压、钙化性主动脉瓣狭窄、先天性心脏病等所致。此外，心脏手术、电解质紊乱、药物中毒（如洋地黄、奎尼丁等）及传导系统退行性变亦可发生。少数可见于迷走神经张力增高的正常人或运动员，二度 Ⅰ 型房室传导阻滞较 Ⅰ 型常见，前者多为功能性或病变位于房室结或希氏束近端，预后较好；后者多属器质性损害，病变大多位于希氏束远端或束支部位，易发展为完全性房室传导阻滞，预后较差。

（七）室内传导阻滞

室内传导阻滞是指室上性激动在心室内希氏束分叉以下传导过程中发生异常，从而导致 QRS 波群时限延长及形态改变。心房的激动经房室结下传，沿着房室束进入心室后，在室间隔上方分成两支：房室束右束支细长支配右心室；左束支粗短支配左心室，左束支继续分成左前分支、左后分支与间隔支。上述束支均可发生不同程度阻滞（图 7 – 50）。当有一侧束支阻滞时，激动从健侧心室通过室间隔后再缓慢激动阻滞一侧心室，在时间上延迟 40 ~ 60 毫秒以上。根据 QRS 波的时限是否 > 0.12 秒而分为完全性束支阻滞与不完全性束支阻滞。

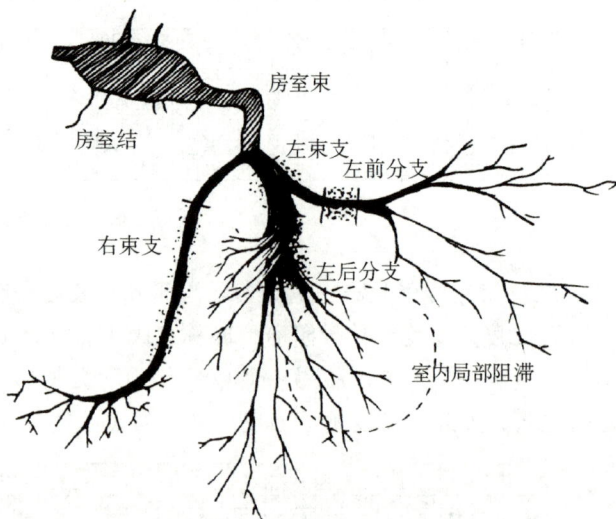

图 7 – 50　束支阻滞可能部位

1. 右束支阻滞（right bundle branch block，RBBB）　右束支主要由左前降支供血，其不应期比左束支长，较易发生阻滞。右束支阻滞时，激动沿左束支下传，室间隔除极和正常时顺序相同，由左向右进行，接着通过浦肯野纤维正常快速激动左室，最后通过缓慢的心室肌传导激动右室。因此，

QRS波群前半部接近正常，主要表现在后半部QRS时间延迟、形态异常。除极顺序与正常不同，复极过程也发生改变，故产生继发性ST-T改变。可发生在各种器质性心脏病，也可见于健康人。

完全性右束支阻滞时心电图表现：①QRS波群形态改变；V_1或V_2导联呈rsR′型或M形，此为最具特征性的改变；Ⅰ、V_5、V_6导联S波增宽而有切迹，其时限≥0.04秒；aVR导联呈QR型，其R波宽而有切迹；②QRS波联时间≥0.12秒；③V_1导联R峰时间≥0.05秒；④继发性ST-T改变：V_1、V_2导联ST段轻度压低，T波倒置；Ⅰ、V_5、V_6导联T波方向与终末S波方向相反，仍为直立（图7-51）。

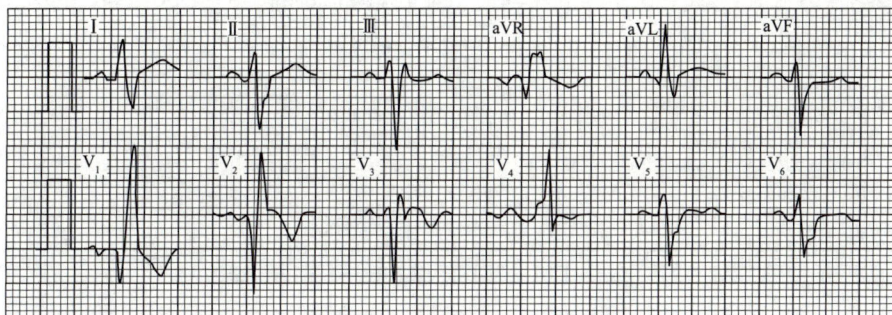

图7-51 完全性右束支传导阻滞

不完全性右束支传导阻滞时，QRS图形与完全性右束支传导阻滞相同，仅QRS波群时间<0.12秒。

2. 左束支阻滞（left bundle branch block，LBBB） 左束支由双侧冠状动脉供血，不易发生阻滞，如阻滞说明心肌病变广泛而严重。左束支发生阻滞时，激动沿右束支下传至右室前乳头肌根部才开始向不同方向扩布，导致心室除极顺序从开始就与正常相反。由于初始室间隔除极多为右向左方向除极，导致Ⅰ、V_5、V_6导联正常室间隔除极波（q波）消失；左室除极不是通过浦肯野纤维激动，而是通过心室肌缓慢传导激动，故心室除极时间明显延长；心室除极向量的QRS向量中部及终末部除极过程缓慢，使QRS波群主波增宽、粗钝或有切迹。除极顺序与正常不同，复极过程发生改变出现继发性ST-T改变。

完全性左束支阻滞时心电图表现：①Ⅰ、aVL、V_5、V_6导联出现宽大、畸形或有切迹的R波，其前无q波，其后常无S波；②QRS波群时间≥0.12秒；③V_1、V_2导联多呈QS或rS型，S波宽大；④ST-T方向与QRS主波方向相反（图7-52）。

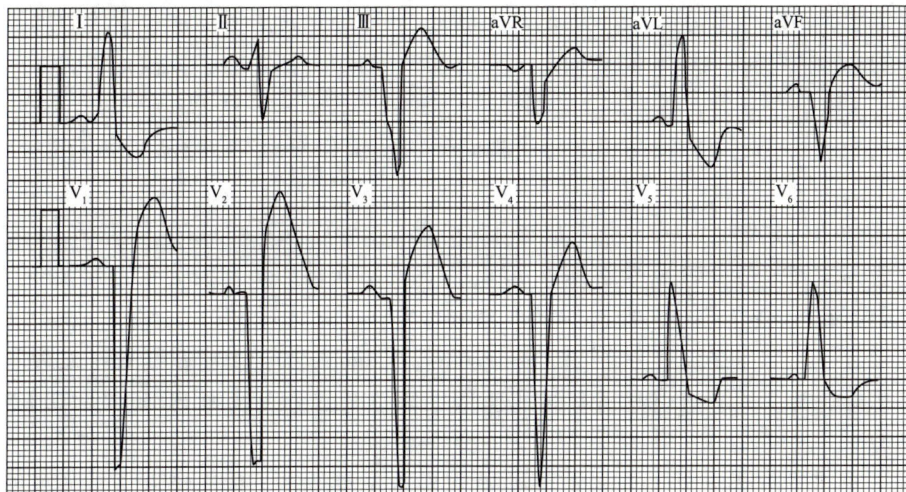

图7-52 完全性左束支传导阻滞

不完全性左束支阻滞的心电图形与完全左束支阻滞相同，仅 QRS 波 <0.12 秒，其图形与左心室肥厚的心电图表现非常相似。

当发生左束支传导阻滞时，心室除极最初的向量方向与正常时相反，故很容易掩盖心肌梗死的图形，给诊断带来困难。若发现所有左胸导联呈 QS 型，Ⅰ、V6 导联出现异常性 Q 波，V1、V2 导联出现高 R 波时，应高度怀疑合并了心肌梗死的可能性。

3. 左前分支阻滞（left anterior fascicular block，LAFB） 该支细长，支配左心室左前上方，主要由左前降支供血，易发生传导障碍。心电图表现：①QRS 波群心电轴显著左偏在 −45°~90°，超过 −45°有较肯定的诊断意义；②QRS 波在Ⅱ、Ⅲ、aVF 导联呈 rS 型，$S_Ⅲ > S_Ⅱ$，Ⅰ、aVL 导联呈 qR 型 $SaVL > S_Ⅰ$；③QRS 时间轻度延长，但 <0.12 秒（图 7−53）。

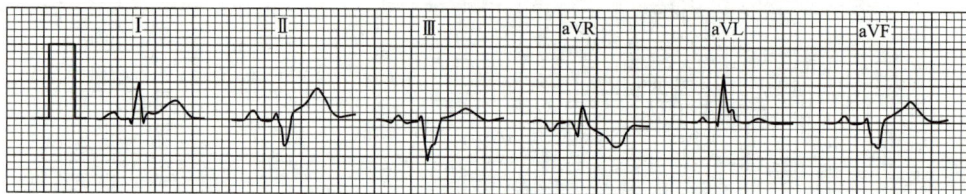

图 7−53　左前分支传导阻滞

4. 左后分支阻滞（1eft posterior fascicular block，LPFB） 临床比较少见。其心电图表现：①Ⅰ、aVL 导联 QRS 波呈 rS 型，Ⅲ、aVF 导联呈 qR 型；②心电轴右偏在 +90°~ +180°，以超过 +120°有较肯定的诊断价值；③QRS 波群内时间 <0.12 秒。临床上诊断左后分支阻滞时应首先排除引起心电轴右偏的其他原因。

（八）预激综合征

预激综合征（pre - excitation syndrome）属传导途径异常，是指在正常的房室结传导途径之外，沿房室环周围还存在附加的房室传导束（旁路），激动经由旁路提前到达心室，使部分（或全部）心室肌提前激动。已知的附加传导束有以下 3 条：①房室旁道（Kent 束）：位于左、右房室环直接连接心房与心室的一束纤维，属显性房室旁路；②房结旁道（James 束）：绕过房室结，连接心房与房室结下部或房室束上部；③结室、束室旁道（Mahaim 束）：连接房室结下部或房室束至室间隔的肌部。以房室旁道最常见，称为经典型预激综合征，其余旁道称为变异型预激综合征。

1. WPW 综合征（Wolff - Parkinsion - While syndrome） 也称经典型预激综合征，属显性房室旁路。其解剖学基础为房室环存在直接连接心房与心室的一束纤维（Kent 束）。窦房结激动或心房激动可经传导很快的旁路纤维下传预先激动部分心室肌，同时经正常房室结途径下传激动其他部分心室肌，形成特殊的心电图特征：①PR 间期缩短 <0.12 秒；②QRS 增宽 ≥0.12 秒；③QRS 起始部有预激波（delta 波）；④PJ 间期正常；⑤出现继发性 ST - T 改变（图 7−54）。需要注意：心电图 delta 波的大小、QRS 波的宽度及 ST - T 改变的程度与预激成分的多少有关，少数预激患者 QRS 波的时间可 <0.12 秒。

根据 V1 导联 delta 波极性及 QRS 主波方向可对旁路进行初步定位。如 V1 导联 delta 波正向且以 R 波为主，则一般为左侧旁路；如 V1 导联 delta 波负向或 QRS 主波以负向波为主，则大多为右侧旁路。

2. LGL 综合征（Lown - Ganong - Levine syndrome） 又称短 PR 综合征。目前 LGL 综合征的解剖生理有两种观点：①存在绕过房室结传导的旁路纤维 James 束；②房室结较小发育不全，或房室结内存在一条传导异常快的通道引起房室结加速传导。心电图上表现为 PR 间期 <0.12 秒，但 QRS 起始部无预激波。

3. Mahaim 型预激综合征 Mahaim 纤维具有类房室结样特征，传导缓慢，呈递减性传导，是一种特殊的房室旁路。此类旁路只有前传功能，没有逆传功能。心电图上表现为 PR 间期正常或长于正常值，QRS 波起始部可见预激波。

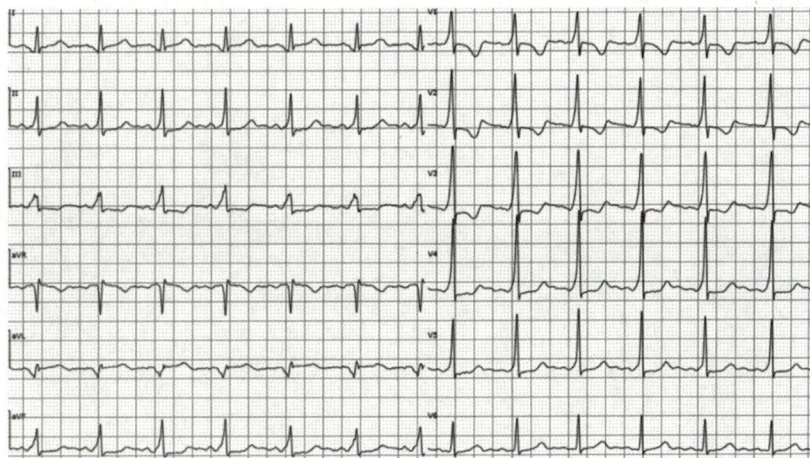

图7-54 预激综合征心电图改变

预激综合征多见于健康人，其主要危害是常可引发房室折返性心动过速。WPW综合征如合并心房颤动，还可引起快速的心室率，甚至发生室颤，属一种严重心律失常类型，采用射频导管消融术可对预激综合征进行根治。

五、药物和电解质紊乱的影响

临床应用的某些药物及血清电解质浓度异常，可影响心肌的除极特别的复极过程，从而引起心电图改变。常见药物有洋地黄类制剂以及奎尼丁、普鲁卡因胺、普罗帕酮、美西律、β受体阻滞剂、胺碘酮等抗心律失常药物。血清电解质浓度异常主要见于血钾、血钙浓度异常。

（一）药物对心电图的影响

洋地黄是治疗心力衰竭和室上性心律失常的重要药物，它通过对心肌细胞静息电位的影响以及对除极、复极过程的影响而使心电图产生特征性改变。临床上由于洋地黄治疗剂量与中毒剂量较接近，因此洋地黄中毒现象常有出现，了解其心电图变化很有意义。

1. 洋地黄对心电图影响

（1）洋地黄效应（digitalis effect）或作用的心电图特点 ①ST-T改变：在以R波为主的导联上，ST段呈下斜型压低，与倒置的T波融合形成"鱼钩样改变"（图7-55）；②QT间期缩短。心电图出现的"鱼钩样"ST-T改变仅说明接受洋地黄治疗，即洋地黄效应，并不代表洋地黄化，也不代表洋地黄过量或中毒。

（2）洋地黄中毒的心电图特点 主要表现为各种心律失常，常见的心律失常有室性期前收缩，可呈二联律（图7-56）或三联

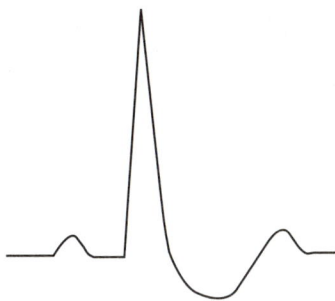

图7-55 洋地黄效应心电图

律、频发性及多源性室性期前收缩、房室传导阻滞等。此外，还可出现消化系统、神经系统等异常表现。

2. 奎尼丁 属ⅠA类抗心律失常药物，并且对心电图有较明显作用。

（1）奎尼丁治疗剂量时的心电图表现 ①QT间期延长；②T波低平或倒置；③u波增高；④P波稍宽可有切迹，PR间期稍延长。

（2）奎尼丁中毒时的心电图表现 主要有：①QT间期明显延长；②QRS时限明显延长（用药过程中QRS时限不应超过原来的25%，如达到50%应立即停药）；③各种程度的房室传导阻滞，以及窦性心动过缓窦性静止或窦房传导阻滞；④各种室性心律失常，严重时发生扭转型室性心动过速甚至心室颤动，引起晕厥和突然死亡。

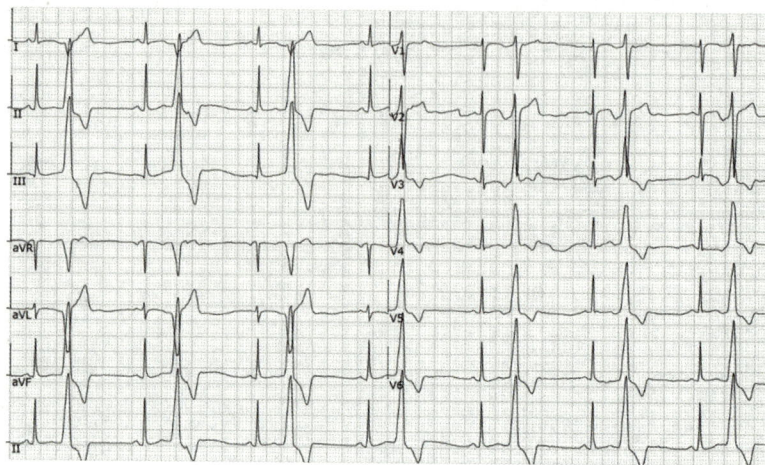

图 7-56　洋地黄中毒心电图（室性期前收缩呈二联律）

（3）其他药物　如胺碘酮及索他洛尔等，也可使心电图 QT 间期延长。

（二）电解质紊乱

血清电解质浓度的增高与降低都会影响心肌的除极与复极过程，并可反映在心电图上。心电图虽然有助于电解质紊乱的诊断，但由于受其他因素的影响，心电图改变与血清中电解质浓度并不完全一致，故应密切结合病史和临床表现进行综合判断。

1. 低钾血症（hypokalemia）的心电图特点　①ST 段压低≥0.5mV，T 波低平或倒置；②U 波增高，可达 0.1mV 或超过同导联 T 波的振幅，出现 T-U 融合呈双峰状；③QT 间期一般正常或轻度延长。低钾血症可引起房性心动过速、室性异位搏动和室性心动过速、室内传导阻滞、房室传导阻滞等各种心律失常（图 7-57）。

2. 高钾血症（hyperkalemia）的心电图特点　①T 波高尖，基底部变窄，两肢对称，呈"帐篷状"，此为高血钾时最早出现和最常见的心电图变化；②QRS 波时限增宽，P 波低平，严重者 P 波消失，出现窦-室传导；③ST 段下降；④出现各种心律失常，如窦性心动过缓、交界性或室性逸搏心律、室内传导阻滞、窦性静止，严重者出现室性心动过速、心室颤动。高钾血症可引起室性心动过速、心室扑动颤动，甚至心搏骤停（图 7-58）。

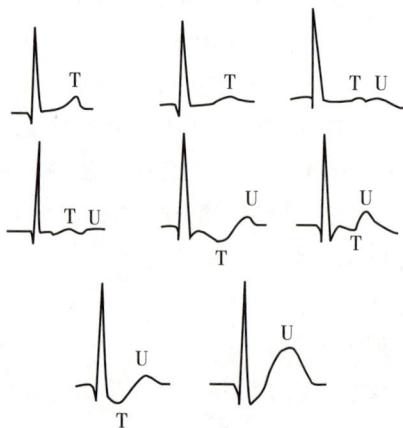

图 7-57　血钾水平逐渐降低引起的心电图改变

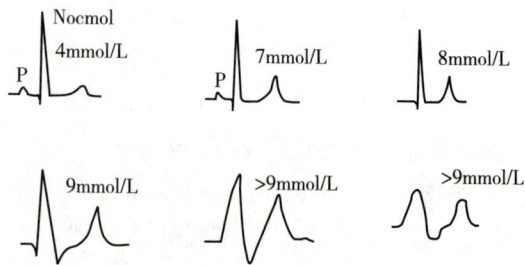

图 7-58　血钾水平逐渐增高引起的心电图改变

3. 低钙血症　血清钙<2.11mmol/L 称为低钙血症。心电图特点：①QT 间期显著延长；②ST 段平坦，T 波低平或倒置。

4. 高钙血症　血清钙＞2.58mmol/L 称为高钙血症。心电图特点：①ST 段缩短或消失；②QT 间期缩短；③U 波增高。

（刘海军）

第四节　心电图描记、分析与临床应用 ⓔ微课4

> **情境导入**

情境：患者，男，60 岁。心前区痛 1 周，加重 2 天。1 周前开始在骑车上坡时感心前区痛并向左肩放射，经休息可缓解。2 天来走路快时亦有类似情况发作，每次持续 3～5 分钟，含硝酸甘油迅速缓解。为帮助诊断做心电图检查。

思考：1. 心电图检查应如何描记？
　　　　2. 描记过程有哪些注意事项？

一、心电图描记

准确进行心电图描记是心电图分析和诊断的基础。本节主要介绍常规心电图的描记，其他心电图检查见本章第五节的相关内容。

（一）常规心电图描记的操作步骤

1. 描记前准备

（1）环境准备　①保持室内温暖，以免寒冷刺激引起肌电干扰；②检查床不宜过窄，以保证受检者躺卧舒适，以免肢体紧张产生肌电干扰；③检查床旁不要摆放其他电器用具；④心电图机的电源线应尽可能远离检查床和导联电线。

（2）用物准备　准备心电图机、电源线、导联线、盐水棉球或导电胶、污物盘、毛巾和心电图纸，检查心电图机功能是否完好。

（3）受检者准备　按申请单核对受检者的检查号/住院号、姓名、性别等基本信息，嘱受检者休息片刻。去掉手表等仰卧于床，平静呼吸，四肢平放，肌肉放松，记录过程中不可移动四肢及躯体，必要时需要屏气记录胸导联心电图。如果放置电极部位的皮肤有污垢或体毛过多，应预先清洁皮肤或剃毛。除急症外一般应避免于饱餐或吸烟后检查。

（4）检查者准备　洗手。

2. 描记心电图

（1）设定心电图机　连接心电图机电源线，打开电源。根据机型，设置参数和打印格式。输入受检者基本信息，如住院号、姓名、性别、年龄等，设定走纸速度为 25mm/s，设定定标电压为 10mm/mV，必要时按下"抗交流电干扰"键（HUM）或"去肌颤滤波"键（EMG）。

（2）安置电极　在电极安置部位涂抹导电胶或生理盐水，以消除皮肤阻力，减少伪差。若放置电极部位的皮肤污垢或毛发过多，必须预先清洁皮肤或剃毛，否则皮肤接触阻抗较大，易引起基线漂浮或其他伪差。具体电极安置方法如下。

1）肢体导联　肢体导联线较长，末端接电极板处分别有红、黄、绿、黑标志。在受检者两手腕屈侧腕关节上方约 3cm 处及两内踝上方约 7cm 处涂抹导电胶，将红色电极接右上肢，黄色电极接左上肢，绿色电极接左下肢，黑色电极接右下肢。

2）胸导联　胸导联线较短，末端接电极处也有颜色标志，红、黄、绿、褐、黑、紫分别代表 V_1～V_6 导联。在胸导联电极放置部位涂抹导电胶后依次放置 V_1、V_2、V_4、V_3、V_5 和 V_6 导联。应注意，任一胸导联电极均可记录任意一个胸导联的心电图，关键取决于该电极放置的部位。导联放置完毕后为受检者盖上大毛巾。

（3）描记各导联心电图　观察心电图机显示屏的心电图波形，图形清晰，基线平稳，即可自动或手动采集心电图信号。如为自动模式，心电图机在采集完毕后自动停止并打印心电图。如为手动模式，在记录 3~5 个心室波后，按下停止按钮，切换导联依次描记其余导联的心电图（12 导联心电图无需切换导联）。

如疑为后壁心肌梗死者，需加做 $V_7 \sim V_9$ 导联；右位心或右心心肌梗死者，需加做 $V_{3R} \sim V_{5R}$ 导联；在手动模式时，QRS 波群振幅过高或过低者，可选择定标电压 1/2 键或 2 键，即 1mV = 5mm 或 20mm 保证描记质量，并做好定标电压的标记，以免分析图形时发生错误；描记心电图发现有 ST - T 改变的胸痛者，需在短期内重复描记心电图，以便证实是否为急性心绞痛发作。

操作过程中注意观察受检者的反应，描记结束时，多数机型能自动记录描记时间，如心电图机没有记录，则需手动补上描记结束时间。

（4）归置用物　关闭心电图机，拔下电源，移去毛巾，去除、整理并归置电极板与导联线。

（二）心电图描记质量控制

高质量的心电图要求基线稳定、波形清晰、无伪差。

1. 伪差　是指除心脏电激动外因素引起的心电图改变，主要包括基线不稳、交流电干扰和肌电干扰。识别、减少和消除伪差的方法如下。

（1）基线不稳　表现为心电图基线呈波浪状上下起伏或突然升降，其发生主要与受检者肢体移动及呼吸影响有关。嘱受检者描记过程中不移动肢体，保持平静呼吸，必要时屏气后描记即可消除。

（2）交流电干扰　为产生伪差最常见的原因。表现为心电图基线上出现规则而密集的小波，频率为 50Hz，幅度有大有小，使基线变粗，可出现在局部或全部导联上。其发生主要与电极板和皮肤接触不良、地线接触不良、环境中有交流电影响等因素有关。检查并去除上述因素，必要时按下"抗交流电干扰"键可使其消失。

（3）肌电干扰　表现为一个或数个导联的心电图基线上出现不规则的密集微小波，频率 10 ~ 100Hz。其发生与受检者紧张或因寒冷等导致肌颤有关，又称为肌颤波。嘱受检者放松肢体，调整室内温度，必要时按下"去肌颤滤波"键可消除。

2. 导联线连接错误　以左、右手导联接错最常见，结果可致 I 导联图形呈倒影，P 波和 T 波倒置，QRS 波群可呈 Qr 或 rS 型、Ⅱ导联与Ⅲ导联、aVR 导联与 aVL 导联图形互换，类似右位心图形，但胸导联图形正常。操作时认真仔细并熟知各导联安置的正确部位是避免导联线接错的最好解决方法。

3. 其他　此外，还有一些心电图描记过程中需要注意的问题，如心电图机走纸速度不均可致 PR 间期、QRS 时间、RR 间距不等，P 波和 T 波畸形，易误诊为期前收缩，描记过程中要注意观察并避免走纸速度不均。心电图机阻抗过度或不足，也可致心电图 QRS 波群电压降低或增大，这种情况通过定标电压的形态可以识别。

二、心电图的分析方法与步骤

1. 检查心电图描记的质量　确认定标电压和走纸速度，检查各导联是否均已正确描记并准确标记，判断有无伪差。

2. 确定主导心律　寻找并分析 P 波的形态与出现的规律，确定主导心律是否为窦性或有无 P 波。若不是窦性或无 P 波，应进一步分析是何种异位心律替代了窦性心律。

3. 计算心率　确定心律是否规则，然后测量 PP 间期和（或）RR 间期并按公式计算心房率和（或）心室率。

4. 判断心电轴和有无钟向转位　判断心电轴的偏移情况；分析过渡波形在胸导联出现的位置，

判断有无钟向转位及其类型。

5. 测量间期与时间 测量 PR 间期、QRS 波群时间和 QT 间期。

6. 依次分析各波形的特点 依次分析 P 波、QRS 波群、ST 段、T 波和 u 波的特点：①P 波的形态、方向、振幅和时间有无异常；②各导联 QRS 波群形态、时间、振幅，有无异常 Q 波及其出现的导联；③ST 段有无移位，移位出现的导联、程度及形态；④T 波形态、方向、振幅及其与 QRS 的关系；⑤u 波的方向与振幅。

7. 得出结论 在得出结论时，至少从心律、传导、房室肥大和心肌 4 个方面考虑心电图有无异常，然后结合临床资料，作出具体而明确的心电图诊断。

需要注意的是，分析心电图时需熟悉心电图的正常变异。如 P 波偏小常无临床意义；儿童 P 波偏尖；QRS 波群振幅随年龄增加而递减；儿童右心室电位占优势；横位时 Ⅲ 导联易见 Q 波；顺钟向转位时，V_1、V_2 导联可出现 QS 波形；呼吸可引起交替电压现象；青年人易见 ST 段斜形轻度抬高；自主神经功能紊乱者，尤其女性，可出现 ST 段压低、T 波低平或倒置；体位、情绪、饮食等可引起 T 波振幅减低；儿童和妇女 $V_1 \sim V_3$ 导联可出现 T 波倒置等。

三、心电图的临床应用

临床心电图主要用于：①分析与鉴别各种心律失常；②判断有无急性心肌缺血和心肌梗死，明确心肌梗死的性质、部位和分期；③了解有无心房、心室肥厚；④客观评价某些药物对心肌的影响程度及心律失常的治疗效果，为临床用药的决策提供依据；⑤为其他疾病（如心包炎等）和电解质紊乱（如血钾和血钙的过低或过高等）的诊断提供依据；⑥心电图和心电监护还广泛用于手术麻醉，各种危重患者的病情监测、用药观察、航天或登山运动的心电监测等；⑦与心脏电生理检查同步描记，帮助判断电生理现象和辅助诊断。

值得注意的是，心电图的某些改变并无特异性，同样的心电图改变可见于多种心脏疾病；某些较轻的心脏病或疾病早期，心电图并无异常。因此，心电图在应用中必须结合临床资料方可作出正确的判断。

（吴晓华）

第五节 其他常用心电图检查技术

一、动态心电图

动态心电图（ambulatory electrocardiography，AECG）是采用动态心电图仪进行多导联、同步、连续记录 24 小时或更长时间的心电图。动态心电图技术首先由美国学者 N. J. Holter 于 1957 年研制，并于 1961 年投入临床使用，因而又称 Hoter 监测。动态心电图能够对受检者在日常活动和夜间睡眠情况下，以及在身体和精神状况不断变化的条件下进行连续的心电图监测和记录，提供相应的心电活动信息，具有常规心电图等其他检查不能替代的作用和价值，因此，已经成为临床上广泛使用的无创性心血管病检查和诊断手段之一。

（一）导联系统

目前多采用双极导联，电极一般均固定在躯体胸部。导联的选择应根据不同的检测目的而定，常用的导联及电极放置部位如下。

1. CM_1 导联 正极置于胸骨右缘第 4 肋间（即 V_1 位置）或胸骨上，负极置于左锁骨下窝中 1/3 处。该导联可以清楚地显示 P 波，分析心律失常时常用此导联。

2. CM_2 或 CM_3 导联 正极置于 V_2 或 V_3 的位置，负极置于右锁骨下窝中 1/3 处。怀疑受检者有变异型心绞痛（冠状动脉痉挛）时，宜联合选用 CM_3 和 M_{aVF} 导联。

3. CM_5 导联 正极置于左腋前线平第 5 肋间处（即 V_5 位置），负极置于右锁骨下窝中 1/3 处。该导联对检出缺血性 ST 段下移最为敏感，且记录到的 QRS 波振幅最高，是常规使用的导联。

4. M_{aVF} 导联 正极置于左腋前线肋缘，负极置于左锁骨下窝内 1/3 处。该导联主要用于检测左心室下壁的心肌缺血改变。

无关电极可置于胸部任何部位，一般置于右胸第 5 肋间腋前线或胸骨下段中部。

12 导联动态心电图系统的电极放置部位与运动负荷试验的电极放置部位相同（见本节的"常见运动负荷试验"）。

（二）临床应用范围

动态心电图可以获得受检者日常生活状态下 24 小时甚至更长时间的心电图资料，因此比普通心电图更容易捕捉到异常心电图改变，还可以结合受检者的生活日志，分析受检者的症状、活动状态及服用药物等与心电图变化之间的关系。其临床应用范围如下。

1. 心悸、气促、头昏、晕厥、胸痛等症状的性质判断。

2. 心律失常的定性和定量诊断。

3. 心肌缺血的诊断和评价，尤其是发现无症状心肌缺血的重要手段。

4. 心肌缺血及心律失常药物疗效的评价。

5. 通过观察复杂心律失常等指标，判断各种心脏病患者的预后。

6. 选择安装起搏器的适应证，评定起搏器的功能，检测与起搏器有关的心律失常。

7. 医学科学研究和流行病学调查，如正常人心率的生理变动范围，宇航员、驾驶员、潜水员心脏功能的研究等。

（三）注意事项

1. 要求受检者在佩戴记录器监测过程中做好日志，按时间记录其活动状态和有关症状。无论有无症状都应认真填写记录，一份完整的生活日志对于正确分析动态心电图资料具有重要参考价值。

2. 动态心电图常受监测过程中受检者体位、活动、情绪、睡眠等因素的影响，有时在生理与病理之间难以划出明确的界限。因此，对动态心电图监测到的某些结果，尤其是 ST－T 改变，还应结合病史、症状及其他临床资料综合分析以作出正确的诊断。

（四）分析报告

分析报告应包括以下主要内容。

1. 监测期间的基本节律、24 小时心搏总数、平均心率、最高与最低心率及发生的时间。

2. 各种心律失常的类型、快速性和（或）缓慢性心律失常、异常心搏总数、发生频率、持续时间、形态特征及心律失常与症状、日常活动和昼夜的关系。

3. 监测导联 ST 段改变的形态、程度、持续时间和频度，ST 段异常改变与心率变化及症状的关系。

4. 选择和打印有代表性的正常和异常的实时心电图片段，作为动态心电图诊断报告的依据。

5. 对佩戴起搏器受检者，报告中还应包括起搏器功能的评价和分析。

分析报告最后应作出此次动态心电图监测的诊断结论。动态心电图属回顾性分析，并不能了解受检者即刻的心电变化。再加上导联的局限，尚不能反映某些异常心电改变的全貌。对于心脏房室大小的判断、束支传导阻滞、预激综合征的识别、房性和室性心律失常的定位以及心肌梗死的诊断和定位等，仍需依靠常规 12 导联心电图检查。近年，12 导联动态心电图系统的开发和应用可以部分弥补这方面的不足。

二、心电图运动负荷试验

心电图运动负荷试验（exercise electrocardiographic test，EET）是指通过运动增加心脏的负荷，使心肌耗氧量增加，当负荷达到一定量时，冠状动脉狭窄患者的心肌供血不能相应增加，从而诱发静息状态下未能表现出来的心肌缺氧，并通过心电图检查结果显示出来，由此判断是否存在心肌缺血及发现早期冠心病的一种检测方法。虽然与冠状动脉造影结果对比有一定比例的假阳性与假阴性，但由于其方法简便实用、无创伤、相对安全，一直被公认为是一项重要的临床心血管疾病检查手段。

（一）运动试验的适应证、禁忌证与并发症

1. 适应证　①对不典型胸痛或可疑冠心病患者进行鉴别诊断；②评估冠心病患者的心脏负荷能力；③评价冠心病的药物或介入手术治疗效果；④进行冠心病易患人群流行病学调查筛选试验。需要注意的是，心电图显示有预激图形、左束支传导阻滞、起搏心律的患者不适宜采用该项检查。

2. 禁忌证　①急性心肌梗死（2 天内）或心肌梗死合并室壁瘤；②高危的不稳定型心绞痛；③未控制的有症状的心力衰竭；④中、重度瓣膜病或先天性心脏病；⑤急性或严重慢性疾病；⑥未控制的、伴有症状或血流动力学障碍的心律失常；⑦急性心包炎或心肌炎；⑧急性肺栓塞；⑨严重主动脉瓣狭窄；⑩急性主动脉夹层；⑪严重高血压；⑫严重残疾不能运动者。

3. 并发症　运动试验危及生命的并发症主要包括心肌梗死、急性肺水肿及恶性心律失常。并发症总的发生率为（1.2 ~ 2.4）/10000，以心室颤动居多，约占 50% 以上。

（二）运动负荷量的确定

运动负荷量分为极量与亚极量两档。极量是指受试者心率达到个体生理极限的负荷量。极限运动量一般以统计受试者的最大心率为指标，最大心率的粗略计算法为：220 – 年龄数（次/分）。亚极量是指心率达到 85% ~ 90% 最大心率的负荷量，临床上多采用亚极量运动负荷试验。应根据患者的年龄和病情设定运动负荷量，如 55 岁的受检者最大心率为：220 – 55 = 165 次/分，亚极量负荷试验的心率应为：165 × 85% = 140 次/分。

（三）常用的运动负荷试验

常用的心电图运动负荷试验有双倍二阶梯运动试验、踏车运动试验和平板运动试验，目前多用后两种运动试验。

1. 踏车运动试验（bicycle ergometer test）　让受检者在特制装有功率计的踏车上做踏车运动，以速度和阻力调节负荷大小，负荷量分级依次等量递增。负荷量以（kg·m）/min 计算，每级运动 3 分钟。男性由 300（kg·m）/min 开始，每级递增 300（kg·m）/min；女性由 200（kg·m）/min 开始，每级递增 200（kg·m）/min；直至心率达到受试者的目标心率。运动前、中、后多次进行心电图记录，逐次分析作出判断。

2. 平板运动试验（treadmill test）　让受检者在活动的平板上走动，按预先设计的运动方案，仪器自动分级依次递增平板速度及坡度以调节负荷量，分析运动前、中、后的心电图变化以判断结果。平板运动方案应根据受检者体力及测试目的而定，一般 60 岁以下受检者选择经典 Bruce 方案（表 7-6），老年人和冠心病患者采用修订 Bruce 方案（表 7-7）。平板运动试验是较好的运动形式，其所达到最大耗氧能力高于踏车运动，且易达到目标心率，因而更符合生理性运动。

表 7-6　经典 Bruce 方案分级标准

级别	时间（min）	速度（km/h）	坡度（°）
1	3	2.7	10
2	3	4.0	12
3	3	5.4	14
4	3	6.7	16
5	3	8.0	18
6	3	8.8	20
7	3	9.6	22

表 7 − 7　Bruce 修订方案分级标准

级别	时间（min）	速度（km/h）	坡度（°）
1	3	2.7	0
2	3	2.7	5
3	3	2.7	10
4	3	4.0	12
5	3	5.4	14
6	3	6.7	16
7	3	8.0	18

（四）运动试验检查步骤

1. 检查前的准备

（1）受检者的准备　①受检者应在运动试验前 2 小时内禁食、禁烟、禁酒，可饮水、洗澡，穿适合运动的衣服。在运动试验前 12 小时内不要做特殊运动；②若运动试验的目的是明确诊断，应考虑停用某些药物（尤其是 β 受体阻滞剂），因药物可削弱受检者对运动的反应和难以解释运动试验的结果。

（2）检查者的准备　①评估受检者的健康状况，包括询问受检者的健康史、进行身体评估及查阅相关的辅助检查结果，以排除可能的禁忌证和获得重要的临床体征，如心脏杂音、奔马律、肺部干湿啰音等；②向受检者做好解释说明，包括检查目的、检查过程、危险性和可能的并发症，并请受检者或家属签署知情同意书；③皮肤准备。检查系统的关键部位是电极与皮肤的界面，在放置电极之前需要备皮，然后用乙醇清洁皮肤，再用细砂纸轻轻打磨表皮，使皮肤阻抗降至最低，降低信噪比。

2. 导联电极的放置　因在运动中无法将电极放置在肢体上，为记录到高质量的 12 导联心电图，目前国际上普遍采用 Mason − Likar 改良后的 12 导联电极放置部位（图 7 − 59），将上肢的电极尽量接近肩部，下肢的电极尽量放置在脐下，以便于与 12 导联心电图进行比较。

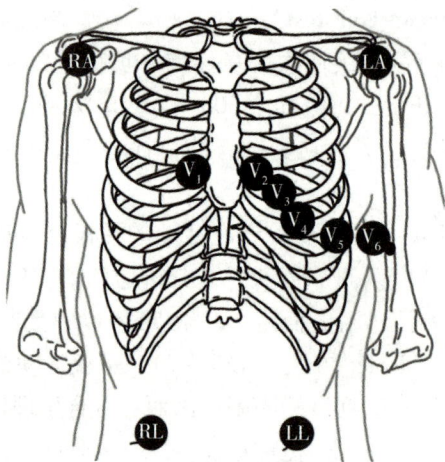

图 7 − 59

3. 基线测量　运动前描记和记录受检者卧位和立位 12 导联心电图并测量血压，以便与运动中血压和心电图进行比较。

4. 运动试验与监测　按预定方案进行运动试验，运动中要注意询问受检者的情况，并密切观察其心电图及血压变化。遇到紧急情况，可按下紧急制动按钮，停止运动。

通过监视器对心率、心律及 ST − T 改变进行监测，每 3 分钟记录心电图和测量血压 1 次。在达到预期亚极量负荷后，使预期最大心率保持 1~2 分钟再终止运动。运动终止后，每 2 分钟记录 1 次心电图，一般至少观察 6 分钟。如果 6 分钟后 ST 段缺血性改变仍未恢复到运动前图形，应继续观察至恢复。

（五）终止运动试验的指征

1. 绝对指征　①试验中运动负荷增加，但收缩压较基础血压水平下降超过 10mmHg，并伴随其他心肌缺血的征象；②中、重度心绞痛；③神经系统症状增加（例如共济失调、眩晕、近似晕厥状态）；④低灌注表现（发绀或苍白）；⑤由于技术上的困难无法监测心电图或收缩压；⑥受试者要求终止；⑦持续性室性心动过速；⑧在无诊断意义 Q 波的导联上出现 ST 段抬高（≥1.0mm）（非 V_1 或 aVR）。

2. 相对指征　①试验中运动负荷增加，收缩压比原基础血压下降≥10mmHg，不伴有其他心肌缺血的征象；②ST 段或 QRS 波改变，例如 ST 段过度压低（水平型或下垂型 ST 段压低＞2mm）或显著的电轴偏移；③除持续性室性心动过速之外的心律失常，包括多源性室性期前收缩、室性期前收缩三联律、室上性心动过速、心脏阻滞或心动过缓；④劳累、气促、哮喘、下肢痉挛、跛行；⑤束支传导阻滞或心室内传导阻滞与室性心动过速无法鉴别；⑥胸痛增加；⑦高血压反应〔建议 SBP＞250mmHg 和（或）DBP＞115mmHg〕。

（六）运动试验结果的判断

运动试验结果分析应当包括运动量、临床表现、血流动力学及心电图反应。记录符合心绞痛的缺血性胸痛的发生非常重要，特别是使受检者终止试验的胸痛。最重要的心电图表现是 ST 段的压低和抬高。目前国内外较公认的运动试验的阳性标准如下。

1. 运动中出现典型的心绞痛。

2. 运动中出现 ST 段下斜型或水平型下移≥0.1mV，或原有 ST 段下降者，运动后在原有基础上再下降 0.1mV，并持续 2 分钟以上方逐渐恢复正常。

少数人运动试验中可出现 ST 段抬高≥0.1mV。如果运动前受检者心电图有病理性 Q 波，此 ST 段抬高多为室壁运动异常所致。如果运动前受检者心电图正常，运动中出现 ST 段抬高提示有透壁性心肌缺血，多为某一冠状动脉主干或近端存在严重狭窄，或冠状动脉痉挛所致。

受检者运动中 $V_4 \sim V_6$ 导联出现 ST 段水平型下移≥0.1mV；运动终止后 6 分钟，下移的 ST 段逐渐恢复到运动前水平。

在评价运动试验结果时，运动试验引起的心电图、血流动力学、症状和体征的改变应结合在一起，用以解释运动试验的结果。应特别注意不能混淆心电图运动试验阳性与冠心病的诊断，仅心电图运动试验阳性而无胸痛症状者，不能作为诊断冠心病的依据，尤其是女性。另一方面，运动心电图阴性者不能肯定排除冠心病，应结合临床其他资料进行综合判断。

（吴晓华）

····目标检测

答案解析

一、单选题

【A1 型题】

1. 以下心电图导联中不属于肢体导联的是（　　）
   A. Ⅰ 导联　　　　　　B. V_1 导联　　　　　　C. aVR 导联
   D. aVL 导联　　　　　E. aVF 导联

2. 正常心电图 P 波时间为（　　）
   A. 小于 0.10 秒　　　　B. 小于 0.12 秒　　　　C. 小于 0.14 秒
   D. 小于 0.16 秒　　　　E. 小于 0.18 秒

3. 二度Ⅰ型房室传导阻滞（文氏现象）的心电图特征是（　　）

　　A. PR 间期进行性缩短　　　　　　　　B. RR 间期进行性缩短

　　C. 固定的房室 3∶1 传导　　　　　　　D. PR 间期进行性延长，伴 QRS 脱漏

　　E. PR 间期进行性延长

4. 在心肌梗死的急性期，梗死区导联表现有（　　）

　　A. ST 段弓背向上抬高　　　　B. 坏死型 Q 波　　　　　　C. T 波直立

　　D. 缺血型 T 波倒置　　　　　E. ST 段基本恢复到基线

5. 关于室性期前收缩的心电图特点不正确的是（　　）

　　A. 提前出现的宽大 QRS 波　　　　　　B. 宽大 QRS 波前无 P 波

　　C. 其 T 波方向与 QRS 主波方向相反　　D. 代偿间期不完全

　　E. QRS 波时间 > 0.12 秒

6. 分析心电图时需熟悉心电图的正常变异，以下描述错误的是（　　）

　　A. 横位时Ⅲ导联易见 Q 波　　　　　　B. 儿童右心室电位占优势

　　C. QRS 波群振幅随年龄增加而递增　　D. 儿童 P 波偏尖

　　E. 青年人易见 ST 段斜形轻度抬高

7. 描记心电图时，以下操作方法错误的是（　　）

　　A. 在电极安置部位涂抹导电胶或生理盐水

　　B. 如疑为后壁心肌梗死者，需加做 $V_7 \sim V_9$ 导联

　　C. 右位心或右心心肌梗死者，需加做 $V_3R \sim V_5R$ 导联

　　D. ST - T 改变的胸痛者，需在短期内重复描记心电图

　　E. QRS 波群振幅过高者，可选择定标电压 1mV = 20mm

二、简答题

1. 简述心电图胸导联正电极的连接位置。

2. 简述急性心肌梗死的图形演变及分期。

3. 简述心房颤动的心电图特点。

书网融合……

| 重点小结 | 微课1 | 微课2 | 微课3 | 微课4 | 习题 |

第八章 影像学与内镜检查

学习目标

知识目标：通过本章的学习，掌握各种影像检查前的准备及检查中的配合，各系统正常的影像表现及基本病变的影像表现；熟悉各种影像检查的方法、防护及临床应用价值；了解各种影像检查的成像原理。

能力目标：能针对患者的具体情况，做好影像学检查前的健康教育；能与患者一起做好影像学检查前的准备工作；能读懂典型的影像学检查资料，并给予患者相应的解释。

素质目标：通过本章的学习，培养尊重和爱护患者、保护患者隐私的职业精神；具有严谨求实、善于钻研和勇于奉献的科学精神。

伦琴 1895 年发现 X 线以后不久，X 线就被用于人体检查，进行疾病诊断，形成了放射诊断学这一新学科，并奠定了医学影像学的基础，至今放射诊断学仍是医学影像学中的重要内容。20 世纪 50 年代开始，随着科学技术水平的不断提高，成像技术和检查方法得到了迅速的发展，相继出现超声成像和核素 γ 闪烁显像。70 年代和 80 年代又相继出现了 X 线计算机体层成像（X-ray CT 或 CT）、磁共振成像（MRI）和发射体层成像（ECT），包括单光子发射体层成像（SPECT）与正电子发射体层成像（PET）等新的成像技术。这样，极大地拓宽了原有的放射诊断学领域，形成了包括常规 X 线诊断、超声诊断、核素显像诊断、CT 和 MRI 诊断在内的医学影像诊断学。虽然各种成像技术的成像原理与方法不同，诊断价值与限度亦各异，但都是使人体内部结构和器官成像，借以了解人体解剖与生理功能状况及病理变化，达到诊断的目的。

近 30 年来，CT、MRI、超声和核素显像设备在不断的改进和完善，检查技术和方法也在不断的创新。医学影像学已从单一的形态成像诊断发展为集形态成像、功能成像和代谢成像为一体的综合诊疗体系。分子影像学等新兴的医学影像分支，可在细胞和分子水平，对在体生物活动的发生、发展过程进行实时成像，其研究和开发将使得医学影像诊断扩展至微观领域。

目前，数字成像已由 CT 与 MRI 等扩展到 X 线成像，使传统的模拟 X 线成像也改为数字成像。数字成像有利于图像信息的保存和传输，并使远程放射学成为现实，极大地方便了会诊工作。数字化成像还为计算机辅助检测和计算机辅助诊断（CAD）提供了可能，目前这一诊断技术已在临床上获得了初步应用。

纵观医学影像学的发展，其应用领域在不断地扩大，诊断水平亦在不断的提高，已是临床医学中的重要学科之一，是医院任务重大、不可或缺的重要临床科室。另外，在医学影像诊断学自身迅速发展的同时，也促进了其他临床学科的发展，使医疗事业整体水平不断提高。

医学影像学的主要依据或信息来源是图像。各种成像技术所获得的图像，绝大多数是以由黑到白不同灰度的影像来显示。而成像技术的成像原理不相同，图像上的灰度所反映的组织结构或表示的意义就有不同。其中，X 线与 CT 的成像基础是依据组织间的密度差异，黑、白不同灰度反映的是对 X 线吸收值的不同；MRI 的成像基础是依据组织间的弛豫时间差异，黑、白不同灰度代表弛豫时间长短的信号强度；超声成像基础是依据不同组织所具有的声阻抗和衰减的声学特性，黑、白不同灰度代表的是回声的弱与强。

不同的影像检查方法解决的问题不同，了解不同影像学检查方法的成像原理、图像特点、检查技术及临床应用价值，有助于护士更好地评估受检者的状况、充分做好检查前的准备工作和检查后的必要护理，因此是健康评估必不可少的组成部分，对于正确选择和运用这些方法以解决诊断上的问题具有重要的意义。

第一节　X线检查

PPT

情境导入

情境：患者，男，22岁。主诉感冒3天后，发热37.9℃，轻咳，伴左侧胸痛、咳嗽、咳铁锈色痰，无咯血。发病以来，食欲不振、乏力、睡眠欠佳、大小便正常。患者既往体健，无手术外伤史及过敏史。

思考：1. 该患者最有可能患什么疾病？

　　　2. 根据以上病情首先应做哪种影像学检查？

　　　3. 检查前，应如何做好患者的健康教育？

一、X线成像的产生、特性及基本原理

（一）X线的产生和特性

1. X线的产生　X线是真空管内高速行进的电子流轰击钨靶时产生的。为此，X线发生装置主要包括X线管、变压器和操作台（图8-1）。

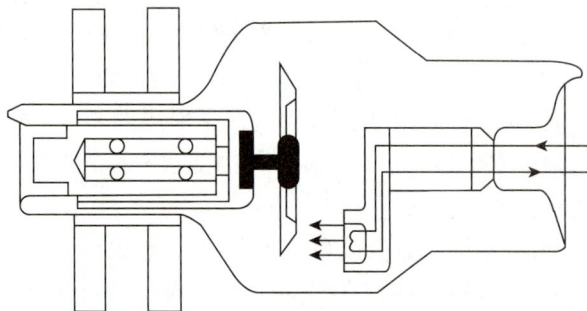

图8-1　阳极X线管结构示意图

X线管为一高真空的二极管，杯状的阴极内装有灯丝，阳极由呈斜面的钨靶和附属散热装置组成。变压器包括降压变压器，为向X线管灯丝提供电源，一般电压在12V以下，和升压变压器以向X线管两极提供高压电，需40~150kV。操作台主要为调节电压、电流和曝光时间而设置的电压表、电流表、时计和调节旋钮等。在X线管、变压器和操作台之间以电缆相连。

X线的发生过程是向X线管灯丝供电、加热，在阴极附近产生自由电子，当向X线管两极提供高压电时，阴极与阳极间的电势差陡增，电子以高速由阴极向阳极行进，轰击阳极钨靶而发生能量转换，其中1%以下的能量转换为X线，99%以上转换为热能。X线主要由X线管窗口发射，热能由散热设施散发。

2. X线的特性　X线属于电磁波，波长范围为0.0006~50nm。用于X线成像的波长为0.008~0.031nm（相当于40~150kV时）。在电磁辐射谱中，居γ射线与紫外线之间，比可见光的波长短，肉眼看不见。此外，X线还具有以下几方面与X线成像和X线检查相关的特性。

（1）穿透性　X线波长短，具有强穿透力，能穿透可见光不能穿透的物体，在穿透过程中有一定程度的吸收即衰减。X线的穿透力与X线管电压密切相关，电压愈高，所产生的X线波长愈短，穿透力也愈强；反之其穿透力也弱。X线穿透物体的程度与物体的密度和厚度相关。密度高，厚度大的物体吸收的多，通过的少。X线穿透性是X线成像的基础。

（2）荧光效应　X线能激发荧光物质，如硫化锌镉及钨酸钙等，使波长短的X线转换成波长长的可见荧光，这种转换叫作荧光效应。荧光效应是进行透视检查的基础。

（3）感光效应　涂有溴化银的胶片，经X线照射后，感光而产生潜影，经显影、定影处理，感光的溴化银中的银离子（Ag^+）被还原成金属银（Ag），并沉积于胶片的胶膜内。此金属银的微粒，在胶片上呈黑色。而未感光的溴化银，在定影过程中，从X线胶片上被清除，因而显出胶片片基的透明本色。依金属银沉积的多少，便产生了从黑至白不同灰度的影像。所以，感光效应是X线摄影的基础。

（4）电离效应　X线通过任何物质都可产生电离效应。空气的电离程度与空气所吸收X线的量成正比，因而通过测量空气电离的程度可测X线的量。X线射入人体，也产生电离效应，可引起生物学方面的改变，即生物效应，是放射治疗的基础，也是进行X线检查时需要注意防护的原因。

（二）X线成像的基本原理

X线之所以能使人体组织结构在荧屏上或胶片上形成影像，一方面是基于X线的穿透性、荧光效应和感光效应；另一方面是基于人体组织结构之间有密度和厚度的差别。当X线透过人体不同组织结构时，被吸收的程度不同，所以到达荧屏或胶片上的X线量即有差异。这样，在荧屏或X线片上就形成明暗或黑白对比不同的影像（图8-2）。

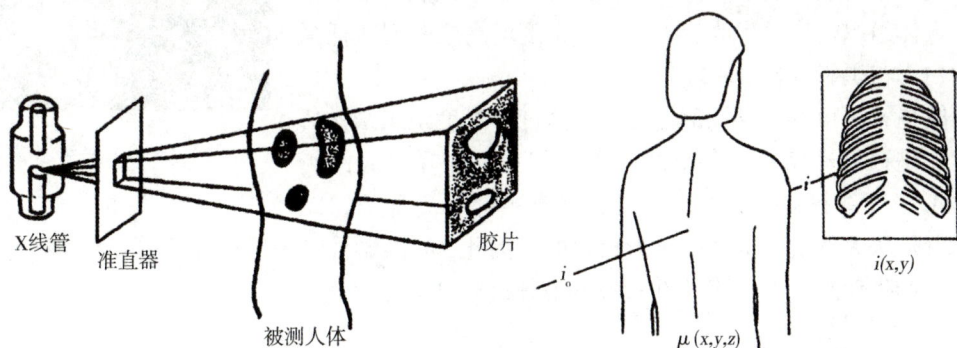

图 8 - 2　X线成像原理

因此，X线图像的形成，是基于以下3个基本条件：①X线具有一定的穿透力，能穿透人体的组织结构；②被穿透的组织结构，存在着密度和厚度的差异，X线在穿透过程中被吸收的量不同。以致剩余下来的X线量有差别；③这个有差别的剩余X线，是不可见的，经过显像过程，例如用X线片显示，就能获得具有黑白对比、层次差异的X线图像。

人体组织结构是由不同元素所组成，依各种组织单位体积内各元素量总和的大小而有不同的密度。人体组织结构根据密度不同可归纳为3类：属于高密度的有骨组织和钙化灶等；中等密度的有软骨、肌肉、神经、实质器官、结缔组织以及体液等；低密度的有脂肪组织以及有气体存在的呼吸道、胃肠道、鼻窦和乳突气房等。

当强度均匀的X线穿透厚度相等、密度不同的组织结构时，由于吸收程度不同，而剩余X线的密度分布出现差异。在X线片上（或荧屏上）显现出具有黑白（或明暗）对比、层次差异的X线图像。例如胸部的肋骨密度高，对X线吸收多，照片上呈白影；肺部含气体，密度低，X线吸收少，照片上呈黑影；纵隔为软组织，密度为中等，对X线吸收也中等，照片上呈灰影。

病变可使人体组织密度发生改变。例如，肺结核病变可在低密度的肺组织内产生中等密度的纤维化改变和高密度的钙化灶，在胸片上，于肺的黑影的背景上出现代表病变的灰影和白影。因此，组织密度不同的病变可产生相应的病理X线影像。

人体组织结构和器官形态不同，厚度也不一样。厚的部分，吸收X线多，透过的X线少，薄的部分则相反，于是在 X 线片和荧屏上显示出黑白对比和明暗差别的影像。所以，X 线成像与组织结构和器官厚度也有关。

由此可见，组织结构和器官的密度和厚度的差别，是产生影像对比的基础，是 X 线成像的基本条件。

二、X 线图像的特点

X 线图像是由从黑到白不同灰度的影像所组成，是灰阶图像。这些不同灰度的影像是以光学密度反映人体组织结构的解剖及病理状态。

人体组织结构的密度与 X 线图像上影像的密度是两个不同的概念。前者是指人体组织中单位体积内物质的质量，而后者则指 X 线图像上所显示影像的黑白。物质的密度与其本身的比重成正比，物质的密度高，比重大，吸收的 X 线量多，影像在图像上呈白影。反之，物质的密度低，比重小，吸收的 X 线量少，影像在图像上呈黑影。因此，图像上的白影与黑影，虽然也与物体的厚度有关，但主要是反映物质密度的高低。在工作中，通常用密度的高与低表述影像的白与黑。例如用高密度、中等密度和低密度分别表述白影、灰影和黑影，并表示物质密度的高低。人体组织密度发生改变时，则用密度增高或密度减低来表述影像的白影与黑影（图 8-3）。

X 线图像是 X 线束穿透某一部位的不同密度和厚度组织结构后的投影总和，是该穿透路径上各个结构影像相互叠加在一起的影像。例如，正位 X 线投影中，既有前部，又有中部和后部的组织

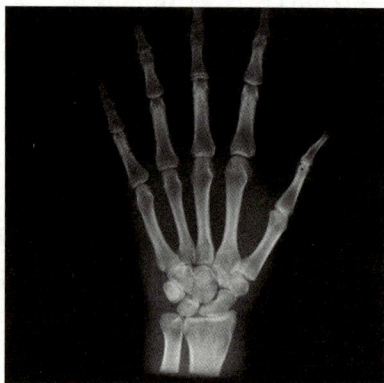

图 8-3　正常手部 X 线片

结构。X 线束是从 X 线管向人体作锥形投射的，因此，X 线影像有一定程度的放大和使被照体原来的形状失真，并产生伴影。伴影使 X 线影像的清晰度减低。

三、X 线检查技术

（一）普通检查

普通检查包括透视和摄片。透视的主要优点是设备简单、方便、费用经济、可迅速出结果，并能对器官进行功能检查；但影像对比度较差，受器官密度和厚度的影响，且缺乏永久记录，不便于随访观察。摄片的对比度、清晰度较好，随摄片条件的调整一般不受组织密度和厚度的影响，可作为客观记录留存，便于随访；但常需做两个方位的摄片，即正位和侧位。对于功能方面的观察不如透视方便和直观。

（二）特殊检查

目前较常用的有软 X 线摄影、体层摄影等。

（三）造影检查

造影检查是将造影剂引入缺乏自然对比的器官内或其周围，使之产生对比以显影。造影剂通常分为高密度和低密度造影剂，方法分为直接引入和生理性排泄法。临床常用的高密度对比剂有碘剂和钡剂。各种造影检查都有一定的检查前准备和有关注意事项，包括对对比剂反应的预防和处理，以保证造影检查的顺利进行。

（四）X 线检查的防护

X 线穿透人体将产生一定的生物效应。因此工作中要注意防护，可以采用屏蔽防护和距离防护，常用铅或含铅的物质作为屏障以吸收不必要的 X 线，或通过增加 X 线源与人体间距以减少曝

射量。患者方面，应选择恰当的 X 线检查方法，控制照射次数和范围，设计正确的检查程序。妊娠早期妇女不宜做 X 线检查。放射工作者应遵照国家有关放射防护卫生标准的规定，制定必要的防护措施，正确进行 X 线检查操作，认真执行保健条例，工作中应做到加强自我保护，并尽量运用距离防护。

四、X 线检查前患者的准备

X 线一般检查患者是无需做准备的，但一些特殊检查患者要有一定的检查前准备和有关注意事项，必须予以重视才能保证检查的顺利完成，其中以造影剂过敏防治工作的准备最为重要。

（一）体质准备

患者的体质与反应的发生及其程度有关。除过敏体质外，患者的年龄、有无慢性病乃至精神状态都有重要的关系。诸如高血压、动脉硬化、冠心病、癫痫、甲状腺功能亢进症、肝肾功能不良、水盐代谢平衡失调等。

（二）心理准备

患者处于恐慌、紧张状态下进行造影，也易发生反应。在 X 线检查前要尽量做好患者的解释工作，使患者的身心处于良好状态，争取患者的合作，使检查顺利进行。

（三）技术准备

因造影检查部位、应用造影剂种类及造影方法不同，所需要的准备及注意事项也有差别，护理人员应协助患者做好各项准备，并及时处理检查中出现的问题。

1. 常规准备　造影检查前应简要地向患者介绍检查的目的、方法及注意事项，了解患者有无造影检查的禁忌证，备齐各种急救药品和设备。

2. 碘过敏试验　凡需用碘造影剂进行造影时，应提前做碘过敏试验，常用方法如下。

（1）口服试验　检查前 2 天服用一定量造影剂，并观察受试者反应，如出现结膜红肿、恶心、呕吐、手脚麻木及皮疹等，视为阳性。

（2）皮内试验　用 3% 碘剂 0.1ml 进行皮内试验，观察 20 分钟，若皮肤局部出现红肿、硬结，直径达 1cm 以上者，视为阳性。

（3）静脉注射法　检查前 1 天用同剂型碘造影剂 1ml 进行静脉注射，观察 15 分钟，若出现胸闷、心慌、气急、咳嗽、恶心、呕吐、头晕、头痛、荨麻疹等，视为阳性。

3. 碘过敏反应的处理

（1）轻度反应　如全身灼热感、头晕、面部潮红、胸闷、气急、恶心、呕吐、皮疹等，经吸氧或短时休息可好转，一般情况无需药物治疗。

（2）重度反应　如喉头水肿、支气管痉挛、呼吸困难、心律失常，甚至心搏骤停等，应立即停止检查，给予吸氧、抗过敏和对症治疗等抢救措施，对心搏骤停者立即进行心肺复苏。

4. 支气管造影术前患者的准备

（1）向患者说明造影的目的、方法、可能有的痛苦，取得患者的合作。

（2）造影前 6 小时及造影后 2 小时禁食。

（3）术前 1 天做好过敏试验。

（4）痰多者，于术前 1 天行体位排痰。为了减少支气管分泌物，可于造影前 15 分钟给患者肌内注射 654 – 2（5～10mg）。

（5）精神过于紧张的患者，可以用少量镇静剂。

5. 心血管造影

（1）心血管造影是一种比较复杂且有一定痛苦和危险的检查方法，一定要做好患者的解释工作争取合作。

（2）全身情况极度衰竭、肝肾功能严重不良、造影过敏试验阳性、心力衰竭和严重状动脉病变患者不进行该检查。

（3）造影前常规做好过敏试验。

（4）对泛影葡胺等离子型造影剂过敏反应者，可考虑使用非离子型造影剂。如优维显（Ultravist）、欧乃派克（Omnipaque）等。

6. 食管钡餐检查 该检查一般吞服 2~3 口钡剂，无须作特殊准备。

7. 上消化道双重对比造影

（1）检查前 3 天禁服不透 X 线（如钙、铁、铋剂等）药物。

（2）检查前 12 小时禁食、禁饮。

（3）上消化道出血者一般在出血停止和病情稳定后数天方可检查。

（4）如需显示黏膜面的细微结构及微小病变，肌内注射抗胆碱药如 654-2 等以降低胃肠张力，但青光眼、前列腺增生患者禁用。

（5）如需在较短时间内观察小肠，可肌内注射新斯的明或口服甲氧氯普胺以增加胃肠道张力，促进蠕动。

（6）疑有胃肠穿孔、肠梗阻等患者，禁止检查。

8. 结肠双重对比造影 检查前连续 2 天无渣饮食，口服缓泻剂如番泻叶等将肠内容物排空，忌用清洁剂洗肠。

9. 脑血管造影

（1）造影前查出血时间和凝血时间。

（2）造影前 1 天分别进行碘、普鲁卡因过敏试验。

（3）造影前 4~6 小时禁食。

（4）确定穿刺部位，常规进行备皮。

10. 泌尿系统普通检查 除急诊外一般应作好以下检查前的准备工作。

（1）检查前 2~3 天禁服不透 X 线（如钙、铁、铋剂等）的药物。

（2）检查前不食产气和多渣食物。

（3）检查前 1 天晚服缓泻剂如番泻叶等或清洁灌肠。

（4）检查前当天早晨禁饮、禁食。

（5）检查前排尿、导尿。

11. 静脉性（排泄性）尿路造影

（1）检查前 1 天除按腹部平片的要求外，在检查前 6~12 小时限制饮水。

（2）造影前必须了解患者的心、肝、肾功能情况，全身情况极度衰竭、肝肾功能严重不良者不宜该项检查。

（3）做好碘过敏试验。

（4）有尿路感染者禁做该检查。

12. 子宫输卵管造影

（1）选择月经后 5~7 天进行造影，造影前 3 天不宜过性生活。

（2）检查前 1 天内做碘过敏试验。

（3）检查前 1 天晚上服缓泻剂导泻，必要时进行清洁灌肠。

（4）造影前备皮，冲洗阴道。

（5）有生殖器急性感染、近期内发生过宫内大出血者暂不能做此造影检查。

临床常用造影剂

低密度造影剂：主要有氧气、空气、CO_2等，常用于关节、胸腹膜腔的造影检查。

高密度造影剂：主要有钡剂和碘剂两类。钡剂有硫酸钡，用于消化道造影；碘剂有76%泛影葡胺、碘普罗胺等。主要用于心血管、泌尿系统、胆系等部位的造影。

五、X线检查的临床应用

（一）呼吸系统

X线检查是诊断肺部病变的主要方法，对多数胸部疾病的诊断具有重要价值，但对某些疾病有一定的局限性，必要时可进一步做CT、MRI等其他检查，以明确诊断。

1. 正常胸部X线表现 正常胸部X线影像是胸腔内、外各种组织和器官重叠的综合投影（图8-4）。应明确后前位及侧位片各组织的正常表现，是胸部疾病X线诊断的基础。

（1）胸廓 胸由软组织及骨骼组成，正常胸廓两侧对称。

1）软组织

①胸锁乳突肌及锁骨上皮肤皱褶：胸锁乳突肌在两肺尖内侧形成外缘锐利、均匀致密的影像。当颈部偏斜时，两侧胸锁乳突肌影可不对称，勿误认为肺尖部病变。锁骨上皮肤皱褶为与锁骨上缘平

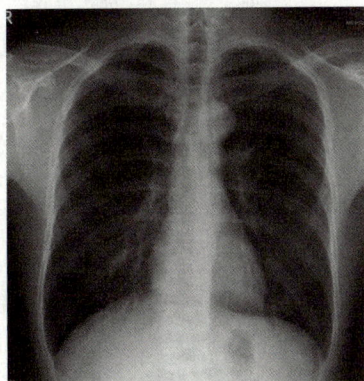

图8-4 正常胸片

行的3~5mm宽的薄层软组织影，其内侧与胸锁乳突肌影相连。系锁骨上皮肤及皮下组织的投影。

②胸大肌：在肌肉发达的男性，于两侧肺野中外带可形成扇形均匀致密影，下缘锐利，呈一斜线与腋前皮肤皱褶连续，一般右侧较明显，不可误为病变。

③女性乳房及乳头：女性乳房可在两肺下野形成下缘清楚、上缘不清且密度逐渐变淡的半圆形致密影，其下缘向外与腋部皮肤连续，勿误认为肺炎。乳头在两肺下野相当于第5前肋间处，有时可形成小圆形致密影，年龄较大的妇女多见，有时亦见于男性。勿误为肺内结节性病灶。两侧对称为其特点，透视下转动患者即可与肺野分开。

2）骨骼

①肋骨：起于胸椎两侧，后段呈水平向外走行，前段自外上向内下倾斜走行形成肋弓。肋骨前后端不在同一水平，一般第6肋骨前端相当于第10肋骨后端的高度。前段扁薄，不如后端影像清晰。1~10肋骨前端有肋软骨与胸骨相连，因软骨不显影，故X线片上肋骨前端游离。25岁以后第1对肋软骨首先钙化，随年龄增长，其他肋软骨也自下而上逐条钙化，表现为不规则的斑片状致密影。肋骨及肋间隙常被用作胸部病变的定位标志。

肋骨有多种先天性变异，常见的有：①颈肋，可发生于一侧或两侧，表现为短小较直的小肋骨，自第7颈椎处出发；②叉状肋，为最常见的肋骨变异，肋骨前端呈叉状，有时一支明显，另一支短小，甚至仅为肋骨上的突起；③肋骨联合，多见于第5、6肋骨间，表现为相邻的两条肋骨局部呈骨性联合，肋间隙变窄。

②肩胛骨：内缘可与肺野外带重迭，勿误信为胸膜增高。青春期肩胛骨下角可出现二次骨化中心，勿误为骨折。

③锁骨：在后前位片上两侧胸锁关节到中线距离应相等，否则为投照位置不正。锁骨的内下缘有半月凹陷，为菱形韧带附着处，有时边缘不规则，勿认为骨制裁破坏。

④胸骨：胸骨在后前位片上与纵隔影重迭，只有胸骨柄两侧外上角可突出于纵隔影之外，勿误认为纵隔病变。

⑤胸椎：胸椎的横突可突出于纵隔影之外勿误认为增大的淋巴结。

（2）肺

1）肺野　是指充满气体的两肺在胸片上表现为均匀一致较为透明的区域。为便于指明病变部位，通常人为地将两侧肺野分别划分为上、中、下野及内、中、外带。横的划分：分别在第2、4肋骨前端下缘引一水平线，即将肺分为上、中、下三野。纵的划分：分别将两侧肺纵行分为三等分，即将肺部分为内、中、外三带。此外第一肋圈外缘以内的部分称为肺尖区，锁骨以下至第2肋圈外缘以内的部分称为锁骨下区。

2）肺门　主要由肺动脉、肺叶动脉、肺段动脉、伴行支气管及肺静脉构成。正位胸片上，肺门位于两肺中野内带第2～5前肋间处，左侧比右侧高1～2cm，两侧肺门可分上、下两部。右侧肺门上、下部相交形成一钝的夹角，称肺门角，而相交点称肺门点。右下肺动脉内侧有含气的中间支气管衬托而轮廓清晰，正常成年人其横径不超过15mm。侧位胸片上两侧肺门大部重叠，右肺门略偏前。肺门表现似一尾巴拖长的"逗号"，其前缘为上肺静脉干，后上缘为左肺动脉弓，拖长的逗号尾巴由两下肺动脉干构成。

3）肺纹理　在充满气体的肺野，可见自肺门向外呈放射分布的树枝状影，此为肺纹理。肺纹理由肺动脉、肺静脉组成，其中主要是肺动脉分支，支气管、淋巴管及少量间质组织也参与肺纹理的形成。在正位胸片上，肺纹理自肺门向肺野中、外带延伸，逐渐变细，至肺野外围。

4）肺叶、肺段、肺小叶　肺叶由叶间胸膜分隔而成，右肺分为上、中、下三个肺叶，左肺上、下两个肺叶。肺叶与肺野的概念不同，肺叶前后重叠。肺叶由2～5个肺段组成，每个肺段有单独的段支气管，各肺段的名称与其相应的支气管一致。肺段由多数的肺小叶组成。肺小叶既是解剖单位又是功能单位。肺小叶由小叶核心、小叶实质和小叶间隔组成。小叶核心主要是小叶肺动脉和小叶支气管，小叶实质为小叶核心的外围结构，小叶间隔由疏松结缔组织组成，内有小叶静脉及淋巴管走行。小叶的大小不完全一致，直径为10～25mm，每个小叶又由3～5个呼吸小叶（又称腺泡）构成。肺泡壁上有小孔，称为肺泡孔，空气可经肺泡孔相互沟通。呼吸细支气管、肺泡管、肺泡囊、肺泡为肺的气体交换部分。

①肺叶：胸片上，结合正侧位胸片常可推断各肺叶的大致位置。

右肺上叶：右肺上叶位于右肺前上部，上缘达肺尖，下缘以横裂与中叶分隔，后缘以斜裂与下叶为界。

右肺中叶：右肺中叶位于右肺前下部，上缘以横裂与上叶为界，下缘以斜裂与下叶分隔，自横裂最外端向内，向下斜行至右膈内侧部，内界直达右心缘，呈三角形。

右肺下叶：右肺下叶位于右肺后下部，以斜裂与上叶及中叶分界。

左肺上叶：位左侧斜裂以上的区域。

左肺下叶：位左侧斜裂以下的区域。

②肺段：每个肺叶由2至5个肺段所组成，每个肺段有其单独的肺段支气管，肺段与肺段之间无明确分界。各肺段的名称与相应的支气管一致。

③肺小叶：胸片上不能显示其轮廓。单个肺小叶实变可表现为直径1～2cm的片状影。

（3）气管、支气管　气管起于环状软骨下缘，长11～13cm，宽1.5～2cm，在第5～6胸椎平面分为左、右主支气管。气管分叉部下壁形成隆突，分叉角度为60°～85°。两侧主支气管与气管长轴的角度不同，右侧为20°～30°；左侧为30°～45°。两侧主支气管分别分为肺叶支气管，肺叶支气管又分出肺段支气管，经多次分支，最后与肺泡相连。右主支气管分为上、中、下三支肺叶支气管，左主支气管分为上、下两支肺叶支气管。①右上叶支气管直接分为肺段支气管，而左上叶支气管先分为上部及下（舌）部支气管，然后再分别分出肺段支气管；②右上叶支气管分为尖、后、前三支肺段支气管，左上叶支气管分为尖后支及前支两支肺段支气管；③右侧主支气管分出上叶支气管后至中叶支气管开口前的一段称为中间支气管；④右下叶支气管共分为背、内、前、外、后五支肺段支气管，左下叶支气管则分为背、内、前、外、后四支肺段支气管。

（4）纵隔 位于胸骨之后，胸椎之前，界于两肺之间。其中有心、大血管、气管、食管、主支气管、淋巴组织、胸腺、神经及脂肪等器官和组织。除气管及主支气管可以分辨外，其余结构间无明显对比，只能观察其与肺部邻接的轮廓。

纵隔的分区在判断纵隔肿块的来源和性质上有着重要意义。纵隔的划区有几种，目前多采用三分区法，即在侧位胸片上将纵隔划分为前、中、后三部分，前纵隔系胸骨之后，心、升主动脉和气管之前的狭长三角区；中纵隔相当于心、主动脉弓、气管及肺门所占据的区域，食管前壁为中、后纵隔的分界线；食管以后和胸椎旁区为后纵隔。正常纵隔于卧位及呼气时，宽而短，立位及吸气时窄而长，尤以小儿为显著。婴幼儿的胸腺可致纵隔向一侧或两侧增宽，呈帆形影。

（5）胸膜 分为两层，包裹肺和叶间的部分为脏层胸膜，与胸壁、纵隔及横膈相贴的为壁层胸膜，两层胸膜间为潜在的胸膜腔。肺叶间的胸膜为叶间胸膜，右侧有斜裂、横裂，左侧只有斜裂。

1）斜裂 右侧斜裂起自约第5后肋端水平，向前下斜行，下端止于距膈面前缘2～3cm处，与膈面约成50°角。左侧斜裂起自第3～4后肋端平面，前下端达肺的前下缘，与膈面约成60°角。斜裂只能在侧位片上显示。

2）横裂 又称水平裂，位于右肺上叶与中叶间，正位片上由肺外缘至肺门外侧，接近水平走形，约平第4前肋或第4前肋间。侧位片上横裂起自斜裂中部，向前行走至肺的前缘。

（6）横膈 后前位上分左右两叶，呈圆顶状。膈在外侧及前、后方与胸壁相交形成肋膈角，有内侧与心形成心膈角。膈的圆顶偏内前方，因而外、后肋膈角深而锐。右膈顶较左膈顶高1～2cm，一般位于第9或第10后肋水平，相当于第五肋前端至第6前肋间水平。呼吸时两膈上下对称运动，运动范围为1～3cm，深呼吸时可达3～6cm。

2. 基本病变X线表现

（1）支气管阻塞性改变 依阻塞程度不同分为支气管不完全阻塞引起的阻塞性肺气肿和完全阻塞引起的阻塞性肺不张。阻塞性肺气肿可分为弥漫性及局限性两种。

1）阻塞性肺气肿 可分为局限性和弥漫性两种。弥漫性肺气肿X线表现为两肺野透明度增加，呼气与吸气时透明度变化不大；肺纹理稀疏、变细、变直，肋间隙增宽；胸廓前后径增宽，呈桶状胸；膈肌位置低平，活动度明显减弱；心影狭长呈垂位心（图8-5）。

2）阻塞性肺不张 因阻塞部位不同，X线表现也不同。其共同的特征是阻塞远端的肺组织体积缩小，密度增高，周围结构呈向心性移位。

（2）肺部病变

1）渗出与实变 渗出是机体急性炎症的反应。渗出性病变表现为密度略高、较均匀的云絮状影，边缘模糊，渗出扩散至整个肺叶时即形成实变。常见于各种急性炎症、渗出性肺结核、肺出血及肺水肿。

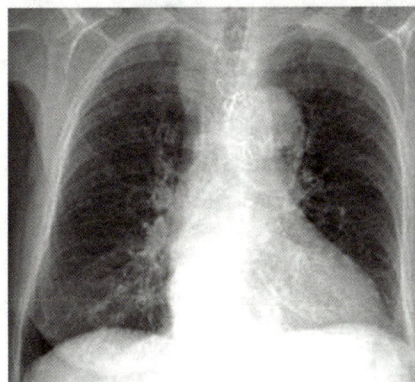

图8-5 阻塞性肺气肿

2）增殖 病灶一般不大，多限于腺泡范围内，呈结节状，密度较高，边缘较清楚，或似梅花瓣状，无明显融合趋势。增殖性病变常见于肺结核、各种慢性肺炎及肉芽肿性肺炎。

3）纤维化 纤维化病灶表现为索条状影，密度高，走行僵直。如病变被较大的纤维组织取代，则形成密度高，边缘清晰的块影，气管、纵隔、肺门可被牵拉移位。局限性纤维化见于肺炎、肺脓肿和肺结核等；弥漫性纤维化多见于弥漫性间质肺炎、尘肺、特发性肺间质纤维化等。

4）钙化 呈高密度、边缘锐利、形状不一的斑点状、团块状或球形影。不同病变的钙化形态可以不同，有些具有一定的特征性。多见于肺或淋巴结干酪性结核病灶的愈合阶段、某些肺内肿瘤组织或囊肿壁也可发生钙化。

5）肿块 肺内肿瘤以形成肿块为特征，依据肿块的大小、形态、密度、有无空洞或钙化、周边肺野的改变等可大致区分良性肿瘤或恶性肿瘤。

6）空洞与空腔 肺组织坏死后，坏死物沿引流支气管排出体外，在肺内残留的腔隙即成为空洞。空腔是指肺内腔隙的病理性扩大，其 X 线表现与空洞相似，但壁很薄，内无液平。

（3）胸膜病变

1）胸腔积液 多种疾病可累及胸膜产生胸腔积液，病因不同，积液量在 300ml 以上时，X 线表现为一侧肋膈角变平、变钝，液体可随呼吸及体位移动。中量积液时，表现为胸腔下部均匀致密影上缘呈外高内低的斜形弧线，同侧肋膈角消失，膈肌显示不清；大量积液时，患侧胸腔广泛均匀致密影，纵隔向健侧移位，同侧肋间隙增宽。

2）气胸及液气胸 ①气胸是指空气进入胸腔。由于胸腔内气体将肺压缩，被压缩的肺与胸壁间出现无肺纹理透亮区；②液气胸指胸腔内液体和气体并存，为液气胸。明显的液气胸立位检查可见横贯胸腔的液面，液面上方为空气和压缩的肺；气体较少时，则只见液面而不易看到气腔。

3）胸膜肥厚、粘连、钙化 轻度表现为肋膈角变浅变平，呼吸时膈运动受限，膈顶牵拉平直，膈上缘幕状突起；广泛胸膜肥厚呈现沿胸廓内缘分布的带状致密影，同侧肋间隙变窄，纵隔向患侧移位；胸膜钙化表现为片状、不规则点状或条状高密度影。

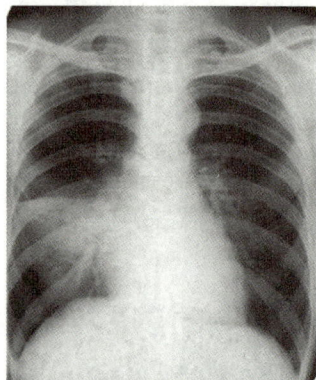

图 8-6 大叶性肺炎
正位胸片显示右肺中下肺
野上缘清楚的三角形致密阴影

3. 常见疾病 X 线表现

（1）慢性支气管炎 是一种常见病、多发病。病程漫长，反复发作。中年以上患者多见，临床表现以咳嗽、咳痰、喘息为主要特征。

X 线表现：早期无异常。随着病程延长，肺内可表现为肺纹理增重、扭曲、分布紊乱、边缘毛糙，以中下肺野为重。

（2）大叶性肺炎 多由肺炎双球菌引起。好发于冬季，多见于青壮年。临床起病急，以突然高热、恶寒、胸痛、咳嗽、咳铁锈色痰为主要症状。

X 线表现：早期可无阳性发现，或仅表现为病变区肺纹理增多。实变期表现为密度均匀之致密影，病变累及肺段表现为片状或三角形致密影，边缘清楚或可模糊（图 8-6）。由于实变的肺组织与含气支气管相衬托，有时在实变的肺组织中可见透明的支气管影，即支气管气像。消散期表现为高密度致密影中出现散在、大小不等、分布不规则的密度减低区。

（3）支气管肺炎 又称小叶性肺炎，多见于婴幼儿、老年及极度衰弱者或手术后并发症。临床有高热、咳嗽、咳泡沫黏液脓性痰、呼吸困难等。

X 线表现：两肺中下野、内中带肺纹理增多、增粗和模糊。沿肺纹理分布的斑片状模糊致密影，密度不均。病灶融合表现为大片状影。

（4）肺结核 是由结核分枝杆菌侵入人体后引起的慢性传染性疾病。基本病理变化为渗出、增殖与变质。机体免疫力和细菌致病力直接影响病变的性质和转归。临床上将肺结核分为 5 个类型：①原发性肺结核（Ⅰ型）；②血行播散性肺结核（Ⅱ型）；③继发性肺结核（Ⅲ型）；④结核性胸膜炎（Ⅳ型）；⑤肺外其他结核（Ⅴ型）。

1）原发性肺结核（Ⅰ型） 为初次感染所发生的结核。多见于儿童及青少年。X 线表现为：①原发浸润灶，为局限性斑片状阴影，多位于中上肺野，其周边较淡而模糊；②淋巴管炎，自原发病灶走向肺门的索条状致密影；③肺门和纵隔淋巴结肿大，表现为肺门增大或纵隔淋巴结突向肺野。三者合称为原发综合征（图8－7）。当原发病灶吸收消散后，淋巴结炎可伴不同程度的干酪坏死，愈合较慢。当原发灶已吸收或病灶小被掩盖不能发现时，则原发性肺结核即只表现为肺门或纵隔淋巴结肿大，为胸内淋巴结结核。

　　2）血行播散型肺结核（Ⅱ型）　根据结核分枝杆菌进入血循环的途径、数量、次数以及机体反应，可分为急性粟粒型肺结核和慢性血行播散型肺结核。急性粟粒型肺结核X线征象为两肺野出现分布均匀、大小一致（1.5～2mm）、密度相同的粟粒病灶，正常肺纹理不能显示。亚急性或慢性血行播散型肺结核由于患者抵抗力较好、病灶多以增殖为主，X线表现为两肺中上野分布不均、大小不等、密度不同的病灶。

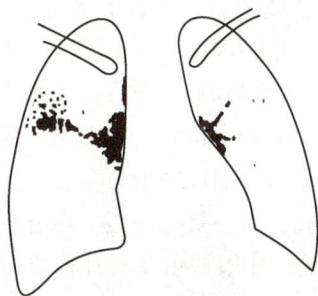

图8－7　原发综合征
正位胸片显示左肺下野局限性片状阴影，
同时伴左肺门阴影增大

　　3）继发性肺结核（Ⅲ型）　是成年结核中最常见的类型。X线表现多种多样。多在肺尖、锁骨下区或下叶背段出现中心密度较高而边缘模糊的致密影，或小片云絮状影，病灶范围可呈现肺段或肺叶性浸润。病变发展过程较为复杂，可有渗出、增殖、播散、纤维和空洞等多种性质的病灶同时存在，可出现结核球和干酪性肺炎。

　　（5）原发性支气管肺癌　起源于支气管上皮、腺体、细支气管或肺泡上皮。其发病率有逐年增长的趋势。临床表现多种多样，最常见的是咳嗽、咳痰、咯血、胸痛及发热等。

　　影像学上根据肺癌的发生部位可将其分为3类：①中央型，系发生于肺段以上支气管的肺癌；②周围型，系发生于肺段以下支气管直到细支气管以上的肺癌；③细支气管肺泡癌，系发生于细支气管或肺泡上皮的肺癌。

　　1）中央型肺癌　多见于鳞癌，其次为小细胞癌和腺癌。X线表现为肺门影增大或肺门区肿块阴影为其直接征象，同时可出现阻塞性肺气肿、阻塞性肺不张、阻塞性肺炎等间接征象（图8－8）。

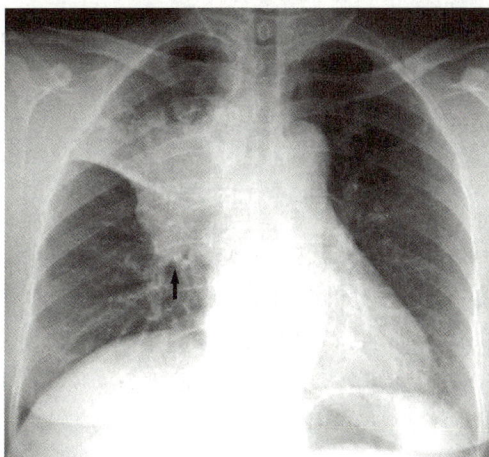

图8－8　右肺中央型肺癌
正位胸片显示右肺门区明显肿块阴影（↑），肿块边缘与不张的右上肺叶下缘形成横"S"征

　　2）周围型肺癌　多见于腺癌，其次为鳞癌或腺鳞癌。X表现为肺内密度较高、轮廓模糊的结节状或球形肿块阴影。边缘毛糙，可有分叶、短的毛刺及厚壁空洞形成。

（二）循环系统

　　X线检查不仅可以观察心脏大血管的外形轮廓，而且还可以观察与研究心脏、大血管的大小、形态及搏动情况。超声、CT、MRI及核医学弥补了传统X线的不足，拓展了心脏大血管的检查领域，成为心血管系统的重要检查手段。

1. 正常心脏、大血管 X 线投影 心脏各房室在平片上的投影相互重叠仅能显示各房室及大血管的轮廓，其心内结构显示不清。正常情况下心包不显影，后前位见心脏有左右两缘。

（1）后前位 心脏、大血管有左、右两个边缘。心右缘分为两段，上段由主动脉与上腔静脉构成，下段为右房构成。心左缘分为三段：上段为主动脉球，由主动脉弓组成，呈弧形突出，在老年明显；中段为肺动脉主干与左肺动脉构成，称为心腰，又称肺动脉段，此段较低平或稍突出；下段由左心室构成，为一最大的弧，明显向左突出，左心室在下方形成心尖。左心室与肺动脉之间，有长约1.0cm的一小段，由左心耳构成，正常时，不能与左心室区分。左心室与肺动脉段的搏动方向相反，两者的交点称为相反搏动点。肥胖人，左心膈角常有脂肪垫充填，为密度较低的软组织影。

（2）左侧位 心前缘下段是右室前壁，上段则由右室漏斗部、肺动脉主干和升主动脉构成。前方与前胸壁之间形成三角形透亮区，称为胸骨后区。心后缘上中段由左房构成，下段由左室构成，与膈形成锐角，下腔静脉可在此显影。心后下缘、食管与膈之间的三角形间隙，为心后间隙。

（3）心脏大血管大小 测量心胸比率是确定心脏有无增大最简单的方法。心胸比率是心影最大横径与胸廓最大横径之比。心影最大横径是心影左右缘最突一点至胸廓中线垂直距离之和。胸廓最大横径是在右膈顶平面两侧胸廓肋骨内缘间连线的长度。正常成年人心胸比率≤0.5。

知识链接

心脏的形态与体型

斜位心：是最常见的类型，心胸比率约等于0.5，正常青壮年多见。

垂位心：心影狭长、心胸比率小于0.5，瘦长体型者多见。

横位心：心脏横径较大，心胸比率大于0.5，矮胖体型者多见。

2. 基本病变 X 线表现

（1）心脏增大

1）X 线平片判断心脏增大的方法 即心胸比率的测量。自左、右心缘至体中线的最大距离分别为 T_1 和 T_2，$T_1 + T_2 =$ 心脏横径。心脏横径与胸廓横径（通过右膈顶水平胸廓的内径 T）之比即为心胸比率。0.50 为成年人心胸比率的正常上限，0.51~0.55、0.56~0.60 及 0.60 以上分别为轻、中及高度心脏增大。

2）心脏房室增大

① 左心房增大：左心房若向右增大时可达或超过右心房边缘，形成右心缘的双重密度或双重边缘。左心房耳部增大时可见左心室与肺动脉段之间的左房耳部膨凸，气管隆凸开大。常见于二尖瓣病变、左心衰竭及某些先天性心脏病，如动脉导管未闭。

② 右心房增大：右心房段向右上膨凸，右心房/心高比值 >0.5，可伴有上腔或（和）下腔静脉扩张。常见于右室衰竭、先心病如房间隔缺损，以及右心房黏液瘤等。

③ 左心室增大：左心室段延长，心尖下移；左心室段向左膨隆，相反搏动点上移，心腰凹陷。左侧位心后下缘食管前间隙消失，心后间隙变窄。常见于高血压、主动脉瓣关闭不全或狭窄、二尖瓣关闭不全、某些先天性心脏病，如动脉导管未闭等。

④ 右心室增大：一般先向前向左上，继之向下膨凸。后前位片心尖圆隆、上翘；有时可见肺动脉段凸出，相反搏动点下移。左侧位心前缘前凸，与胸骨的接触面增大。常见于二尖瓣狭窄、慢性肺源性心脏病、肺动脉高压及某些先天性心脏病。

（2）肺循环异常 肺循环受到多种因素的影响：右心搏出量、肺血管阻力、肺弹力、肺泡内压、肺动静脉间的关系及肺静脉压和左心房压，因此，了解肺部 X 线表现对肺、心功能与疾病诊断有重要价值。

1）肺（动脉）充血 为肺动脉血流量增多。X 线表现：肺（动脉）血管纹理增粗、增多；肺动脉段凸出，两肺门动脉扩张（右下肺动脉干成年人横径＞1.5cm），搏动增强透视下呈肺门舞蹈征；扩张的血管边缘清楚；肺野透明度正常。主要原因有：左向右分流的先天性心脏病。

2）肺血量减少 为肺动脉血流量减少的简称。X 线表现：肺（动脉）血管纹理变细、细疏；肺门动脉正常或缩小；肺野透明度增加；严重的肺血减少，可由体肺动脉支、支气管、膈、肋间及来自头臂动脉建立的侧支循环，在肺野内显示为扭曲而紊乱的血管影，主要原因有：右心排血受阻或兼有右向左分流畸形，肺动脉阻力－压力升高，肺动脉分支本身的重度狭窄、阻塞性病变。

3）肺动脉高压 正常肺动脉收缩压＞30mmHg，平均压＞20mmHg 即为肺动脉高压。X 线表现：肺动脉段明显凸出；肺门动脉扩张、搏动增强，肺动脉外围分支纤细，有时与肺门动脉之间有一突然分界，称肺门截断现象；右心室增大。主要原因有：肺动脉血流量增加；肺小动脉阻力增加；肺胸疾患。

4）肺静脉高压 肺毛细血管－肺静脉压超过 10mmHg 即为肺静脉高压，一般超过 25mmHg 血浆即可外渗而引起肺间质性肺泡性肺水肿。主要原因有：左心房阻力增加；左心室阻力增加；肺静脉阻力增加等。X 线表现如下。

①肺淤血：上肺静脉扩张，下肺静脉正常或缩窄；肺血管纹理普遍增多、轻度增粗，边缘模糊；肺门影增大，边缘模糊；肺野透明度降低。

②间质性肺水肿：出现各种间隔线，均为不同部位肺泡间隔水肿增厚的投影。最常见的 K 氏 B 线，为长 2～3cm、宽 1～3mm 的水平横线，多位于肋膈角区。

③肺泡性肺水肿：一侧或两侧肺广泛分布的斑片状阴影，边缘模糊，常融合成片，以两肺门为中心的蝴蝶状阴影；阴影在短期内变化较大，经恰当的治疗可在数小时或数日内吸收。常见于心脏病伴急性左心衰竭和尿毒症患者。

3. 常见疾病 X 线表现

（1）冠状动脉粥样硬化性心脏病 指冠状动脉粥样硬化使血管狭窄阻塞，导致心肌缺血缺氧而引起的心脏病变，简称冠心病，是一种严重危害人民健康的常见病、多发病。由动脉粥样硬化斑块引起的冠状动脉狭窄是基本病变，且主要分布在心外膜下的大动脉，近端多于远端。最常见于前降支，其次为左回旋支、右冠状动脉及左冠状动脉主干。当狭窄＞50% 时，部分患者于运动时可导致心肌缺血；冠状动脉完全闭塞时发生心肌梗死。X 线表现：不合并高血压的患者 X 线平片心肺常无异常改变。冠心病心肌梗死（或继发心室壁瘤）病例 X 线平片表现为：心脏（左心室）增大及不同程度的肺静脉高压－肺淤血、间质或（和）肺泡性肺水肿征象。心室壁瘤的 X 线表现为：左室缘局限性膨凸；左心室"不自然"增大；左室缘搏动异常－反向搏动、搏动减弱甚至消失；左室壁钙化（图 8－9）。

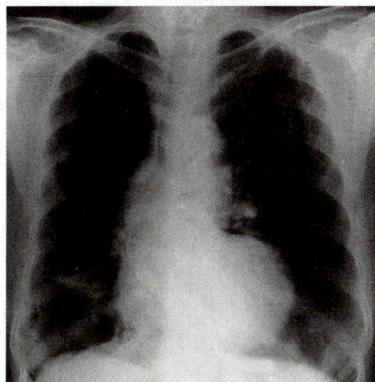

图 8－9 冠心病
心室壁瘤，左室缘局限性膨凸；
左心室"不自然"增大

（2）风湿性心瓣膜病 是常见的器质性心脏病之一，各瓣膜病变中以二尖瓣最多见。

1）二尖瓣狭窄 当瓣口轻度狭窄时，左心房内的血液淤滞，左心房与左心室间的舒张期跨瓣压力阶差增高。当瓣口中、重度狭窄时，左心房室跨瓣压差可明显升高，引起左心房扩张，肺循环阻力增加，产生肺循环高压；右心室负荷加重，导致右心室扩大、肥厚，终至右心衰竭。左心室及主动脉因血流量减少可萎缩。X 线表现为：①心脏呈二尖瓣型；②左心房和右心室增大，伴有三尖瓣关闭不全时右房亦有增大；③左心室及主动脉结缩小；④二尖瓣可见钙化，呈片状或分散小斑片状密度增高阴影；⑤肺淤血和间质性肺水肿（图 8－10）。

2）二尖瓣关闭不全 其主要病变为受累瓣叶与融合、缩短的乳头肌、腱索之间的粘连，致使瓣膜不能正常关闭。当左心室收缩时，因二尖瓣不能完全关闭，部分血液反流入左心房，使左心房扩大，压力升高，久之产生肺淤血。由于左心房同时接受来自肺循环的回流血和来自左心室的反流血，使左心房的压力显著升高，使左心房明显增大。单纯典型二尖瓣关闭不全时平片表现为肺淤血，严重者可出现间质性肺水肿或肺动、静脉高压。心脏呈"二尖瓣"型，左心房及右心室增大；左房耳部凸出。部分病例可见二尖瓣区钙化。在心室收缩期，左心室内血液部分反流入左心房。在心室舒张期，左心房内相应过量血液又流入左心室，左心房、左心室皆因血流量负荷增加而增大，其程度与反流量成正比。

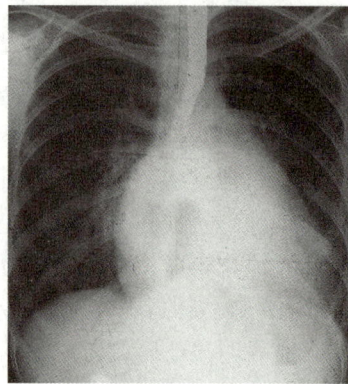

图 8 - 10　风湿性心脏病

心脏呈"二尖瓣型"，
心腰部突出，主动脉结缩小

X 线表现为：①轻度反流者，左房可轻度增大；②中度以上反流时，左心房、左心室明显增大，出现肺淤血、肺静脉高压表现，左心房、左心室搏动增强。

（3）慢性肺源性心脏病　简称为肺心病，是危害人民健康的常见病。主要以慢性阻塞性肺疾患 - 慢性支气管炎和肺气肿最为常见。由于肺部长期慢性病变引起广泛纤维化及肺气肿，肺血管床逐渐闭塞，使肺血管阻力增加，同时缺氧所致的肺小动脉收缩，同时缺氧引起红细胞、血容量增加，心排血量升高也促使肺动脉压增高。久之引起右心室肥厚、扩张及右心功能不全。

X 线表现：双肺内广泛肺组织纤维化、肺气肿、胸膜肥厚及胸廓畸形等；同时可见肺动脉高压，肺动脉段凸，肺动脉主分支明显增大，外围肺血管骤然变细，形成残根征，右心房、室不同程度增大。因肺气肿，心胸比不增大（图 8 - 11）。

（4）高血压所致心血管改变　高血压是危害人类健康的常见多发病，因外围血管阻力增加，久之则引起左心室肥厚以至左室腔扩张，进一步可影响左心房导致肺淤血，严重者可波及右侧心腔引起右心乃至全心衰竭。

X 线表现：轻者胸部 X 线平片心脏不大或左心室圆隆，心影轻度增大；重者可有左心室增大，主动脉迂曲、延长及扩张。

（5）心包疾病　是心包膜脏层和壁层的炎性病变，可分为急性和慢性两种，前者常伴有心包积液，后者可继发心包缩窄。急性心包炎以非特异性、结核性、化脓性和风湿性较为常见；慢性心包炎大多是急性心包炎迁延所致。

1）心包积液　是心包病变的一部分，随着心包积液的增多，心包腔内压力升高，达到一定程度时，便可压迫心脏

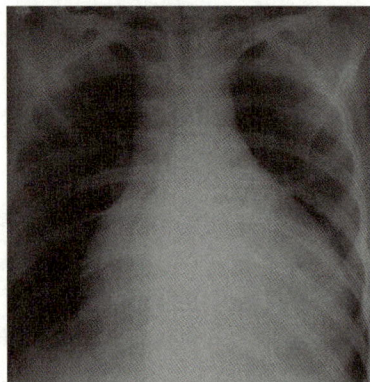

图 8 - 11　肺心病

肺气肿、肺动脉高压：肺动脉段凸，
肺动脉主分支明显增大，外围肺血管
骤然变细，形成"残根征"

导致心室舒张功能受限，使心房和体、肺静脉回流受阻，进而心房和静脉压力升高，心脏收缩期排血量减少，有的可出现心脏压塞。

X 线表现：干性心包炎和心包积液在 300ml 以下者，X 线可无异常发现。大量心包积液的典型 X 线征象为多数病例肺血管纹理正常，部分病例可伴有不同程度的上腔静脉扩张；心影向两侧扩大，呈"普大"型或球形，心腰及心缘各弓的正常分界消失，心膈角变钝（图 8 - 12）；心缘搏动普遍减弱以至消失。

2）缩窄性心包炎　主要为心包脏、壁层粘连，不同程度的增厚，重者可达 20mm 以上。缩窄性心包炎的心包异常增厚，首先限制心脏的舒张功能，使体、肺静脉压力升高，静脉回心血量下降，

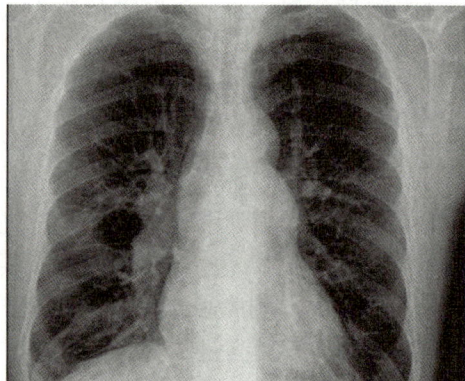

图 8 - 12　心包积液

心脏体积增大，普大型心，心膈角变钝

心排血量降低，继而亦可限制心脏收缩功能，导致心力衰竭。

X 线表现：心脏大小多为正常或轻度增大，少数亦可中度增大；两侧或一侧心缘僵直，各弓分界不清，心外形常呈三角形或近似三角形；心脏搏动减弱，甚至消失；心包钙化，可呈蛋壳状、带状、斑片状等高密度影；上腔静脉、奇静脉扩张；累及左侧房室沟时可出现肺淤血征象。

（6）先天性心脏病

1）房间隔缺损 单发的房间隔缺损是最常见的先天性心脏病之一。一般情况下，左心房的压力高于右心房压力。因此，当有房间隔缺损时，左心房的血液分流入右心房，使右心房、室及肺血流量增加，加重了肺循环负担。可引起右心房、室肥厚和扩张，久之可导致肺动脉高压，严重时出现心房水平双向分流或右向左分流。

X 线表现：典型房间隔缺损的表现为肺血增多，心脏呈"二尖瓣"型，肺动脉段凸出，心脏右心房、室增大，主动脉结和左心室缩小或正常。

2）法洛氏四联症 包括 4 种畸形：肺动脉狭窄、室间隔缺损、主动脉骑跨和右心室肥厚，其中以肺动脉狭窄和室间隔缺损为主要畸形。一般法洛氏四联症的室间隔缺损较大，使左、右心室和主动脉的压力接近，故肺动脉狭窄所形成的阻力起主要作用。狭窄越重，右心室射血阻力越大，通过室间隔缺损的右向左的分流量也就越多。

X 线表现：肺血减少，两肺门动脉细小；右上纵隔处有突出之主动脉结；心脏近似靴形，肺动脉段 – 心腰部凹陷，心尖圆隆、上翘（图 8 – 13）。

（三）消化系统

消化系统 X 线普通检查包括腹部平片和透视，两种方法常合并用于诊断急腹症。由于消化系统的器官缺乏天然对比，普通检查不能显示各消化器管，必须借助人工对比，才能显示其形态及解剖关系等。因此，造影检查是胃肠道 X 线检查最常用的方法。胃肠道常用对比剂为硫酸钡。在疑有胃肠道穿孔时，禁用硫酸钡，可改用有机碘水溶液对比剂。

食道、胃肠道钡剂检查可分为传统法钡检技术和气钡双重检查技术。传统法钡检技术按检查时序应包括：①黏膜相，即用少量钡剂显示黏膜皱襞轮廓、结构；②充盈相，使稀钡充满受检器官，让食道、胃肠腔适度扩张，显示受检器官的形态、轮廓和蠕动等情况。充盈相的优点在于，能清楚显示器官轮廓和它的壁在性病变，如壁龛和占位性病变，此外亦能观察胃肠道的排空功能和腔壁的柔软度。气钡双重检查技术是指用高密度的钡液和低密度的气体共同在腔内形成影像的技术。足量的气体可使胃肠腔充分扩张，使钡液均匀涂布在内壁黏膜上。应用气钡双重检查技术可显示黏膜面的细微结构和微小异常，如显示胃小区、胃小沟和结肠的无名区、无名沟及早期胃癌、胃炎的微小改变。

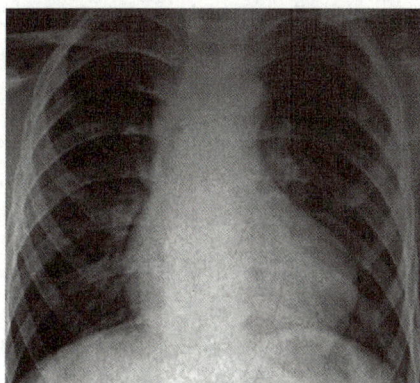

图 8 – 13 法洛氏四联症
心脏近似靴形，肺动脉段 – 心腰部
凹陷，心尖圆隆、上翘

根据检查部位和检查方法钡剂检查可分为：①食道吞钡检查，在患者服钡时，观察食道黏膜、轮廓、蠕动和食道扩张度及通畅性。双重对比检查有利于显示食道早期病变；②上胃肠道钡剂检查，亦称为钡餐检查，检查范围应包括食道、胃、十二指肠和上段空肠；③小肠系钡剂造影，可在钡餐检查后每隔 1～2 小时检查一次，主要了解小肠排空情况、黏膜病变和占位性病变；④结肠造影，常以钡剂灌肠方式造影，应用气钡双重对比检查后，可发现结肠黏膜溃疡、息肉和恶性占位性病变。

1. 正常胃肠道 X 线表现

（1）食管 吞钡后食道呈外壁光整的管状影。有三个压迹，自上而下为主动脉弓、左主支气管和左心房压迹。食管黏膜皱襞表现为 2～6 条纤细纵行条状透亮影，下端与胃小弯黏膜皱襞相连。食管充盈时宽度达 2~3cm，边缘光整。透视下食管可见随吞咽动作出现食道蠕动波，表现为前面舒张，后面收缩的倒"V"字形波，自上而下，直至钡团被推入胃，此为第一蠕动波，由吞咽动作激发。第二蠕动波由食物对食道壁的压力引起，起始于主动脉弓水平，向下推行。第三收缩波为食道环状肌不规则收缩引起，出现和消失迅速，多发生于食道下段，常见于老年人、食道炎和贲门失弛缓症。

（2）胃　分为胃底、胃体、胃窦 3 部分。正常胃底部的皱襞粗而弯曲呈不规则网状，胃底内含气，立位时可见胃泡。胃体部小弯侧较细、整齐与小弯平行，靠大弯处渐粗而斜行，胃窦部黏膜皱襞与小弯平行或斜行。在充盈相时，胃大、小弯边缘形成光滑、规则的连续性曲线。在黏膜相上，胃皱襞间沟内充钡，呈条纹状致密影，皱襞则为条纹状透亮影。胃底部皱襞呈网状排列不规则，小弯侧皱襞则与小弯平行走向，一般 4~6 条。胃窦部皱襞走向与胃舒缩状态有关，收缩时为纵行，舒张时为横行。胃皱襞的形态是可变的，胃的充盈状态、服钡多少、加压轻重等因素均可影响皱襞的粗细和走行。大弯侧皱襞较宽，为 1cm 左右，其余部位其宽度一般不超过 5mm。在胃气钡双对比造影片上胃皱襞消失，而显示出黏膜面的细微结构，即胃小沟和胃小区。正常胃小区呈网格状结构，大小为 1~3mm。胃小沟为细线状，宽度约 1mm，粗细均匀，密度均匀，多出现在胃窦区。

> **知识链接**
>
> ### 正常胃的形态
>
> 鱼钩胃：最常见，状如鱼钩，位置、张力中等，角切迹明显。
>
> 牛角胃：状如牛角，位置、张力较高，上宽下窄。
>
> 瀑布胃：胃体小，胃底向后反折，钡剂入胃充盈胃底后，再沿反折处倾泻而下入胃体，状如瀑布。
>
> 无力胃：胃体上窄下宽，状如水袋，位置、张力较低，但胃下极未达髂嵴连线水平。

胃蠕动由胃体上部开始，有节律地向幽门推进，一般同时可见 2~3 个蠕动波。胃窦区无蠕动波，一般为向心性收缩，将食物排入十二指肠。胃的排空一般为 2~4 小时，排空时间一般与胃张力、蠕动、幽门功能和精神因素等有关。

（3）十二指肠　分为球部、降部、水平部和升部。球部呈轮廓光滑整齐的等腰三角形或圆锥形，黏膜皱襞呈纵行条纹，降部黏膜皱襞呈羽毛状。球部为整体性收缩，可一次性将钡排入降部。降部和升部为蠕动，将钡推入空肠。

（4）空、回肠　空肠位于左上腹部和中腹部，回肠位于中下腹和盆腔，空、回肠之间无明显分界。空充钡后空肠皱襞呈环形排列，蠕动活跃。黏膜皱襞呈羽毛状影像，当钡涂布少时则呈雪花状。回肠肠腔略小于空肠，回肠的皱襞少而浅，蠕动慢而弱，常显示充盈相。末端回肠在右髂窝处与盲肠相连接，回盲瓣的上下缘呈唇状突起，在盲肠充盈相上呈透明影。服钡剂后 2~6 小时钡首到达盲肠，小肠 7~9 小时排空。

（5）结、直肠　结肠位于腹腔的四周。升、横结肠交界处称结肠肝曲；降、横结肠交界处称结肠脾曲。盲肠、横结肠、乙状结肠位置变化较大。结肠肠管以盲肠较为粗大，以后依次逐渐变细。结肠充满钡时可见多数大致对称的结肠袋，以升结肠、横结肠为明显，至降结肠区结肠袋变少、变浅，乙状结肠处接近消失。排钡后，结肠皱襞呈纵、横、斜交错的不规则纹理，以升、横结肠为明显，粗于小肠皱襞，皱襞的形态可随蠕动而发生改变。在低张双重对比相上，结肠轮廓清晰、腔壁光整、连续，可见结肠表面的微皱襞影像，即结肠的无名沟和无名区，认识正常微皱襞形态将有助于发现结肠早期病变。

2. 基本病变 X 线表现

（1）轮廓改变　X 线上充钡后的消化管的轮廓平滑而连续，当消化道壁发生病变时，可使其轮廓发生改变。

1）龛影 其病理基础是消化道壁的溃烂缺损，致使钡剂进入壁内，在切线位上龛影位于器官正常轮廓之外，轴位则呈致密钡点与器官重叠。肿瘤性病变的溃烂位于腔内，形成腔内龛影。

2）憩室 是消化管壁局部发育不良、肌壁薄弱和内压增高致该处管壁膨出于器官轮廓外，使钡剂充填其内。憩室可发生于消化管任何部位，以食道、十二指肠降部、小肠和结肠多见，X 线上表现为器官轮廓外的囊袋状突起，黏膜可伸入其内。

3）充盈缺损 是指消化管腔内因隆起性病变而致使钡剂不能在该处充盈。

（2）黏膜及黏膜皱襞改变

1）黏膜破坏 多由恶性肿瘤引起，表现为黏膜皱襞消失，形成杂乱无章的钡影，造成与正常黏膜皱襞的连续性中断。

2）黏膜皱襞平坦 多为黏膜和黏膜下层水肿或肿瘤浸润所引起。表现为皱襞不明显或消失，水肿者多为逐渐移行，与正常皱襞无明确分界（良性溃疡）；浸润者多伴有病变形态固定而僵硬，并与正常黏膜有明显界限（恶性肿瘤）。

3）黏膜纠集 慢性溃疡时，因疤痕挛缩致皱襞呈放射状从四周向病变集中。

4）黏膜皱襞增宽和迂曲 亦称黏膜皱襞肥厚，多见于慢性胃炎和胃底静脉曲张，表现为黏膜皱襞的透明条纹影增宽，常伴有皱襞迂曲和紊乱。其病理基础为黏膜和黏膜下层的炎症、肿胀及结缔组织增生。

5）微黏膜皱襞改变 双重造影时可显示胃小区、胃小沟及结肠的无名区和无名沟等微皱襞影像。炎性疾病时，这些小区非均匀性、呈颗粒状增大，小沟增宽且模糊，伴有糜烂时小区和小沟结构可破坏消失，可显示散在小点状钡影；癌瘤时局部小区和小沟完全破坏。

（3）管腔改变 主要为管腔狭窄或扩张。炎性狭窄范围较广泛，有时具有分段性，狭窄边缘较光整；癌性狭窄范围局限，管壁僵硬、狭窄，边缘不规则；外压性狭窄多偏于管腔一侧且伴有移位，管腔压迹常光整；痉挛性狭窄形状可变性和可消失性为其特点。管腔扩张常为梗阻或麻痹引起，均可有积液和积气，前者常有蠕动增强，而后者则蠕动减弱。

（4）位置和可动性的改变 邻近病变的压迫、粘连和牵拉常可致消化管位置发生改变；先天性异常和胃肠道的扭转亦是导致位置异常。

（5）功能性改变 胃肠道功能包括张力、蠕动、排空功能和分泌功能，器质性和功能性改变均可导致胃肠功能的异常。

1）张力改变 指胃肠平滑肌收缩与舒张的程度。张力低则使管腔变大、松弛、蠕动减弱，张力增高则使管腔缩窄、蠕动增强。痉挛为局部性张力增高。

2）蠕动改变 蠕动增强表现为蠕动波增多、加深和运行加快，蠕动减弱则反之。逆蠕动与正常运行方向相反。肿瘤浸润使病变处蠕动消失，肠麻痹则全部小肠无蠕动可见。

3）排空功能改变 排空功能与张力、蠕动、括约肌功能和病变本身有关。胃的排空时间约为 4 小时，小肠排空时间约为 9 小时，超过上述时间而仍有钡潴留则称为排空延迟。胃肠运动力增强则表现为排空时间缩短，如服钡后 2 小时即抵达盲肠则意味着运动力增强，肌内注射新斯的明常可缩短排空时间。

4）分泌功能改变 分泌增加，空腹时胃内液体增多，立位透视可见液平，服钡后钡不能均匀涂布在胃壁上，钡剂易凝成片絮状下沉，黏膜纹理增粗模糊。

3. 常见疾病 X 线表现

（1）食管静脉曲张 是指食管黏膜下层的静脉丛异常迂曲呈瘤样扩张，多为门静脉高压引起。X线表现：早期表现为食管纵行黏膜皱襞局限性增粗或稍显迂曲。随着曲张的静脉在程度上和数量上的增加，食管黏膜皱襞明显增粗、迂曲，呈串珠状或蚯蚓状充盈缺损，管壁呈锯齿状改变，可波及食管中段（图 8-14）。严重的静脉曲张，透视下食管蠕动减弱，钡剂排空延迟，管径扩大，但其管壁仍柔软，收缩自如，无局部的狭窄或阻塞。

（2）食管癌 为常见的消化系恶性肿瘤之一。患者年龄多在40岁以上。食管癌起源于食管黏膜。病理上食管癌可分为以下几种。①髓质型：癌侵及食管全层，使管壁增厚、僵硬并向腔外扩展。②蕈伞型：肿块在腔内呈蘑菇状突起，多侵及肌层伴表面溃疡形成。③溃疡型：肿块形成局限性大而深的溃疡，可深达肌层。④硬化型：癌累及食管全周，造成环形狭窄。以上各型中以髓质型多见。

X线表现：典型食管癌表现为局部黏膜皱襞中断、破坏、消失，腔内龛影及充盈缺损，管壁僵硬及蠕动消失。各型食管癌特殊表现如下。①髓质型：腔内充盈缺损伴中至高度管腔狭窄，其上部食管明显扩张。②蕈伞型：管腔内较低平的充盈缺损，常有表浅溃疡。③溃疡型：以大小和形状不同的龛影为主，切线位见龛影深入食管壁，可出现"半月征"（图8-15）。④硬化型：呈节段性对称性环形狭窄或漏斗状梗阻，管壁僵硬。

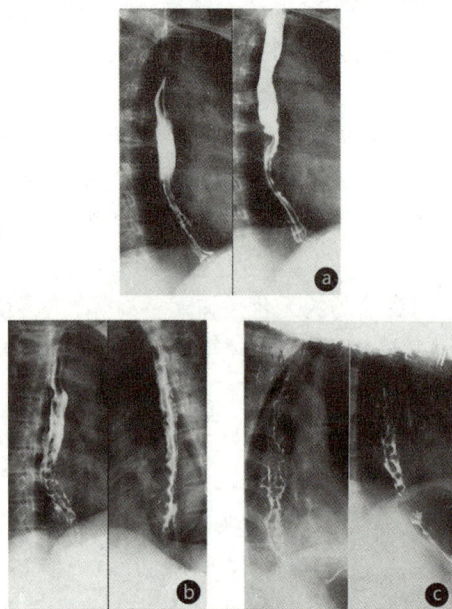

图8-14 食管静脉曲张

a. 曲张早期黏膜皱襞局限性增粗；b、c. 曲张的静脉在程度上和数量上的增加，食管黏膜皱襞明显增粗、迂曲，呈串珠状或蚯蚓状充盈缺损，管壁呈锯齿状改变，可波及食管中段

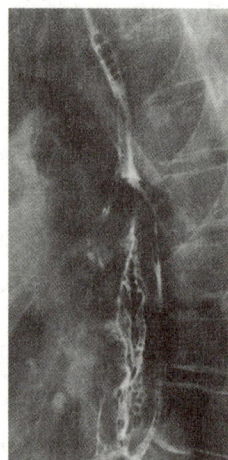

图8-15 食管癌

溃疡型食管癌，形成大而深的溃疡

（3）溃疡病 可发生于消化道各部位，其中胃和十二指肠最常见。发病率前后比例为1∶5。临床主要症状为上腹部疼痛，具有周期性、节律性和反复性等特点。

1）胃溃疡 发病机制不明，与胃酸水平有关。主要病理改变为胃黏膜水肿、炎性细胞浸润，黏膜溃烂、缺损。溃疡好发于胃角小弯侧附近，多为单发。溃疡最大直径多在2.0cm以内，边缘清晰。溃疡口部较为光整，底部较平坦，可深入黏膜下层、肌层和浆膜层，甚至穿破胃壁，急性者可形成穿孔，慢性者则与周围器官粘连。纤维组织增生，导致周围黏膜纠集、胃变形。

X线表现：

直接征象 ①龛影，正位或轴位加压呈类圆形钡斑，切线位突出胃轮廓外呈锥状或乳头状影，底部平整，边缘光滑；②龛影口部水肿带，依据水肿的程度可出现3种X线征。线征为环绕龛影口部宽1~2mm密度减低影；如宽度在5~10mm则称项圈征；狭颈征则表现为龛影口明显狭小，似龛影有一颈部；③黏膜纠集征，呈车辐状，尖端渐变（图8-16）。

间接征象 ①痉挛性改变，小弯侧龛影可在大弯侧相对应部位出现一大而深的切迹，犹如一手指指示龛影；②分泌增加，胃内大量分泌液，使钡剂呈絮状不易涂布于胃壁。立位时可见液、钡分层；③胃动力及张力异常；④溃疡愈合，疤痕收缩使胃轮廓变形，呈"蜗牛形"或"沙钟形"胃；⑤幽门管溃疡可致幽门狭窄、梗阻。

2）十二指肠溃疡 大多十二指肠溃疡发生于球部，球部溃疡一般呈圆形或椭圆形，直径 < 1.0cm，边缘光整，形成疤痕后可致球部变形，溃疡易造成出血及穿孔。临床上有饥饿性疼痛且进食后可好转为其特点。

X线表现：

直接征象 ①龛影，表现为圆形或类圆形钡斑，边缘光滑，周围常见一环形透明带，黏膜皱襞向中心聚集；②球部变形，球部呈"山"字形或"三叶征"（图8-17）。

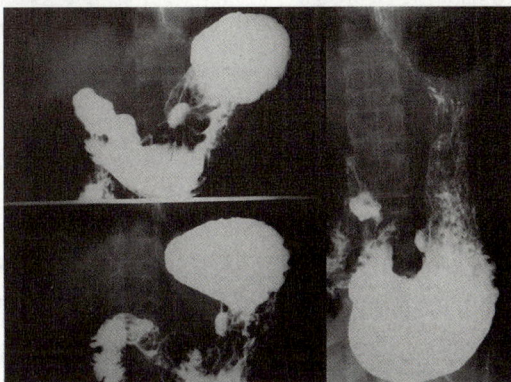

图8-16 胃溃疡
造影可见胃小弯龛影形成，周围黏膜纠集

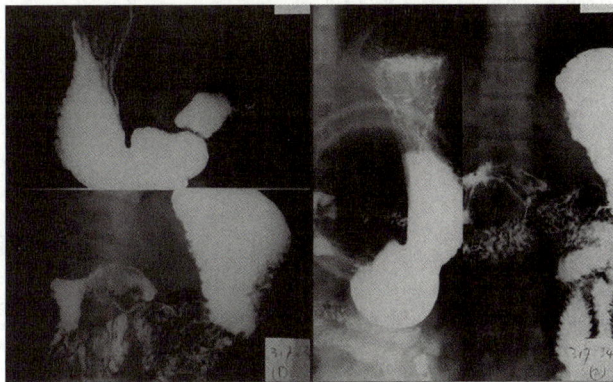

图8-17 十二指肠球部溃疡
可见十二指肠球部变形

间接征象 ①激惹征，钡剂进入球部后不易停留，很快排至降部；②幽门痉挛，钡剂滞留于胃窦区，排空延迟，严重者可有幽门梗阻征象；③胃液分泌增多，可见大量空腹潴留。

（4）胃癌 是胃部最常见的恶性肿瘤，好发于胃窦幽门区，其次为贲门和胃体小弯侧。临床症状有上腹疼痛且不易缓解，常伴有消瘦、食欲减退、乏力等，可出现呕血、黑便或幽门梗阻症状。根据病变分为：①蕈伞型，肿瘤向腔内生长，呈菜花状，常有溃烂，与周围胃壁有明确分界；②浸润型，癌沿胃壁各层浸润，使胃壁增厚、僵硬，黏膜平坦及消失，形成"革袋状胃"；③溃疡型，癌瘤在胃壁上形成巨大溃疡，深及肌层，边缘形成一圈隆起称为环堤。

X线表现：中晚期胃癌 ①胃腔内充盈缺损，缺损边缘轮廓不光整，形态不规则或呈分叶状；②腔内龛影，龛影大而浅，多位于胃轮廓之内，形态不规则，多呈半月形，外缘平直，内缘不整，呈大小不一尖角样指向外周，龛影周围绕以较宽的透亮带，称为"环堤"征，环堤内常见结节状、指压迹状充盈缺损，上述征象称为"半月综合征"；③黏膜改变，胃黏膜皱襞局限性破坏、中断，周围黏膜粗大、僵直；④胃轮廓改变，胃腔变形，边缘不整齐，胃壁僵硬（图8-18），病变部位蠕动减弱或消失。

（5）结肠癌 多分布于直肠和乙状结肠，病理上分为4型，即增生型、溃疡型、浸润型，生长方式基本同胃癌。

X 线表现：①增生型，主要为充盈缺损，充盈缺损周边的黏膜破坏中断或见小溃疡。气钡双重对比可显示肿块的轮廓；②溃疡型，主要为向腔内突起的龛影，与胃癌一样可以形成半月征；③浸润型，主要沿肠壁环形生长，使肠壁增厚、肠腔变窄，可见狭窄段黏膜纹呈锯齿状（图8-19）。

（6）急腹症

1）肠梗阻 分为机械性、动力性和血运性 3 类，以机械性肠梗阻最为常见。机械性肠梗阻分为单纯性和绞窄性肠梗阻两种，前者只有肠道通畅障碍，后者同时伴有血循环障碍；动力性肠梗阻分为麻痹性肠梗阻与痉挛性肠梗阻，肠道本身并无器质性病变；血运性肠梗阻见于肠系膜血栓形成伴有血循环障碍和肠肌运动功能失调。

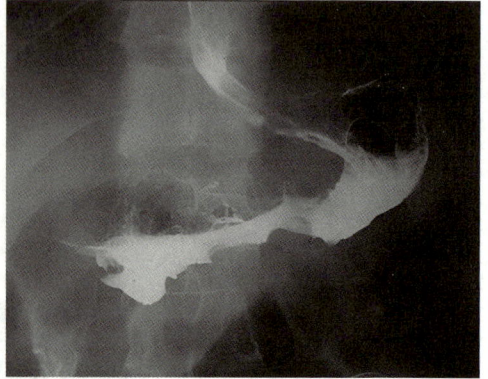

图 8-18　胃癌（浸润型）
胃腔变形缩小，成"革袋状胃"

①单纯性小肠梗阻：是肠腔部分性或完全性阻塞所造成的肠内容物通过受阻，不伴有肠系膜血管血运障碍。

影像表现：站立位腹部平片是单纯性小肠梗阻的首选检查方法。典型 X 线表现可概括为阶梯状液面征（图 8-20）。梗阻近侧的肠曲胀气扩张，呈弓形或拱门状或倒"U"形，多个弓形肠曲液面排列成阶梯状。卧位片见空肠鱼肋或弹簧状黏膜皱襞，这是空肠皱襞在气体衬托下显影之故。

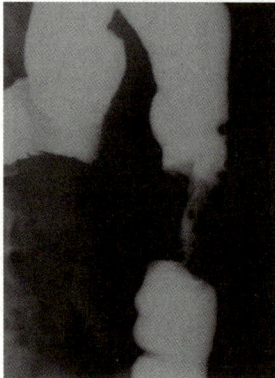

图 8-19　结肠癌
沿肠壁环形生长，使肠壁增厚、肠腔变窄，
可见狭窄段黏膜纹呈锯齿状

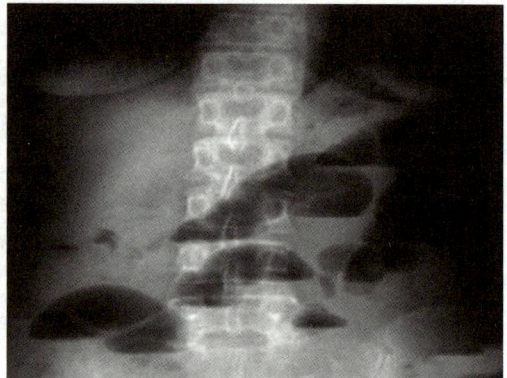

图 8-20　肠梗阻
中上腹多方"阶梯状"气液平面

②绞窄性小肠梗阻：是指急性肠梗阻未能及时得以缓解，同时累及肠系膜血管，进而发生肠襻血供障碍者，又称为闭襻性小肠梗阻。

影像表现：绞窄性肠梗阻的基本 X 线表现也是梗阻点以上的肠曲扩张充气并出现气液平面。假肿瘤征、咖啡豆征、小跨度蜷曲肠襻、小肠内长液面征、空回肠换位征等征象有助于绞窄性肠梗阻的诊断。

③麻痹性肠梗阻：系指肠管由于各种原因引起交感神经过度兴奋使整个胃肠道动力明显减弱或消失所致的肠内容物不能有效运行，从而造成的梗阻现象。常见于急性腹膜炎、急性肠炎、腹部手术后、全身麻醉及败血症等。

影像表现：卧位腹部平片表现为整个胃肠道普遍性扩张、胀气，尤以结肠胀气较明显；站立位平片在小肠和结肠内可见宽窄不等和位置高低不等的气液平。透视下见肠管蠕动明显减弱或消失。

④肠套叠：急性肠套叠是指一段肠管套入邻近的肠管内，是引起肠梗阻的重要原因之一。急性肠套叠在临床上主要表现为腹痛、便血、腹部包块三联症。

影像学表现：钡剂灌肠检查主要用于诊断结肠套叠。当钡剂到达套叠头部时，钡柱即突然停止前进，在钡柱前端出现杯口状充盈缺损，在适当加压下，钡剂向前推进，杯口加深呈钳状，当钡剂进入套鞘部与套入部之间时，可见到袖套状、平行环状或弹簧状之特征性肠套叠表现。气钡灌肠适用于结肠套叠的诊断及复位。肠套叠空气灌肠复位成功的标准：有大量钡剂或气体进入小肠；盲肠充盈良好；腹部包块消失；患者腹痛减轻；血便消失。

2）胃肠道穿孔　是胃肠道溃疡、癌肿、炎症等疾病的严重并发症，尤以胃及十二指肠溃疡穿孔最为常见。突发性剧烈腹痛为临床典型症状。

影像表现：腹部透视及腹部平片仍是诊断胃肠道穿孔的最简单、最有效的方法，其主要 X 线征象为膈下游离气体，表现为双侧膈下线条状或新月状透光影，边界清楚（图 8-21）。

有时十二指肠后壁穿孔，气体可进入小网膜囊内及右侧肝下间隙内。在仰卧位平片上表现为右上腹肝、胃之间或右肾上方可见椭圆形或三角形透亮影，位置较固定。

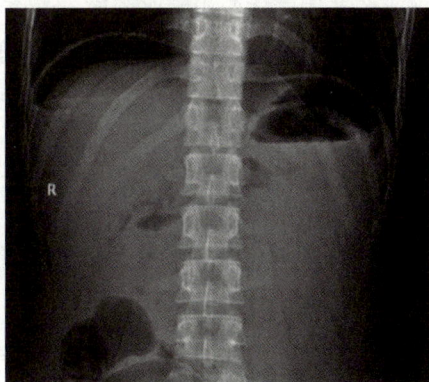

图 8-21　胃肠道穿孔
双侧膈下"新月形"游离气体

（四）骨与关节系统

骨与关节的疾病种类繁多而较复杂，医学影像学的各种成像手段都能在不同程度上反映骨、关节的病理变化。由于检查方法简便、费用较低，目前 X 线平片仍是骨、关节和软组织疾病常用的首选检查方法。

骨本身的不同结构如骨皮质、骨松质和骨髓腔之间以及骨与软组织之间均具有良好的天然对比。X 线检查常能显示骨、关节病变的范围和程度，而且有可能作出定性诊断。摄片时要用正、侧两个位置，某些部位还要采用斜位、切线位和轴位等。摄影时应包括所摄骨及周围的软组织；四肢长骨片应包括邻近的关节，脊柱摄片时应包括相邻节段的脊椎；两侧对称的部位，如患侧在片上有改变但不明显时，应在同一技术条件下摄对侧同一部位片，以资对比。

1. 正常骨 X 线表现　人体骨骼因形状不同而分为长骨、短骨、扁骨和不规则骨 4 类。

（1）长骨　成年人长骨由骨干和骨端组成。骨端有一薄层壳状骨板为骨性关节面，表面光滑，其外方覆盖一层软骨，即关节软骨，X 线上不能显示。

（2）脊柱　由脊椎和其间的椎间盘所组成。除 1~2 颈椎外，每一脊椎分椎体和椎弓两部分。椎弓由椎弓根、椎板、棘突、横突和关节突组成。

正位片上，椎体呈长方形，从上向下依次增大，主要由松质骨构成，周围为一层致密的骨皮质，椎体两侧有横突影。侧位片上可显示脊柱生理弯曲、椎间孔、椎间小关节间隙等。

2. 基本病变 X 线表现

（1）骨的基本病变

1）骨质疏松　指一定单位体积内正常钙化的骨组织减少，但钙盐与基质成正常比例。X 线主要表现为骨密度减低，松质骨中骨小梁变细、减少，间隙增宽，骨皮质出现分层和变薄现象。

2）骨质软化　指一定单位体积内骨组织有机成分正常，矿物质含量减少。X 线表现主要是骨密度减低，与骨质疏松不同的是骨小梁和骨皮质边缘模糊。

3）骨质破坏　指局部骨组织被病理组织所代替。X 线表现为骨质局限性密度减低，骨小梁稀疏或形成骨质缺损。

4）骨质增生硬化　指一定单位体积内骨量的增多。X 线表现为骨质密度增高，骨小梁增粗、增多、密集，骨皮质增厚、致密，骨髓腔变窄或消失。

5）骨膜增生　又称骨膜反应，系因骨膜受到刺激，骨膜内层成骨细胞活动增加所引起的骨质增生。X 线表现为一段长短不定与骨皮质平行或垂直的细线状致密影，呈线状、层状、针状、放射状、葱皮样。

6）骨质坏死　指骨组织局部代谢的停止，坏死的骨质称为死骨。形成死骨的原因主要是血液供应的中断。X 线表现为骨质局限性密度增高。

7）软组织病变　外伤和感染引起软组织肿胀时，X 线表现为局部软组织肿胀、密度增高、正常软组织层次模糊不清。开放性损伤厌氧杆菌感染时，皮下或肌纤维间可见气体。软组织肿瘤或恶性骨肿瘤侵犯软组织，可见软组织肿块影。

（2）关节的基本病变

1）关节肿胀　常由于关节积液或关节囊及其周围软组织充血、水肿、出血和炎症所致。X 线表现为关节周围软组织肿胀、密度增高，大量关节积液可见关节间隙增宽。

2）关节破坏　是关节软骨及其下方的骨性关节面骨质为病理组织侵犯、代替所致。其 X 线表现是当破坏累及关节软骨时，仅见关节间隙变窄，累及关节面骨质时，则出现相应区的骨质破坏和缺损。严重时可引起关节半脱位和变形。

3）关节退行性变　早期改变开始于软骨，为缓慢发生的软骨变性、坏死和溶解。继而造成骨性关节面骨质增生硬化，并于边缘形成骨赘。早期 X 线主要表现为骨性关节面模糊、中断、消失。中晚期表现为关节间隙狭窄、软骨下骨质囊变和骨性关节面边缘骨赘形成，不发生明显骨质破坏，一般无骨质疏松。这种变化多见于老年，是组织衰退的表现。

4）关节强直　可分为骨性与纤维性两种。前者 X 线表现为关节间隙明显变窄或消失，并有骨小梁通过关节连接两侧骨端。后者 X 线上仍可见狭窄的关节间隙，且无骨小梁贯穿。常见于关节结核等。

5）关节脱位　是组成关节骨骼的脱离和错位，分完全脱位和半脱位两种。

3. 常见疾病 X 线表现

（1）骨关节创伤　X 线平片仍然是诊断、观察骨折，并指导临床治疗的最简便有效而常用的方法。

1）骨折　是指骨的连续性中断，包括骨小梁和（或）骨皮质的断裂。

X 线表现：骨折线为锐利而透明的骨裂隙（图 8-22）。成年人的骨折多为骨的完全性中断，称为完全骨折。根据骨折线的形态又可分为横形骨折、斜形骨折和螺旋形骨折等。骨折断裂成 3 块以上者称为粉碎性骨折；椎体骨折常表现为压缩骨折；颅骨骨折表现为凹陷、线形或星芒状骨折。当仅有部分骨皮质、骨小梁断裂时，称为不完全骨折。X 线表现为骨皮质的皱褶、成角、凹折、裂痕和（或）骨小梁中断。儿童青枝骨折常见于四肢长骨骨干，表现为骨皮质发生皱褶、凹陷或隆起而不见骨折线，似嫩枝折曲后的表现，骨内钙盐沉积较少而柔韧性较大为其成因，也属于不完全骨折。

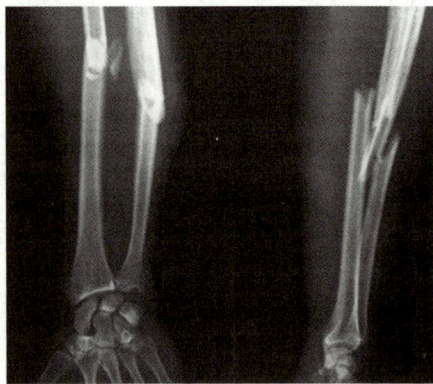

图 8-22　骨折
尺桡骨中段骨折，可见透亮骨折线

移位和成角：骨折断端移位有以下几种情况。①横向移位，为骨折远侧断端向侧方或前后方移位；②断端嵌入，多半发生在长骨的干骺端或骨端，为较细的骨干断端嵌入较宽大的干骺端或骨端的松质骨内，应注意和断端重叠区别；③重叠移位，骨折断端发生完全性移位后，因肌肉收缩而导致断端重叠，肢体短缩；④分离移位，即骨折断端间距离较大，多为软组织嵌入断端间，或牵引所致；⑤成角移位，远侧断段向某一方向倾斜，两断段中轴线交叉成角称为成角移位；⑥旋转移位，为远侧断段围绕骨纵轴向内或向外旋转。上述横向移位、纵向移位（分离和重叠）称为对位不良。成角称为对线不良。骨折复位后初次复查，应着重分析骨折对位对线情况是否符合要求。以完全复位最理想，但多次整复会影响愈合。所以，只要不影响功能及外观，允许一定程度移位存在，一般对线正常，对位达 2/3 以上者，即已符合要求。不同部位要求也不同。

骨折的愈合：一般在骨折整复后 2~3 周需要平片复查骨折固定的位置和骨痂形成的情况。如骨痂未连结断端，则为无效骨痂。只有有效的成桥骨痂长到一定程度，才可稳固地固定断端，骨折达临床愈合，以后骨痂体积逐渐变小、致密，边缘清楚，骨折线消失和断端间有骨小梁通过即达到骨性愈合。

骨折的并发症：①骨折延迟愈合或不愈合，复位不良、固定不佳、局部血供不足、全身营养代谢障碍、软组织嵌入断端间和并发感染等都可引起延迟愈合或不愈合。愈合不良的 X 线表现是骨痂出现延迟、稀少或不出现，骨折线消失迟缓或长期存在。不愈合的表现是断端为密质骨封闭，致密光整，或骨折断端吸收变尖，断端间有明显裂隙。有时可形成假关节；②骨折畸形愈合，可有成角、旋转、缩短和延长改变。轻者不影响外观与功能。以及外伤后骨质疏松、骨关节感染、骨缺血性坏死、关节强直、关节退行性变、骨化性肌炎等。

常见的长骨骨折：① Colles 骨折，又称伸展型桡骨远端骨折，为桡骨远端 2~3cm 以内的横行或粉碎骨折，骨折远端向背侧移位，断端向掌侧成角畸形，可伴尺骨茎突骨折；②肱骨髁上骨折，多见于儿童。骨折线横过喙突窝和鹰嘴窝，远侧端多向背侧移位；③股骨颈骨折，多见于老年。骨折可发生于股骨头下、中部或基底部。断端常有错位或嵌入。头下骨折在关节囊内，易引起关节囊的损伤，影响关节囊血管对股骨头及颈的血供，使骨折愈合缓慢，甚至发生股骨头缺血性坏死；④脊柱骨折，患者多有自高处跌下足或臀部着地，或由重物落下冲击头肩部的外伤史。由于脊柱受到突然的纵轴性暴力冲击，使脊柱骤然过度前屈，使受应力的脊椎发生骨折。表现为椎体压缩呈楔形，前缘骨皮质嵌压。由于断端嵌入，所以不仅不见骨折线，反而可见横形不规则线状致密带。有时，椎体前上方有分离的骨碎片，其上下椎间隙一般保持正常。严重时常并发脊椎后突成角、侧移，甚至发生椎体错位。常并发棘间韧带撕裂，使棘突间隙增宽，也可并发棘突撕脱骨折，横突也可发生骨折。

2）关节创伤　常见的关节创伤有关节脱位、关节内骨折和关节软骨损伤。

关节脱位：①肩关节脱位，可分为前脱位和后脱位。前脱位又分为盂下、喙突下和锁骨下脱位。以前下方脱位常见。X 线易于显示肩关节脱位，常伴有肱骨大结节撕脱骨折，但肱骨头前后方向移位则在前后位片上容易漏诊；②肘关节脱位，多为间接外力致伤，常合并骨折，或伴有血管、神经损伤，以后方脱位最多见（图 8-23）；③髋关节脱位，分为后脱位、中心脱位和前脱位，以后脱位多见。X 线平片上容易诊断髋关节脱位。髋关节后脱位常伴有髋臼后上缘骨折；中心性脱位则合并髋臼粉碎性骨折，股骨头突入盆腔。

（2）骨、关节与软组织感染

1）化脓性骨髓炎　是骨髓、骨和骨膜的化脓性炎症。据病情发展和病理改变，化脓性骨髓炎可分为急性和慢性。

①急性化脓性骨髓炎：血行感染时，细菌栓子经滋养动脉进入骨髓，常停留在干骺端邻近骺板的松质骨区域，形成局部化脓性炎症。炎症先在骨髓腔内蔓延，并可穿过骨皮质，形成骨膜下脓肿使骨外膜与骨皮质分离。骨膜下脓肿可再经哈佛管进入骨髓腔，因而造成病骨的广泛受累，亦可穿过骨膜扩延至软组织内形成软组织脓肿。由于骨膜掀起和血栓性动脉炎，使骨质血供发生障碍而出现骨质坏死，与相邻活骨分离形成死骨。骨髓炎发病 10 天后开始出现修复改变，

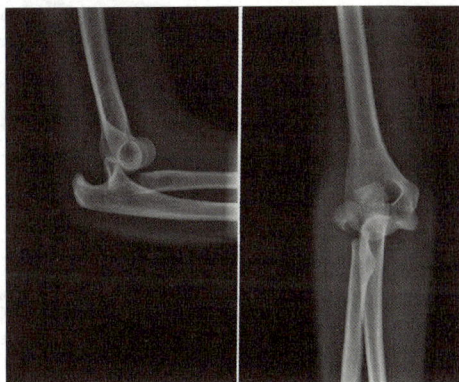

图 8-23　肘关节脱位

尺桡骨向背侧移位

坏死骨吸收和新生骨形成,发生于骨坏死的周围。

X线表现:① 软组织肿胀,骨髓炎发病7~10天内,骨质改变常不明显,主要为软组织充血、水肿,表现为肌肉间隙模糊、消失,皮下组织与肌肉间的分界不清,皮下脂肪层内出现致密的条纹状和网状阴影;② 骨质破坏和骨质增生,发病半个月后,可出现局限性骨质疏松。继而骨小梁模糊或消失,形成多数分散不规则斑点状骨质破坏区,破坏区边缘模糊。以后骨质破坏向骨干发展,范围扩大,可达骨干大部或全部。小的破坏区融合成大的破坏区,骨皮质也遭受破坏,有时可引起病理骨折。骨破坏的同时,开始出现骨质增生,表现为骨破坏周围密度增高;③ 死骨,X线表现为小片或长条状高密度致密影(图8-24);④骨膜增生,骨膜下脓肿刺激骨膜,在骨皮质表面形成层状、花边状致密影。病变早期骨膜增生量较少,密度较淡,随病变发展,逐渐变厚及增浓。骨膜新生骨围绕骨干的全部或大部,即称包壳。

②慢性化脓性骨髓炎:急性化脓性骨髓炎治疗不及时或不彻底,如引流不畅,遗留死骨或脓腔,则可转为慢性。病变可迁延数年,甚至数十年,局部窦道流脓,有时可流出死骨,时好时坏,长期不愈合。患肢可有畸形。一旦身体抵抗力低下,可再引起急性发作。

X线表现:骨破坏周围广泛的增生硬化,但仍有脓腔和死骨存在。骨内膜增生致髓腔变窄甚至闭塞消失,致使骨密度明显增高。骨外膜增厚增浓,其深层与骨皮质融合,其表面成层状,外缘亦可呈花边状,致骨干增粗,轮廓不规整。

2) 化脓性关节炎 为细菌血行感染滑膜或因骨髓炎继发侵犯关节而致。致病菌以金黄色葡萄球菌最多见。滑膜充血、水肿、关节内多量渗出液,滑膜坏死,软骨和软骨下骨质发生破坏。愈合期,肉芽组织进入关节腔,最后发生纤维化或骨化,使关节形成纤维性强直或骨性强直。

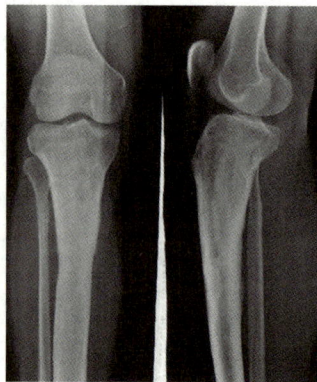

图8-24 急性化脓性骨髓炎
胫骨骨质密度弥漫增高,
其内可见线样"死骨"影

X线表现:早期,关节周围软组织炎性水肿;关节积液表现为关节囊增大,密度增高,并推挤周围脂肪垫移位;关节间隙因积液而增宽。局部可见骨质疏松。随后,关节间隙因关节软骨破坏而变窄,软骨下骨质破坏以关节持重部出现早而明显,可出现大块骨质破坏和死骨,并可继发病理性脱位(图8-25),严重时可继发干骺端的骨髓炎。晚期可出现骨性强直。

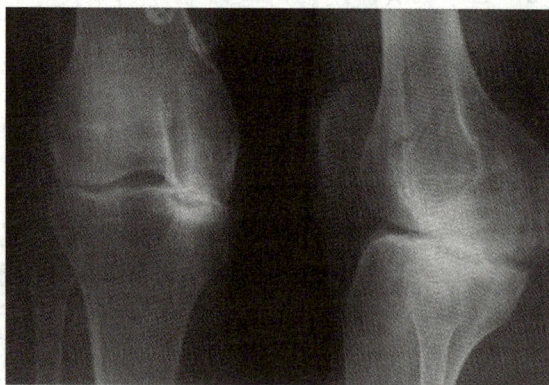

图8-25 化脓性关节炎
可见膝关节关节面骨质破坏,合并病理性脱位

(3)骨、关节结核 是以骨质破坏和骨质稀疏为主的慢性病,系继发性结核病,原发灶主要在肺部,多发生于儿童和青年。结核分枝杆菌经血行到骨,停留在血供丰富的松质骨内。脊椎是好发部位,其次是髋和膝关节。

1) 关节结核 依据发病部位分为骨型和滑膜型。前者先为骺、干骺端结核,进而蔓延及关节,侵犯滑膜及关节软骨。后者是结核菌经血行先侵犯滑膜,病变往往持续数月至一年,再波及关节软骨及骨端。在晚期，关节组织和骨质均有明显改变时，则无法分型，此时称为全关节结核。

早期滑膜明显肿胀充血，表面常有纤维素性炎性渗出物或干酪样坏死物所覆盖。晚期由于纤维组织增生而致滑膜增厚。关节渗出液中常缺少蛋白质溶解酶，因而关节软骨破坏出现较晚。病变进一步发展，滑膜肉芽组织先破坏关节软骨，再侵入软骨下的骨质；亦可从关节囊附着部位，即关节非承重面，侵入骨内，沿关节软骨下蔓延。

X 线表现：骨型关节结核在骨骺与干骺结核骨端破坏的基础上，又出现关节周围软组织肿胀，关节骨质破坏及关节间隙不对称狭窄等。早期 X 线表现为关节囊和关节软组织肿胀膨隆，密度增高，软组织层次模糊，关节间隙正常或稍增宽，邻近节骨质疏松。病变发展，侵犯软骨和关节面，首先在关节非承重面，亦即骨端的边缘部分出现虫蚀状或鼠咬状骨质破坏，边缘模糊，且关节上下边缘多对称受累。关节软骨破坏出现较晚，虽已有关节面骨质破坏，而关节间隙可较长时间改变不明显。待关节软骨破坏较多时，则关节间隙变窄，且多为非匀称性狭窄，此时可发生关节半脱位（图 8 – 26）。骨端骨质疏松明显，周围肌肉萎缩变细。关节周围软组织常形成冷性脓肿，严重病例，病变愈合后产生关节强直，多为纤维性强直。

2）脊椎结核　骨关节结核中最常见的，好发于儿童和青年。发病部位以腰椎最多，胸椎次之。

X 线表现：① 骨质破坏，多发生于椎体的松质骨，骨破坏可开始于椎体内（中心型）或上、下缘（边缘型）。由于脊柱承重的关系，破坏了的椎体常塌陷变扁或呈楔形，并常导致局部后突畸形。边缘型者较早引起椎体终板软骨的破坏，进而病变侵入椎间盘。单纯附件破坏较少见；② 椎间隙变窄或消失，因相邻两椎体的终板被破坏。椎间盘完全破坏后，相邻的椎体可互相融合在一起；③ 冷性脓肿，为病椎周围软组织的干酪性脓肿。腰椎结核形成腰大肌脓肿，表现为一侧或两侧腰大肌轮廓不清或呈弧形突出；胸椎结核形成椎旁脓肿，表现为胸椎两旁梭形软组织肿胀影；颈椎形成咽后壁脓肿，表现为咽后壁软组织影增宽，并呈弧形前突（图 8 – 27）。

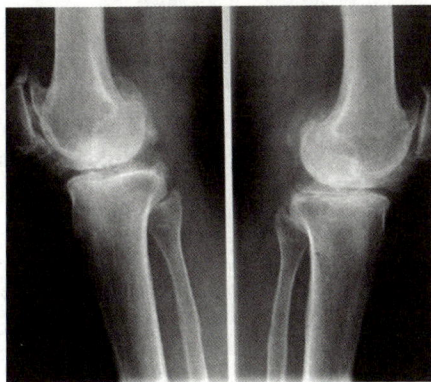

图 8 – 26　膝关节结核
膝关节明显破坏，关节非均匀性狭窄

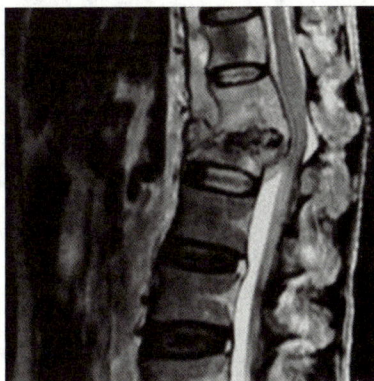

图 8 – 27　脊柱结核
磁共振 T2WI 加权像可见椎间盘及
椎体骨质破坏，椎前冷脓肿形成

（4）慢性骨关节病　是指发病缓慢、逐渐发展、病程较长、可涉及全身关节的疾病。

1）类风湿性关节炎　是以多发性、非特异性慢性关节炎症为主要表现的全身性疾病，以对称性侵犯手足小关节为特征。主要病理变化为关节滑膜的非特异性慢性炎症。初期以渗出为主，随后滑膜血管翳形成，并侵蚀软骨及骨等关节结构。

X 线表现：早期手足小关节多发对称性梭形软组织肿胀，关节间隙可因积液而增宽，进而关节间隙变窄。骨侵蚀起始于关节边缘，即边缘性侵蚀。骨性关节面模糊、中断，常有软骨下囊性病灶，呈多发、边缘不清楚的小透亮区，是血管翳侵入所致（图 8 – 28）。关节周围骨质疏松，早期多位于受累关节周围，以后可累及全身骨骼。晚期可见四肢肌肉萎缩，关节半脱位或脱位。还可引起关节纤维性强直。

2）强直性脊柱炎　是一种以中轴关节慢性炎症为主的全身疾病。几乎骶髂关节全部受累，常导致脊柱韧带广泛骨化而致骨性强直。关节滑膜的病理改变为非特异性炎症。滑膜炎症和血管翳可造成关节软骨和软骨下骨的侵蚀破坏，可发生骨化和钙化。

X 线表现：骶髂关节常为最早受累的关节，并且几乎 100% 被累及，双侧对称性发病为其特征。开始髂侧关节面模糊，以后出现破坏，呈鼠咬状，边缘增生硬化，关节间隙"假增宽"；随后关节间隙变窄，最后骨性强直、硬化。病变侵蚀椎体前缘上、下角发生骨炎引起骨破坏，使椎体前面的凹面变平直呈"方椎"。关节突关节面不整齐、骨质硬化、关节间隙消失，最终呈骨性强直（图 8-29）。炎症引起纤维环及前纵韧带深层的骨化，出现平行脊柱的韧带骨赘，形成"竹节状脊柱"。晚期，骨突关节囊、黄韧带、棘间和棘上韧带均可骨化。广泛的骨化使脊柱强直。髋关节是最常受累的周围关节，多双侧对称，表现为关节间隙变窄、关节面侵蚀、关节面下囊变、反应性骨硬化、髋臼和股骨头关节面外缘骨赘及骨性强直。

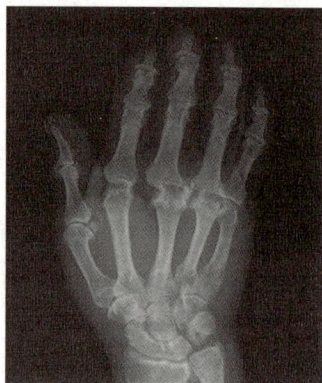

图 8-28 类风湿关节炎
手部掌指关节及指指关节多发骨质破坏

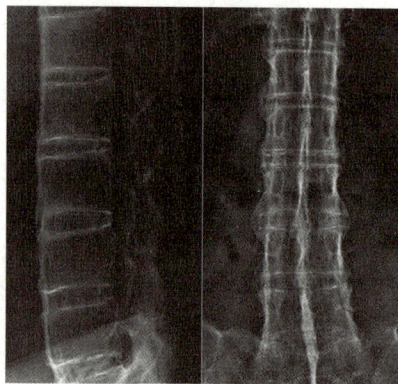

图 8-29 强直性脊柱炎
椎体边缘韧带钙化、硬化，椎体骨性强直

3）退行性骨关节病 是以关节软骨退变、关节面和其边缘骨质增生为特征的一组非炎症性病变。

X 线表现：关节间隙变窄是最常见的早期征象。骨赘为关节面周缘的骨性突起，呈唇样或鸟嘴样；软骨下反应性硬化为关节软骨下广泛密度增高，在邻关节面区最显著；后期软骨下囊变，可以单个或数个，表现为圆形、类圆形透光区，边缘清楚，常有窄硬化边；如果游离体有钙化或骨化则表现为关节腔内的游离高密度影。

脊椎退行性骨关节病包括椎间小关节和椎间盘的退行性变。椎间小关节改变有关节突变尖、关节面硬化和关节间隙狭窄，在颈椎钩突关节也有类似的改变。椎间盘退行性变的改变有椎间隙变窄、椎体相邻面硬化、椎体边缘出现骨赘等。

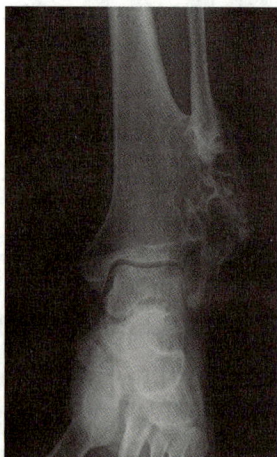

图 8-30 骨软骨瘤
胫骨下端外侧及腓骨下端可见多发骨软骨瘤，顶部可见软骨帽

4）椎间盘突出 是髓核通过破裂的纤维环向外突出。多见于活动度较大的部位，其中腰椎间盘突出最多见，其次为颈椎间盘。

（5）骨肿瘤和肿瘤样病变 骨肿瘤分良性和恶性，恶性又可分为原发性和继发性两大类，继发性骨肿瘤包括恶性肿瘤的骨转移和骨良性病变的恶变。骨肿瘤的种类有很多，下面介绍一些常见的骨肿瘤。

1）骨软骨瘤 为具有软骨帽的骨性突出物，常见于长骨干骺端的表面，只发生在软骨化骨的骨骼，是最常见的良性骨肿瘤。组织学上肿瘤由骨性基底、软骨帽和纤维包膜三部分构成。肿瘤分为单发性和多发性，后者具有家族遗传史。

X 线表现：骨性突起附于干骺端，邻近骺线，多背离关节生长，肿瘤以细蒂或广基与骨相连，其外缘为与正常骨皮质连续的一层薄的骨皮质，瘤体内可见骨小梁，与载瘤骨的小梁相延续。顶部的软骨帽若钙化则可见不规则点、线、环、片状致密影（图 8-30）。瘤体较大时可压迫邻近骨形成边缘整齐的压迹或引起畸形。

2）骨巨细胞瘤　来源于骨内不成骨的间充质组织，以 20～40 岁为常见。根据肿瘤细胞分化程度不同，可分为三级，Ⅰ级为良性，Ⅱ级为过渡类型，Ⅲ级为恶性。

X 线表现：发病部位多见于四肢长骨，尤以股骨远端、胫骨近端和桡骨远端为常见。肿瘤有横向生长的倾向，其最大径线常与骨干垂直。肿瘤多起源于干骺愈合后的骨端，早期多为偏心性溶骨性破坏，逐渐向周围膨胀，骨皮质变薄或破坏。如不并发病理骨折，一般无骨膜反应。膨胀的骨破坏区内可见纤细骨嵴，将肿瘤分隔成大小不等的小房，称为分房征（图 8 - 31）。骨破坏区与正常骨分界清楚，但无硬化带。若破坏区骨性包壳不完整，周围软组织中出现肿块者表示肿瘤生长活跃。良、恶性骨巨细胞瘤在 X 线上并无明确分界，以下几点提示恶性。①有较明显的侵袭性，如肿瘤与正常骨界限不清，有虫噬状、筛孔样骨破坏，骨性包壳和骨嵴残缺紊乱；②骨膜增生较显著，有 Codman 三角者；③较大的软组织肿块，超出骨性包壳的轮廓者；④患者年龄较大，疼痛持续加重或肿瘤突然生长迅速并有恶液质者。

3）骨肉瘤　是最常见的骨恶性肿瘤。肿瘤细胞能直接形成骨样组织或骨质。骨肉瘤的主要成分是肿瘤性成骨细胞、肿瘤性骨样组织和肿瘤骨，还可见肿瘤性软骨组织和纤维组织。骨肉瘤多见于青少年，男性较多。

X 线表现：骨肉瘤可发生于任何骨。以股骨远端、胫骨近端和肱骨近端多见，骨肉瘤可有以下的基本 X 线表现。①骨质破坏，多始于干骺端呈小斑片状、虫噬样破坏区，在皮质内呈筛孔状破坏。以后骨破坏区融合扩大形成大片的骨缺损；②肿瘤骨，是诊断骨肉瘤的重要依据。瘤骨的形态有：云絮状，是分化较差的瘤骨，边界模糊，密度较低；斑块状，为分化较好的瘤骨，密度较高，边界清楚，多见于髓腔内或肿瘤的中心部；针状，为多数细长骨化影，大小不一，边界清楚或模糊，彼此平行或呈辐射状，位于骨外软组织肿块内；③软组织肿块，软组织肿块境界多不清楚，肿块内常可见瘤骨；④骨膜增生和 Codman 三角，骨肉瘤可引起各种形态的骨膜新生骨和 Codman 三角，是骨肉瘤常见的重要的征象，但也可见于其他骨肿瘤和非肿瘤性病变（图 8 - 32）；⑤肿瘤软骨钙化，表现为小点状、弧形或环形高密度影。一般多位于肿瘤的外围。

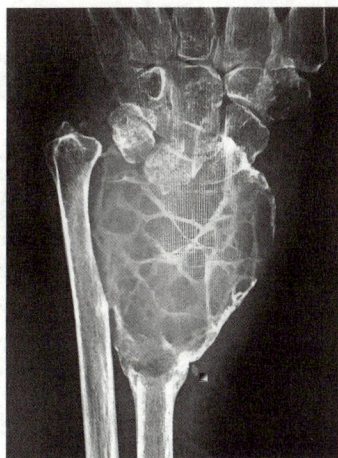

图 8 - 31　骨巨细胞瘤

桡远端膨胀，其内可见多发纤细骨嵴，多房样改变

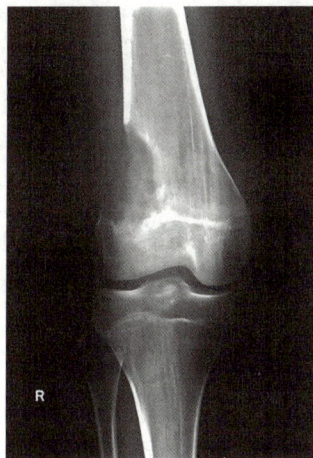

图 8 - 32　骨肉瘤

股骨下端骨质破坏，可见肿瘤骨，局部骨膜增生，Codman 三角形成

据骨破坏和肿瘤骨的多寡，骨肉瘤可分为 3 种类型。①硬化型：有大量肿瘤骨形成；软组织肿块内也有较多的瘤骨，骨膜增生较明显，骨破坏不显著。②溶骨型：以骨质破坏为主。早期为筛孔样骨质破坏，以后发展为虫蚀状、大片状骨破坏，易引起病理性骨折。一般仍可见少量瘤骨及骨膜增生。③混合型：即硬化型与溶骨型的 X 线征象并存。

4）骨转移瘤　是指骨外其他组织、器官的恶性肿瘤，经血行转移至骨而发病者，是恶性骨肿瘤中最常见的肿瘤。

X线表现：骨转移瘤的X线表现可分为溶骨型、成骨型和混合型，以溶骨型常见。①溶骨型，转移发生在长骨者，多在骨干或邻近的干骺端。表现为骨松质中多发或单发的斑片状骨质破坏。病变发展，破坏区融合扩大，形成大片溶骨性骨质破坏区，骨皮质也被破坏，但一般无骨膜增生和软组织肿块，常并发病理骨折。发生于扁骨者，多表现为大小不等的骨破坏区，有融合倾向，或可见软组织肿块影。发生在脊椎者则见椎体广泛性破坏，常因承重而被压扁，但椎间隙多保持完整。常见椎弓根受侵蚀、破坏；②成骨型，转移较少见，多系生长较缓慢的肿瘤引起。常见的原发肿瘤大多是前列腺癌，成骨型转移常多发，呈斑片状、结节状高密度影，密度均匀，位于松质骨内，边界清楚或不清楚而逐渐移行于正常骨结构中，骨皮质多完整；③混合型，转移则兼有溶骨型和成骨型的骨质改变。

（五）泌尿系统

泌尿系统由肾、输尿管、膀胱和尿道组成，均属于软组织密度，X线检查多需造影才能使其显示。

1. 正常 X 线表现

（1）肾　长12~13cm，宽5~6cm，其上缘约在第12胸椎上缘，下缘位于第3腰椎下缘水平。一般右肾略低于左肾。

（2）输尿管　全长约25cm，上接肾盂，下连膀胱。有三个生理狭窄，即肾盂输尿管连接处、越过骨盆边缘处和进入膀胱处。

（3）膀胱　膀胱的正常容量为200~300ml，形态、大小取决于充盈的程度。充盈满意的膀胱呈卵圆形，横置于耻骨联合之上，其下缘多与耻骨上缘相平，边缘光滑整齐，密度均匀。

2. 常见疾病 X 线表现

（1）泌尿系统结石　可发生于肾至尿道的任何部位，多见于肾和膀胱，90%结石平片可发现。

1）肾结石　男性较女性好发，结石多数位于一侧或双侧的肾盂或肾盏内。X线平片显示一侧或双侧肾盂肾盏区有一个或数个大小不等的圆形、卵圆形、鹿角形或不定型密度增高结石影，侧位摄片，肾结石常与椎体相重叠。

2）输尿管结石　常由肾结石移行而来，一般较小。平片可见圆形、卵圆形、桑椹形或枣核样结石影，常发生于输尿管生理性狭窄处。结石上方输尿管和肾盂常有不同程度的扩张和积水。

3）膀胱结石　结石多为阳性，耻骨联合上方卵圆形或椭圆形致密影，大小不等、边缘光整或毛糙，密度均匀、不均或分层（图8-33）。

（2）泌尿系统结核　大多继发于肺结核，主要侵犯肾，然后蔓延至输尿管及膀胱，多为单侧性。

X线表现：平片检查多无异常，有时可见肾内云絮状、环状和花瓣状钙化，有时可描绘出脓腔轮廓。全肾致密钙化为肾自截。肾结核钙化并不代表病灶痊愈，而表示有干酪样空洞存在。

诊断肾结核有赖于尿路造影检查。肾结核初期表现为肾小盏顶端圆钝且边缘不齐如虫蚀状。当乳头锥体部或皮质部形成溃疡空洞并与肾盏通连时，造影表现为一团与肾盏相连或位于肾盏外方皮质内、边缘不整齐、密度不均匀的阴影，相应肾盏边缘不整或变形狭窄。当病变发展为肾盏、肾盂广泛破坏或形成肾盂积脓时，排泄性尿路造影常

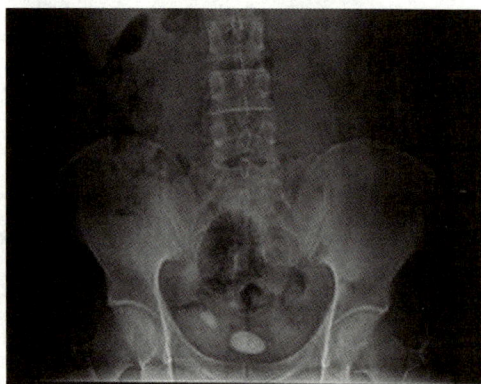

图 8-33　膀胱结石
膀胱区可见多发类圆形高密度结石影

不显影或显影延迟且淡。逆行肾盂造影肾盏、肾盂变成一个不规则的腔，波及整个肾脏。

输尿管结核表现为病侧输尿管边缘不整齐、宽窄不等，有时呈假串珠状表现或短缩而僵直。晚期可出现管壁条状钙化。轻微膀胱结核X线变化不明显。病变发展广泛时膀胱挛缩，体积可变小，边缘不整齐及毛糙。

（3）泌尿系统肿瘤

1）肾癌　中老年多见，男性多于女性。临床表现主要为无痛性血尿，有时可触及腹部肿物。腹部平片可见肾影局部增大，呈分叶或局限性隆凸。目前肾癌的诊断主要依赖于超声和 CT 检查。

2）膀胱癌　多为乳头状，可单发或多发。临床表现为血尿，可伴有尿痛、尿急及膀胱区疼痛。膀胱造影可显示大小不同的结节状或菜花样充盈缺损。

（杨兴益）

第二节　计算机体层成像检查

情境导入

情境：患者，男，53 岁。既往有高血压病史，8 小时前突发剧烈头痛，伴喷射状呕吐，肢体活动无障碍。

思考：1. 该患者应首选哪种影像学检查？

2. 检查前应如何做好患者的健康教育及准备工作？

3. 检查过程中应如何注意防护？

CT 是计算机体层成像（computed tomography）的简称。由 Hounsfield 1969 年首先设计成功，经神经放射诊断学家 Ambrose 应用于临床。CT 是利用 X 线束对人体选定层面进行扫描取得信息，经计算机处理而获得的重建图像，其密度分辨率明显优于普通 X 线图像，从而显著扩大了人体的检查范围，提高了病变的检出率和诊断的准确率。由于对医学的伟大贡献，Hounsfield 获得了 1979 年的诺贝尔奖。目前 CT 已成为临床上普遍使用的检查手段。

知识链接

CT 的发展史

1972 年，第一台 CT 问世，是 70 年代医学上最重大的成就之一，CT 从诞生至今，已有 40 多年发展史，经历了五代。

第一代（平移＋旋转）CT：主要用于头部扫描，扫描时间过长，运动伪影严重。

第二代（平移＋旋转）CT：在第一代的基础上改进，扫描时间减少，但仍存在运动伪影。

第三代（球管旋转－探测器旋转）CT：扫描时间 3～5 秒。

第四代（球管旋转－探测器静止）CT：扫描时间 2 秒。

第五代（球管静止－探测器静止）CT：适合于心脏的扫描，扫描时间短，减少运动伪影。

一、CT 的基本原理及设备

（一）CT 的基本原理

CT 是用 X 线束对人体某部位一定厚度的层面进行多方向扫描（图 8－34），由对侧的探测器接收透过该层面组织的 X 线，将其转变为可见光后，由光电转换器转变为电信号，再经模拟/数字转换器转为数字，输入计算机处理。计算机将输入的原始数据加以校正处理，经数字/模拟转换器转为不同灰阶的光点，形成重建图像。所以，CT 图像是由一定像素组成的计算机重建的断面图像。重建图像可由显示器显示、录入磁盘进

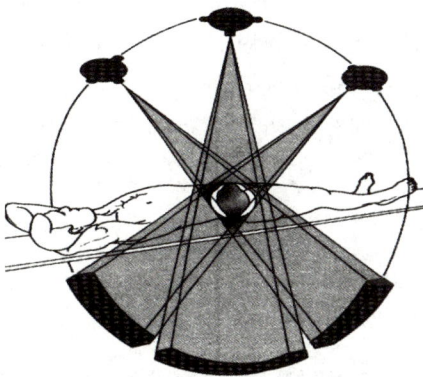

图 8－34　CT 成像基本原理

行存储或进行远距离传输。

（二）CT 设备

CT 装置发展很快，性能不断提高。初始设计成功的 CT 设备，要一个层面一个层面地扫描，扫描时间长，一个层面的扫描时间在 4 分钟以上，像素大，空间分辨力低，图像质量差，而且只能行头部扫描。经不断改进，扫描时间缩短，图像质量改善，并可行全身扫描，但扫描方式仍是层面扫描。1989 年设计成功螺旋 CT 又发展为多层螺旋 CT，才由层面扫描改为连续扫描，CT 的性能有很大的提高。此前，在 20 世纪 80 年代还设计出电子束 CT（EBCT），使图像质量、扫描速度得到大力提高，同时可进行多种图像重建，丰富了影像信息。

CT 设备包括三部分：①扫描部分，由 X 线管、探测器和扫描架组成，用于对检查部位进行扫描；②计算机系统，将扫描收集的数据信息进行处理、存储及图像重建；③图像显示和存储系统，将经计算机处理、重建的图像显示在显示器上，或用照相机拍摄于照片上，也可存储于光盘或磁盘中（图8－35）。

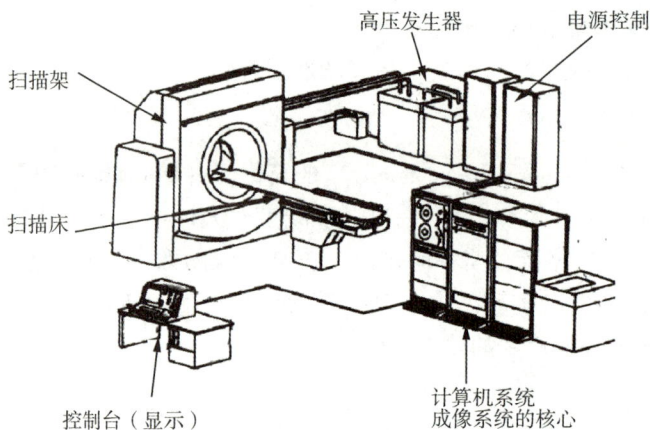

图 8－35　CT 设备示意图

二、CT 图像的特点

CT 图像是断面图像，常用的是横断面，是由一定数目自黑到白不同灰度的像素按矩阵排列所构成的灰阶图像。像素反映的是相应体素的 X 线吸收系数。与 X 线图像一样，密度高的组织为白影，密度低的组织为黑影。CT 的密度分辨力高，人体软组织之间的密度差别虽小，也能形成对比，在良好的解剖图像上显示出病变的图像。

CT 图像不仅以不同灰度显示组织密度的高低，还可将组织对 X 线吸收系数换算成 CT 值，说明其密度高低的程度。临床 CT 值单位用 HU（Hounsfield Unit）表示。将水的 CT 值定为 0HU，人体中骨皮质线吸收系数最高，CT 值定为 ＋1000HU，气体的密度最低，定为 －1000HU，人体中密度不同的各种组织的 CT 值则居于 －1000HU 到 ＋1000HU 的 2000 分度之间。

CT 图像为某一部位多个连续的横断面图像，通过图像重建技术，还可重建成冠状面和矢状面图像。

三、CT 检查技术

（一）普通扫描

1. 平扫　是指不用对比增强或造影的普通扫描，一般都是先行平扫。

2. 对比增强扫描　是经静脉注入水溶性有机碘对比剂后再行扫描的方法，较常应用。血管内注入碘对比剂后，器官与病变内碘的浓度可产生差别，形成密度差，可使病变显影更为清楚。常用方法为团注法，一般在 20~30 秒内将全部对比剂迅速注入。

3. 造影扫描 是先行器官或结构的造影，然后再行扫描的方法，临床应用不多。

（二）CT 灌注成像

CT 灌注成像是经静脉团注有机水溶性碘对比剂后，对感兴趣器官，例如脑（或心脏），在固定的层面行连续重复扫描，得到多帧图像，通过不同时间影像密度的变化，绘制出每个像素的时间－密度曲线，从而算出对比剂到达病变的峰值时间（PT）、平均通过时间（MTT）、局部脑血容量（rCBV）和局部脑血流量（rCBF）等参数，再经假彩色编码处理可得相应的参数图，分析这些参数与参数图可了解感兴趣区血流灌注状态。CT 灌注成像属于一种功能成像。

（三）CT 图像后处理技术

运用不同的后处理技术计算螺旋 CT 所获得的容积数据，形成各种重建图像。

1. 再现技术 可获得被检查器官的三维立体 CT 图像，通过旋转可在不同方位上观察；也可重组冠状、矢状乃至任意方位的断层图像及其他显示方式的图像。再现技术有 3 种，即表面再现、最大强度投影（MIP）和容积再现（VR）技术。

2. CT 血管造影（computed tomography angiography，CTA） 是静脉内注入对比剂后行 CT 扫描，可立体地显示血管影像。目前 CTA 主要用于显示动脉，少数用于显示静脉。

3. 仿真内镜显示技术 是将计算机技术与 CT 或 MRI 结合而开发出的仿真内镜功能。目前几乎所有管腔器官都可行仿真内镜显示，无痛苦，易为受检者所接受。仿真结肠镜可发现直径仅 5mm 的息肉，尤其是带蒂息肉。

四、CT 检查前患者的准备

（一）平扫检查

重点为受检查者准备。

1. 检查前须将详细病情摘要等相关资料提供给 CT 医生以备参考。

2. 检查前 4 小时禁食，腹部扫描者，检查前 1 周内不可做钡剂造影。

3. 检查时保持体位不动，胸、腹部检查前，指导受检者进行平静呼吸及屏气训练。

4. 去除检查部位衣物上的金属物品及饰品。

5. 危重的急诊患者，须在急诊医护人员监护下进行检查。

6. 妊娠妇女、情绪不稳定或急性持续痉挛者不宜做本项检查。

7. 不能配合的儿童患者，采取镇静措施如水合氯醛灌肠等后方可进行检查。

8. 上腹部检查者检查前禁食、禁饮 4~6 小时；检查前 30 分钟口服 1.5%~3% 泛影葡胺溶液 500~800ml，临检查前再口服 200ml，使对比剂充盈胃、十二指肠及近端小肠。

9. 盆腔检查者检查前晚口服缓泻剂；检查前嘱受检者饮水，使膀胱充盈尿液以利检查。

（二）增强扫描检查

受检者需要注射碘剂。因此，除做好平扫检查前受检者的准备之外，还应注意做好碘剂检查的相应准备与处理。

五、CT 检查的临床应用

CT 由于其特殊诊断价值，已广泛应用于临床，特别是螺旋 CT 和超高速 CT。但 CT 设备比较昂贵，检查费用偏高，某些部位的检查诊断价值，尤其是定性诊断，还有一定限度，所以不宜将 CT 检查视为常规诊断手段，应在了解其优势的基础上，合理地选择应用。

1. 中枢神经系统疾病 CT 检查的诊断价值较高，应用普遍。对颅内肿瘤、外伤性颅内血肿与脑损伤、脓肿、肉芽肿、脑梗死、脑出血、椎管内肿瘤和椎间盘脱出等病变的诊断较为可靠。

2. 头颈部疾病 对眶内占位性病变、早期鼻窦癌、中耳小胆脂瘤、听骨破坏与脱位、内耳骨迷路的轻微破坏、耳先天发育异常以及鼻咽癌的早期发现等 CT 检查均有一定价值。

3. 胸部疾病 CT 诊断已日益显示出其优越性，对肺癌及纵隔肿瘤的诊断很有帮助；肺内间质、实质的病变，以及胸壁、胸膜、膈的病变均可清楚地显示。

4. 心脏大血管 主要用于心包病变的诊断、观察冠状动脉和心瓣膜钙化、大血管壁钙化及动脉瘤改变等。

5. 腹部及盆腔疾病 CT 检查主要用于肝、胆、胰、腹膜腔、腹膜后间隙以及泌尿生殖系统疾病的诊断，尤其是占位性病变、炎症性和外伤性病变等。也可观察胃肠病变向腔外侵犯或远处转移等。

6. 骨与关节疾病 多数情况可通过简便、经济的常规 X 线检查确诊，因此使用 CT 检查相对较少。

（杨兴益）

第三节　磁共振成像检查 🅔 微课1

PPT

>> **情境导入** //

情境：患者，女，25 岁。右侧耳鸣，听力下降。CT 平扫无异常，临床拟诊内听道内小听神经瘤。

思考：1. 该患者现应选择哪一种影像检查技术进一步检查？
　　　　2. 检查前应如何做好患者的健康教育及准备工作？
　　　　3. 检查过程中应如何注意防护？

磁共振成像（magnetic resonance imaging，MRI）是利用原子核在强磁场内发生共振所产生的信号经图像重建的一种影像技术。早在 1946 年 Block 和 Purcell 就发现了物质的磁共振现象并应用于化学分析。1973 年 Lauterbur 发表 MRI 成像技术，使其应用于临床医学领域。

一、MRI 的基本原理及设备

（一）MRI 的基本原理

磁共振的现象涉及量子力学的原理，本节介绍磁共振这一物理现象最基本的理论知识。

1. 原子核在磁场内的特性 原子核在其自旋过程中产生的自旋磁动力（核磁矩）是由其所组成的质子和中子的情况决定的。含有偶数质子或中子的原子核其自旋核磁矩成对地相互抵消，整体上不呈现磁场。而含有奇数质子或中子的原子核具有核磁矩的物理特性。核磁矩的大小是原子核的固有特性，它决定 MRI 信号的敏感性。从理论上讲，很多元素都可以用磁共振来成像，然而，MRI 主要应用于氢的成像，其原因一是氢的原子核最简单，具有单一的质子及最强的磁矩；二是氢在人体内含量最高，所产生的磁共振信号是其他原子的 1000 倍。

2. 磁共振的发生 正常情况下，氢原子磁矩取向是杂乱无章的，因而磁矩相互抵消，如果将氢核（人体）置于静磁场中，磁矩取向不再是无规律的，而是按磁场的磁力线方向取向。其中大部分质子的磁矩顺磁场排列，位能低，呈稳态；少部分逆磁场排列，位能高。于是机体开始带有磁性，数秒钟之后达到平衡。这个过程即磁化，磁化的强度是一个可以测量的矢量。达到平衡时的磁化方向与机体纵轴方向一致。此时，向氢核（人体）按照 Larmor 频率（原子核的共振频率）发射射频脉冲（无线电波）对其进行激发，氢核获得能量出现共振，即磁共振现象。

3. MRI 信号的产生及图像形成 射频脉冲停止激发后，被激发的氢核将吸收的能量逐步释放出来，其相位和能级随之恢复到激发前的状态，这一恢复过程称为弛豫，恢复到原先平衡状态所需要的时间称为弛豫时间。有两种弛豫：纵向磁化恢复，其过程为纵向弛豫；横向磁化消失，其过程则为横向弛豫。纵向弛豫反映自旋核把吸收的能量传给周围晶格所需的时间，称为 T_1；横向弛豫时间，反映横向磁化衰减、丧失的过程，也即横向磁化所维持的时间，称为 T_2。

人体不同器官的正常组织与病理组织的 T_1 是相对恒定的，而且它们之间有一定差别，T_2 也是如此。这种组织间弛豫时间上的差别是 MRI 成像的基础。弛豫过程是一个释放能量和产生 MRI 信号的过程。其中产生的 MRI 信号通过射频系统所接收并传给计算机图像处理系统，以不同灰度或颜色的图像加以显示。

（二）MRI 设备

MRI 设备包括主磁体、梯度系统、射频系统、计算机及数据处理系统以及辅助设备等（图 8-36）。医用 MRI 设备所用的磁场强度一般为 0.35～3.0T，常用的为 1.5T。

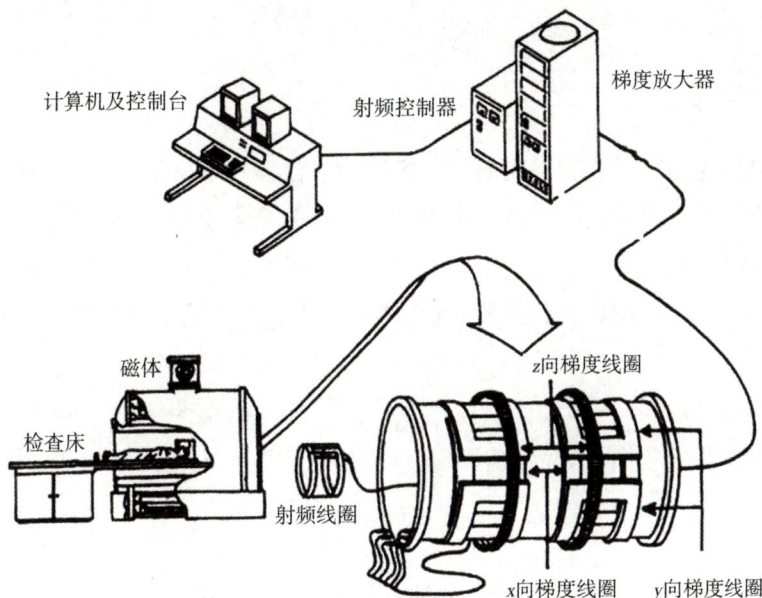

图 8-36 核磁成像设备

二、MRI 图像的特点

（一）灰阶成像及多参数成像

MRI 图像是模拟灰阶的黑白影像，反映的是 MRI 信号强度的不同或弛豫时间 T_1 与 T_2 的长短。MRI 若主要反映组织间 T_1 特征参数时，为 T_1 加权像（T_1 weighted imaging，T_1WI）。如主要反映组织间 T_2 特征参数时，则为 T_2 加权像（T_2 weighted imaging，T_2WI）。如主要反映组织间质子密度的差别，则为质子密度加权像（Proton density weighted imaging，PDWI）。MRI 是多参数成像。采用不同的扫描序列和成像参数，一个层面可获得 T_1WI、T_2WI 和 PDWI 三种图像（图 8-37）。

（二）血流成像

由于血液的流空效应，使心血管管腔显示清晰，是 MRI 检查的特点，是 CT 检查无法比拟的。

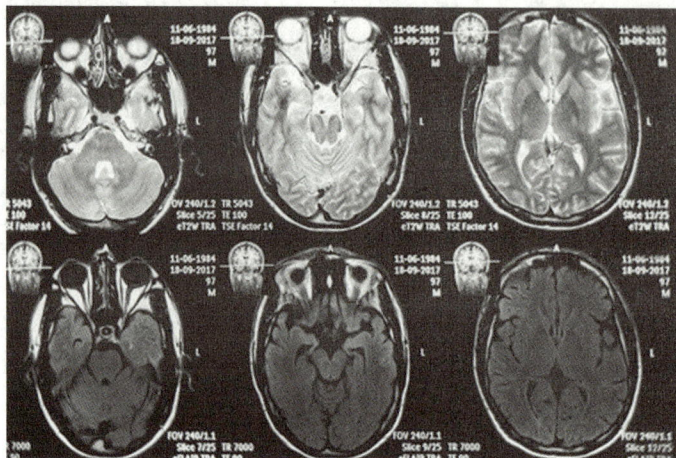

图 8－37　不同序列核磁共振图像

（三）三维成像

MRI 检查可获得横断面、冠状面、矢状面及其他方向的断面图像，解剖结构显示清楚，使病变与正常解剖结构关系明确，有利于病变的三维定位。

三、MRI 检查技术

MRI 要获取不同的图像必须选择适当的脉冲序列和成像参数。常用的脉冲序列有自旋回波序列、反转恢复序列、梯度回波序列等。不同的 MRI 检查技术所采用的成像参数不同。

（一）常规 MRI 检查

主要以横断面检查为主，配以矢状位和冠状位检查。T_1 加权像有利于观察解剖结构，T_2 加权像则显示病变组织较好。

（二）MRI 血管造影

MRI 血管造影是不需或仅向血管内注射少量对比剂可使血管成像的 MRI 技术，用是对血管和血流信号特征显示的一种技术。

（三）MRI 增强扫描

为提高 MRI 影像对比度，人为地改变组织的 MRI 特征性参数，MRI 对比剂可克服普通成像序列的限制，它能改变组织和病变的弛豫时间，从而提高组织与病变间的对比。在静脉内注入造影剂钆——二乙三胺五醋酸（Gadolinium－DTPA，Gd－DTPA）进行扫描，有助于发现病变、病变的定性定位及鉴别诊断等方面有重要价值。

（四）其他成像技术

在 MRI 检查中，还有一些其他的特殊技术。

1. 磁共振水成像技术　主要是利用静态液体具有长 T_2 弛豫时间的特点，使含液体的器官显影的技术，是一种安全、无需对比剂、无创伤性的影像学检查手段。

2. 脑功能成像 fMRI　可提供人脑部的功能信息，包括扩散成像（DWI，在对早期脑梗死的检查中有重要临床价值）、灌注成像（PWI）和血氧水平依赖性磁共振成像。

3. MRI 波谱技术　是利用 MRI 中的化学位移现象来测定分子组成及空间分布的一种检测方法，对一些由于体内代谢物含量改变所致的疾病有一定的诊断价值。

四、MRI 检查前患者的准备

1. 检查时请携带相关检查资料，尤其是相关检查部位的 X 线片、CT、MRI 等影像检查资料，供 MRI 检查时参考。

2. 腹部 MRI 检查前 4 小时禁食禁水。对于进行 MRCP（胆道水成像）的患者需在检查前 1 天晚 10 点后禁水禁食。

3. MRI 设备具有强磁场，如受检者带有义齿、手表、钥匙、磁卡等各种金属物品，装有心脏起搏器，或体内有金属或磁性物植入患者和早期妊娠的患者，幽闭恐惧症、高热或散热功能障碍者不能进行检查，以免发生意外。

4. 患者勿穿戴任何有金属的内衣，检查头、颈部的患者请在检查前日洗头，勿擦头油。

5. 检查前告知受检者磁共振检查时间较长，且患者所处的环境幽暗、噪声较大；嘱其要有思想准备，不要急躁，在医师指导下换上磁共振室检查专用的衣服和拖鞋，保持体位不动耐心配合检查。

6. 有意识障碍、昏迷、精神症状等不能有效配合检查的患者，除非经相关专业临床医师同意，否则不能进行 MRI 检查。

7. 不能配合的儿童患者须采取镇静措施，如水合氯醛灌肠等。

8. 宫内节育器有可能对 MRI 检查产生影响，必要时须将其取出后再行检查。

9. 增强检查的受检者除上述准备外，还应询问受检者对对比剂的过敏史；告知对比剂注射部位可出现短暂温热或疼痛，注射过程中也可能出现渗漏血管外现象；严重肾功能不全、肾移植及妊娠期妇女不建议使用钆对比剂，危重患者需由临床医生陪同；检查前签署"钆对比剂使用患者知情同意书"。

五、MRI 检查的临床应用

MRI 检查已广泛应用于临床，大大提高了临床诊断效果。但其设备比较昂贵，检查费用偏高，检查时间长，某些部位的检查诊断价值仍有一定限度，因此临床应合理地选择应用。

（杨兴益）

第四节　超声检查 微课 2

PPT

情境导入

情境：患者，女，26 岁，停经 64 天。突发右下腹剧痛，难以忍受，伴有头晕、恶心呕吐来院就诊，临床拟诊异位妊娠。

思考： 1. 为进一步明确诊断应对该患者进行哪项影像检查？

2. 检查前应如何做好患者的健康教育？

超声（ultrasound）是指振动频率每秒在 20000 赫兹(Hz) 以上，超过人耳听觉阈值上限的声波。超声检查是利用超声波的物理特性和人体器官组织声学特性相互作用后产生的信息，并将其接收和信息处理后形成图形、曲线，借此对疾病进行诊断的检查方法。

超声检查简单、方便、经济、无创、重复性强、临床应用广泛，已成为现代医学影像检查的重要组成部分。

一、超声的物理特性及成像基本原理

（一）超声的物理特性

超声波在人体内传播主要具有以下物理特性。

1. 指向性 超声波与一般声波不同。由于频率极高，而波长很短，在介质中呈直线传播，具有良好的指向性，此即超声对人体器官进行定向探测的基础。

2. 反射、折射和散射 超声在介质中传播与介质的声阻抗密切相关。声阻抗（Z）为声波传递介质中某点的声压和该点速度的比值，它等于密度（ρ）与声速（C）的乘积，$Z = \rho \cdot C$。超声束在具有同一声阻抗比较均匀的介质 1 中呈直线传播，如传播途中遇到大于波长且具有不同声阻抗的界面时，部分声束发生折射（refraction）进入介质 2，部分声束发生反射（reflection）。反射声束的多少与两介质间声阻抗差的大小有关，声阻抗差越大，反射越多。反射声束的方向与入射声束和界面间的夹角（即入射角）有关，其入射角（θ_i）等于反射角（θ_r）。

如超声束遇到远小于声波波长且声阻抗不同的界面（如红细胞）时则会发生散射，其能量向各个方向辐射。朝向探头方向的散射波称为背向散射或后散射（backscatter）。

3. 超声波的吸收与衰减 超声波在介质中传播时，随传播距离的增加入射声能逐渐被吸收而减少的现象，称为超声衰减。其原因为声束的扩散、反射和散射、介质的导热性、黏滞性和内摩擦吸收声能。

4. 多普勒效应 这一现象在自然界普遍存在，系指超声束在介质中传播时，当遇到与声源（探头）发生相对运动的活动界面（心脏）时，其反射波的频率将发生改变，称为多普勒效应。这一物理特性已广泛应用于心脏血管等活动脏器的检测。

（二）超声的基本原理

1. 超声波的产生 超声波由物体机械振动产生。目前医学上产生和接收超声波的元件为压电晶体。压电晶体作为一种换能器，具有两种可逆的能量转换效应。将压电晶体两侧所施压力的变化转为两端正负电位的变化，即将机械能转为电能，称为正压电效应；相反，压电晶体在交变电场中厚度的交替改变从而产生振动，即由电能转变为机械能，称为逆压电效应。超声波的产生是利用压电晶体的逆压电效应，超声波的接收是利用压电晶体的正压电效应。

2. 超声成像的基本原理 一般超声设备均有换能器（探头）、信号处理系统（主机）和显示器。探头发射一定频率的超声波，穿透人体多层界面组织进行传播，在每一层界面上均可发生不同程度的反射回波，这些回波含有超声波传播途中所经过的不同组织的声学信息，被探头接收并经过主机处理，在显示器上以不同的形式显示为波形或图像。

二、超声的种类及设备

1. A 型 以波幅变化反映反射回声强弱者，称为幅度调制型超声；目前已基本淘汰。

2. B 型 以辉度不同的明暗光点反映反射回声强弱者，称为辉度调制型超声；目前应用最广的一种。

3. M 型 以单声束取样获得活动界面超声，再予以时间以慢扫描方式将某一取样线上的活动界面展开获得"距离 – 时间"的曲线，称为 M 型超声；主要用于心脏检查。

4. D 型 利用多普勒效应对心脏血管内血流方向、速度及状态以频谱的形式或以一定声调的信号显示。临床上可分为频谱型多普勒和彩色多普勒血流显像（color Doppler flow imaging，CDFI）。CDFI 系对血流多普勒信号进行彩色编码，血流方向朝向探头的用红色表示，血流方向背离探头的用蓝色表示，湍流方向复杂，以绿色或多彩表示。CDFI 不仅能清楚地显示心脏大血管的形态结构，而且能直观形象地显示血流的方向、速度、性质、分布范围、有无反流及异常分流等，在心血管疾病检查方法中具有重要的临床应用价值。

新近的彩色多普勒显像仪还具有三维超声显像、彩色多普勒能量图、组织多普勒成像技术等新功能。

三、超声检查前患者的准备

（一）心理准备

超声检查前应就检查的必要性、安全性和检查步骤对受检者做必要的解释和说明，以缓解其紧张心理，配合检查。

（二）技术准备

1. 常规肝脏、胆囊、胆道及胰腺检查　一般空腹进行，必要时饮水 400~500ml，使胃充盈作为透声窗，以使胃后方的胰腺及腹部血管等结构充分显示。

2. 胃检查　检查前需饮水及服胃造影剂，以显示胃黏膜及胃腔。

3. 早孕、妇科、膀胱及前列腺的检查　患者于检查前 2 小时饮水 400~500ml 以充盈膀胱。

4. 心脏、大血管、外周血管、浅表器官、组织和颅脑检查　一般无需作特殊准备。

5. 婴幼儿检查不合作者　可灌肠后，待安静入睡后再进行检查。

6. 超声引导下穿刺

（1）疑有出血者，术前检测血小板计数、凝血酶原时间及活动度。

（2）禁食 8~12 小时。

（3）向受检者说明与检查有关的并发症，征得受检者或其亲属知情、签字后方可进行检查。

四、超声检查的临床应用

超声检查作为一种方便经济、无创的检查方法，不仅能观察脏器的解剖结构和形态，而且能检测其功能和血流状态，因此超声诊断已广泛应用于内科、外科、妇产科和儿科等临床各科，成为许多脏器、软组织器官病变首选的影像学检查方法。

（一）肝脏的超声诊断

1. 正常声像图　正常肝脏切面轮廓清晰，被膜光滑，呈细线样回声。大小形态因体形、身长而异。肝上界多位于 5、6 肋间，下界右肋缘下平静呼吸探测不到。肝左叶剑突下不超过 5cm，右叶最大斜径为 10~14cm。肝实质呈均匀一致弥漫分布的细点状中低水平回声。肝内显示的管道结构主要为门静脉和肝静脉及其分支，前者管壁较厚，回声较强，其主干内径小于 1.4cm；后者管壁薄，回声弱，汇流至下腔静脉。

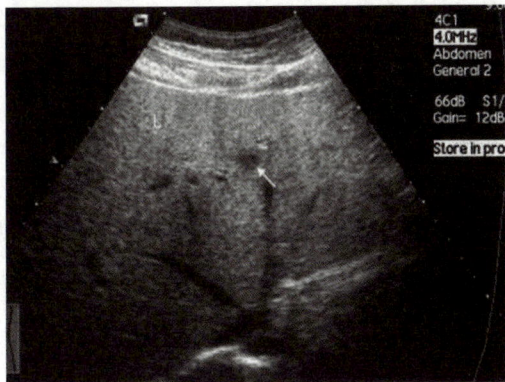

图 8-38　肝癌超声图
可见低回声结节，肝实质颗粒度增粗

2. 常见病声像图

（1）肝硬化　其声像图表现为：①肝脏形态失常，体积缩小，被膜不光滑，典型者呈锯齿状；②肝实质回声不均匀增强；③肝静脉变细，迂曲，走向不清；④门静脉高压征象，门静脉主干内径大于 1.4cm，脾静脉扩张，脐静脉再通，脾大，厚度大于 4cm，腹腔内可见腹腔积液形成的不规则液性无回声暗区；⑤胆囊壁增厚呈双边影。

（2）肝癌　声像图复杂多样，按其病变区回声分为：①高回声型，占大多数，表现为肝实质内可见单发、多发境界较清晰、边缘不规则的高回声结节，周围多伴有低回声晕；②低回声型，表现为圆形或近似圆形的边界清楚的低回声结节，有时周围可见高回声环状包膜（图 8-38）；③等回声型，病变区内回声与周围正常肝组织相似，需多方向仔细扫查方可辨其边界；④混合型，病变区强回声内间以不规则低回声或无回声区，多在病变发生坏死、液化或出血时出现。

肝癌的继发征象：肝脏非对称性肿大，形态失常，肝脏边缘角变钝，接近肝包膜肿瘤可向表面突出，形成"驼峰征"；癌肿结节周围管道结构受压移位、扭曲或狭窄或闭塞；晚期患者可在门静脉、下腔静脉、肝静脉、胆管内发现癌栓或在胸、腹腔内出现胸、腹腔积液的无回声暗区等转移征象。

继发性肝癌的声像图特征：多在肝内出现多发的、大小及图形特征相似的强回声或低回声结节。淋巴瘤、肉瘤及霍奇金病的肝转移瘤表现为回声减弱区；乳腺癌、肺癌转移瘤呈"牛眼征"声像图；结肠癌、胃癌、食管癌及泌尿系统癌肿肝转移灶多为高回声结节。

（二）胆道系统的超声诊断

1. 正常声像图　空腹状态下正常胆囊切面呈梨形、长茄形或椭圆形，轮廓清晰，长径不超过9cm，前后径不超过3cm。壁薄光滑，厚度为0.2~0.3cm。囊内均匀无回声，后方回声增强。肝外胆管可分为上、下两段。上段位于门静脉前方，与门静脉平行形成双管结构，其内径小于或等于门静脉的1/3；下段因受肠道气体的干扰，超声不易显示。胆总管内径为0.6~0.8cm。左、右肝管常可显示，内径多在0.2cm以内，二级以上胆管超声一般不易显示。

2. 常见病声像图

（1）胆囊炎

1）急性胆囊炎　单纯性胆囊炎胆囊稍大，囊壁略厚而粗糙。形成化脓性胆囊炎后则可见：①胆囊体积增大，囊壁模糊增厚，厚度超过0.3cm，可呈现"双边影"；②囊内可见疏散或密集的细小或粗大斑点状回声；③多伴有胆囊结石；④胆囊发生穿孔时，可见胆囊局部膨出或缺损，以及胆囊周围的局限性积液。

2）慢性胆囊炎　轻者无明显的声像图特征，仅有囊壁稍增厚。典型者可见胆囊肿大或萎缩，囊壁增厚，腔内可见结石或由组织碎屑所致的沉积性回声图像。多数胆囊丧失收缩功能。

（2）胆囊结石　超声诊断准确率达95%以上。典型胆囊结石的声像图为：①胆囊腔内有一个或数个强回声团；②在强回声团后方伴有声影，其宽度与结石大小一致；③改变体位时结石回声团沿重力方向移动。同时具有以上三个特征是超声诊断胆囊结石的可靠条件（图8-39）。

此外，胆囊充满结石时，正常胆囊的无回声区消失，仅在胆囊区探及半月形或弧形强回声带，后伴较宽声影。泥沙样结石表现为在胆囊后壁沉积的强回声带，变动体位可见沉积带移动。胆囊壁内胆固醇结晶表现为胆囊壁内可见2~3mm大小的强回声斑点，后有彗尾状强回声。

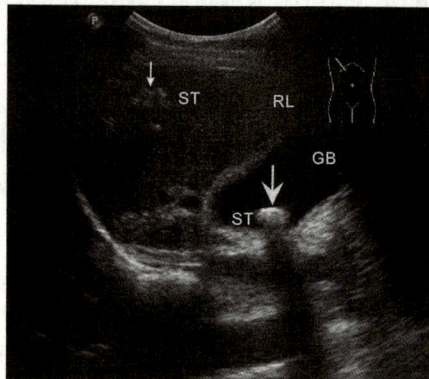

图8-39　胆结石超声图
胆囊腔内可见多发强回声结石影，后方伴声影

（三）泌尿系统的超声诊断

1. 正常声像图

（1）肾　轮廓清晰、被膜光滑，长10~12cm，宽5~6cm，厚3~5cm，呈带状强回声。外周肾实质呈低回声，间有少许散在点状回声；中央部为肾盂、肾盏、肾内血管及脂肪构成的肾窦区，呈不规则的高回声区，其宽度因人而异，一般占肾宽度的1/2~2/3。

（2）膀胱　充盈时，横切面呈圆形、椭圆形或四方形，纵切面略呈三角形。膀胱壁呈强回声带，显示清晰，有良好的连续性。膀胱内尿液为无回声区。

（3）前列腺　可经腹壁、直肠或会阴部探查。经腹壁探查时，横切面呈左右对称而圆钝的三角形或栗子形。包膜整齐而明亮，实质呈均匀低回声。其上下径为3cm，前后径为2cm，左右径为4cm。

2. 常见病声像图

（1）肾结石　肾窦区内出现一个或多个点状或团块状强回声，直径大于0.3cm的结石后方可伴有声影。结石嵌顿可致肾积水。超声检查可发现 X 线平片检查阴性的结石，弥补了 X 线检查之不足。

（2）肾积水　超声极易诊断，表现为肾窦强回声分离扩张，其内出现前后径超过 1.5cm 的长条形、椭圆形无回声区，呈饱满感，多个液腔互相通连。轻度肾积水肾外形及肾实质无改变。中度肾积水肾窦区呈手套状或烟斗状无回声区。重度肾积水肾窦区被巨大无回声区所代替，肾实质受压变薄，肾体积明显增大。

（3）膀胱结石　膀胱无回声区内出现单个或多个点状或团块状强回声，其后伴有声影。强回声团可随体位改变而移动。

（4）前列腺增生症　前列腺各径线均增大，以前后径增大更为重要，严重者可突入膀胱腔内。前列腺断面呈圆形或接近球形，大多数外形规整，左右对称。内外腺比例异常，由正常时的 1：1 变为 2.5～7：1。多数患者在前列腺内出现单个或多个中低回声的增生结节。本病常与前列腺结石并存，部分病例可伴发残余尿增多或尿潴留。

（四）妇产科的超声诊断

超声检查对妇产科疾病的诊断有较高的应用价值。可了解子宫、附件的大小、形态及有无发育异常；诊断子宫、附件病变，确定节育环的位置；早期妊娠诊断；监测胎儿发育情况，有无畸形；以及羊水、胎盘情况等；并可在超声引导下进行诊断性穿刺和治疗。

1. 正常子宫声像图　膀胱适当充盈，纵切面子宫一般呈倒梨形，横切面呈椭圆形，轮廓清晰，被膜光滑，子宫肌层呈均匀低回声区，中央可见呈强回声表现的宫腔内膜线。成年妇女正常子宫长径为 5.5～7.5cm，前后径为 3～4cm，横径为 4～5cm。

2. 子宫肌瘤　是妇科常见良性肿瘤，其声像图表现主要与肌瘤的位置、大小和有无继发改变等因素有关。其主要表现有：①子宫增大或出现局限性隆起，致子宫切面形态失常；②肌瘤结节一般呈圆形低回声或等回声区或分布不均的强回声，等回声结节周围可见低回声晕（图 8－40）；③黏膜下肌瘤或肌壁间肌瘤可推压宫腔，使宫腔内膜回声线移位或变形；④浆膜下肌瘤可使膀胱产生压迹与变形。

3. 正常妊娠子宫的诊断

（1）早孕　超声诊断早孕的依据是在宫腔内（或其他部位）发现妊娠囊。一般在妊娠第 5 周时即可显示；第 6 周时妊娠囊的检出率达 100%，声像图表现为圆形或椭圆形光环，其内呈无回声；第 7 周，妊娠囊内可见胚芽回声；第 8 周可发现原始心管搏动。

（2）中晚期妊娠　超声容易诊断，超声检查多系要求明确胎儿数目，判定胎儿是否存活；确定胎方位；监测胎儿生长发育情况（如胎头双顶径、股骨长径等）；了解胎儿各器官构造及胎盘、脐带、羊水等情况，以便采取相应措施。

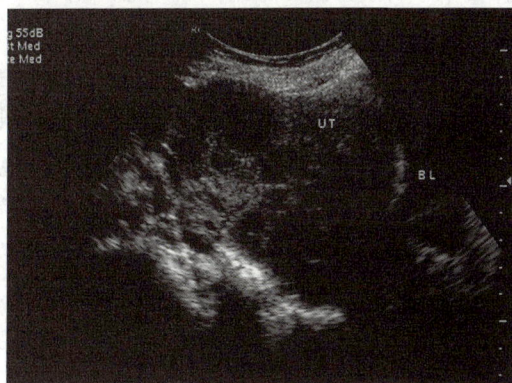

图 8－40　子宫肌瘤超声图
子宫体可见类圆形低回声团块，周围伴声晕

（五）其他

1. 眼　眼球位置表浅，结构精细，高频超声检查可对内膜（视网膜、脉络膜）性病变、眼内或眶内肿瘤性病变及眼外伤等多种疾病进行诊断。

2. 甲状腺与乳腺　高频超声可探查其病灶并判断物理特性，初步鉴别病灶的良、恶性。

3. 介入性超声　是现代超声医学的一门新技术。其主要特点是在实时超声引导或监视下，完成各种穿刺活检、抽吸引流、X 线造影及注药治疗等操作，以满足临床诊断及治疗的需要。如实性肿物穿刺活检、肝肾囊肿的抽吸硬化治疗、肿瘤的局部药物治疗等。由于超声显像具有实时、准确、无创、简单、经济等优点，因此在临床上得到了广泛应用。

知识链接

超声检查在心脏大血管的临床应用

可观测心脏、大血管及外周血管的解剖结构、血流情况及测定其厚度与大小及功能状态。常用于对先天性心脏病、瓣膜病、心肌病、冠心病及血管性病变的检查。

(乔英艳)

第五节　内镜检查 e 微课3

PPT

情境导入

情境：患者，男，56岁。近数月来自觉胸骨后不适，进食后有异物感，食管X线钡餐检查无异常发现。

思考：1. 为了进一步明确诊断，该患者应做何种检查？

2. 检查前应如何协助患者做好准备和护理？

3. 检查过程中护士应如何配合？

一、基本知识

内镜（endoscopy）检查和治疗，已广泛得到了临床应用。以胃镜为例，经历了硬式内镜、可曲式内镜、纤维内镜至电子内镜的发展历程。可直接或放大观察病变并活检，配以摄影、黏膜染色、内镜超声等技术，明显提高了各系统疾病的诊断率；内镜下治疗能避免常规手术的需要，靠电子摄像系统，成像于电视屏幕上，可供人观看和分析，便于教学、会诊及资料的存储，目前临床常用的电子内镜包括胃镜、肠镜、气管镜、膀胱镜、腹腔镜、胸腔镜等，不仅可对大肠、小肠、胆管、胰管等部位进行检查治疗，尚可延伸到对呼吸系统、泌尿系统、生殖系统、胸腹腔病变进行诊断治疗，因而成为一个崭新的诊治领域，称为内镜学（endoscopicology），达到内镜技术发展的全新境界。内镜检查和治疗存在一定的风险及并发症，检查和治疗前需告知患者，并让其在知情同意书上签字。

二、上消化道内镜检查

上消化道内镜检查包括食管、胃、十二指肠检查，是应用最早、进展最快的内镜检查，同样称为胃镜检查。

（一）适应证

1. 有上腹部不适、腹痛、腹胀、吞咽困难、恶心、呕吐等上消化道症状，原因不明者。

2. 不明原因的上消化道出血。急性上消化道出血，胃镜检查可获早期的病因诊断，还可进行内镜下止血。

3. 经X线钡餐检查不能确诊的上消化道病变，或疑有肿瘤者取组织活检。

4. 需要随访观察的病变，如反流性食管炎、萎缩性胃炎、溃疡、术后残胃等。

5. 需通过内镜治疗者，如止血、切除息肉或肿物、扩张食管、植入支架、取出食管异物。

（二）禁忌证

1. 严重心、肝、肾、肺等器官功能不全或全身衰竭不能耐受者　如心肌梗死急性期、心力衰竭、严重心律失常、呼吸衰竭、休克、支气管哮喘急性发作、严重凝血功能障碍。

2. 内镜插入困难者 如腐蚀性食管、重症咽喉部疾病等。

3. 容易导致严重并发症者 如胃急性损伤、胃十二指肠穿孔急性期、严重颈胸段脊柱畸形、主动脉瘤。

4. 神志不清、精神失常及不能合作者。

5. 传染性疾病 如开放性肺结核、急性肝炎或胃肠道传染病等暂缓检查。

6. 消化道出血、血压不稳定或血红蛋白 < 50g/L。

（三）检查前准备

1. 做好解释工作 消除患者恐惧心理，取得患者合作。

2. 禁食 患者至少禁食6~8小时，胃排空延缓者应禁食更长时间，必要时洗胃后再做检查。

3. 咽部麻醉及去泡剂 麻醉时间不足者，术前追加口喷利多卡因，口服去泡剂如二甲硅油等以去除黏膜表面泡沫。

4. 镇静剂 过分紧张者给予适量镇静剂；做镜下治疗时为减少蠕动，可给予适量解痉剂，如阿托品等。

5. 检查胃镜及配件 检查线路、电源开关、监视器屏幕影像，注意光源、送水、送气阀及吸引装置、操作部旋钮控制的角度、内镜室监护设施、氧气及急救用品等。

6. 签署知情同意书 患者了解检查目的、有无内镜检查禁忌证及危险性，并签署知情同意书。

（四）检查方法要点

1. 患者取左侧卧位，双腿屈曲，头垫低枕，使颈部松弛，松开领口及腰带，取下义齿。

2. 口边置弯盘，嘱患者咬紧牙垫，铺上无菌巾或毛巾。

3. 医生左手持胃镜操纵部，右手持胃镜先端约20cm处，直视下将胃镜经口插入咽部，缓缓沿舌背、咽后壁插入食管。嘱患者深呼吸，配合吞咽动作可减少恶心，有助于插管。注意动作轻柔，避免暴力，勿误入气管。

4. 胃镜先端通过齿状线缓缓插入贲门后，在胃底部略向左、向上可见胃体腔，推进至幽门前区时，伺机进入十二指肠球部，再将先端右旋上翘90°，操纵者向右转体90°，调整胃镜深度，即可见十二指肠降段及乳头部。由此退镜，逐段观察，配合注气及抽吸，可逐一检查十二指肠、胃窦、胃角、胃体、胃底及食管各段。注意各部位管腔的大小、形态、黏膜皱襞、黏膜下血管、分泌物性状以及胃蠕动情况。特别应注意勿遗漏胃角上部、胃体垂直部及贲门下病变。

5. 对病变部位可摄像、染色、局部放大、活检、刷取细胞涂片及抽取胃液检查以助诊。

6. 退出胃镜时尽量抽气防止腹胀。被检查者2小时后进温凉流质或半流质饮食。

（五）并发症

胃镜检查相对比较安全。一般并发症有喉头痉挛、咽喉部损伤感染、下颌关节脱臼、食管贲门黏膜撕裂等。严重并发症有麻醉意外、吸入性肺炎、心搏骤停、心肌梗死、食管及胃肠穿孔、出血等，应注意防范。

（六）上消化道疾病的诊断

1. 急性胃炎 内镜下可见胃黏膜充血、水肿、出血斑及表面附有脓性分泌物。

2. 慢性浅表性胃炎 最为常见。内镜下黏膜充血水肿、斑片状发红、黏膜下充血及片状糜烂，或呈多发性隆起，表面糜烂，周围有红晕。

3. 慢性萎缩性胃炎 内镜下表现为黏膜苍白或花斑状（以白为主）、黏膜萎缩变薄、皱襞变浅甚至消失或黏膜下血管透见；局灶增生和肠腺化生者表现为黏膜呈小结节状或粗糙颗粒状改变，黏膜表面缺少光泽，分泌物少。

4. 溃疡 以十二指肠球部及胃窦部多见，内镜下见相对规则的圆形或椭圆形凹陷，底部覆以白苔、血痂及血凝块，周围黏膜尚光滑但多有充血、水肿及黏膜集中，分别可见溃疡活动、愈合及瘢痕化过程。

5. 肿瘤 我国以胃癌、食管癌多见，胃镜是最佳检查方法。

三、下消化道内镜检查

下消化道检查包括乙状结肠镜、结肠镜、小肠镜，小肠镜应用较少，临床主要是结肠镜检查。在此仅介绍结肠镜检查。

（一）适应证

1. 病因不明的便血、大便习惯异常或有腹痛、腹部包块、贫血等症状和体征者。
2. 钡剂灌肠发现病变但不能确诊者。
3. 肠道炎症性肠病的诊断与随诊。
4. 结肠癌术前确诊、术后随访，息肉摘除术后随访。
5. 下消化道需行镜下止血及结肠息肉摘除者。
6. 原因不明的低位肠梗阻。

（二）禁忌证

1. 肛门、直肠严重狭窄。
2. 急性重度结肠炎。
3. 急性弥漫性腹膜炎、腹腔脏器穿孔、多次腹腔手术、腹腔内广泛粘连。
4. 妊娠期妇女。
5. 严重心肺功能不全、精神失常及昏迷者。
6. 肠道准备不够、内容物过多影响观察者。

（三）检查前准备

1. 精神准备 做好解释工作，消除患者恐惧心理，以取得患者的配合。

2. 饮食准备 检查前3天进少渣易消化饮食，需做高频电切手术者勿食乳制品。检查当日禁食早餐，对明显饥饿者可饮糖水或输液。

3. 肠道准备 检查前3~4小时嘱患者饮平衡电解质液（主要含氯化钠）3000~4000ml或含磷酸缓冲液的清肠液。也可口服甘露醇、番泻叶、全肠道清洗等，如需行高频电凝切除等治疗时不宜选用甘露醇（因其在大肠内被细菌分解产生可燃气体氢，术时有引起爆炸的危险）。

4. 签署知情同意书 让患者阅读结肠镜申请单及简要询问病史及体检，了解检查目的、有无结肠镜检查禁忌证及危险性，签署知情同意书。

5. 检查结肠镜及配件 检查结肠镜线路、电源开关、监视器屏幕影像，注意光源、送水、送气阀及吸引装置、操作部旋钮控制的角度、内镜室监护设施、氧气及急救用品等。

6. 术前用药 一般情况下无需用药，如患者情绪紧张可使用适量镇静剂或解痉剂，但上述药品可使痛阈增高，降低结肠穿孔反应信号，需特别警惕。

（四）检查方法要点

1. 国内多采用双人操作检查，亦可单人操作。镜检难度较胃镜为大，需要术者与助手默契配合，共同完成。
2. 嘱患者穿上带孔洞的检查裤，取左侧卧位，双腿屈曲。
3. 术者先做直肠指检，了解有无肿瘤、狭窄、痔疮、肛裂等。此后助手将肠镜先端涂上润滑剂（一般用硅油，不可用液状石蜡，可损坏肠镜前部橡胶外皮）后，嘱患者张口呼吸，放松肛门括约肌，以右手示指按压镜头，使镜头滑入肛门，此后按术者指令循腔进镜。
4. 遵照循腔进镜原则，少量注气，适当钩拉，去弯取直，防袢、解袢。助手随时用沾有硅油的纱布润滑镜身，逐段缓慢插入肠镜。特别注意抽吸气体使肠管缩短，在脾曲、肝曲处适当钩拉、旋镜，并配合患者呼吸及体位进镜，以减少转弯处的角度，缩短检查距离。

5. 助手按检查要求以适当的手法按压腹部，以减少乙状结肠、横结肠结样，对检查特别有帮助。

6. 到达回盲部的标志为内侧壁皱襞夹角处可见圆形或椭圆形漏斗状的阑尾开口，Y 字形（画盘状）的盲尖皱褶及鱼口样的回盲瓣，部分患者在右下腹体表可见到集中的光团。在回盲瓣口尽可能调整结肠镜前端角度，伺机插入或挤入回盲瓣，观察末端回肠 15～30cm 范围的肠腔与黏膜。

7. 退镜时，操纵上下左右旋钮，灵活旋转前端，环视肠壁，适量注气、抽气，逐段仔细观察，注意肠腔大小、肠壁及袋囊情况。对转弯部位或未见到结肠全周的肠段，调整角度钮及进镜深度，甚至适当更换体位，重复观察。

8. 对有价值的部位摄像、取活检及细胞学等检查以助诊。

9. 做息肉切除及止血治疗者，应用抗生素数天，半流食和适当休息 3～4 天。

（五）并发症

结肠镜检查相对安全，其并发症主要有肠道穿孔、出血、肠系膜、浆膜撕裂及心脑血管意外等，主要原因为适应证选择不当，术前准备不充分，术者缺乏经验、操作不熟练和（或）术者在进镜困难时急躁、缺乏耐心而粗暴进镜等所致。

（六）结肠疾病的内镜诊断

1. 肠结核　本病以回盲部多见，主要病变有肠管狭窄、溃疡、增生结节等。

2. 溃疡性结肠炎　病变多见于直肠，以左半结肠受累多见。肠黏膜充血、水肿、呈颗粒感、失去光泽；多发性黏膜糜烂及溃疡形成；慢性期可见炎性息肉。

3. 溃疡性结肠炎　病变多见于直肠，以左半结肠受累多见。肠黏膜充血、水肿、呈颗粒感、失去光泽；多发性黏膜糜烂及溃疡形成；慢性期可见炎性息肉。

4. 结肠肿瘤　包括良性肿瘤和恶性肿瘤。良性以息肉多见，属癌前病变，息肉大小、形态、有无蒂对判断类型及预后很重要。恶性肿瘤主要是结肠癌，病理类型与胃癌相似，好发于直肠、乙状结肠。

四、纤维支气管镜检查

纤维支气管镜检查是呼吸系统疾病诊疗的重要手段，在临床广泛应用。

（一）适应证

1. 原因不明的咯血，需明确出血部位和咯血原因者。
2. 性质不明的弥漫性肺病变、肺内孤立性结节或肿块需做活检者。
3. 难以解释的干咳或局限性喘鸣、原因不明的肺不张或胸腔积液。
4. 吸收缓慢或在同一段、叶反复发生的肺炎。
5. 原因不明的喉返神经麻痹和膈神经麻痹者。
6. X 线胸片示块状影、肺不张、阻塞性肺炎，怀疑肺癌者。
7. X 线胸片无异常，但痰细胞学阳性的"隐性肺癌"者。
8. 收集肺深部细支气管的分泌物做病原学培养。
9. 钳取支气管异物、肺脓肿吸痰及局部用药，对气道狭窄患者在纤维支气管镜下行球囊扩张或放置支架灯介入治疗。

（二）禁忌证

1. 对麻醉药过敏或不能配合检查的患者。
2. 有严重心肺功能不全、严重心律失常、频发心绞痛、新近发生心肌梗死者。
3. 全身状况极度衰弱不能耐受检查者。
4. 出、凝血功能障碍者。

5. 主动脉瘤有破裂危险者。

6. 新近有上呼吸道感染、高热、哮喘发作、大咯血者暂缓检查。

（三）检查前准备

1. 向患者说明检查目的、大致过程和配合的方法，取得患者良好合作。术前禁食 4 小时，术前半小时肌内注射阿托品 0.5mg 和地西泮 10mg。

2. 详细了解病史与身体评估，了解患者的心肺功能。患者需有近期胸片（包括正侧位片、必要时有断层片或胸部 CT 片），以确定病变位置。

3. 对有出血倾向者，必要时做凝血时间和血小板计数等检查。对年老体弱、心肺功能不佳者做心电图和肺功能检查。

4. 术前仔细检查器械各部、管道、吸引管是否完好通畅，调节钮是否灵活、插入部件是否光滑，软管有无破损，活检钳、后视镜等是否正常。

5. 局部麻醉常用 2% 利多卡因溶液，可咽喉喷雾，也可在纤维支气管镜镜管插入气管后滴入或经环甲膜穿刺注入。

（四）检查方法要点

1. 患者一般取平卧位，不能平卧者可取坐位。

2. 术者用左手或右手持纤维支气管镜的操纵部，拨动角度调节环和钮，持镜经鼻或口腔插入，找到会厌与声门，观察声门活动情况。

3. 当声门张开时，将镜快速送入气管，在直视下边向前推进边观察气管内腔，达到隆突后观察隆突形态。见到两侧主支气管开口后，先进入健侧再进入患侧，依据各支气管的位置，拨动操纵部调节钮，依次插入各段支气管，分别观察支气管黏膜是否光滑，色泽是否正常，有无充血水肿、渗出、出血、糜烂、溃疡、增生、结节与新生物以及间嵴是否增宽，管壁有无受压，管腔有无狭窄等。

4. 对直视下的可见病变，先活检，再用毛刷刷取涂片，或用 10ml 灭菌生理氯化钠溶液注入病变部位进行支气管灌洗，做细胞学或病原学检查。对某些肺部疾病如肺泡蛋白沉积症，尚可行支气管肺泡灌洗。

（五）并发症

纤维支气管镜检查已经广泛应用于临床，可能出现的主要并发症有低氧血症、出血、气胸、发热、喉及支气管痉挛、麻醉药过量或对麻醉药过敏而出现的呼吸抑制反应，甚至心搏骤停。只要掌握好适应证，术前准备充分，操作熟练小心，一般不会出现并发症。出现并发症时，要及时做相应的处理。

（六）纤维支气管镜的临床评价

对肺部感染、肺不张、肺癌、胸膜疾病、胸片正常的咯血患者可进行协助诊断；对各种原因所致的呼吸衰竭、胸外伤或胸腹手术后并发症、摘取异物、肺部感染、大气道狭窄可进行协助治疗。

（邵小娇）

目标检测

一、单选题

【A1 型题】

1. 作为 X 线的特性，下列为透视基础的是（　　）

    A. 穿透性   B. 荧光效应   C. 摄影效应

    D. 电离效应   E. 生物效应

2. 硫酸钡常用于（　　）

    A. 中枢检查   B. 血管检查   C. 消化道检查

    D. 泌尿系统检查   E. 胆系造影

3. 关于胃肠钡餐造影前准备，下列说法正确的是（　　）

    A. 消化道出血者应暂缓检查   B. 检查前可少量进食

    C. 造影前可口服多潘立酮   D. 幽门梗阻患者无需特殊准备

    E. 因为简单，无需做任何解释工作

4. 关于心血管造影前准备和注意事项，下列说法正确的是（　　）

    A. 可不进行碘、普鲁卡因和青霉素试验   B. 造影前只需一般准备即可

    C. 必要时在知情同意书上签字   D. 检查前不用镇静剂

    E. 做好心电监护和急救准备

5. MRI 与 CT 相比，最大的优点是（　　）

    A. 断层成像   B. 价格便宜   C. 多参数成像，无放射性

    D. 目前较为普及   E. 扫描时间短

【A2 型题】

6. 患者，男，60 岁。钡灌肠发现乙状结肠下段呈局限环形狭窄，肠壁僵硬与正常肠管分界截然，首先考虑的疾病是（　　）

    A. 溃疡性结肠炎   B. 浸润性结肠癌   C. 溃疡性结肠癌

    D. 过敏性结肠炎   E. 肠结核

7. 患者，男，45 岁。体检发现左肺下叶有一小块阴影，直径约 1.5cm，密度不均，边缘模糊；CT 片呈分叶状，边缘有短细毛刺，首先考虑的疾病是（　　）

    A. 肺结核球   B. 球形肺炎   C. 错构瘤

    D. 周围型肺癌   E. 矽肺结节

8. 患者，男，43 岁。既往无任何神经系统症状，8 小时前突发剧烈头痛，伴喷射状呕吐，肢体活动无障碍。应首选的检查是（　　）

    A. 头颅 X 线平片   B. 穿颅多普勒   C. CT

    D. MRI   E. DSA

9. 患者，男，65 岁。小便不畅半年，腰骶部、骨盆疼痛 3 个月，胸部平片及 CT 未见异常，需进一步行（　　）

    A. 骨盆平片检查   B. 支气管镜检查   C. 静脉尿路造影

    D. 肾脏超声检查   E. 前列腺指诊和 MRI 检查

10. 女，已婚，26 岁。停经 56 天，疑宫内妊娠，应首选的检查是（　　）

    A. 盆腔 X 线平片检查   B. 腹部 CT 扫描

    C. 盆腔 MRI 扫描   D. 子宫及附件二维超声检查

    E. 子宫、输卵管造影检查

二、简答题

1. 简述大叶性肺炎的 X 线表现。

2. 简述造影前的准备工作。

书网融合……

重点小结　　微课1　　微课2　　微课3　　习题

第九章 护理诊断

PPT

学习目标

知识目标：通过本章的学习，掌握护理诊断的类型、陈述方式及步骤；熟悉护理诊断的概念、原则、思维方法和 NANDA 认可的护理诊断名称；了解护理诊断的分类方法。

能力目标：能根据评估对象的健康资料，应用护理诊断的原则与基本步骤，使用临床思维方法确定其现存或潜在的护理诊断/问题。

素质目标：通过本章的学习，培养客观严谨、实事求是的护理诊断思维，具备良好的职业素养、人文关怀和有效沟通能力，体现"以人的健康为中心"的整体护理理念。

情境导入

情境：患者，男，26 岁。酗酒后第 2 天晨起突发高热，自测体温为 39.7℃，寒战，咳嗽，咳少量黏液痰，右侧胸痛。自行服"泰诺林"1 片后，体温未下降，遂来院治疗。身体评估：T 39.5℃，P 100 次/分，R 21 次/分，BP 100/70mmHg。神志清楚，面色潮红，右下肺部可闻及湿啰音。入院后患者担心该病会传染给家人。

思考：作为责任护士，针对该患者入院当天存在的情况，可以提出哪些相关护理诊断？

第一节 护理诊断概述

一、护理诊断的概念及发展历史

1990 年，北美护理诊断协会（North American Nursing Diagnosis Association，NANDA）提出并通过了护理诊断的定义：护理诊断（nursing diagnosis）是关于个人、家庭、群体或社区对现存或潜在的健康问题及生命过程反应的临床判断，是护士为达到预期的健康结果选择护理措施的基础，这些预期结果应能通过护理职能达到。

护理诊断的概念于 1950 年由美国护理学家路易斯·麦克迈纳斯（Louice McManus，1896—1993）首先提出。1953 年美国护理学家弗吉尼亚·弗莱（Virginia Fry，1929—2013）认识到护理计划中应包括护理诊断这一步骤，并强调护士应充分发挥其独立性功能。直到 1973 年，第一次全美护理诊断分类会议召开，成立了全国护理诊断分类小组，才开始对护理诊断正式确认、制定和分类，同年，美国护士协会（American Nurses′Association，ANA）发表了《护理执业标准》，正式将护理诊断纳入护理程序，授权在护理实践中使用。1982 年召开的第 5 次会议将全国护理诊断分类小组更名为北美护理诊断协会（NANDA），1987 年 ANA 正式批准了 NANDA 作为制定护理诊断分类的权威组织，2002 年 NANDA 为体现护理诊断在全球的广泛应用，更名为 NANDA International（NANDA－I）。NANDA－I 每两年召开一次会议，修订和增补一系列护理诊断。2021—2023 版（第 12 版）护理诊断分类系统共提供了 267 条护理诊断（见附录）。

二、护理诊断的原则

在确立护理诊断、进行诊断性思维的过程中，应注意遵循以下原则。

1. 及时性原则　护士应对护理对象现存的或潜在的健康问题及其反应及早作出判断，以便及时进行护理干预。

2. 准确性原则　护理诊断是护士为达到预期结果选择护理措施的基础，应在全面准确收集资料的基础上，经过科学、严谨的分析和判断得出准确的护理诊断。

3. 整体性原则　要将人体的生命活动看成生理、心理和社会系统相互联系、相互作用、相互制约的有机整体。应全面、系统地分析护理对象在生理、心理及社会层面可能存在的健康问题及其所作出的反应。

4. 个性化原则　是指护士应根据护理对象的健康问题及反应的个体差异，具体分析、判断，制订个性化的护理计划，帮助护理对象应对健康问题，满足其健康需求。

5. 动态性原则　要求护士用发展变化的观点认识护理对象的健康问题，把握其内在联系，并随着病情的演变不断调整和修正自己的认识和判断。

三、护理诊断与医疗诊断的区别

护理诊断和医疗诊断虽同为诊断，但功能却大不相同。护理诊断描述服务对象对其现存或潜在健康问题的反应，护士根据护理诊断可制定出符合服务对象需求的护理计划，帮助其适应和解决所面临的健康问题；而医疗诊断则代表医生基于病史、症状、体征、实验室检查以及病程所确立的疾病名称，可用来作为医疗团队治疗疾病的依据。二者主要区别见表9-1。

表9-1　护理诊断与医疗诊断的区别

项目	护理诊断	医疗诊断
临床判断对象	对个体、家庭及社区的健康问题或生命过程反应的临床判断	对个体病理生理变化的临床判断
描述内容	描述个体对健康问题的反应	描述一种疾病
问题状态	现存或潜在的	多是现存的
决策者	护理人员	医疗人员
职责范围	属于护理职责范围	属于医疗职责范围
适用范围	适用于个体、家庭、社区的健康问题	适用于个体疾病
数量	可同时有多个	通常只有一个
稳定性	随患者的变化而变化	相对稳定，在病程中保持不变

四、护理诊断的分类

1. 人类反应型态分类法　1986年被NANDA发表，又称为NANDA护理诊断分类Ⅰ。它概括了9个反应型态作为概念框架，每个型态又有若干个护理诊断。这9个反应型态分别为交换、沟通、关系、价值、选择、移动、感知、认知、感觉。

2. 功能性健康型态分类法　此分类法由Gordon提出，他把人类对健康生命过程的反应分为11个功能性健康型态，且每个形态均渗透到护理程序的每一个阶段。这11种功能性健康型态分别是健康感知与健康管理型态、营养与代谢型态、排泄型态、活动与运动型态、睡眠与休息型态、认知与感知型态、自我感知与自我概念型态、角色与关系型态、性与生殖型态、应对与应激耐受型态、价值与信念型态。

3. 多轴系健康型态分类　又称为NANDA护理诊断分类Ⅱ。它包括七个轴系，13个范畴，分别为健康促进、营养、排泄、活动/休息、感知/认知、自我感知、角色关系、性、应对/应激耐受性、生活准则、安全/防御、舒适、成长/发展。多轴系健康型态分类法是在功能性健康型态基础上的改进和发展，较之更全面、更加贴近临床护理，因此较实用且应用也更广泛。

五、护理诊断的类型

护理诊断主要分为现存的、潜在的、健康的、可能的和综合的几种类型。不同类型的护理诊断其组成亦不相同。

（一）现存的护理诊断

现存的护理诊断（actual nursing diagnosis）是对个人、家庭或社区目前已经存在的健康问题或生命过程的反应的描述。它由名称、定义、诊断依据和相关因素四部分组成。

1. 名称 是对个人、家庭或社区目前正出现的健康状况或生命过程反应的概括性描述，如"体温过高""清理呼吸道无效""语言沟通障碍""进食自理缺陷"等。在使用时应尽量选择NANDA认可的护理诊断名称，有利于护士间的交流及规范护理教学。

2. 定义 是对名称的一种清晰、精确的描述，以区别其他类似的护理诊断。如"压力性尿失禁"的定义为"个体在腹内压力增加时立即无意识地排尿的一种状态"；"急迫性尿失禁"的定义为"个体处在突发的强烈排尿欲望下无意识排尿的一种状态"；"反射性尿失禁"的定义为"个体处于在没有急迫要排泄或膀胱满胀感觉下可以预见的不自觉的排尿的一种状态"。

3. 诊断依据 是作出护理诊断的临床判断标准。在现存的护理诊断中通常是指作出护理诊断所必须具备的一组症状与体征，即通过评估获得的主观资料和客观资料。根据在护理诊断中所起作用的必要性，将其分为主要依据和次要依据。主要依据是指作出某一护理诊断时必须具备的依据；而次要依据是指在形成诊断时，多数情况下会出现但不一定都存在的症状和体征，对诊断的形成起支持作用。如护理诊断"疼痛"的主要依据是"患者自述疼痛"，次要依据是"呻吟、异常姿势、在被碰触时退缩"。

4. 相关因素 是指促成护理诊断成立与维持的原因或情境，有5个常见的因素：①病理生理因素；②治疗因素；③情境因素；④心理因素；⑤年龄因素。如"便秘"这一护理诊断的病理生理因素可能是感觉运动障碍或电解质紊乱；治疗因素可以是麻醉药物、钙剂或抗生素的不良作用；情境因素可能为环境陌生干扰排便或饮食中缺乏纤维素等；心理因素可因各种应激事件所致的情绪剧烈波动；而年龄因素可见于老年人肠蠕动减慢，活动量少。

（二）潜在的护理诊断

潜在的护理诊断（potential nursing diagnosis）是对易感的个人、家庭或社区对健康情况或生命过程可能出现的反应作出的临床判断。护士对这类护理诊断应具有预见性，否则虽然现在没有发生问题，但若不采取护理措施将来很可能出现问题。潜在的护理诊断由名称、定义和危险因素三部分组成。

1. 名称 是在患者对健康状态或疾病可能出现的反应的概括性描述中，冠以"有……的危险"，如"有窒息的危险"。

2. 定义 与现存的护理诊断相同。

3. 危险因素 是指一些能够加强个人、家庭或社区的易感性，导致其健康状况改变的各种因素，是确认潜在的护理诊断的依据。

（三）健康的护理诊断

健康的护理诊断（healthy nursing diagnosis）是对个人、家庭或社区具有的能进一步提高健康水平潜能的描述，如"母乳喂养有效"。

六、护理诊断的陈述

护理诊断的陈述共包括3个要素，问题（problem，P）、相关因素（etiology，E）、症状或体征

(symptoms and signs，S)，又称 PSE 公式。根据诊断的不同类型临床上常选用以下三种陈述方式之一进行陈述。

1. 三部分陈述法（PSE） 多用于现存的护理诊断的陈述。

例如：　　　　　　P　　　　　　　　　S　　　　　　　　　　E

　　　　　　体温过高　　　　　　T 39.5℃　　　与细菌引起的肺部感染有关

2. 两部分陈述法（PE） 常用于潜在的和可能的护理诊断的陈述。问题（P）为诊断的第一部分，原因（E）为诊断的第二部分。两部分之间常用"与……有关"进行连接。

例如：　　　　　　　　P　　　　　　　　　　　　E

　　　　有皮肤完整性受损的危险　　　与长期卧床、营养不良有关

3. 一部分陈述法（P） 即不存在相关因素，常用于健康的和综合的护理诊断。

例如：　　　　　　　　P

　　　　　　母乳喂养有效

七、合作性问题

1983 年 Lynda Juall Carpenito 提出了合作性问题（collaborative problem）这一概念。她认为需要护士解决的问题可分为两类：一类经护士直接采取措施就可以解决的，属于护理诊断；另一类需要与其他健康保健人员尤其是医生共同合作解决的，属于合作性问题。

合作性问题需要护士监测以及时发现患者身体并发症的发生和变化，通过执行医嘱及采取护理措施来共同处理并发症发生的问题，但并非所有并发症都是合作性问题。有些并发症可通过护理措施预防和处理，属于护理诊断；只有护士不能预防及独立处理的并发症才属于合作性问题。合作性问题的陈述方式是"潜在并发症（potential complication，PC）：×××"，如"潜在并发症：休克"。

合作性问题与护理诊断的区别在于，凡护士能够独立采取护理措施以预防并发症发生的是护理诊断；若护士不能预防和独立处理，需要医护双方合作处理的则为合作性问题。对于合作性问题，护理措施的重点是注意病情监测以及时发现并发症，并尽早配合医生进行处理。

第二节　护理诊断的步骤

护理诊断程序实质上是一个评判性的思维过程，即首先收集患者的主观和客观资料，接着将收集到的资料进行核实和分类，然后找出其异常的资料及分析出相关因素或危险因素，最后确立与修订护理诊断。护理诊断的步骤包括：收集资料、整理资料、分析资料和确立与修订护理诊断以及护理诊断排序。

一、收集资料

收集资料是作出护理诊断的基础步骤，应包括收集患者的主观资料和客观资料。护士通过问诊、身体评估、参阅实验室及其他辅助检查的结果获取护理对象的健康资料，不仅包括护理对象的躯体状况，还包括心理与社会状况；不仅包括来自护理对象及其他知情者的主观资料，还包括通过身体评估、实验室及其他辅助检查所获得的客观资料。全面、真实、准确的资料收集是确定护理诊断的基础。为了确保所收集资料的质量，一方面，需要有认真负责的态度和丰富的专业知识；另一方面则应熟练掌握不同资料收集的方法和技巧，并在实践中不断摸索和总结经验。

二、整理资料

对护理对象的健康资料进行整理，是作出护理诊断的重要步骤。由于所收集资料的来源、方法和

类别是多样的，内容比较繁杂，彼此之间关系是松散的、孤立的；有些资料可能由于各种原因而不够充实和完整，或者彼此之间存在矛盾；也有些资料可能与目前的健康问题并无关联。因此，必须对所收集的与护理对象健康状况有关的主、客观资料进行归纳、整理，去伪存真，去粗存精，使资料更加真实、全面和系统，为作出护理诊断奠定基础。

1. 资料的核实　目的是为了保证收集到的资料的真实性和准确性。可运用客观资料对某些患者判断错误的主观资料进行核实；对于含糊不清的资料，可利用问诊、身体评估等方法对资料进行澄清。

2. 资料的分类　把资料按照 NANDA 的人类反应形态、Gordon 的 11 种功能性健康型态或多轴系健康型态进行分类，以便护士顺利地作出初步诊断。

三、分析资料

分析资料是对所收集的资料及其相互关系进行解释和推理的过程，以判断护理对象可能存在的或潜在的对健康问题的反应及可能的原因，为最终确立相应的护理诊断作准备。

1. 识别正常/异常资料　分析资料的第一步要将所收集的资料与正常值相比较，找出具有临床意义的线索。这不仅要求护士有丰富的基础医学知识、护理学知识、人文学科知识，还要求护士能够从不同的年龄、家庭、社会、文化背景等方面考虑到人的个体差异性，进行全面的比较。

2. 分析相关因素/危险因素　找出异常资料后，接下来应进一步寻找引起异常的相关因素，而危险因素是指患者目前虽然无异常，但存在促使其向异常变化的因素。找出资料的相关因素和危险因素可指导护士制定正确的护理措施。

四、确立与修订护理诊断

护理诊断是制订护理计划的依据，所提出的护理诊断必须真实、准确地反映护理对象的护理需求。因此，需要经过反复分析、综合、推理、推断，对所提出的护理诊断假设进行评价和筛选。

1. 所提出的护理诊断是否证据充分。若证据不充分，则需要进一步收集资料，予以确定或排除。

2. 与护理对象健康有关的各种因素是否已全面地进行了考虑，有无遗漏等。

3. 各护理诊断之间是否存在交叉、包含或矛盾等关系。

值得注意的是，护理诊断并非越多越好，确立护理诊断的过程也并非一次性完成的。护理诊断是否正确，还需要在临床实践中进一步验证和评价，以便作出必要的修订和调整。

五、护理诊断的排序

一个护理对象同时存在多个护理诊断和（或）合作性问题时，应按照重要性和紧迫性进行排序。一般情况下，对患者生命构成威胁的问题排在最前面，护士应优先解决，其他的依次排列。根据问题的轻、重、缓、急将问题分为首优诊断、中优诊断和次优诊断。这些问题的排序不是固定不变的，而是随患者的病情、治疗及患者的反应而变化的。

1. 首优诊断　指对患者生命构成威胁，需要立即采取行动予以解决的护理诊断，如心排血量减少、组织灌流无效、清理呼吸道无效、气体交换受损等。

2. 中优诊断　指虽然不直接威胁患者生命，但会损伤其身心健康的护理诊断，需要及早采取措施，以避免病情进一步恶化，如体温过高、急性疼痛、急性排尿障碍、有感染和受伤的危险等。

3. 次优诊断　指患者在应对发展和生活中变化所遇到的护理诊断，这些问题不是不重要，而是对护理措施的及时性要求并不严格，在安排护理工作时可以稍后考虑的护理诊断，如知识缺乏、社会交往障碍、缺乏娱乐活动、角色冲突等。

护理诊断是否客观、准确，与资料的收集、整理和分析过程密切相关。因此，每个诊断步骤都必须严谨求真。同时，对资料的整理、分析和判断过程是一个复杂的发现问题、分析问题和解决问题的临床思维过程，需要在实践过程中不断培养和提高。

知识链接

书写护理诊断的注意事项

护理诊断名称应简单易懂，尽量使用 NANDA 认可的诊断名称。

一个护理诊断针对一个健康问题。

护理诊断应是护理措施能够解决的。

相关因素是作出护理诊断的最直接原因，陈述应明确，使用"与……有关"的方式，知识缺乏的陈述方式则是"缺乏……知识"，避免将临床表现误以为是相关因素。潜在的护理诊断应列出危险因素。

护理诊断应全面，一个患者可有多个护理诊断，并随病情发展而变化。

避免使用引起法律纠纷的陈述，如"有受伤的危险：与护士约束带绑太紧有关"。

避免价值判断，如"社会交往障碍：与缺乏个人道德有关"。

第三节　护理诊断的思维方法

思维方法是指人脑借助信息符号，对感性认识材料进行加工处理的方式和途径。根据不同的分类标准，思维方法可分为不同的类别，如按思维的抽象程度可为抽象性思维和形象性思维；按思维的进程可分为横向思维和纵向思维、发散性思维和性收敛思维；按思维的工具或方式可分为逻辑性思维和非逻辑性思维等。护理诊断过程中，常用的思维方法有比较与类比、分析与综合、归纳与演绎、评判性思维等。

一、比较与类比

（一）比较

比较（comparison）是确定事物异同关系的思维过程与方法。比较可以在异类对象之间进行，也可在同类对象之间进行，或在同一对象的不同方面进行，比较思维是思维操作的基础。

1. 比较的作用

（1）有助于对事物进行分类考察　分类是认识事物的基本工具和手段，可以帮助人们对繁杂的资料进行有效的梳理，以便于对事物作出更明确、更深刻的认识，进而把握事物内部联系和本质。

（2）有助于对事物进行全面分析、完整地认识事物的特性　人们不仅可以对事物进行静态的比较，还可以对事物的动态过程进行比较；既可以比较事物自身的各个方面，也可以比较事物之间的联系；既可以比较相同点（异中求同），也可以比较不同点（同中求异），有利于完整地认识事物的特征。

（3）有助于深入分析和探究事物的内在联系　运用比较思维，可以对所占有的感性资料进行深入的加工与分析，有助于逐步了解事物的特征、因果关系及变化规律等。

2. 比较的原则

（1）在同一关系上进行　即被比较的事物必须有可比性。

（2）在同一标准条件下进行　进行比较时，必须保证被比较的对象有精确的、稳定的比较标准，这是作出定量和定性比较的基础。

（3）全面比较　是由客观事物本身的复杂性决定的。

（4）抓住事物的本质属性 即要透过现象看本质，抓住事物之间的本质区别而不被表面的相似性所迷惑。

（二）类比

类比（analogy）是指根据两个对象在某些属性上相同或相似，从而推出它们在其他属性上也相同或相似的思维过程和方法。

1. 类比的特点

（1）有效地提出新问题和获得新发现 类比可以通过两个对象的比较，找出其共同点和相似点，并在此基础上把一个对象的已知属性，推演到另一个对象，以此对后者得出一个新的认识。

（2）具有较大的灵活性 类比思维是一个由特殊到特殊，由此物到彼物，由此类到彼类的认识过程，具有举一反三和触类旁通的作用。

（3）不具有必然性 由于客观事物既有相似的一面，也有差异的一面，在使用类比思维时，一定要注意与其他方法相结合。此外，类比结论是否正确，还要进一步进行验证。

2. 类比的原则

（1）尽量扩大类比的范围 类比思维以事物间的相似性为基础，因而其所依据的相似性属性或关系越广泛，类比的结果越有效，通过类比所获得的结论也就越可靠。

（2）关注共有或共缺的本质属性 若类比对象的相似性是该对象的本质属性，且与推出属性有内在联系，结论会更可靠。

（3）避免机械类比 尽量分析、比较两个对象之间的差异性，还要与其他方法相结合，尽量避免因忽视重要差异而犯"机械类比"错误。

（三）比较与类比的关系

两者既相互联系，又相互区别。比较可以是多元比较，即同类之间、异类之间或自身比较，确定其异同关系。类比以比较为基础，是相似物的相似性比较，通过类比，把一个对象的已知属性推演到另一个对象。因此，类比的全面性不如比较。

（四）在护理诊断过程中的应用

1. 比较

（1）对护理对象的健康资料进行分类处理 如在资料的收集和整理过程中，通过比较，找出不同资料之间的相似点和不同点，进而对资料进行分类处理。

（2）识别正常与异常征象 通过将护理对象的资料与正常标准比较，可以推断护理对象在哪些方面是正常的，哪些方面是异常的。

2. 类比

（1）有助于解释和分析正常或异常表现的可能原因 例如，一位拟行冠状动脉搭桥术的患者自述睡眠不佳，分析其原因时，可能首先想到的是由于患者担心手术是否顺利而影响睡眠，因为这类患者术前常有这样的问题存在。当然，这位患者睡眠不佳也可能是因为家庭问题或同病房其他患者的影响等。

（2）有助于预测潜在的健康问题及其反应 例如，以往的经验显示服用利福平的患者可能出现肝脏损害，因此对于一位正在使用利福平进行化疗的肺结核患者，护士会预测患者有肝功能异常的可能，因而积极采取预防措施。

（3）有助于核实资料的真实性或澄清资料 在分析各类资料的关系时，可以运用类比，由护理对象的一个属性推知其可能具有的另一个属性，再与实际收集的资料进行比较，以协助判断资料的真实性。如果推知的属性与所收集的资料一致，则可相互支持；如果不一致，则应予以核实和澄清。例如，对于一位推测可能为大叶性肺炎的患者，若其血常规检查显示白细胞增高，且以中性粒细胞增高为主，则可以认为两者相互支持。

二、分析与综合

（一）分析

分析（analysis）是将事物的整体分解为各个部分，然后分别加以研究的思维过程和方法。由于分析的是事物的局部，易导致认识的片面性。

（二）综合

综合（synthesis）则是将事物的各个部分根据其内在的联系统一为一个整体而加以考虑的思维过程与方法。综合并非各个构成要素的简单相加，在综合的过程中，要紧紧抓住各要素之间的内在联系，从中把握事物整体的本质和规律。

（三）分析与综合的关系

分析与综合相互依存，互为前提，并相互转化。辩证逻辑把分析与综合看作是认识过程中相互联系着的两个方面，并将它们作为一种统一的思维方法。在分析的基础上进行综合，在综合的指导下进行分析。分析—综合—再分析—再综合，如此循环往复，可使认识不断深化，从而全面深刻地揭示事物的本质和规律。可以说，一切论断都是分析与综合的结果。

（四）在护理诊断过程中的应用

人的健康不仅是指躯体没有疾病，还包括心理及社会的完好状态。因此，护士所关注的是护理对象生理、心理和社会生活整体的健康状态。在资料的收集、整理和分析过程中需要将其分解为不同的组成部分，然后再将各个组成部分加以综合，形成对护理对象健康状况的整体看法。

将整体拆分为各个部分，有助于对不同组成部分的认识和了解，但容易形成孤立片面的印象。因此，分析之后还需要将各个组成部分根据彼此之间的内在联系逐层进行综合，最终形成对整体的认识。例如，通过对肺部的视诊、触诊、叩诊、听诊的各个项目的检查，才能了解肺部的基本状态。如果只是观察胸廓外形则所获得的信息有限，对肺脏的状态很难作出比较准确的判断。

总之，护士在对护理对象健康资料的整理、分析以及确立、修订护理诊断的整体过程都贯穿了分析—综合—再分析—再综合的思维过程和方法。

三、归纳与演绎

（一）归纳

归纳（induction）是从若干个别事物中概括出一般性结论的思维过程和方法。

1. 归纳的特点

（1）概括性　指归纳可以从经验中概括出科学规律及原理，还可以逐步将原理升华。

（2）扩展性　指由部分扩展到全体。归纳思维可以使人们的思维突破当前情景的局限而扩大认识领域，并获得新的认识。

（3）不具有必然性　归纳思维由部分推论到全体，除完全归纳和科学归纳外，容易发生"以偏概全"的错误。因为适用于有限对象的不一定适用于所有的，因此这种推理不是必然的。

2. 归纳的作用

（1）有助于定律和理论的发现与形成　各种定律、理论的形成大都得益于归纳思维的运用。

（2）有助于扩展人们的认识领域　归纳思维根据对已知的部分对象的认识推论到同类事物的全部对象或部分对象，扩展了人们的认识领域。

（二）演绎

演绎（deduction）是指人们以一定的反映客观规律的理论认识为依据，从该认识的已知部分推知事物的未知部分的思维方法。演绎是由一般到个别的思维过程与方法。

1. 演绎的特点

（1）从普遍到特殊　作为演绎思维前提的一般原理或原则涵盖了所研究事物所有个体的共同性，从而适用于所有个体。它既为人们的思维提供依据，也为人们的行为提供规范。

（2）不越雷池　演绎思维是将一类事物的公共特征推论到该事物的部分对象，其结论所断定的范围绝不会超出前提所断定的范围。

（3）必然性　即前提与结论之间具有必然性，进行演绎思维时，只有前提真实并且推理形式正确，才能保证结论的真实。

2. 演绎的作用

（1）论证理论　演绎可以从理论命题的前提中必然推导出结论，进而可以对某一命题作出严密的逻辑证明。

（2）解释或预见事实　如已知有关心肌缺血坏死的病理生理学知识，解释冠心病患者的心前区疼痛问题，并预见其有急性心肌梗死并发症的危险。

（3）深化认识领域　演绎可依据客观事物联系的普遍性和层次性，作出层层递进、连锁推导，从而深化认识领域。

（三）归纳与演绎的关系

两者是相互联系、相互依存的整体，归纳和演绎在科学认识的经验层次和理论层次上是相互补充的。归纳中贯穿着演绎的成分，即归纳过程中所利用的概念、范畴等需要借助先前积累的一般性理论知识为指导；演绎依赖归纳的结果作前提，即作为演绎思维前提的一般原理或原则是来自归纳思维的概括与总结。

（四）在护理诊断过程中的应用

护士根据护理对象所具有的症状、体征及辅助检查结果提出护理诊断假设，属于从若干个别性事实得出一般性结论的过程，即归纳的思维过程；然后再根据相应护理诊断的诊断依据进一步评估和推理护理对象是否具有相应的特征表现，则属于由一般到特殊的演绎思维过程。例如，护士根据"有皮肤完整性受损的危险"护理诊断的相关因素知识，以及护理实践经验推理认为一位急性腹泻的患者，因为腹泻次数较多，尽管目前肛周皮肤完好，无明显损伤，但是存在"有皮肤完整性受损的危险"的潜在问题，需要积极采取预防护理措施。但在进行演绎推理的过程中，还要注意不同个体的差异性。护理诊断所描述的是护理对象对健康问题的反映，而不同的经历、个性特点以及社会及环境因素的不同，对同样的健康问题，不同个体的反应不同。

四、评判性思维

评判性思维（critical thinking）是一种基于充分的理性和客观事实而进行理论评估与客观评价的能力与意愿，是以存疑的态度对相信什么或做什么作出合理决定的思维，而不为感性和无事实根据的传闻所左右。

（一）评判性思维的基础

评判性思维是建立在良好思维品质基础上的，而良好的思维品质具有以下特点。

1. 清晰性　是评判性思维的基础目标。其目的是免除混淆或含糊，消除晦涩，使人们能较好地理解话语。

2. 正确性　蕴涵着一个人获得与事实或真理一致性的积极实践，是评判性思维中的一个重要目标，目的是免除过失、错误或失真。

3. 精确性　一个陈述可能清晰而正确，但并不一定精确。精确是正确、明确和确切的质量，达到精确性需要更详细、具体的陈述和解释。

4. 一致性　是指思考、行动或说话应与先前早已思考的、做的或表达的相一致，具有智力或道德的诚实性。

5. 相关性　是指要围绕所思考的问题收集相关的信息，对问题作出针对性的回答，要避免不相干的问题牵扯进来，同时也要避免情感心理对思维过程的干扰。

6. 逻辑性　是支撑信念和行为的理由是否具备合理性的问题。当思想的组合相互支撑，组合有意义时，这种思维是"逻辑"的。

7. 深度和广度　是指能深入追溯一个问题，全盘把握一个思考或讨论的广泛过程的各个方面。

8. 公正性　是指在思考时应考虑对立观点的力量与弱点，设身处地地理解他人，克服凭直觉或固有思想认知的自我中心倾向。

9. 预见性　思维的预见性意味着行动的主动性，对事物的正确判断和解释是为了能够引导人们的行动。

（二）评判性思维的原则

1. 敢于怀疑，保持开放的思维模式。
2. 保持对证据的渴求，并能谨慎地从证据中得出结论。
3. 注意对研究证据的选择性解释，不要过分简化，也不要过分泛化。
4. 主动将评判性思维运用于生活的各个领域，可显示其对提高生活质量的应用价值。

（三）评判性思维能力的培养

评判性思维强调的是以充分的证据，合理地运用不同的思维方法对所获得的信息或知识的真实性和正确性作出判断。因此，首先，要培养敢于怀疑和积极寻求证据的态度。其次，要能够正确运用各种科学思维方法，培养良好的思维品质。此外，要主动在生活实践中运用评判性思维，逐渐养成评判性思维习惯和提高评判性思维能力。

（四）在护理诊断过程中的应用

护士在为护理对象提供护理服务时，其护理行为要有据可循。护士首先需要根据护理对象的就诊状态确定健康问题或提出问题假设，然后收集并核实所有可获得的证据，对照问题假设的诊断依据，论证假设诊断存在的合理性，从而确定护理诊断。

总之，收集全面、系统、准确和真实的健康资料是确定护理诊断的前提和基础，熟练掌握相应的健康评估方法和正确运用比较、分析、综合、推理、判断等临床思维方法是确定护理诊断的有效保证，通过实践可以检验护理诊断是否正确和全面。由于护理诊断贯穿于护理实践过程的始终，护士需要认真学习、反复实践，不断提高健康评估能力和诊断思维能力，才能真正使护理工作做到系统化、整体化，并最终为护理对象提供优质护理。

（刘金霞）

目标检测

答案解析

一、单选题

【A1 型题】

1. 下列不属于护理诊断的是（　　）
    A. 体温过高　　　　　　B. 母乳喂养有效　　　　　C. 知识缺乏
    D. 潜在并发症：心律失常　E. 有皮肤完整性受损的危险

2. 护理诊断的组成不包括（　　）
    A. 名称　　　　　　　　B. 定义　　　　　　　　　C. 相关因素
    D. 诊断依据　　　　　　E. 健康问题

3. 关于护理诊断和医疗诊断的描述，正确的是（ ）

    A. 护理诊断在病程中保持不变

    B. 护理诊断的决策者是护理人员

    C. 护理诊断是对个体病理生理变化的一种临床判断

    D. 医疗诊断描述的是个体对健康问题的反应

    E. 护理诊断是需要医护双方合作处理的问题

4. 护理诊断陈述中"P"代表（ ）

    A. 诊断名称   B. 定义   C. 相关因素

    D. 危险因素   E. 症状和体征

5. 下列不属于护理诊断步骤的是（ ）

    A. 收集资料   B. 护理评估   C. 整理资料

    D. 分析资料   E. 确立与修订护理诊断

6. 下列不属于护理诊断原则的是（ ）

    A. 准确性原则   B. 整体性原则   C. 个性化原则

    D. 静态性原则   E. 及时性原则

7. 护理诊断的过程中，常用的思维方法有（ ）

    A. 比较和类比   B. 分析与综合   C. 归纳与演绎

    D. 批判性思维   E. 以上选项全是

8. 以下护理诊断不属于首优诊断的是（ ）

    A. 心排血量减少   B. 清理呼吸道无效   C. 组织灌流无效

    D. 气体交换受损   E. 知识缺乏

9. 关于书写护理诊断的注意事项，下列说法不正确的是（ ）

    A. 一个护理诊断可针对多个健康问题

    B. 护理诊断应是护理措施能够解决的

    C. 护理诊断应全面，一个患者可有多个护理诊断，并随病情发展而变化

    D. 相关因素是作出护理诊断的最直接原因，陈述应明确，使用"与······有关"的方式

    E. 护理诊断名称应简单易懂

【A2 型题】

10. 患者，男，26 岁。因咳嗽、咳痰、气促入院，入院后患者因不习惯医院的住院环境导致失眠，此时护士给患者下诊断"睡眠型态紊乱与不习惯医院的陌生环境有关"，此相关因素属于（ ）

    A. 病理生理因素   B. 治疗因素   C. 情境因素

    D. 心理因素   E. 年龄因素

二、简答题

1. 护理诊断有哪些基本原则？

2. 护理诊断包括哪些步骤？

书网融合······

重点小结   习题

第十章 护理病历书写

知识目标：通过本章的学习，掌握护理病历书写的基本要求、住院护理病历的书写格式与内容；熟悉护理病历书写的目的、意义、基本原则、电子病历的书写与存储；了解护理文件记录的重要性、电子病历的优势与不足。

能力目标：能根据评估收集的患者资料，准确、规范书写护理病历。

素质目标：通过本章的学习，培养实事求是、严谨细致的科学态度，具备保护患者隐私、保障信息安全的职业道德意识与法制观念。

护理病历（nursing records）是有关护理对象的健康状况、护理诊断、预期目标、护理措施及其效果评价等护理活动的系统记录，包括文字、符号和图表等资料，是护理文书（nursing documentation）的重要组成部分。护理病历是病历的重要组成部分，是护士为患者解决健康问题、提供护理服务的客观、真实、准确、及时、完整的全过程记录。护理病历书写是护士必备的基本技能，体现了护士的专业知识、临床思维、书面表达能力、法律意识和责任心。

情境导入

情境：患者，男，44岁。自诉10年前开始，每年反复咳嗽、咳脓痰，受凉感冒后加重，脓痰量增多，有时可达200~400ml/d，静置后有分层现象。近3天来感冒后痰量增多，伴有咯血，量约150ml/d，急诊入院。

思考：1. 作为责任护士，如何收集、整理资料？

2. 如何书写护理病历？

第一节 概 述

一、护理病历书写的目的与意义

1. 培养临床思维 护理病历书写既是临床护理实践中的一项重要工作，也是培养护士临床思维、提高业务水平的重要途径。护理病历书写需要护士将所采集的患者资料，按照一定格式进行归纳整理，在这个过程中，护士需要回顾相关疾病知识，对各类临床证据和资料进行综合，形成清晰、完整的文字记录，可以逐渐形成严谨的临床思维。

2. 指导临床护理实践 护理病历是执行护理程序、实施整体护理不可或缺的文件。及时、准确、连续的护理病历记录能够反映患者病情的动态变化，是护士制订或修订护理措施、评价护理效果的重要依据。

3. 评价临床护理质量 护理病历书写是一项严谨而重要的工作，在很大程度上反映了临床护理活动的数量、质量和医疗护理管理水平。因此，通过对护理病历的检查，可评价医院护理管理控制标准及政策的可行性、实用性等，并最终提高护理水平、优化护理质量。

4. 提供护理教学与研究　资料护理病历全面、及时、准确地记录了患者在疾病的发生、发展与转归过程中所经历的护理活动与效果，充分体现了理论在实践中的具体应用，是最为真实的教学素材，可用于各种形式的临床护理教学，尤其适合于个案讨论教学或以问题为基础的教学。护理病历也是护理科研的重要资料，对回顾性研究有很大的参考价值。通过一定数量护理病历资料的归纳、分析，可总结某一疾病的客观规律和成熟的护理经验，促进循证护理的发展。

5. 提供法律依据　在医疗纠纷、医疗事故、伤害案件、保险理赔等问题上，护理病历是维护护患双方合法权益，进行举证的客观依据。《医疗事故处理条例》《医疗纠纷预防和处理条例》《病历书写基本规范》，均明确了护理记录的法律效力。因此，护理病历书写应准确无误，记录者须签全名，并对记录的内容负法律责任。

二、护理病历书写的基本原则与要求

（一）基本原则

1. 应当遵循《病历书写基本规范》《卫生部办公厅关于在医疗机构推行表格式护理文书的通知》和《病历书写与管理基本规范（2022 年版）》的规范与要求。

2. 护理病历书写应当客观、真实、准确、及时、完整、规范。

3. 电子病历与纸质病历具有同等效力。

（二）基本要求

1. 内容应客观、真实、全面　护理病历必须客观真实地反映患者的健康状况、病情变化以及所采取护理措施后连续观察的结果等。其内容要客观、真实，准确、全面以及不能推测。

2. 描述要精练、用词要准确　护理病历应准确反映患者的诊疗与护理信息，内容力求精练、重点突出、条理清楚；应当与其他病历资料有机结合、相互统一，避免矛盾和不必要的重复。

3. 记录应及时、规范　应按规范的格式、内容和要求及时记录。

（1）眉栏项目　每种记录表格的眉栏内容应包括科室、床号、姓名、住院病历号（或病案号）；底栏有页码。

（2）日期和时间　一律使用阿拉伯数字书写，采用 24 小时制记录。

（3）计量单位　一律采用中华人民共和国法定计量单位。

（4）书写语言　使用中文进行书写，通用的外文缩写和无正式译名的症状、体征、疾病名称等可以使用外文；医学词汇、术语以及缩写的书写应规范。

（5）纸质病历的书写用笔　应使用蓝黑墨水、碳素墨水笔书写。需复写的病历资料可以使用蓝色或黑色的圆珠笔。

（6）急危抢救患者书写要求　因抢救急危患者，未能及时书写病历的，有关护士应在抢救结束后 6 小时内据实补记。

4. 项目填写完整　护理病历各个项目要填写完整，不可遗漏，应注明日期和时间，并签全名或盖章。

5. 字迹清晰、工整　书写过程中出现错字或别字时，应当用双横线划在错字或别字上，保持原记录清晰、可辨，在画线的错字上方更正并注明修改时间和签全名。不得采用刮、粘、涂等方法掩盖或去除原来的字迹。

6. 责任与权限　上级护士有审查修改下级护士书写记录的责任。实习护士、试用期护士、未取得护士资格证书或未经注册护士书写的内容，须经本医疗机构具有合法执业资格的护士审阅、修改并签全名；进修护士由接受进修的医疗机构认定其工作能力后方可书写护理病历。

此外，实行电子病历的医疗机构，应根据相关规定、规范录入护理病历，并按有关要求进行保存和归档。

第二节　住院护理病历

目前，我国护理病历的书写主要限于住院患者，包括入院护理病历、护理计划、护理记录和健康教育等。

一、入院护理病历

入院护理评估（nursing admission assessment）是对新入院患者首次进行的、全面且系统的健康评估。入院护理病历即是对该评估内容的记录，由责任护士或值班护士在患者入院后 24 小时内完成，内容包括患者的一般资料、健康史、身体评估、辅助检查和初步护理诊断/问题等。不同医疗机构常以上述内容为基础，可结合专科特色对评估项目进行调整和增减。

临床上，入院护理病历常采用表格式记录，如入院护理评估表（单）。使用较多的入院护理评估表（单）是以人的生理—心理—社会模式或戈登（Gordon）功能性健康型态模式的护理理论为指导而设计的框架，其他如奥瑞姆（Orem）的自理模式、马斯洛（Maslow）的人类基本需要层次论、人类健康反应型态等也常作为表格设计的框架。

1. 一般资料　包括姓名、性别、年龄、民族、婚姻状况、文化程度、入院方式、入院诊断等。

2. 健康史　若采用生理—心理—社会模式，一般包括入院原因（主诉和现病史）、日常生活状况、既往史、个人史、婚育史、月经史（女性）、家族史和心理社会状况；若采取功能性健康型态模式，除入院原因及既往史外，其他资料则主要以 11 个功能性健康型态的形式进行呈现。

3. 身体评估　包括生命体征、各系统形态与功能的评估。应重点检查与护理工作有关的、有助于发现护理问题的项目，比如皮肤、营养、视力和听力等状况。还应包括吸氧、气管插管（切开）、鼻饲、留置导尿、造瘘、引流和牵引等治疗情况的评估。

护士在此评估阶段，对存在自理能力缺陷、跌倒/坠床、压力性损伤、疼痛等高危风险的患者，可运用相关护理风险评估量表进行进一步评估并记录。

4. 辅助检查　包括对医疗和护理诊断有支持意义的实验室、心电图和影像学检查等结果。

5. 初步护理诊断/问题　应注意护理诊断及合作性问题的名称准确，表述规范，并按优先顺序进行排列。

6. 签名　书写入院护理评估的护士应在初步护理诊断的右下角签全名，字迹应清楚可辨。

二、护理计划

护理计划（care plan）是针对患者所存在的护理诊断/合作性问题而制订的护理目标与护理措施实施方案，是临床进行护理活动的依据。护理计划单则是护士为患者所制订的全部护理计划的书面记录。通过护理计划单可了解患者在整个住院期间存在的护理诊断/合作性问题、实施的护理措施及护理效果，提示已解决的护理诊断/合作性问题、出院时仍存在护理诊断/合作性问题、需在出院后进一步采取的措施。护理计划可根据患者的情况随时修订。临床上常采用的表格式护理计划单示例见表 10 - 1。

表 10 - 1 护理计划单（示例）

科室：__呼吸内科__ 床号：__12__ 姓名：__李××__ 诊断：__支气管哮喘__ 住院号：__2110__

日期	护理诊断/ 合作性问题	护理目标	护理措施	签名	效果评价	停止日期	签名
20××-02-10	低效性呼吸型态：喘憋与支气管痉挛有关	患者1周内喘憋症状缓解	1. 密切观察患者的病情变化，观察记录患者的呼吸型态，包括呼吸频率、深度、节律、有无发绀和呼吸困难 2. 注意输液速度不超过30滴/分 3. 指导患者进行缓慢的缩唇或腹式呼吸 4. 给予患者鼻异管持续低流量吸氧，氧流量1L/min 5. 遵医嘱给予平喘、解痉药物治疗，并观察记录药物对呼吸形态的效果 6. 保持室内空气新鲜，每天早晚各通风半小时 7. 给予患者抬高床头，取半卧位休息，协助患者生活护理 8. 给予患者心理支持	王××	三天后患者自诉无喘憋症状	20××-02-14	王××

自关于简化护理文书的政策出台后，各医疗机构不再规定护士必须书写护理计划。在临床实际工作中，护理计划的主要内容，如护理措施与效果，在护理记录中会有所体现。

三、护理记录

护理记录（nursing notes）是护士对患者住院期间健康状况的变化、所实施的护理措施与效果等的客观记录。护理记录是护理病历不可或缺的部分，具有法律效力，属于医疗机构应患者要求可以复印或者复制的病历资料。

护理记录要真实、重点突出，能体现患者健康状况的动态变化和护理过程的连续性。记录方式可采用表格式或描述性记录，以简化、实用为原则。根据患者的病情轻重，常分为一般患者护理记录和病重（危）患者护理记录。

随着医学专科分工的细化和诊疗新业务、新技术的开展，在临床护理工作中经常需进行专科或专项的护理记录，如"新生儿护理记录单""产科护理记录单""手术护理记录单""出入液量观察记录"等。

（一）一般患者护理记录

适用于所有住院患者，包括首次护理记录、一般护理记录以及出院护理记录。除眉栏项目要填写完整外，还需注意：①应注明护理记录的时间，并具体到分钟；②记录后，责任护士应在记录的右下角签全名。

1. 首次护理记录 即患者入院后的第一次护理记录，类似于入院护理评估及护理计划的简化形式。由责任护士或值班护士在本班次内完成。内容包括：①患者的姓名、年龄、性别、主要的住院原因（包括主诉和医疗诊断）；②目前的主要症状、体征及重要的辅助检查结果；③确立的主要护理诊断/问题，拟实施的主要护理措施。首次护理记录（示例）见表 10 - 2。

表 10 - 2　首次护理记录（示例）

科室：心内科　　床号：　6　　姓名：李××　　诊断：冠心病、不稳定型心绞痛、高血压 3 级　　住院号：　2316

20××-03-03 11：20

患者，67 岁，老年男性，主诉"发作性胸痛、胸闷 4 年，加重 10 天"，门诊以"冠心病、不稳定型心绞痛、高血压 3 级"收入院。

患者于 4 年前出现胸骨后闷痛，休息约 10 分钟后自行缓解，曾于当地医院就诊，口服地奥心血康等药物 1 年余，无胸闷、胸痛发作。2 年前上述症状再发，需含服硝酸甘油，5 分钟后方可缓解。近 10 天发作较以往频繁，白天和夜间均可发作，自服硝酸甘油含片效果不佳，遂来我院就诊。患者近 10 天以来，精神差，饮食睡眠欠佳，二便正常，体重无明显变化，日常活动耐力较前下降。患者高血压病史 20 余年，不能规律服用降压药及监测血压，缺乏冠心病相关知识。

身体评估：T 36.7℃，P 82 次/分，R 18 次/分，BP 156/95mmHg，身高 1.75m，体重 75kg，神志清，半坐卧位。心前区无异常隆起，心尖搏动位于第 5 肋间左锁骨中线内 0.5cm，心界无扩大，心率 82 次/分，律齐，心音低钝，各瓣膜区未闻及病理性杂音。

专科情况及风险评估：中度胸痛（VAS 疼痛评分"6"）；间断吸氧，氧流量 2～4L/min；无导管和引流管；日常生活能力受限，入院 Barthel 指数总分 30 分；跌倒/坠床危险因素评估为高风险（Morse 评分 60 分）；压力性损伤危险因素评分（Braden 评分）17 分。

辅助检查：20××-03-03 心电图检示 V_1～V_6 的 ST 段斜行压低 0.1～0.2mV；2024-03-03 血清心肌酶检查正常。

初步护理诊断/问题：①疼痛；②潜在并发症：急性心肌梗死；③活动耐力下降；④知识缺乏：缺乏冠心病相关知识；⑤健康自我管理无效。

主要护理措施：给予患者一级护理、持续低流量吸氧、卧床休息、低盐饮食；密切监测患者生命体征及胸闷、胸痛等不适症状；遵医嘱给予扩血管药物治疗；积极作好相关检查的准备；给予健康指导（介绍心绞痛发作的原因，饮食、用药等注意事项，相关检验、检查的目的及注意事项等）。

责任护士：王××

2. 一般护理记录　对于一般的患者，护理记录的书写可以采用下列格式。

（1）采用 PIO 的记录格式　P（problem）为患者的健康问题，指护理诊断或合作性问题；I（intervention）为措施，指针对其健康问题所执行的护理措施；O（outcome）为结果，指护理措施执行后的患者反应，即对护理措施的效果评价。

（2）一般护理记录内容　①患者的病情变化，如症状、体征及辅助检查结果等；②所实施的护理措施及效果评价；③特殊检查与治疗情况；④需注意的健康问题等。一般护理记录单（示例）见表 10-3。

表 10 - 3　一般护理记录单（示例）

科室：呼吸内科　　床号：　8　　姓名：李××　　诊断：支气管肺炎　　住院号：　2118

日期	时间	护理记录	签名
20××-3-12	10：00	患者自述发热，咳嗽，咳灰白色痰，痰量不多，易于咳出，出汗较多，口干，今晨饮水约 400ml。身体评估：T39.1℃，P90 次/分，R20 次/分钟，BP110/80mmHg。给予患者乙醇擦浴，并遵医嘱给予青霉素 480 万 U + 0.9%的氯化钠溶液 500ml，bid 静脉滴注。嘱患者多饮水，适当选择自己喜欢的果汁类饮料，补充维生素和盐类等	周××

记录的频次一般根据医嘱、患者病情及治疗等需要决定。新入院患者当天要有记录；手术患者的术前、手术当日及术后第 1 天要有记录；病情稳定的一级护理患者每周至少记录 2～3 次，二级、三级护理患者至少每周记录 1～2 次，若病情有变化随时记录；遇有特殊检查、特殊治疗等应及时记录。

3. 出院护理记录　是对即将出院的患者所做的护理记录，内容如下。

（1）患者简要健康史及出院诊断。

（2）住院期间所存在的主要健康问题及实施的主要护理措施。

（3）患者当前健康状况及健康问题。

（4）出院后服药、饮食与营养、休息与活动、功能锻炼和复查等方面的注意事项。

（二）病重（危）患者护理记录

病重（危）患者护理记录是指护士根据医嘱和病情需要对病重（危）患者住院期间护理过程的客观记录。适用范围：病重、病危患者，或病情发生变化、需要监护的患者。根据患者情况决定记录频次，病情变化随时记录，病情稳定后每班至少记录 1 次。

记录内容可根据相应专科的护理特点而有所不同，较一般患者护理记录更详细，包括患者的病情变化、药物反应、皮肤、饮食、睡眠、排泄、呕吐、咯血、异常实验室检查结果等方面的情况，针对异常情况采取的措施以及处理后的效果。患者接受特殊检查、治疗、用药、手术前后均须有相应内容记录。病重（危）患者护理记录单（示例）见表 10 - 4。

表 10 - 4 病重（危）患者护理记录单（示例）

科室：　呼吸内科　　床号：　8　　姓名：　李××　　诊断：　支气管肺炎　　住院号：　2118　

日期时间	意识状态	体温 ℃	脉搏 次/分	血压 mmHg	血氧饱和度 %	吸氧 L/min	入量 名称	入量 ml	出量 名称	出量 ml	出量 颜色性状	皮肤情况	管路情况	病情观察及措施	护士签名

第　页

（三）手术护理记录

对于手术患者，书中记录应采用手术护理记录，由巡回护士对患者在进入手术室时的情况及术中体位、引流、有无留送标本做病理、术中特殊病情变化及术后皮肤情况进行记录，同时对有进入体腔手术的患者应在医生手术前、手术时及手术后与医生、麻醉师及洗手护士三者进行器械、纱布的清点、确认并记录，手术护理记录单（示例）见表 10 - 5。手术所用的无菌包的灭菌指示卡及植入体内医疗器具的标识，经检验后粘贴于手术护理记录单的背面。

表 10 - 5 手术护理记录单（示例）

姓名：_____ 性别：_____ 年龄：_____ 住院号：_____ 科室：_____ 床号：_____ 日期：_____
术前诊断：_____
手术名称：_____

护理情况	术前	入室时间：_____ 神志：清醒 嗜睡 昏迷 躁动 静脉输液：有 无 深静脉穿刺：有 无 留置导尿：有 无 HBsAg：阴性 阳性 其他传染病_____ 皮肤情况：正常 擦伤 压疮 其他_____
	术中	体位：仰卧位 俯卧位 左侧卧位 右侧卧位 膀胱截石位 坐位 其他 引流：无 有（部位_____）标本送冰冻：已送 未送 标本送病理：已送 未送
	术毕	皮肤情况：正常 擦伤 压疮 其他 出室时间：_____ 术后送回：病房 ICU 其他情况：_____

无菌包检查情况	布类 灭菌时间 器械 灭菌时间	手术衣 灭菌时间 特殊器械 灭菌时间	备注：

器械名称	术前清点	增加数	关前核对	关后核对	器械名称	术前清点	增加数	关前核对	关后核对
大纱布					解剖镊				
中纱布					布巾钳				
缝合针					拉 钩				
海棉钳					吸引头				

续表

刀　柄					阑尾钳				
剪　刀					带　子				
小直弯钳					花生米				
大弯止血钳					脑　棉				
组织钳					线团				
蚊式钳					特殊器械				
持针钳									

上 止 血 带	开始时间	压力 (kPa)	停止时间	术前清点：器械护士（医师）签名＿＿＿＿＿　巡回护士签名＿＿＿＿＿ 关前清点：器械护士（医师）签名＿＿＿＿＿　巡回护士签名＿＿＿＿＿ 关后清点：器械护士（医师）签名＿＿＿＿＿　巡回护士签名＿＿＿＿＿ 备　　注：必要时由手术医师与巡回护士一起清点并签名

四、健康教育

患者健康教育（patient health education）是以患者为中心，针对在医院接受医疗保健服务的患者及其家属所实施的有目的、有计划、有系统的健康教育活动，其教育目标是针对患者个人的健康状况与疾病特点，通过健康教育实现疾病控制，促进身心康复，提高生活质量。

健康教育是护理工作的重要组成部分，是促进患者健康恢复、增强患者自我保健意识、恢复其最佳健康水平的重要环节。通过向患者及其家属提供相关的健康状况、治疗、护理及康复措施等知识，不仅能增进患者对医护人员的理解和支持，采取积极合作的态度，增强其参与决策的意识和能力，而且可提高患者的自我护理能力，充分发挥家庭等支持系统的作用，共同促进患者早日康复。

健康教育的内容涉及与恢复和促进患者健康有关的各方面的知识与技能。主要包括：①疾病的诱发因素、发生与发展过程；②可采取的治疗、护理方案；③有关检查目的及注意事项；④饮食与活动的注意事项；⑤疾病的预防及康复措施。

根据实施场所不同，患者健康教育包括门诊教育、住院教育和家庭随访教育3类。其中，根据患者住院期间的健康需求，可分为3个阶段。

1. 入院教育　是患者在入院时由医护人员向患者及其家属进行的宣传教育，旨在使患者和陪护人员尽快熟悉住院环境，稳定情绪，遵守住院制度，积极配合治疗。入院教育主要包括科室环境和设施介绍、住院期间安全教育、责任医生和护士介绍、标本留取方法等。

2. 住院期间教育　是患者在住院期间进行的经常性的健康教育，是住院教育的重点，主要包括疾病指导、药物指导、检查（操作）指导、术前指导和术后康复指导等。

3. 出院教育　是患者出院前向患者及其家属进行的宣传教育，旨在使患者在出院后能巩固住院治疗效果，防止旧病复发和意外情况的发生。出院教育主要包括营养和饮食指导、药物指导、功能锻炼方法指导、预防旧病复发和复诊的指导等。

健康教育的内容与方式应根据患者的文化层次、认识能力、对有关知识和技能的了解程度、现有条件等具体情况而定。可采用讲解、示范、模拟、提供书面或视听材料以及组织患者进行经验交流等方式。如出院计划单可根据住院期间患者对有关健康教育知识的掌握情况，重点填写出院后的康复指导等内容。

第三节　电子病历

随着我国医院信息化建设的不断发展和完善，电子病历在临床的应用越来越普遍。2017 年 2 月，国家卫生计生委、国家中医药管理局组织制定了《电子病历应用管理规范（试行）》，规范电子病历的临床使用与管理，保障医疗质量和医疗安全，保证医患双方合法权益，促进电子病历有效共享，推进医疗机构信息化建设。

一、相关概念

电子病历（electronic medical record，EMR）是指医务人员在医疗活动过程中，使用信息系统生成的文字、符号、图表、图形、数字、影像等数字化信息，并能实现存储、管理、传输和重现的医疗记录，是病历的一种记录形式，包括门（急）诊病历和住院病历。使用文字、图形、影像等处理软件编辑、打印的病历文档，不属于电子病历。

电子病历系统是指医疗机构内部支持电子病历信息的采集、存储、访问和在线帮助，并围绕提高医疗质量、保障医疗安全、提高医疗效率而提供信息处理和智能化服务功能的计算机信息系统。

电子病历书写是指医务人员使用电子病历系统，对通过问诊、查体、辅助检查、诊断、治疗、护理等医疗活动获得的有关资料进行归纳、分析、整理形成医疗活动记录的行为。

二、电子病历的书写与存储

1. 医疗机构使用电子病历系统进行病历书写，应当遵循客观、真实、准确、及时、完整、规范的原则。

2. 医疗机构应当为患者电子病历赋予唯一患者身份标识，以确保患者基本信息及其医疗记录的真实性、一致性、连续性和完整性。

3. 电子病历系统应当对操作人员进行身份识别，保存历次操作印痕、标记操作时间和操作人员信息，并保证历次操作印痕、标记操作时间和操作人员信息可查询、可追溯。操作人员包括使用电子病历系统的医务人员，维护、管理电子病历信息系统的技术人员和实施电子病历质量监管的行政管理人员。

4. 医务人员采用身份标识登录电子病历系统完成书写、审阅、修改等操作并予以确认后，系统应当显示医务人员姓名及完成时间。

5. 电子病历系统应当设置医务人员书写、审阅、修改的权限和时限。实习医务人员、试用期医务人员记录的病历，应当由具有本医疗机构执业资格的上级医务人员审阅、修改并予确认。上级医务人员审阅、修改、确认电子病历内容时，电子病历系统应当进行身份识别、保存历次操作痕迹、标记准确的操作时间和操作人信息。

6. 电子病历应当设置归档状态，医疗机构应当按照病历管理相关规定，在患者门（急）诊就诊结束或出院后，适时将电子病历转为归档状态。电子病历归档后原则上不得修改，特殊情况下确需修改的，经医疗机构医务部门批准后进行修改并保留修改痕迹。

7. 医疗机构因存档等需要可以将电子病历打印后与非电子化的资料合并形成病案保存。具备条件的医疗机构可以对知情同意书、植入材料条形码等非电子化的资料进行数字化采集后纳入电子病历系统管理，原件另行妥善保存。

8. 门（急）诊电子病历由医疗机构保管的，保存时间自患者最后一次就诊之日起不少于 15 年；

住院电子病历保存时间自患者最后一次出院之日起不少于 30 年。

三、电子病历的优势

1. 实现医疗信息共享　采用电子病历，通过网络或记忆卡、光盘等信息载体可实现医院内部、不同医疗机构间的共享，极大地方便了患者就医、转诊，实现患者在医疗机构之间的连续医疗，真正体现了以患者为中心的服务宗旨，是医疗卫生业的发展趋势，同时也成为医院信息化的核心。

2. 查询便捷、传送速度快　便捷的查询检索功能，信息组合查询等，为医护人员提供完整的、实时的、随时随地的患者信息访问，节约了时间，提高了工作效率，有助于提高医疗质量。

3. 准确性、完整性高　电子病历不仅包括纸质病历的全部内容，还可以将所记录的 CT、MRI、核医学等影像图片，以及心电图、脑电图等电生理检查图形，通过多媒体技术全面展现出来。通过各种身份标识和识别手段可确保资料的准确性。结合医疗知识库的应用，通过校验、告警、提示等手段，可以有效降低医疗差错。

4. 使用方便、工作效率提高　通过电子化的信息传输和共享，大大减少人工收集和录入数据的工作量，为医疗管理、科研、教学、公共卫生提供数据源，可以方便、迅速、准确地开展各种科学研究和统计分析工作，极大提高了工作效率。

5. 易存贮、存储容量大、保存时间长　方便进行数据的保存和传输，对存储的环境和空间要求不高，占用空间小，保存容量大、时间长，管理方便。

四、电子病历的不足

1. 病历的安全性和患者隐私存在安全隐患　电子病历资源共享，便于查阅的同时意味着安全性和患者的隐私存在安全隐患。医院相关部门应提高对电子病历使用和管理的重视，在设定一定权限的基础上实现数据资源的共享。应用电子病历时，首先要保证充分尊重患者的隐私权。因此，医疗机构应当建立健全电子病历的信息保密制度，做好防护和保护措施，从录入信息到存储、传输等方面都要充分考虑保密性。

2. 拷贝现象严重，电子病历质量得不到保障　电子病历书写可以使用大量现成的模板，进行复制粘贴，虽大大减轻了医护工作人员手工书写病历的工作负荷，提高了病历书写速度。但如个别人员缺乏严谨的态度，复制后不根据患者实际情况进行查对、修改，从而造成患者信息记录错误，部分病历千篇一律，失去个性化特点，严重者可能会出现重大错误。

3. 电子病历的应用并没有完全实现无纸化，电子病历与纸质病历共存造成资源浪费　目前阶段，我国电子病历的应用并没有完全实现无纸化，有些医院的现状是电子病历与纸质病历共存，患者出院后仍需打印或者部分打印纸质病历进行双套保存，造成了纸张、墨盒等资源浪费。

4. 需要计算机软硬件支持和人员培训　实施电子病历一般需要较完善的医院信息管理系统支持和相关技术人员的维护，需要软硬件的资金投入。此外，熟练使用电子病历系统需要对医护人员进行培训，使其熟练掌握计算机操作技能及病历系统操作规范。不仅如此，计算机一旦发生故障，将造成系统停顿，无法进行正常工作，因此，经常需要保存手工的原始记录。

在我国医疗技术的发展过程中，电子病历的临床应用是一项长期不断发展与完善的过程。现代医院发展中应注重电子病历优势的发挥，并且减少其不足之处，加强其管理，让电子病历在病案管理工作中最大地发挥其作用，来提高医疗管理水平和管理效率，推进医疗机构信息化建设。

知识链接

书写护理病历的相关注意事项

危重、抢救患者的护理病程随时记录，普通患者根据情况记录。

根据患者所患疾病与专科特点记录真实的病情，为医疗、护理提供依据。

培养护士"记你所做的，做你所写的"工作作风。当班执行的各种护理操作应及时记录，及时签名。做什么就写什么，杜绝他人代签。

执行医嘱时应及时记录特殊检查、治疗、用药后效果及反应。临床工作中，应加强巡视病房，增强观察能力，随时观察随时记录。不允许加工和修饰。减少医患双方的不必要伤害；护理病历书写上述所有的内容均要与医生的记录相一致，不仅内容要相符，而且时间也应相同。

（刘金霞）

目标检测

答案解析

一、单选题

【A1 型题】

1. 关于护理病历描述，不正确的是（ ）

    A. 体现护理的专业水平

    B. 发生医疗纠纷时不能提供法律依据

    C. 提供动态信息资料，利于医护间的观察诊治沟通

    D. 为护理教学及科研提供重要资料

    E. 是住院病历重要的组成部分

2. 下列不属于护理文件书写的基本要求的是（ ）

    A. 护理文件书写内容要客观、真实，准确、全面以及不能推测

    B. 眉栏、页码、各项记录必须填写完整

    C. 应使用规范的医学词汇、术语

    D. 护理病历书写一律使用蓝黑墨水或碳素墨水书写

    E. 危重患者抢救未能及时书写可在抢救结束后 12 小时内据实补记

3. 住院患者健康评估记录应在（ ）完成

    A. 4 小时　　　　　　B. 8 小时　　　　　　C. 12 小时

    D. 24 小时　　　　　　E. 48 小时

4. 护理文件书写的原则不包括（ ）

    A. 客观　　　　　　　B. 真实　　　　　　　C. 准确

    D. 及时　　　　　　　E. 重点突出

5. 下列不属于反映住院患者病情和治疗护理过程记录的是（ ）

    A. 护理首次记录单　　B. 患者安全警示　　　C. 护理会诊单

    D. 健康教育单　　　　E. 手术护理记录单

6. 关于电子病历的书写与存储，下列不正确的是（ ）

    A. 应当遵循客观、真实、准确、及时、完整、规范的书写原则

    B. 应当为患者电子病历赋予唯一患者身份标识

    C. 应当对操作人员进行身份识别，保存操作印痕，并有相应标记

D. 应当设置医务人员操作权限和时限

E. 住院电子病历保存时间自患者最后一次出院之日起不少于 15 年

二、简答题

1. 护理病历书写有哪些基本原则?

2. 健康教育包括哪些内容?

书网融合……

重点小结

习题

附　录　NANDA 护理诊断一览表（2021—2023）

参考文献

[1] 孙玉梅，张立力，张彩虹. 健康评估 [M].5 版. 北京：人民卫生出版社，2021.

[2] 刘成玉. 健康评估 [M].4 版. 北京：人民卫生出版社，2018.

[3] 许有华，樊华. 诊断学 [M].8 版. 北京：人民卫生出版社，2020.

[4] 中国高血压防治指南修订委员会，高血压联盟（中国），中国医疗保健国际交流促进会高血压病学分会，等. 中国高血压防治指南（2024 年修订版）[J]. 中华高血压杂志（中英文），2024，32（07）：603－700.

[5] 万学红，卢雪峰. 诊断学 [M].9 版. 北京：人民卫生出版社，2019.

[6] 高健群. 健康评估 [M].5 版. 北京：科学出版社，2024.

[7] 刘俊香，郭大英. 健康评估 [M].2 版. 北京：中国医药科技出版社，2024.

[8] 刘向荣，周秀玲. 高级健康评估 [M]. 北京：中国中医药出版社，2023.

[9] 代涛. 医学信息学概论 [M].3 版. 北京：人民卫生出版社，2022.

[10] 吴欣娟，王艳梅. 护理管理学 [M].5 版. 北京：人民卫生出版社，2022.

[11] 陈云华，刁万祥. 健康评估 [M].2 版. 北京：科学出版社，2016.

[12] 袁亚红，程颖. 健康评估 [M]. 北京：科学出版社，2018.

[13] 范保兴，孙菁. 健康评估 [M].4 版. 北京：高等教育出版社，2019.

[14] 朱金富，林贤浩. 医学心理学 [M]. 北京：中国医药科技出版社，2016.

[15] 陈新. 黄宛. 临床心电图学 [M].6 版. 北京：人民卫生出版社，2017.

[16] 桂庆军. 健康评估 [M].3 版. 北京：人民卫生出版社，2019.

[17] 龚启勇，刘士远. 医学影像学 [M].9 版. 北京：人民卫生出版社，2024.